U0396499

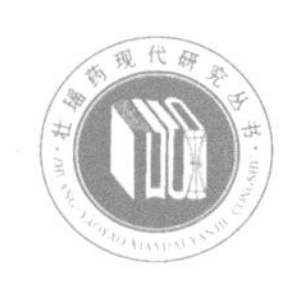

壮瑶药材图鉴

ZHUANG–YAO YAOCAI
TUJIAN

组织编写　广西壮族自治区中医药研究院
总 主 编　钟　鸣
本书主编　黄云峰　胡仁传　农　友

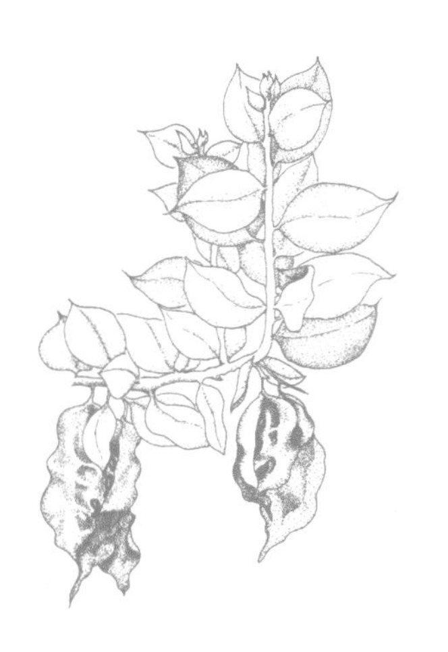

广西科学技术出版社
·南宁·

图书在版编目（CIP）数据

壮瑶药材图鉴 / 黄云峰，胡仁传，农友主编 . —南宁：广西科学技术出版社，2022.9（2024.1 重印）
（壮瑶药现代研究丛书）
ISBN 978-7-5551-1548-9

Ⅰ . ①壮… Ⅱ . ①黄… ②胡… ③农… Ⅲ . ①壮族—民族医学—中药材—广西—图集 ②瑶医—民族医学—中药材—广西—图集 Ⅳ . ① R291.808-64 ② R295.108-64

中国版本图书馆 CIP 数据核字（2022）第 150462 号

壮瑶药材图鉴

黄云峰　胡仁传　农　友　主编

策划组稿：罗煜涛
责任编辑：程　思　李　媛　李宝娟
责任印制：韦文印
装帧设计：韦娇林
责任校对：阁世景

出 版 人：卢培钊
社　　址：广西南宁市东葛路 66 号
网　　址：http：//www.gxkjs.com
印　　刷：北京虎彩文化传播有限公司
出版发行：广西科学技术出版社
邮政编码：530023

开　　本：787 mm × 1092 mm　1/16
字　　数：350 千字
印　　张：18.75
版　　次：2022 年 9 月第 1 版
印　　次：2024 年 1 月第 2 次印刷
书　　号：ISBN 978-7-5551-1548-9
定　　价：218.00 元

《壮瑶药现代研究丛书》
编纂专家委员会

《壮瑶药材图鉴》
编委会

主　审：龙春林

主　编：黄云峰　胡仁传　农　友

副主编：韦贵元　胡琦敏　徐传贵

编　委：（按姓氏笔画排序）

韦贵元　冯　斌　宁　珊　农　友

严克俭　李　力　李文琪　邱宏聪

屈信成　赵梓颐　胡仁传　胡琦敏

钟　鸣　饶伟元　党桂兰　徐传贵

黄云峰　曹　斌　梁　冰　梁　威

蒋珍藕　覃兰芳　蓝祥春　赖克道

本书获广西壮瑶医药与医养结合
人才小高地专项资助

前言

壮医药和瑶医药是中医药的重要组成部分，也是壮族、瑶族传统文化的重要内容，具有悠久的历史和丰富的内涵。在党和人民政府的重视及支持下，经过多年坚持不懈地发掘整理和研究提高，壮医药和瑶医药已基本形成了各自的理论体系和医教研体系。壮医药已成为国家批准可授予学士、硕士学位的民族医学专业，是正式开展壮医执业医师资格考试、持有合法执业资格的民族医药之一。瑶医药的推广应用也取得了前所未有的进展，金秀瑶族自治县瑶医医院及瑶医药研究所、广西中医药大学瑶医药学院等瑶医药医教研机构相继建立，瑶医药在国内外的影响力越来越大。

壮医药和瑶医药具有鲜明的民族性、传统性和地域性特点，在广西少数民族的健康繁衍方面发挥了重要的作用。根据国家和自治区关于“实施壮瑶医药振兴计划，建立质量标准体系”的要求，广西壮族自治区食品药品监督管理局先后颁布了《广西壮族自治区壮药材质量标准》和《广西壮族自治区瑶药材质量标准》。为了更好地对壮药材和瑶药材进行鉴别、采购、生产加工、质量检验、科学研究及临床应用，充分发挥它们在医疗卫生事业中的重要作用，我们从已颁布的《广西壮族自治区壮药材质量标准》（共3卷）和《广西壮族自治区瑶药材质量标准》（第一卷）中整理了壮药材、瑶药材共262个品种，编成《壮瑶药材图鉴》一书，对药材的正名（以质量标准中的中药名为准，并附壮文名或瑶文名、拉丁名）、别名、基原、采收加工、形态特征、分布、生境进行分项介绍。本书可为壮瑶药材的鉴定、质量保障提供科学依据和奠定研究基础，进一步促进壮瑶药材研究的标准化、规范化与信息化发展。希望本书能作为一部简便的专业工具书，为壮瑶药乃至中药科研、生产、检测、教学、临床应用等领域提供专业的实用技术参考资料。

本书作为《壮瑶药现代研究丛书》的一册，自筹划、收集资料开始，历时数载，在全体编撰人员的共同努力下终于成稿。感谢广西壮族自治区中医药研究院、广西壮族自治区药品监督管理局等单位在各方面给予的帮助和便利，感谢在本书编写过程中给予支持与帮助的人们。

本书的出版得到了广西壮瑶医药与医养结合人才小高地、广西中药质量标准研究重点实验室建设项目（20－065－25）、桂澳中药质量研究联合实验室建设项目（桂科AD17195002）的资助，在此表示感谢！

由于编者水平有限，错漏之处在所难免，敬请读者不吝指正。

编者

2022年8月

目录

一画

二画

三画

四画

五 画

六 画

七 画

八 画

九 画

十 画

十一画

十二画

十三画

十四画

十五画及以上

YI HUA

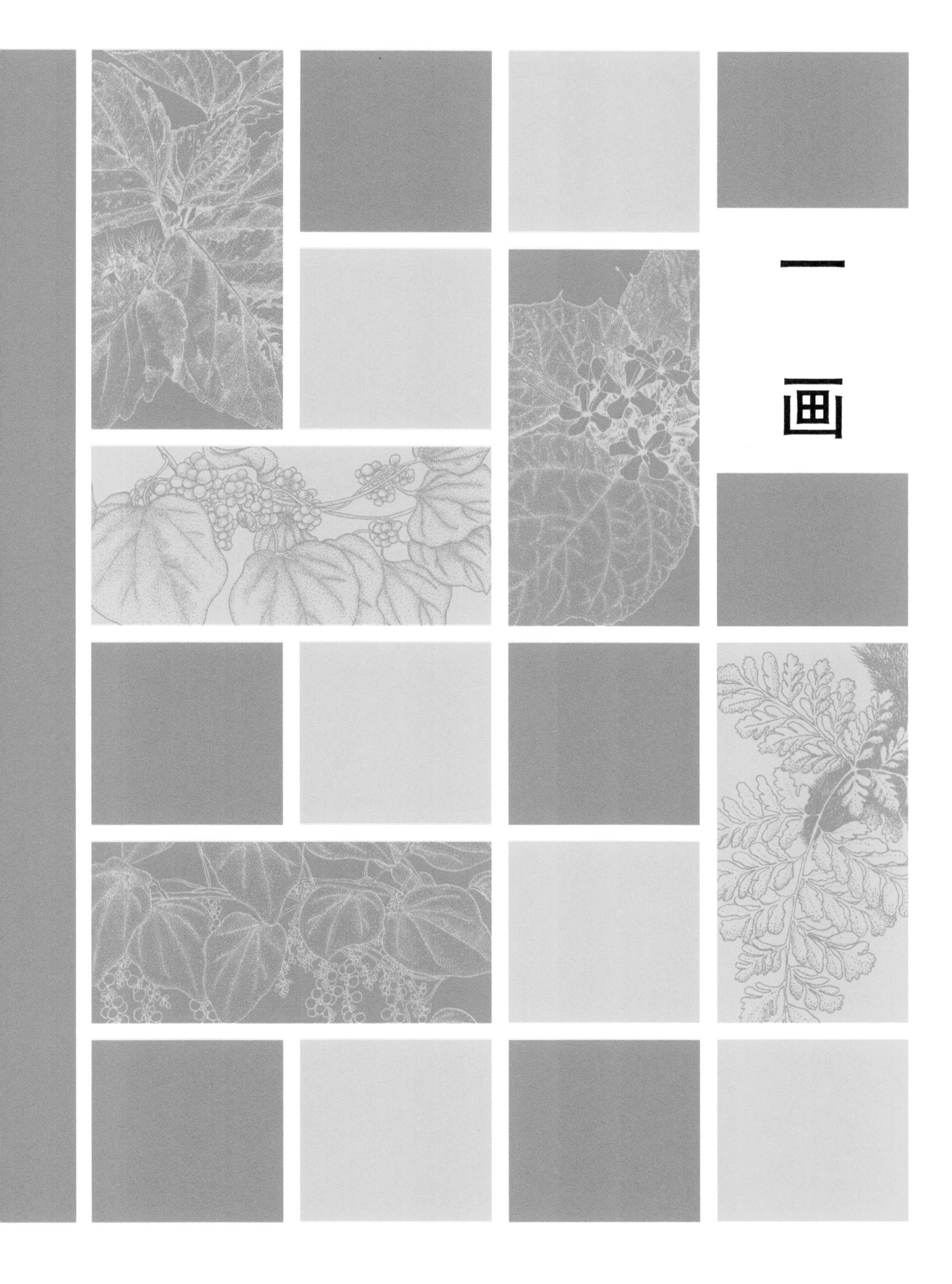

一画

一枝黄花

【壮文名】Goguthenj

【拉丁名】HERBA SOLIDAGINIS

【药材别名】粘糊菜、山厚合、老虎尿。

【基原】本品为菊科（Compositae）植物一枝黄花*Solidago decurrens* Lour.的干燥全草。

【采收加工】秋季花期、果期均可采挖，除去泥沙，干燥。

【形态特征】多年生草本。茎单生或丛生。中部茎生叶椭圆形、长椭圆形、卵形或宽披针形，下部楔形渐窄，叶柄具翅，仅中部以上边缘具齿或全缘；向上叶渐小；下部叶与中部叶同形，叶柄具长翅；叶两面有柔毛或下面无毛。头状花序，多数在茎上部排成总状花序或伞房圆锥花序，稀成复头状花序。总苞片4～6层。舌状花，舌片椭圆形。瘦果无毛，稀顶端疏被柔毛。花期、果期均为4～11月。

【分布】分布于江苏、浙江、四川、贵州、湖北、广西、云南、陕西、台湾等。

【生境】生于阔叶林缘、林下、灌丛中及山坡草地上，海拔565～2850米。

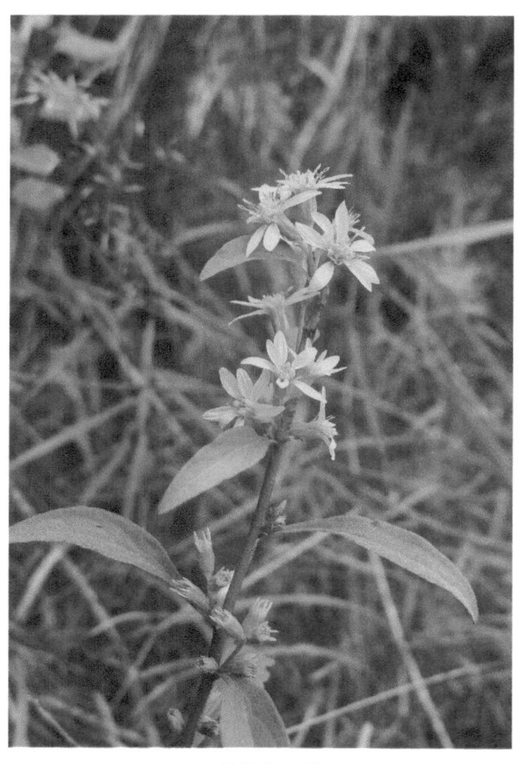

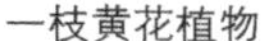

一枝黄花植物

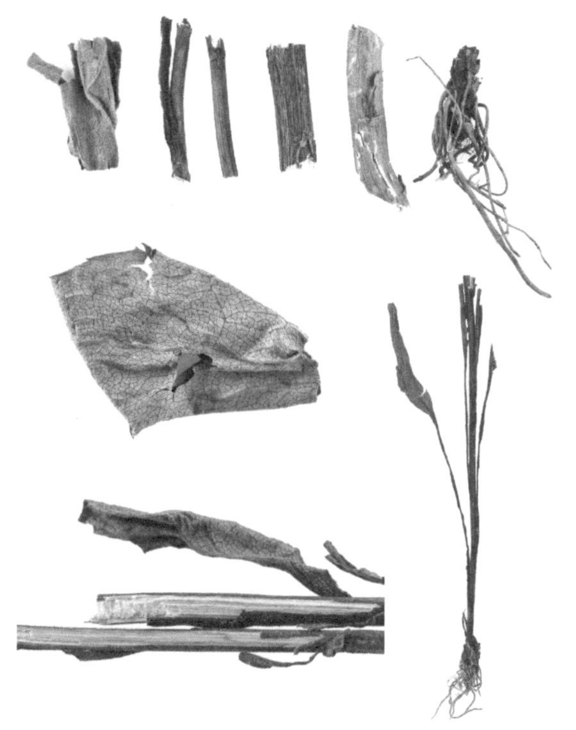

一枝黄花药材

一点红 【壮文名】Golizlungz 【拉丁名】HERBA EMILIAE

【药材别名】红背叶、叶下红、羊蹄草。

【基原】本品为菊科（Compositae）植物一点红*Emilia sonchifolia* DC.的干燥全草。

【采收加工】夏、秋季采挖，直接干燥，或趁鲜切段，干燥。

【形态特征】一年生草本。茎直立或斜升，常基部分枝，无毛或疏被短毛。下部叶密集，大头羽状分裂，下面常变紫色，两面被卷毛；中部叶疏生，较小，卵状披针形或长圆状披针形，无柄，基部箭状抱茎，全缘或有细齿；上部叶少数，线形。头状花序，花前下垂，花后直立。小花粉红色或紫色。花期、果期均为7～10月。

【分布】分布于云南、湖北、江苏、广东、广西等。

【生境】生于山坡荒地、田埂、路旁，海拔800～2100米。

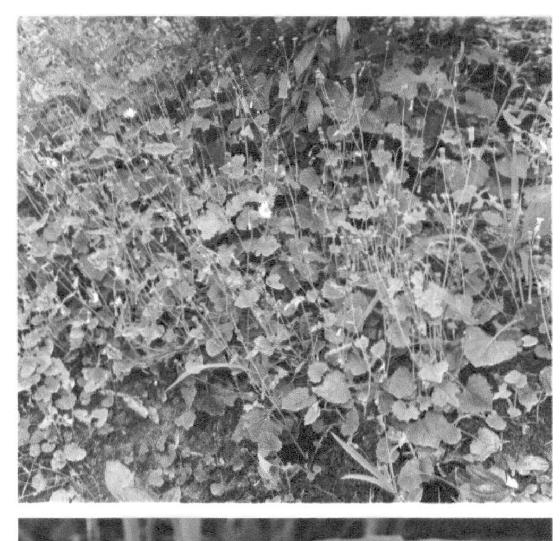

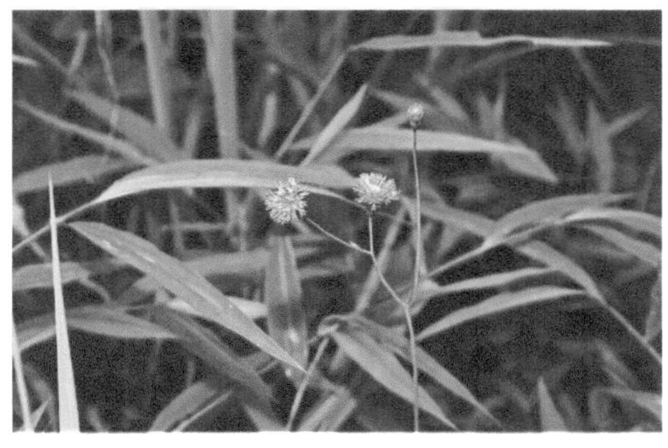

一点红植物

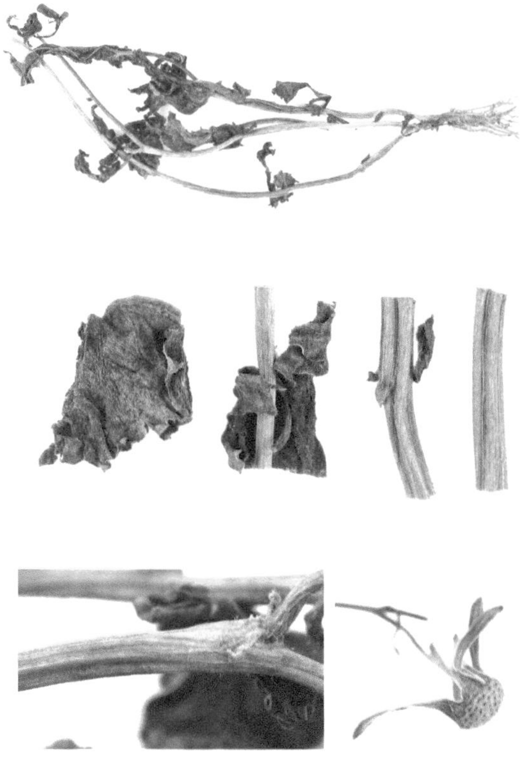

一点红药材

ER HUA

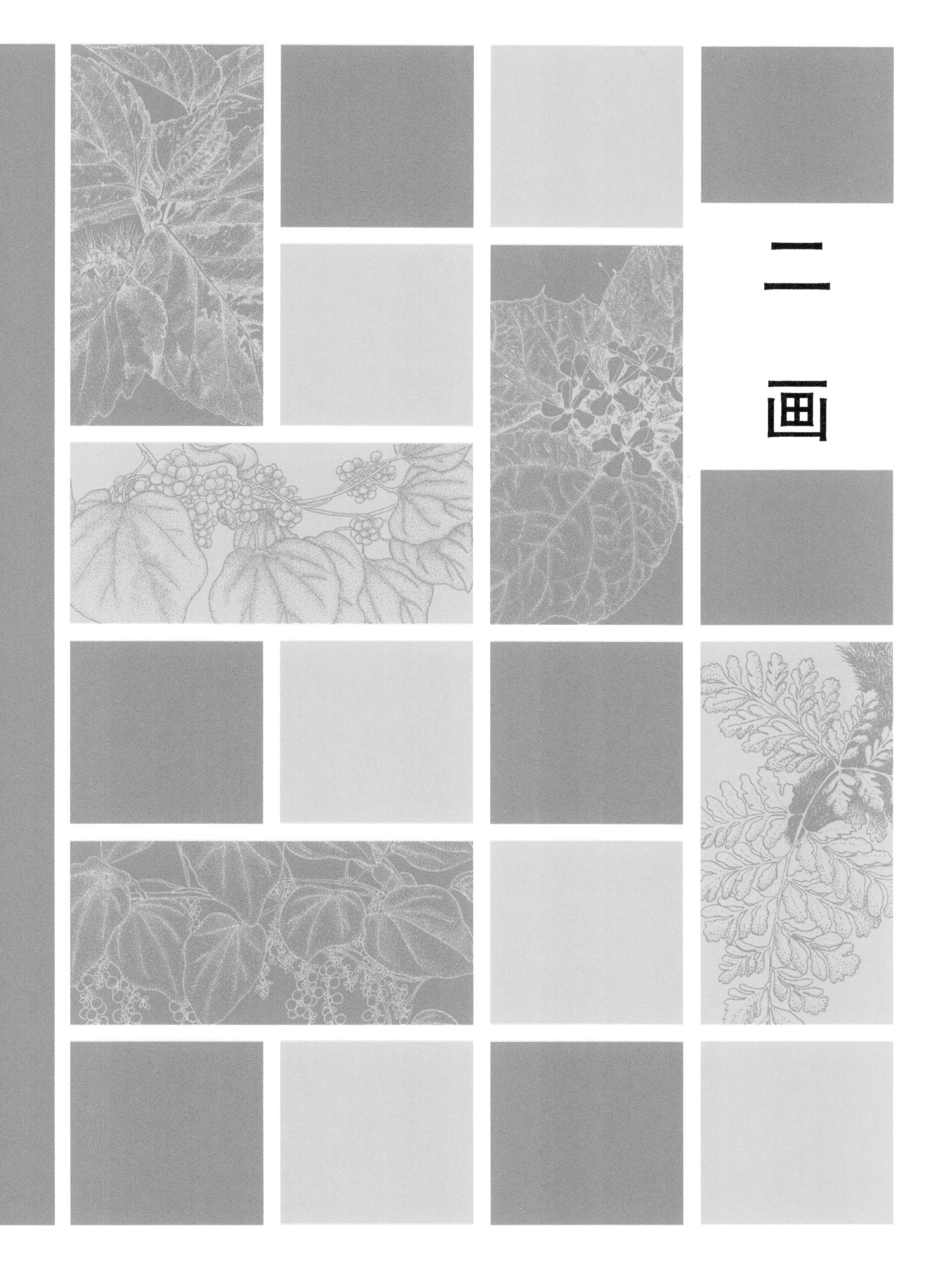

二画

八角茴香

【壮文名】Makgak
【拉丁名】FRUCTUS ANISI STELLATI

【药材别名】大料、五香八角、八角、大茴香等。

【基原】本品为八角科（Illiciaceae）植物八角*Illicium verum* Hook. f.的干燥成熟果实。

【采收加工】秋、冬季果实由绿变黄时采摘，置沸水中略烫后干燥或直接干燥。

【形态特征】乔木。叶互生或3～6片簇生于枝顶呈轮生状，革质或厚革质，倒卵状椭圆形、倒披针形或椭圆形，先端短渐尖或稍钝圆，基部楔形。花单生于叶腋或近顶生。花蕾球形；花被片红色，稀白色，宽卵形、圆形或宽椭圆形，内凹，肉质，7～12枚，中轮最大，内轮渐小；心皮7～9枚。聚合果平展，直径3.5～4.0厘米；蓇葖7～8个，顶端喙钝圆，无尖头。花期3～5月、8～10月，果期9～10月、翌年3～4月。

【分布】分布于安徽、江西、广东、海南、广西、贵州、云南等。

【生境】生于山地湿润常绿阔叶林中，海拔60～2100米；产区多栽培。

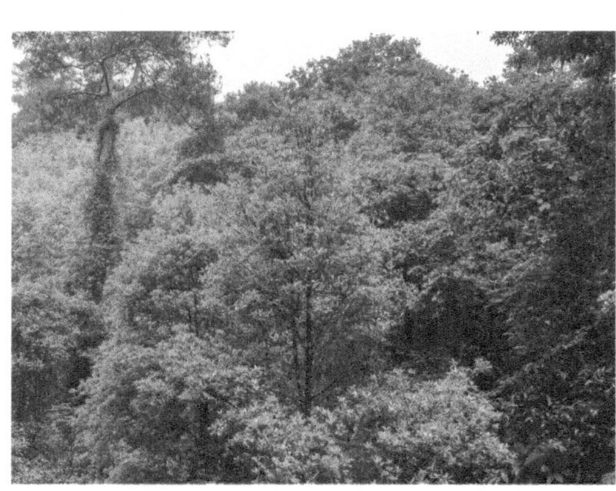

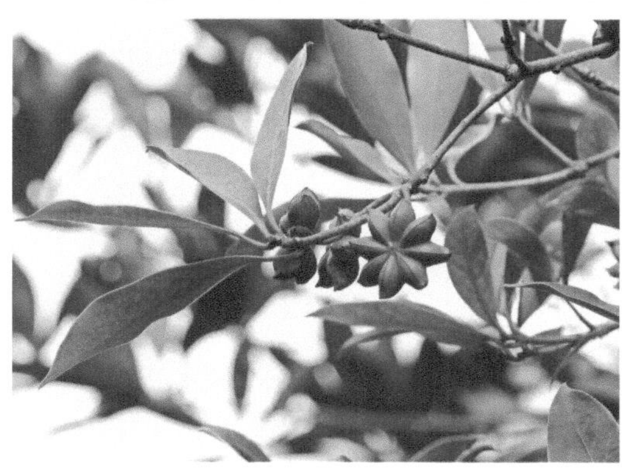

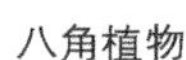

八角植物

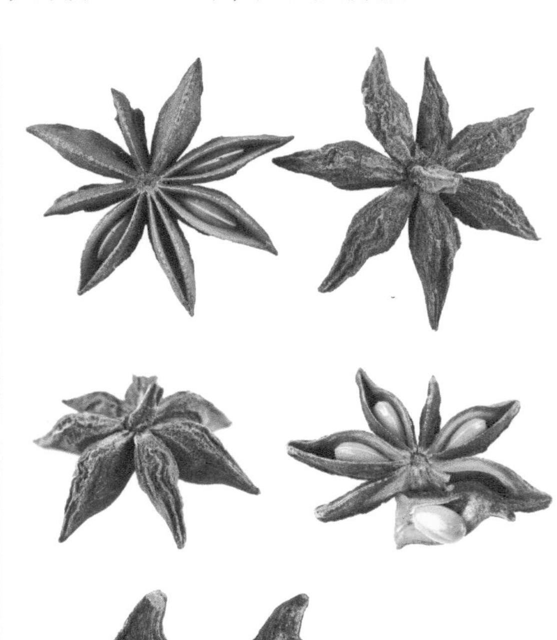

八角茴香药材

八角莲

【壮文名】Lienzbetgak

【拉丁名】RHIZOMA DYSOSMATIS

【药材别名】一把伞、六角莲、独叶一枝花。

【基原】本品为小檗科（Berberidaceae）植物八角莲*Dysosma versipellis*（Hance）M. Cheng ex Ying的干燥根状茎。

【采收加工】秋、冬季采挖，洗净，干燥。

【形态特征】多年生草本。根状茎粗壮，横生，多须根；茎直立，不分枝，无毛，淡绿色。茎生叶2片，薄纸质，互生，盾状，近圆形，4～9掌状浅裂，上面无毛，下面被柔毛，叶脉明显隆起，边缘具细齿；下部叶柄长12～25厘米，上部叶柄长1～3厘米。花梗纤细、下弯、被柔毛；花深红色，5～8朵簇生于离叶基部不远处，下垂。浆果椭球形。花期3～6月，果期5～9月。

【分布】分布于湖南、浙江、广西、云南、四川、河南、陕西等。

【生境】生于山坡林下、灌丛中、溪旁阴湿处，海拔300～2400米。

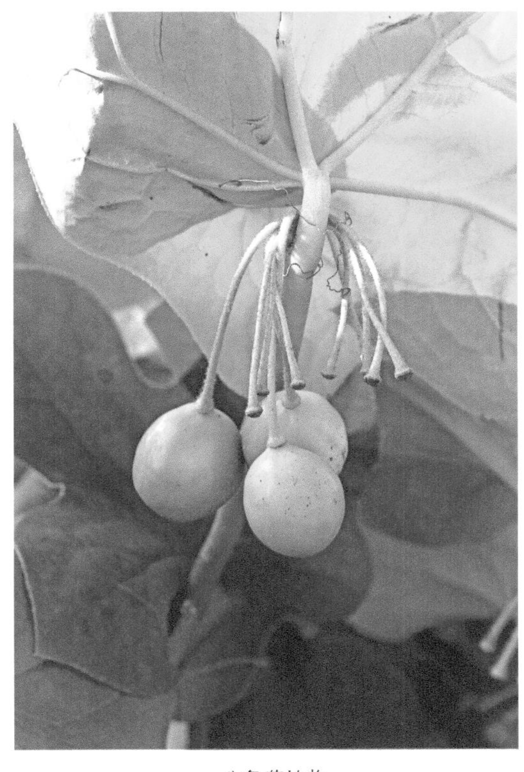

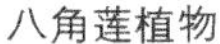

八角莲植物

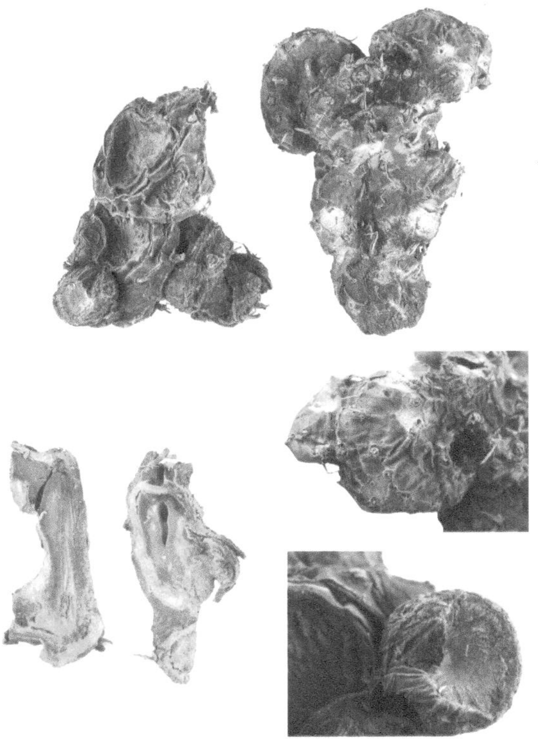

八角莲药材

九节木

【壮文名】Goanhcah
【拉丁名】PSYCHOTRIAE RUBRAE HERBA

【药材别名】山大颜、九节、大罗伞、火筒树、盆筒、山大刀。

【基原】本品为茜草科（Rubiaceae）植物九节*Psychotria asiatica* Wall.的干燥地上部分。

【采收加工】全年均可采收，除去杂质，洗净，切段，干燥。

【形态特征】灌木或小乔木。叶对生，纸质或革质，长圆形、椭圆状或倒披针状长圆形，稀长圆状倒卵形，有时稍歪斜，顶端渐尖、急渐尖或短尖而尖头常钝，基部楔形，全缘，鲜时稍光亮；托叶膜质，短鞘状，顶部不裂，脱落。聚伞花序通常顶生，无毛或极稀有极短的柔毛，多花，总花梗常极短，近基部三分歧，常成伞房状或圆锥状；花冠白色。核果球形或宽椭球形，有纵棱，红色。花期、果期均为全年。

【分布】分布于福建、台湾、湖南、广东、海南、广西、贵州、云南等。

【生境】生于平地、丘陵、山坡、山谷溪边的灌丛或林中，海拔20～1500米。

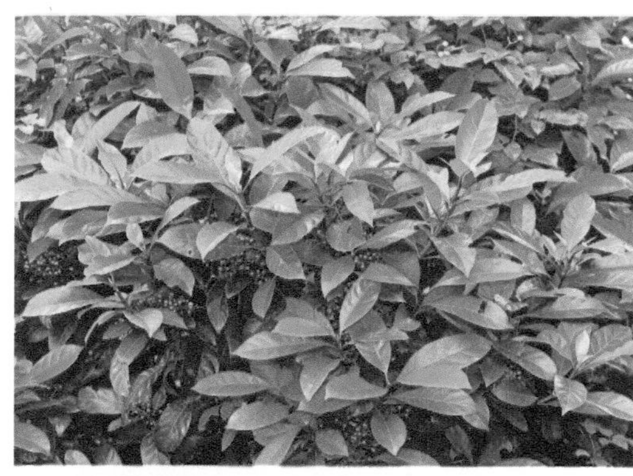
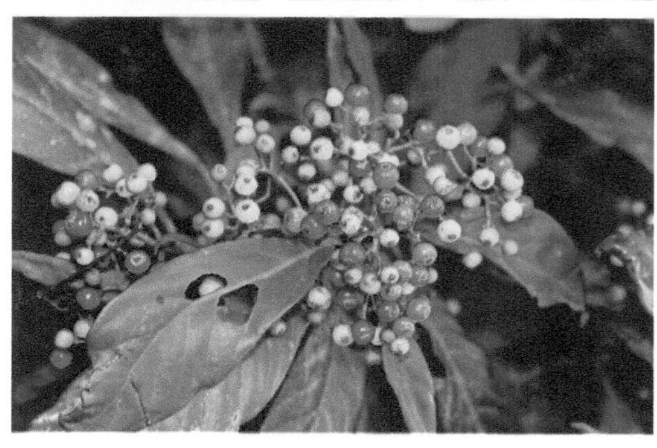
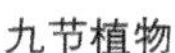

九节植物

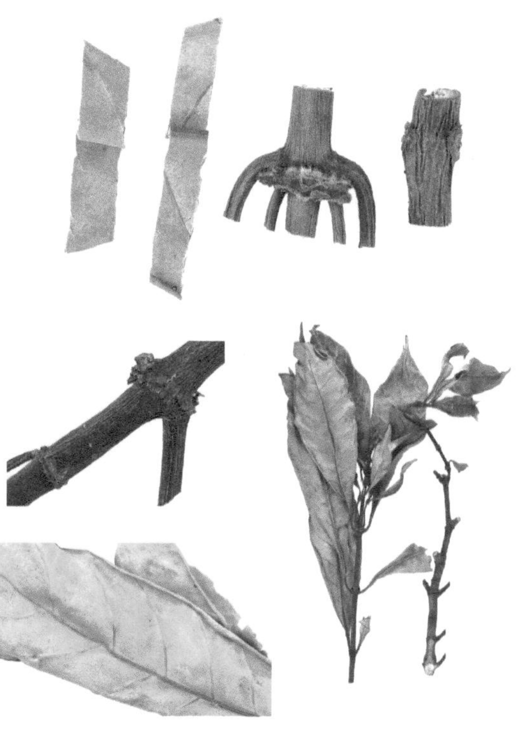

九节木药材

九龙藤

【壮文名】Gaeu'enq
【瑶文名】Juov luerngh nzunx
【拉丁名】BAUHINIAE CHAMPIONII CAULIS

【药材别名】羊蹄藤、乌郎藤、过岗圆龙、五花血藤。

【基原】本品为豆科（Leguminosae）植物龙须藤*Phanera championii* Benth.的干燥藤茎。

【采收加工】全年均可采收，除去枝叶，切片，晒干。

【形态特征】藤本。有卷须；嫩枝和花序薄被紧贴的小柔毛。叶纸质，先端锐渐尖、圆钝、微凹或2裂，裂片长度不一，基部截形、微凹或心形，上面无毛，下面被紧贴的短柔毛，渐变无毛或近无毛；基出脉5～7条。总状花序狭长，腋生；花瓣白色，具瓣柄，瓣片匙形。荚果倒卵状长圆柱形或带状，扁平，无毛，果瓣革质。种子2～5粒，圆形，扁平，直径约12毫米。花期6～10月，果期7～12月。

【分布】分布于浙江、福建、广东、广西、江西、湖南、湖北、贵州等。

【生境】生于低海拔至中海拔的丘陵灌丛或山地疏林和密林中。

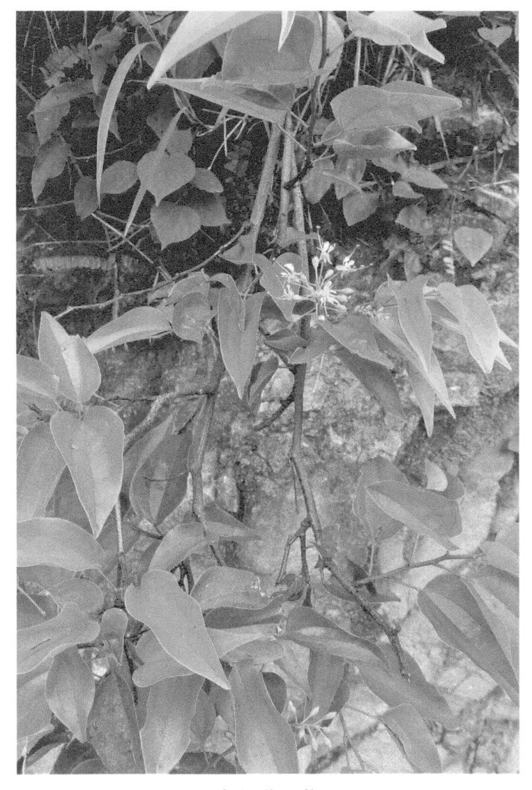

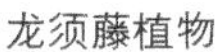

龙须藤植物

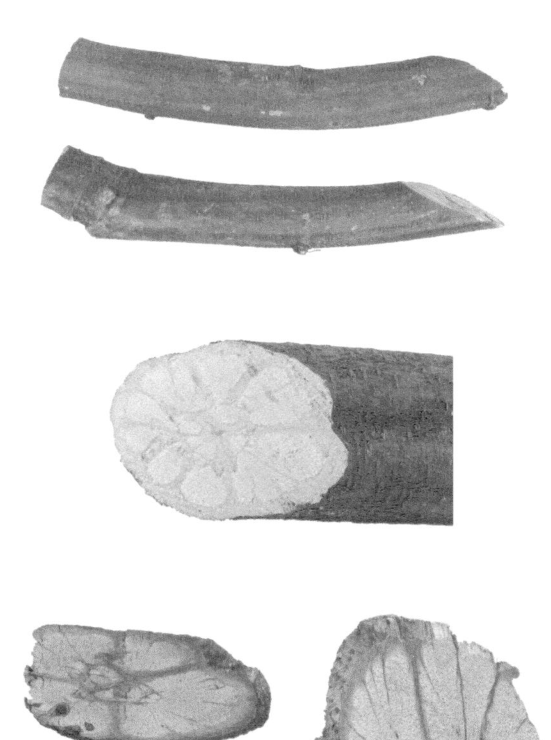

九龙藤药材

了刁竹

【壮文名】Baklaghomj

【拉丁名】CYNANCHI PANICULAT HERBA

【药材别名】寮刁竹、逍遥竹、遥竹逍、瑶山竹、对节莲、竹叶细辛。

【基原】本品为萝藦科（Asclepiadaceae）植物徐长卿*Vincetoxicum pycnostelma* Kitag.的干燥全草。

【采收加工】夏、秋季采挖，除去杂质，阴干。

【形态特征】多年生直立草本。根须状，多至50余条；茎不分枝。叶对生，纸质，两端锐尖，两面无毛或叶面具疏柔毛，叶缘有边毛；侧脉不明显。圆锥状聚伞花序生于顶端的叶腋内，着花10余朵；花萼内的腺体或有或无；花冠黄绿色，近辐状；副花冠裂片5枚，基部增厚，顶端钝；子房椭圆形；柱头五角形，顶端略为凸起。蓇葖果单生，披针状圆柱形。花期5～7月，果期9～12月。

【分布】分布于辽宁、陕西、甘肃、贵州、安徽、湖南、广东、广西等。

【生境】生于向阳山坡及草丛中。

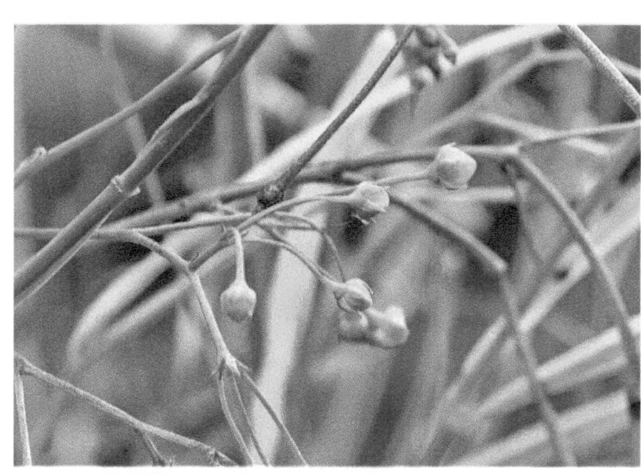

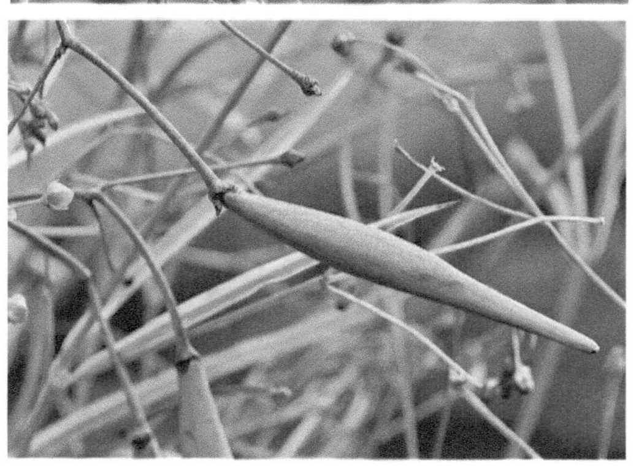

徐长卿植物

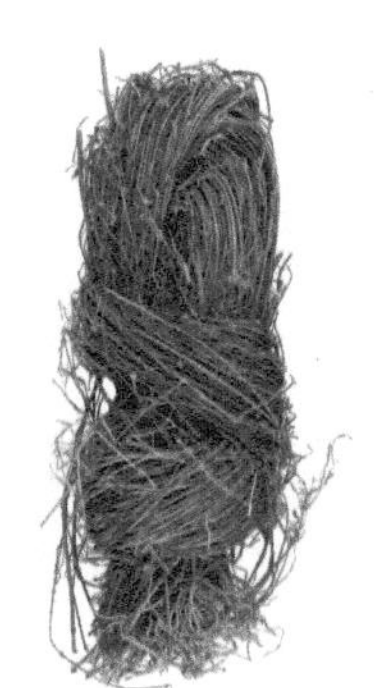

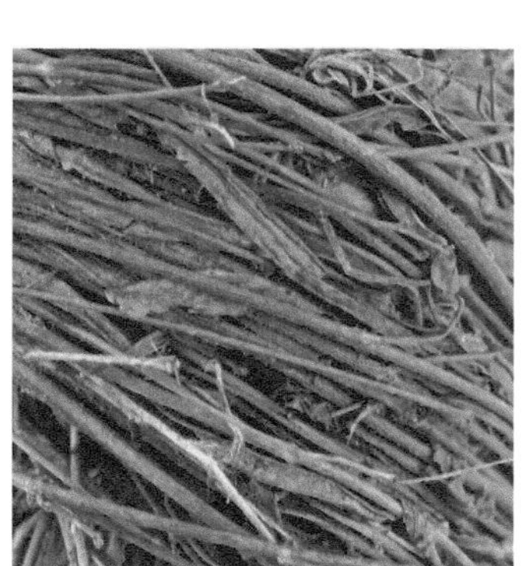

了刁竹药材

了哥王

【壮文名】Go'nyozolox

【拉丁名】RADIX WIKSTROEMIAE INDICAE

【药材别名】地棉根、山雁皮、埔银、指皮麻、九信草、石棉皮、雀仔麻。

【基原】本品为瑞香科（Thymelaeaceae）植物了哥王*Wikstroemia indica*（Linn.）C. A. Mey.的干燥根或根皮。

【采收加工】全年均可采挖，洗净，直接干燥，或剥取根皮，干燥。

【形态特征】灌木。枝红褐色，无毛。叶对生，纸质或近革质，倒卵形、长圆形或披针形，先端钝或尖，基部宽楔形或楔形，侧脉细密，与中脉的夹角小于45°，无毛。顶生短总状花序；花数朵，黄绿色。果椭圆球形，无毛，成熟时暗紫色或鲜红色。花期、果期均为夏秋间。

【分布】分布于广东、海南、广西、四川、贵州、云南、浙江等。

【生境】生于开旷林下或石山上，海拔1500米以下。

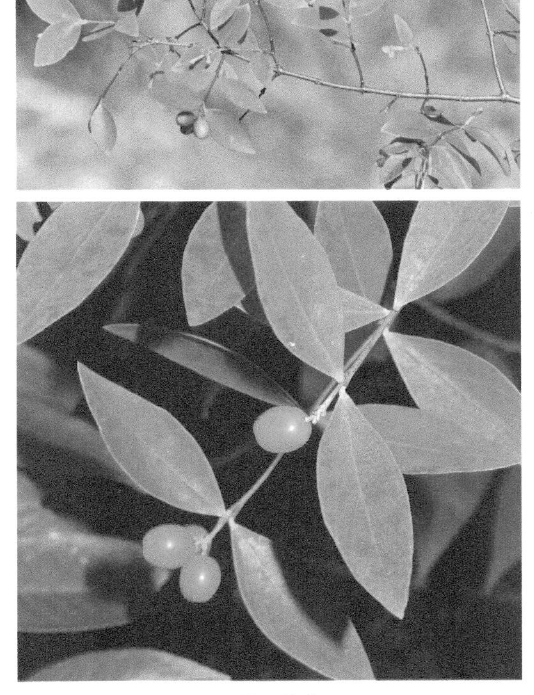

了哥王植物

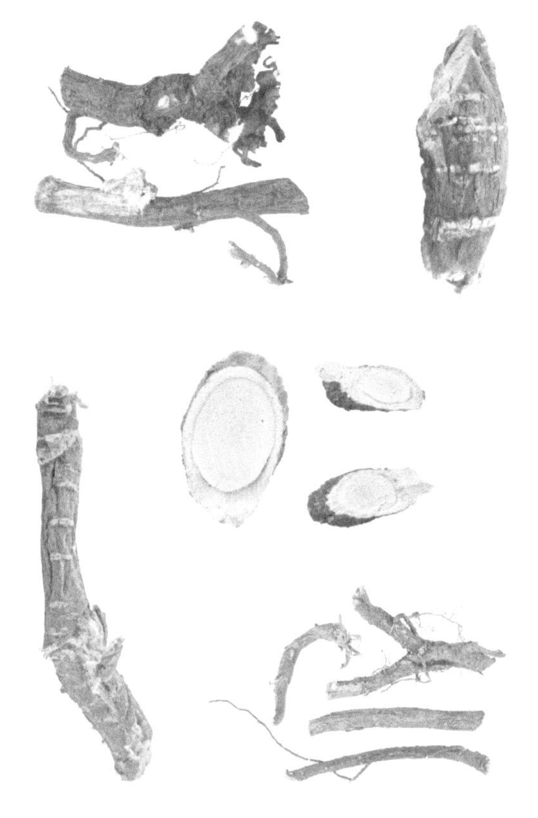

了哥王药材

刀豆 【壮文名】Duhyangj 【拉丁名】CANAVALIAE SEMEN

【药材别名】挟剑豆、野刀板藤、葛豆、刀豆角、刀板豆。

【基原】本品为豆科（Leguminosae）植物刀豆*Canavalia gladiata*（Jacq.）DC.的干燥成熟种子。

【采收加工】秋季采收成熟果实，剥取种子，晒干。

【形态特征】缠绕草本。羽状复叶具3片小叶，侧生小叶偏斜。总状花序具长总花梗；小苞片卵形，早落；花萼稍被毛，上唇约为萼管长的1/3，具2枚阔而圆的裂齿，下唇3裂，齿小，急尖；花冠白色或粉红色，旗瓣宽椭圆形，顶端凹入，基部具不明显的耳及阔瓣柄，翼瓣和龙骨瓣均弯曲，具向下的耳；子房线形，被毛。荚果带状，略弯曲，离缝线约5毫米处有棱。花期7～9月，果期10月。

【分布】栽培于长江以南地区。

【生境】生于河岸及山坡，攀缘于灌丛或树上。

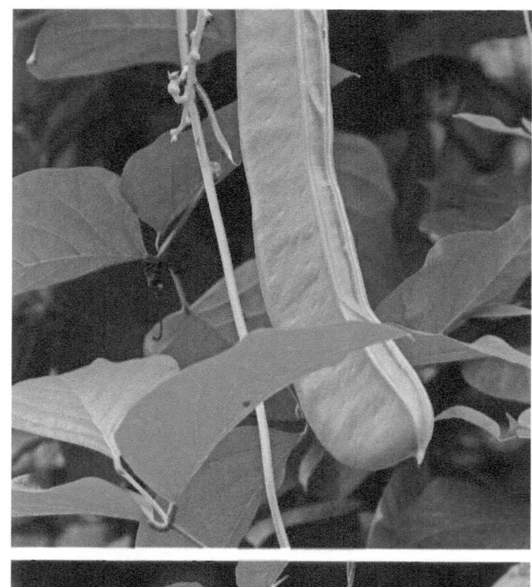

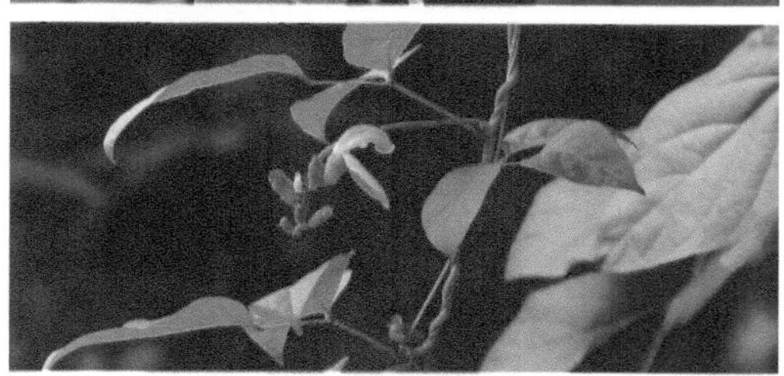

刀豆植物

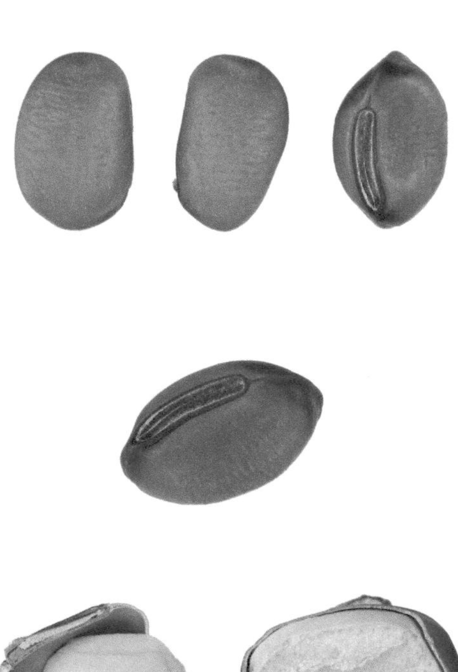

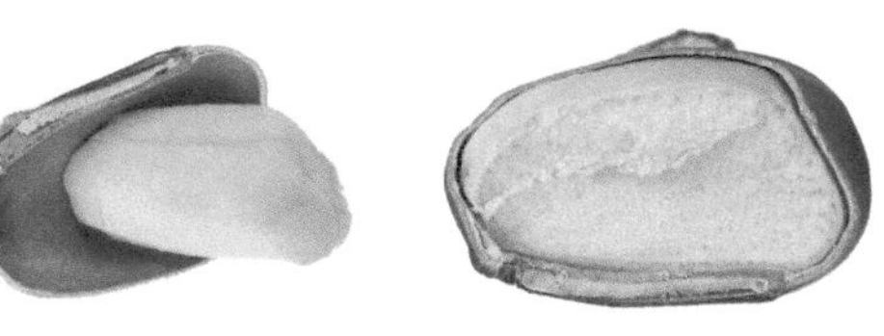

刀豆药材

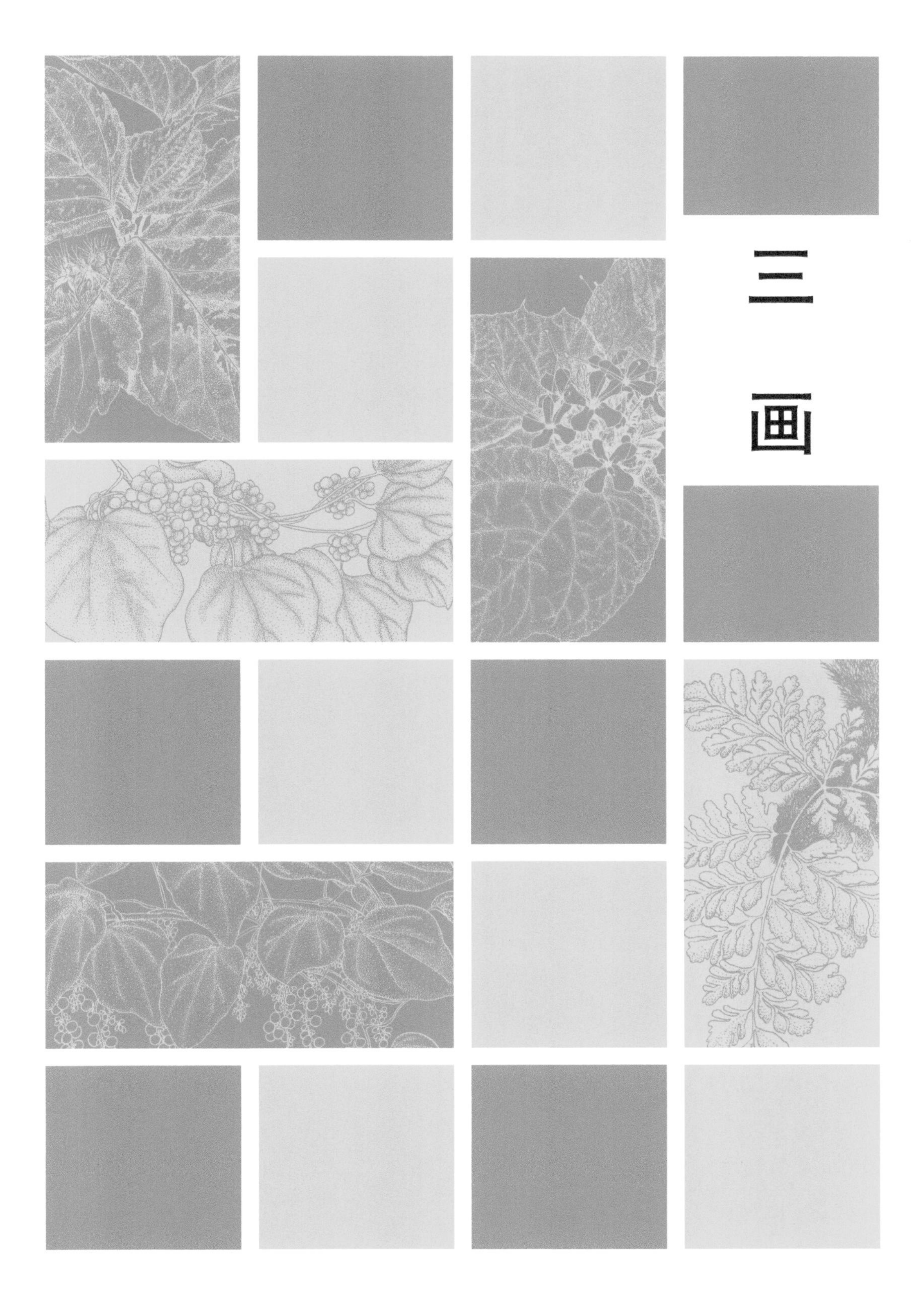

三画

三七 【壮文名】Godienzcaet 【拉丁名】RADIX ET RHIZOMA NOTOGINSENG

【药材别名】田三七、广三七、参三七。

【基原】本品为五加科（Araliaceae）植物三七*Panax notoginseng*（Burkill）F. H. Chen ex C. chow & W. G. Huang的干燥根及根茎。

【采收加工】秋季花开前采挖，洗净，分开主根、支根及根茎，干燥。

【形态特征】多年生草本。主根纺锤形。茎无毛。掌状复叶3～6轮生于茎顶；小叶先端渐尖，具重锯齿，齿尖具短尖头。伞形花序单生于茎顶，具80～100朵花，无毛或疏被柔毛。花淡黄绿色；萼具5枚小齿；花瓣5枚；花丝与花瓣等长；子房2室，花柱2枚，连合至中部，果时顶端反曲。果扁球状肾形，直径约1厘米，鲜红色。种子2粒，白色，三角状卵形，稍具3条棱。花期7～8月，果期8～10月。

【分布】分布于云南、广西、福建、江西、浙江等。

【生境】多种植于山谷、山坡林下或人工荫棚内，海拔400～1800米。

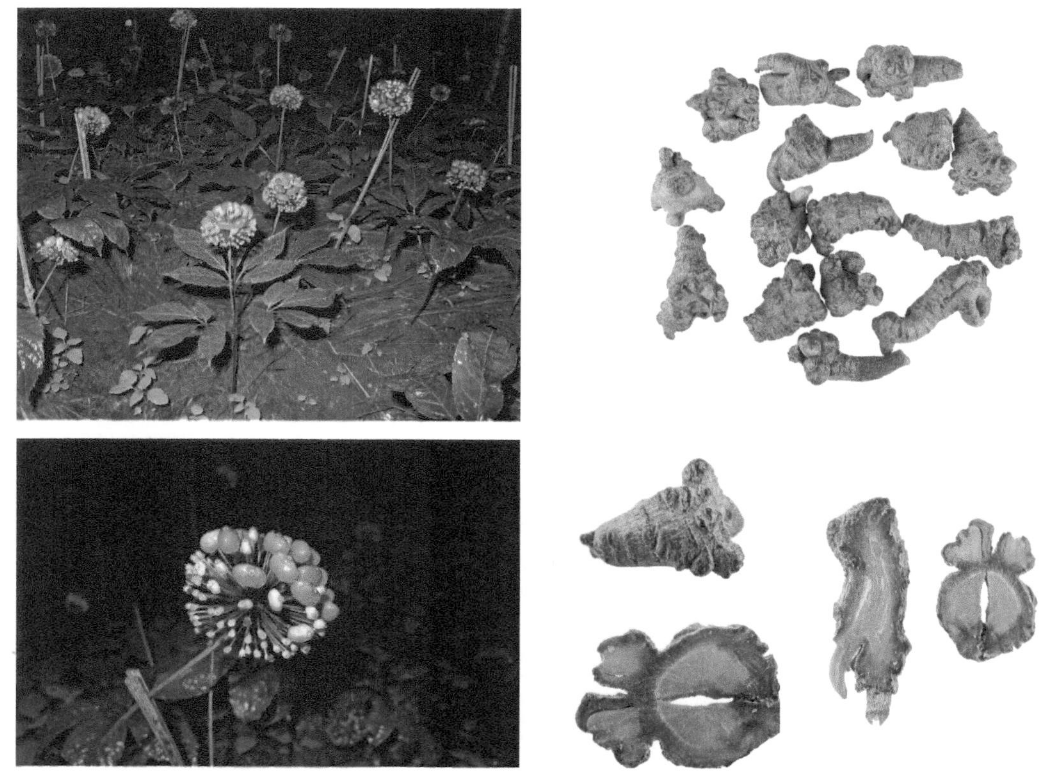

三七植物　　三七药材

三叉苦

【瑶文名】Buo cax maauh
【拉丁名】EVODIAE LEPTAE HERBA

【药材别名】小黄散、鸡骨树、三丫苦、三枝枪、三叉虎。

【基原】本品为芸香科（Rutaceae）植物三椏苦*Melicope pteleifolia*（Champion ex Bentham）T. G. Hartley 的干燥茎。

【采收加工】全年均可采收，切块片，干燥。

【形态特征】乔木。枝叶无毛。复叶具3枚小叶，偶兼具2枚小叶或单小叶，小叶纸质，全缘，油点多；小叶柄甚短。伞房状圆锥花序腋生，稀兼有顶生，多花。萼片及花瓣均4枚；花瓣淡黄色或白色，具透明油腺点。果瓣淡黄色或褐色，散生透明油腺点，每个果瓣具1粒种子。花期4～6月，果期7～10月。

【分布】分布于台湾、福建、江西、广东、海南、广西、贵州、云南等。

【生境】生于荫蔽山谷的湿润地方，海拔2000米以下。

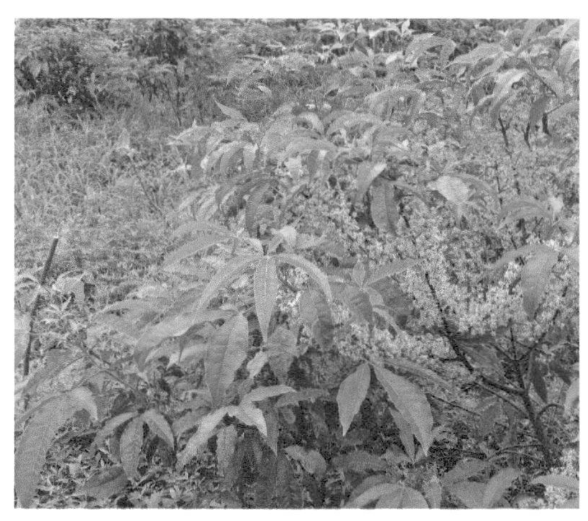

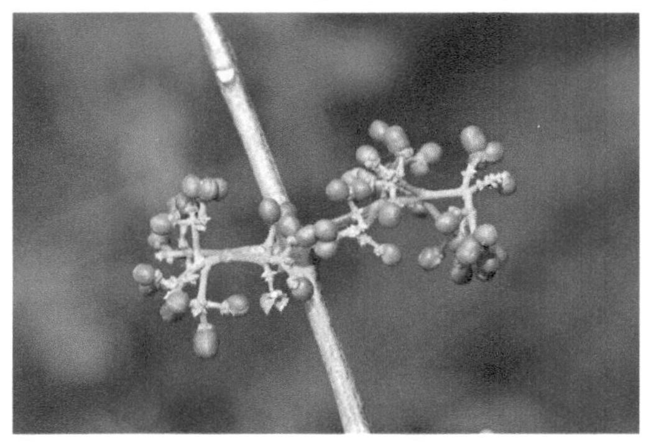

三椏苦植物

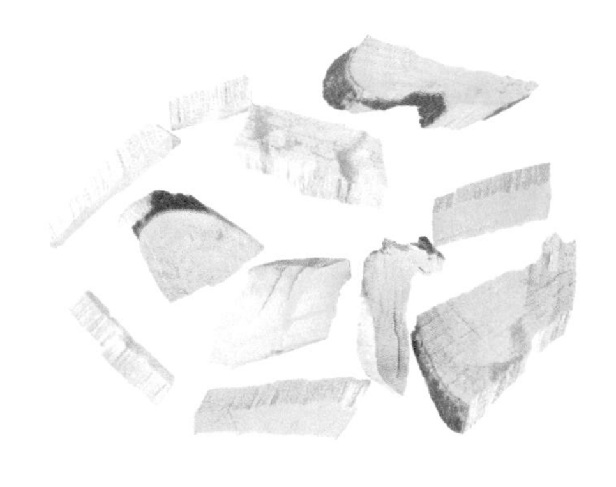

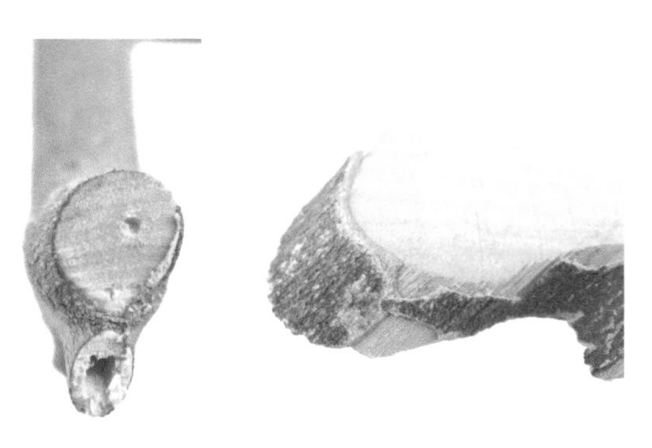

三叉苦药材

三白草

【壮文名】Gosambak

【拉丁名】SAURURI HERBA

【药材别名】白面姑、白舌骨、塘边藕。

【基原】本品为三白草科（Saururaceae）植物三白草*Saururus chinensis*（Lour.）Baill.的干燥地上部分。

【采收加工】全年均可采收，洗净，晒干。

【形态特征】湿生草本。茎粗壮，有纵长粗棱和沟槽。叶纸质，密生腺点，阔卵形至卵状披针形，基部心形或斜心形，两面均无毛，上部的叶较小，茎顶端的2～3片叶于花期常为白色，呈花瓣状；叶脉5～7条，均自基部发出，如为7条脉时，则最外1对纤细，网状脉明显；叶柄长1～3厘米，无毛，基部与托叶合生成鞘状，略抱茎。花序白色。果近球形，表面多疣状凸起。花期4～6月。

【分布】分布于河北、山东，以及长江流域及其以南地区。

【生境】生于低湿沟边、塘边或溪旁。

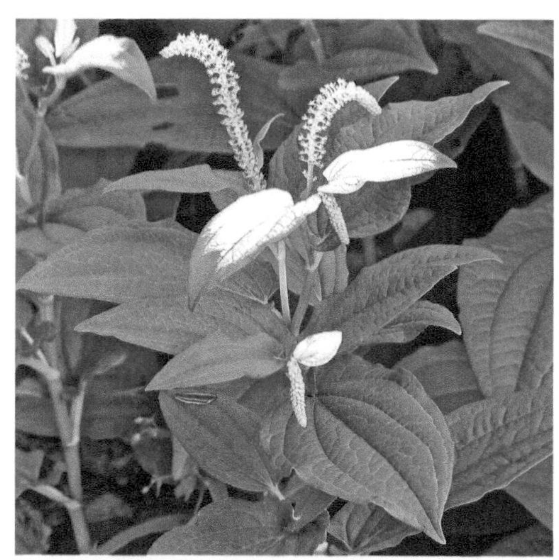

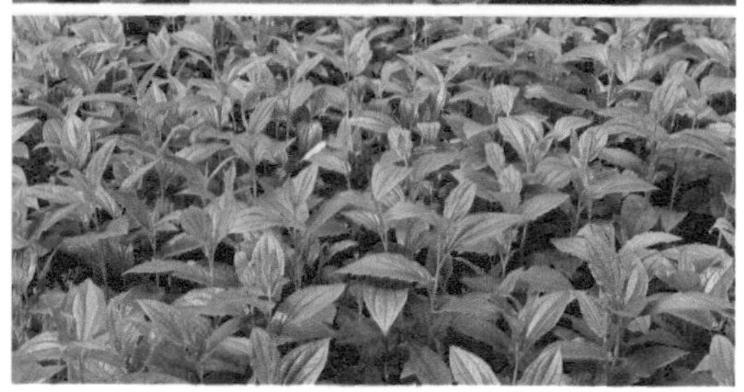

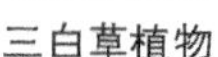

三白草植物

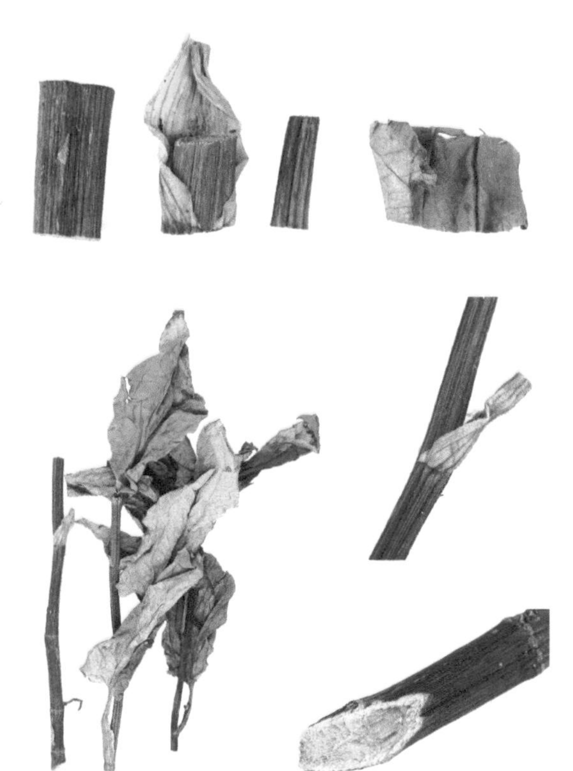

三白草药材

三加

【瑶文名】Juov gueix buerng

【拉丁名】ELEUTHEROCOCCI TRIFOLIATI RADIX ET CAULIS

【药材别名】白簕根、白刺根、三叶五加、刺三加、簕钩菜。

【基原】本品为五加科（Araliaceae）植物白簕*Eleutherococcus trifoliatus*（L.）S. Y. Hu的干燥根及茎。

【采收加工】全年均可采挖，除去泥沙及杂质，晒干。

【形态特征】灌木。枝软弱铺散，老枝灰白色，新枝黄棕色，疏生向下的刺；刺基部扁平，先端钩曲。叶有小叶3片，稀4～5片；小叶片纸质，边缘有细锯齿或钝齿。伞形花序3～10个，稀多至20个组成顶生复伞形花序或圆锥花序；花瓣5枚，三角状卵形，开花时反曲。果实扁球形，黑色。花期8～11月，果期9～12月。

【分布】分布于安徽、广东、广西、贵州等。

【生境】生于村落、山坡路旁、林缘和灌丛中，海拔1000米以下。

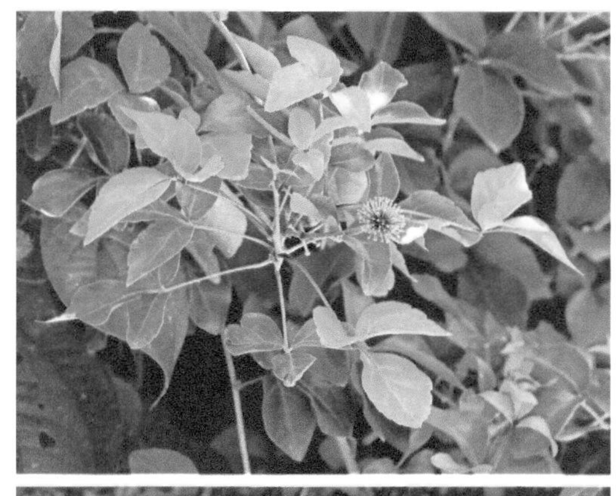

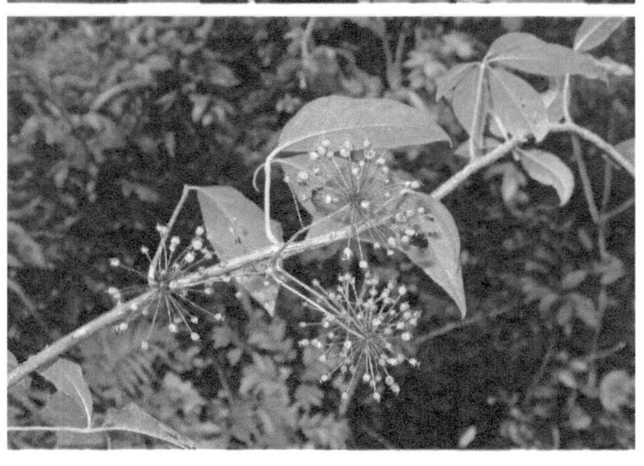

白簕植物

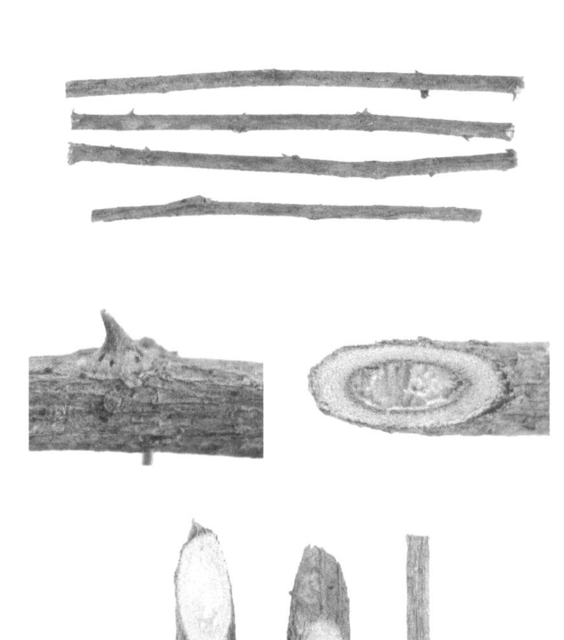

三加药材

三角泡

【壮文名】**Godaengloengz**

【拉丁名】**CARDIOSPERMI HALICACABI HERBA**

【药材别名】假苦瓜、风船葛、带藤苦楝。

【基原】本品为无患子科（Sapindaceae）植物倒地铃*Cardiospermum halicacabum* L. 的全草。

【采收加工】夏、秋季采收，除去杂质，晒干或鲜用。

【形态特征】草质攀缘藤本。茎、枝绿色，有5条或6条棱和同数量的直槽，棱上被皱曲柔毛。二回三出复叶，轮廓为三角形。圆锥花序少花；萼片4枚；花瓣乳白色，倒卵形。蒴果梨形、陀螺状倒三角形或有时近长球形，褐色，被短柔毛。种子黑色，有光泽，种脐心形，鲜时绿色，干时白色。花期夏、秋季，果期秋季至初冬。

【分布】分布于我国华东、华南和西南地区。

【生境】生于田野、灌丛、路边和林缘。

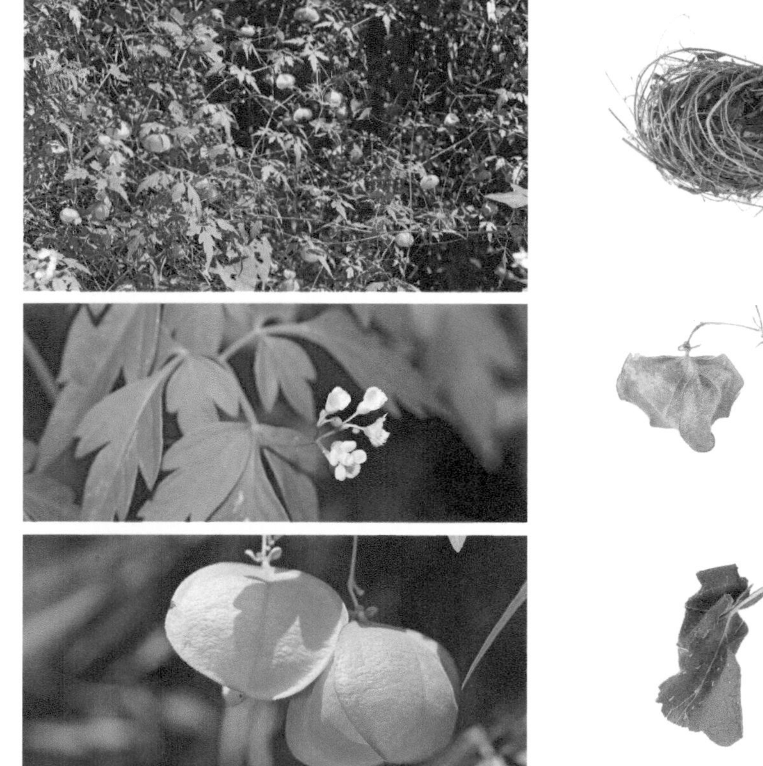

倒地铃植物

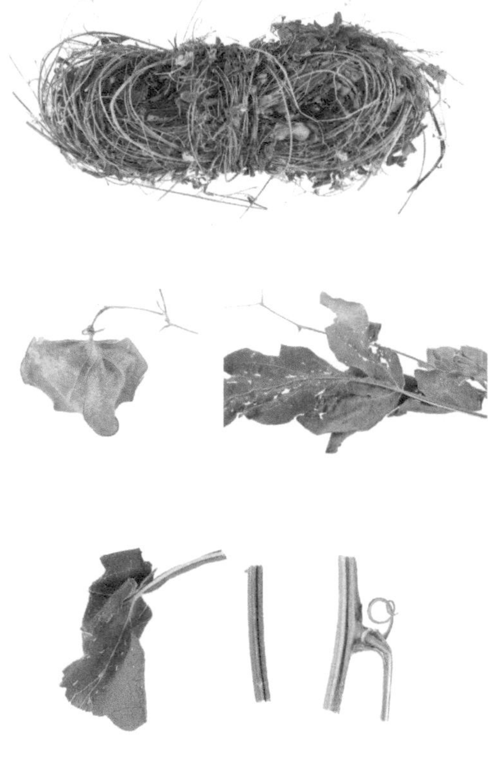

三角泡药材

土荆芥 【壮文名】Caebceuj 【拉丁名】CHENOPODLL AMBOSISIDIS HERBA

【药材别名】臭藜藿、杀虫芥、钩虫草、鹅脚草、狗咬癀。

【基原】本品为苋科（Amaranthaceae）植物土荆芥 *Dysphania ambrosioides*（Linnaeus）Mosyakin & Clemants的干燥地上部分。

【采收加工】夏、秋季果实完全成熟时采割，除去杂质，阴干。

【形态特征】一年生或多年生草本，有强烈香味。茎直立，多分枝，有色条及钝条棱。叶片边缘具稀疏不整齐的大锯齿。花两性及雌性，通常3～5个团集，生于上部叶腋；花被裂片5枚，较少为3枚，绿色，果时通常闭合。胞果扁球形，完全包于花被内。花期和果期的时间都很长。

【分布】分布于广西、福建、江苏、江西、四川等。

【生境】生于村旁、路边、河岸等。

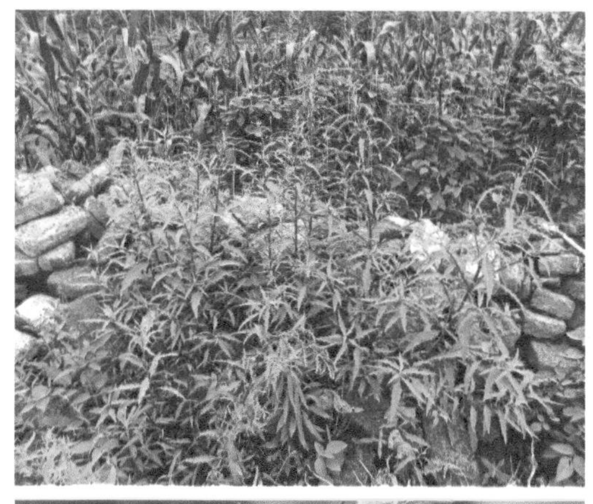

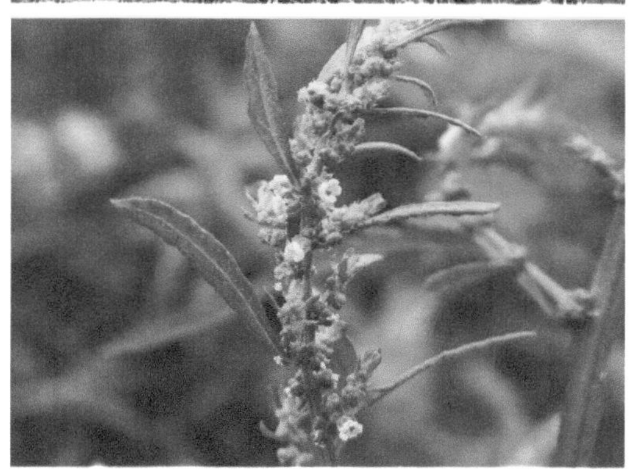

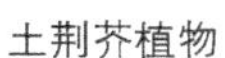

土荆芥植物

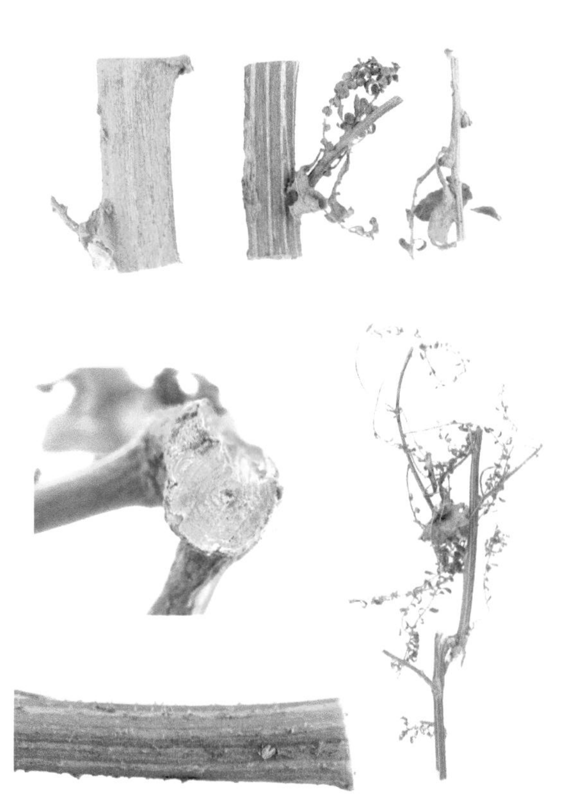

土荆芥药材

土茯苓

【壮文名】**Gaeulanghauh**

【拉丁名】**RHIZOMA SMILACIS GLABRAE**

【药材别名】土萆解、光叶菝葜、刺猪苓、山猪粪、草禹余粮、仙遗粮。

【基原】本品为百合科（Liliaceae）植物土茯苓*Smilax glabra* Roxb.的干燥根茎。

【采收加工】夏、秋季采挖，除去须根，洗净，直接干燥，或趁鲜切成薄片后干燥。

【形态特征】攀缘灌木。根状茎块状，常由匍匐茎相连。茎具刺。叶薄革质，窄椭圆状披针形，下面常绿色，有时带苍白色；窄鞘长为叶柄的1/4～3/5，有卷须，脱落点位于近顶端。伞形花序常有10余朵花；花序托膨大，稍呈莲座状。花绿白色，六棱状球形。浆果直径0.7～1.0厘米，成熟时紫黑色，具粉霜。花期7～11月，果期11月至翌年4月。

【分布】分布于长江以南地区。

【生境】生于林中、灌丛、河岸或山谷，海拔1800米以下。

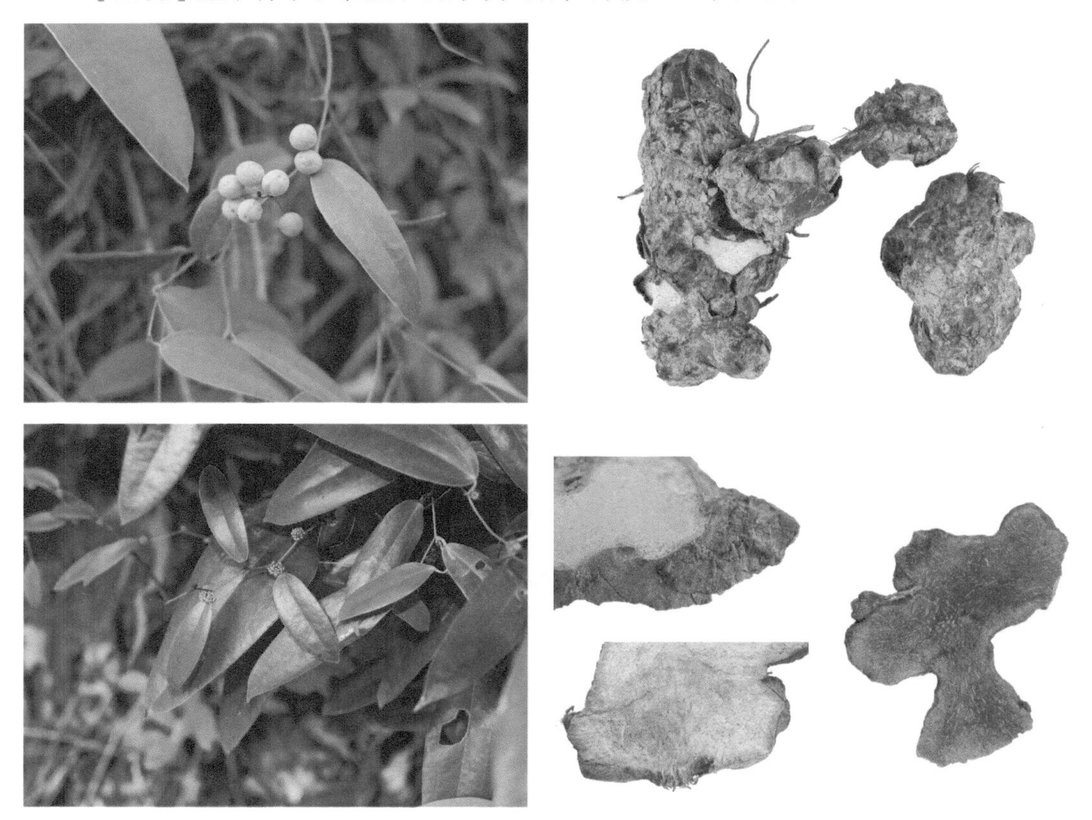

土茯苓植物　　土茯苓药材

大风艾

【壮文名】Godaizfung

【拉丁名】BLUMEAE BAISAMIFERAE HERBA

【药材别名】艾纳香、冰片艾。

【基原】本品为菊科（Compositae）植物艾纳香*Blumea balsamifera*（L.）DC.的根、嫩枝、叶。

【采收加工】夏、秋季采收，鲜用或阴干。

【形态特征】多年生草本或亚灌木。茎粗壮，直立，高1～3米，基部直径约1.8厘米，或更粗，茎皮灰褐色，有纵条棱，木质部松软，白色。花黄色，雌花多数，花冠细管状，两性花较少数，与雌花几等长，花冠管状，向上渐宽，檐部5齿裂，裂片卵形，短尖，被短柔毛。瘦果圆柱形，长约1毫米，具5条棱，被密柔毛，冠毛红褐色，糙毛状，长4～6毫米。花期几乎全年。

【分布】分布于云南、广西、福建、台湾等。

【生境】生于林缘、林下、河床谷地或草地，海拔600～1000米。

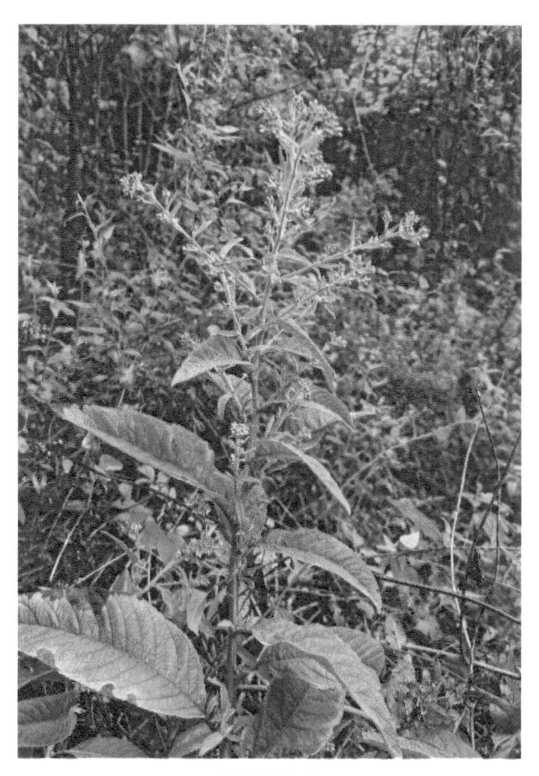

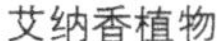

艾纳香植物

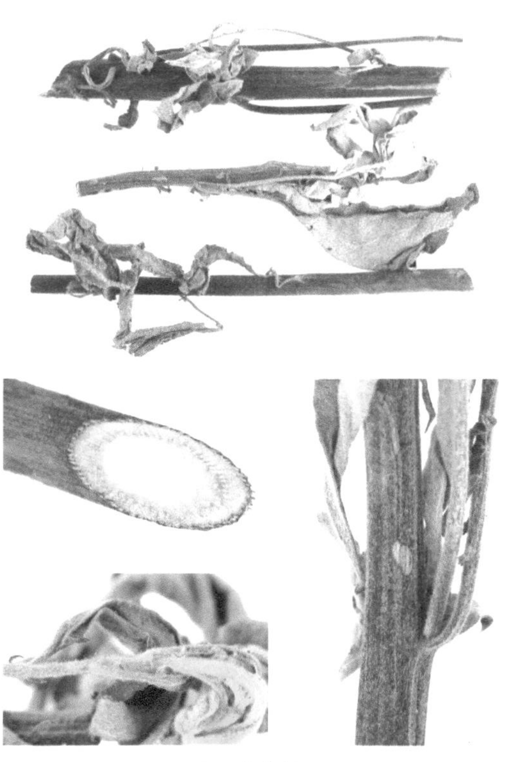

大风艾药材

大叶桉

【壮文名】Mbawanhsawj
【拉丁名】EUCALYPTI ROBUSTAE FOLIUM

【药材别名】蚊仔树。

【基原】本品为桃金娘科（Myrtaceae）植物桉*Eucalyptus robusta* Sm.的干燥叶。

【采收加工】全年均可采收，除去杂质，阴干。

【形态特征】密荫大乔木。树皮宿存，深褐色，有不规则斜裂沟；嫩枝有棱。幼态叶对生，叶片厚革质，卵形；成熟叶卵状披针形，厚革质，不等侧。伞形花序粗大，有花4～8朵；蒴管半球形或倒圆锥形；帽状体约与萼管同长，先端收缩成喙。蒴果卵状壶形，上半部略收缩，蒴口稍扩大，果瓣3～4片，深藏于萼管内。花期4～9月。

【分布】栽培于台湾、福建、广东、广西、四川、云南等。

【生境】生于路旁。均为栽培。

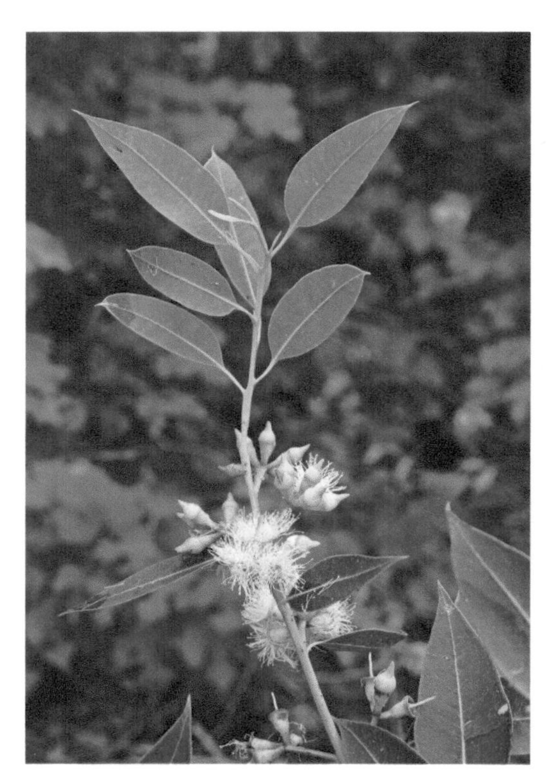

桉植物

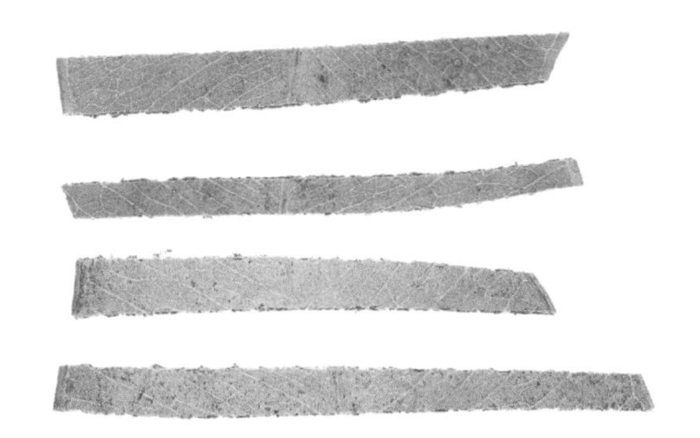

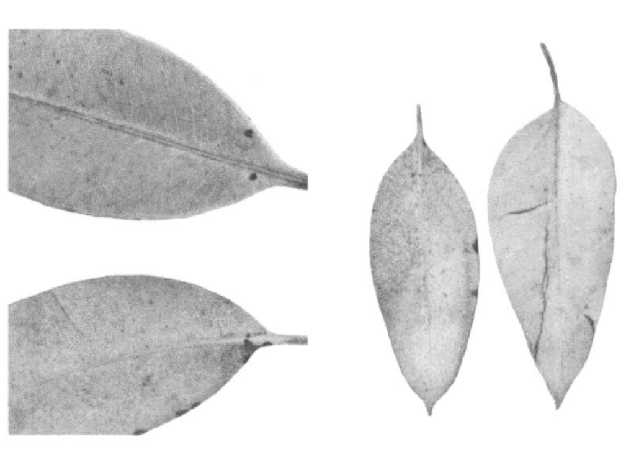

大叶桉药材

大叶紫珠

【壮文名】Maexculaux
【瑶文名】Cunx mbungv buerng
【拉丁名】CALLICARPAE MACROPHYLLAE FOLIUM

【药材别名】大风叶、白狗肠。

【基原】本品为马鞭草科（Verbenaceae）植物大叶紫珠*Callicarpa macrophylla* Vahl. 的干燥叶或带叶嫩枝。

【采收加工】夏、秋季采摘，晒干。

【形态特征】小乔木或灌木。小枝、叶柄及花序密被灰白色星状茸毛，有臭味。叶长椭圆形或卵状披针形，先端短渐尖，基部钝圆，具细齿，上面被短毛，下面密被星状茸毛及腺点；叶柄粗。花序5～7歧分枝；花萼杯状，被星状毛及腺点；花冠紫色。果球形，被毛及腺点。花期4～7月，果期7～12月。

【分布】分布于广东、广西、贵州、云南等。

【生境】生于疏林下或灌丛中，海拔100～2000米。

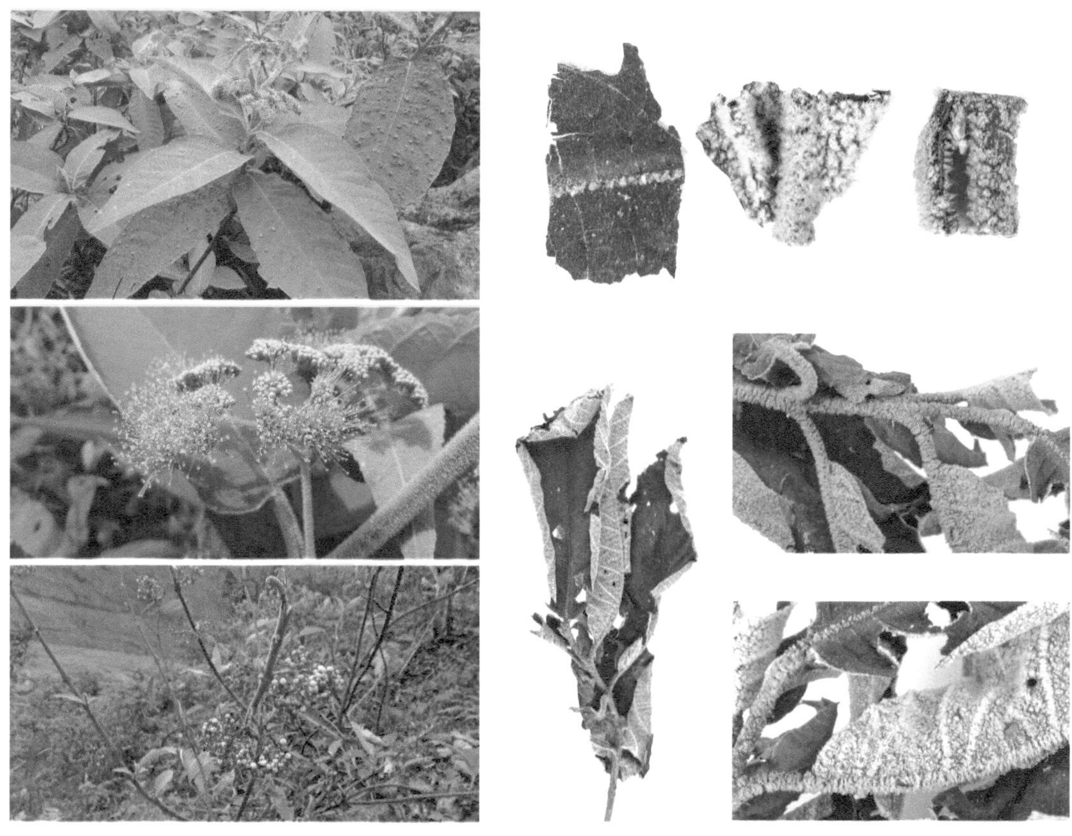

大叶紫珠植物　　大叶紫珠药材

大驳骨

【瑶文名】Domh zipv mbungv buerng

【拉丁名】GENDARUSSAE VENTRICOSAE HERBA

【药材别名】黑叶爵床、大接骨。

【基原】本品为爵床科（Acanthaceae）植物黑叶小驳骨*Justicia ventricosa*（Wall. ex Sims.）Nees的地上部分。

【采收加工】全年均可采收，洗净，切段，晒干或鲜用。

【形态特征】多年生直立、粗壮草本或亚灌木。除花序外全株无毛。叶纸质，椭圆形或倒卵形。穗状花序顶生，密生；苞片大，覆瓦状重叠，阔卵形或近圆形；花冠白色或粉红色，上唇长圆状卵形，下唇浅3裂。蒴果被柔毛。花期冬季。

【分布】分布于广东、香港、广西、云南等。

【生境】生于近村的疏林或灌丛中。

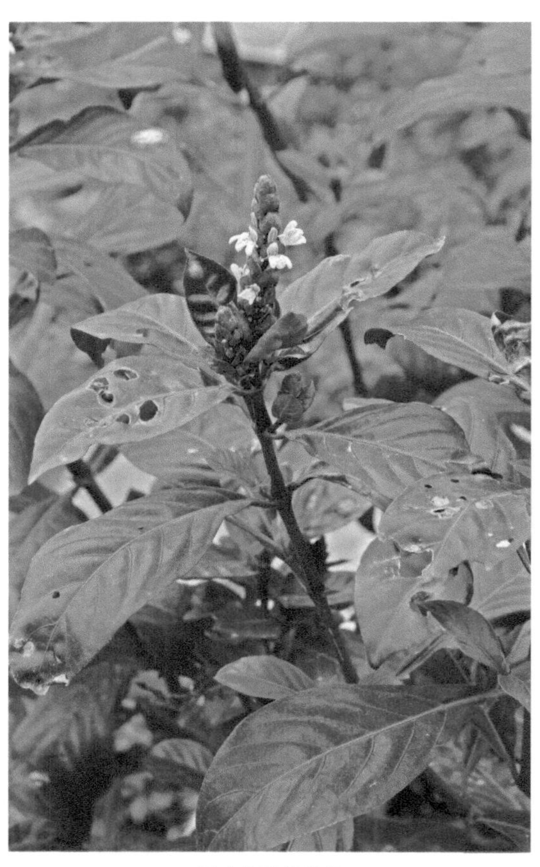

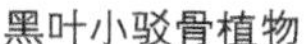

黑叶小驳骨植物

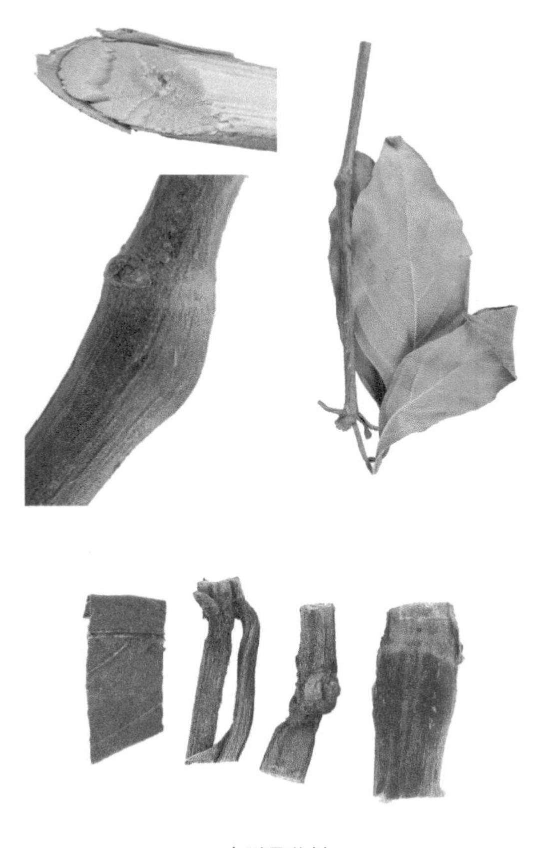

大驳骨药材

大金不换

【壮文名】Golaeng'aeuj
【瑶文名】Domh gomh ndie louc
【拉丁名】POLYGALAE GLOMERATAE HERBA

【药材别名】紫背金牛、金牛远志、坡白草、金牛草。

【基原】本品为远志科（Polygalaceae）植物华南远志*Polygala chinensis* L.的干燥全草。

【采收加工】春、夏季采收，切段，晒干。

【形态特征】一年生直立草本。主根粗壮，橘黄色，茎基部木质化，分枝圆柱形，被卷曲短柔毛。叶互生，纸质，先端钝，具短尖头，全缘，微反卷，绿色。总状花序腋生，较叶短，长仅1厘米，花少而密集；萼片5枚，绿色，具缘毛，宿存，外面3枚卵状披针形，里面2枚花瓣状，镰刀形；花瓣3枚，淡黄色或白色带淡红色，基部合生，侧瓣较龙骨瓣短，基部内侧具1簇白色柔毛，龙骨瓣长约4毫米，顶端具2束条裂鸡冠状附属物。蒴果圆形，具狭翅及缘毛，顶端微凹。花期4～10月，果期5～11月。

【分布】分布于福建、广东、海南、广西和云南等。

【生境】生于山坡草地或灌丛中，海拔500～1000（～1500）米。

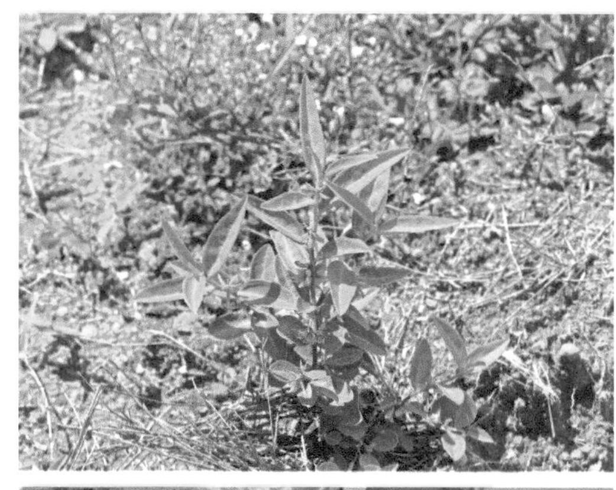

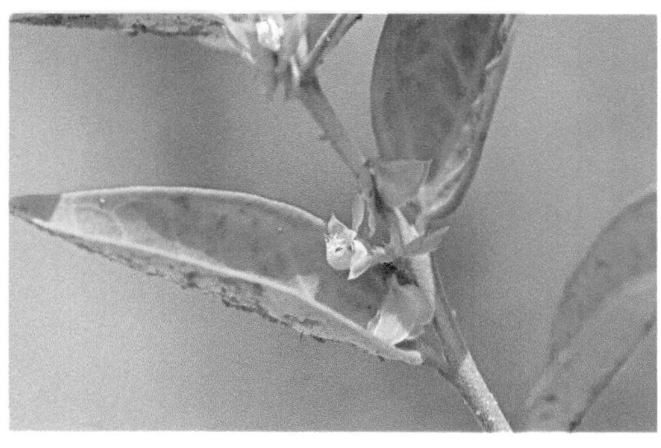

华南远志植物

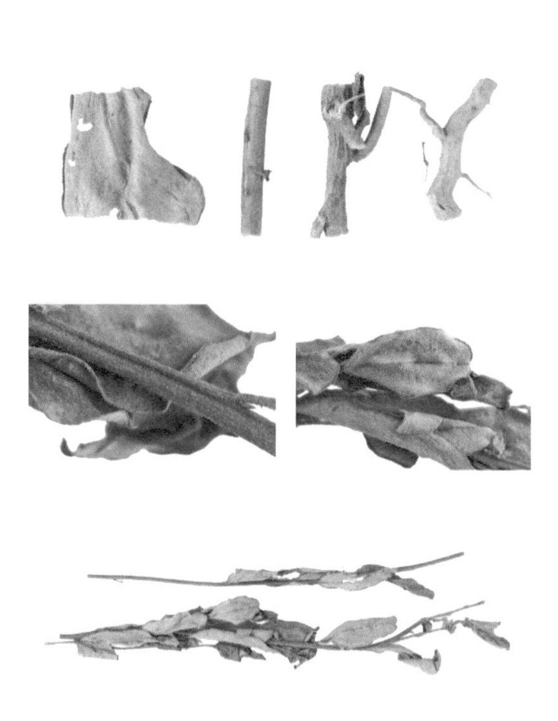

大金不换药材

大浮萍　【壮文名】Biuzhung　【拉丁名】PISTIAE HERBA

【药材别名】母猪莲、水浮莲、水浮萍。

【基原】本品为天南星科（Araceae）植物大薸*Pistia stratiotes* L.的干燥全草。

【采收加工】夏季采收，除去须根，晒干。

【形态特征】水生漂浮草本。有长而悬垂的根多数，须根羽状，密集。叶簇生成莲座状，叶片常因发育阶段不同而形异，有倒三角形、倒卵形、扇形，以至倒卵状长楔形，先端截头状或浑圆，基部厚，两面被毛，基部尤为浓密；叶脉扇状伸展，背面明显隆起成褶皱状。佛焰苞白色，外被茸毛。花期5～11月。

【分布】分布于福建、广东、广西、云南等的热带地区。

【生境】生于平静的淡水池塘、沟渠。

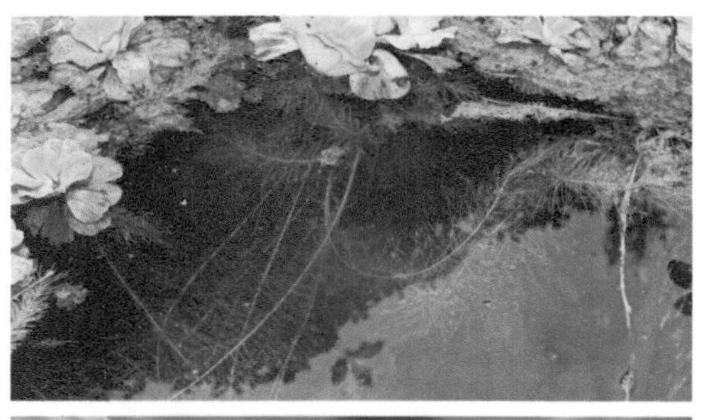

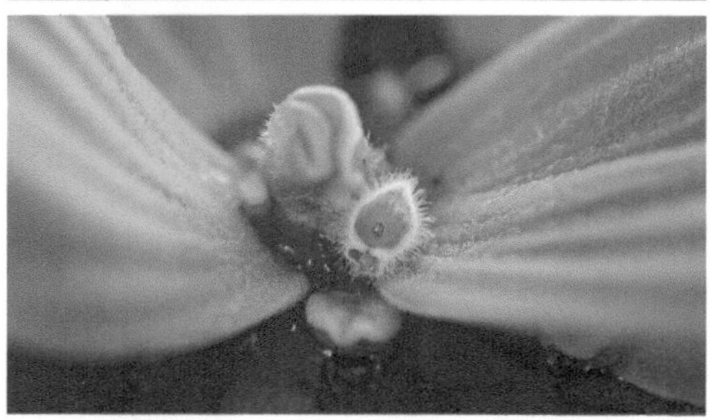

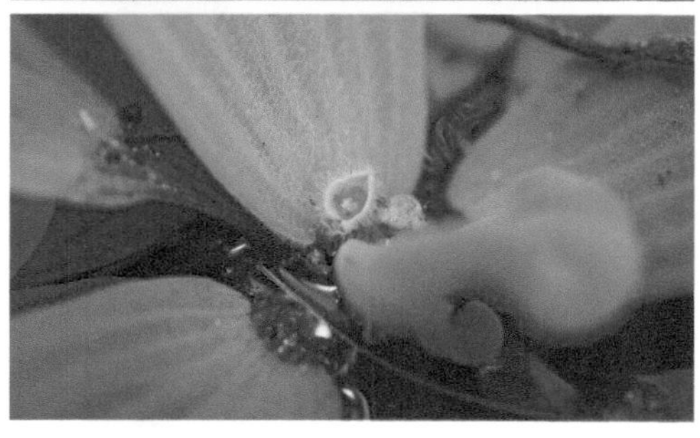

大薸植物

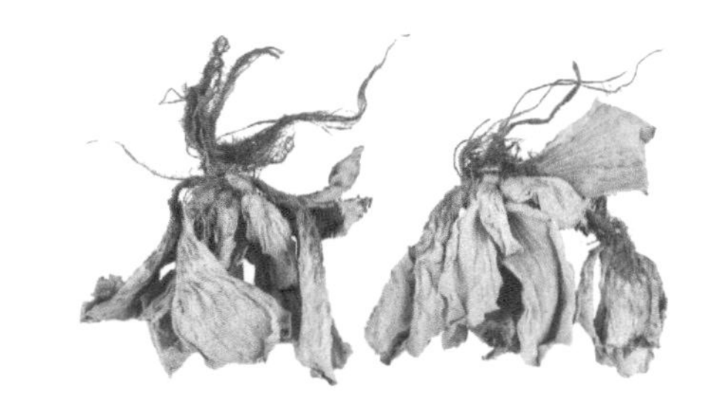

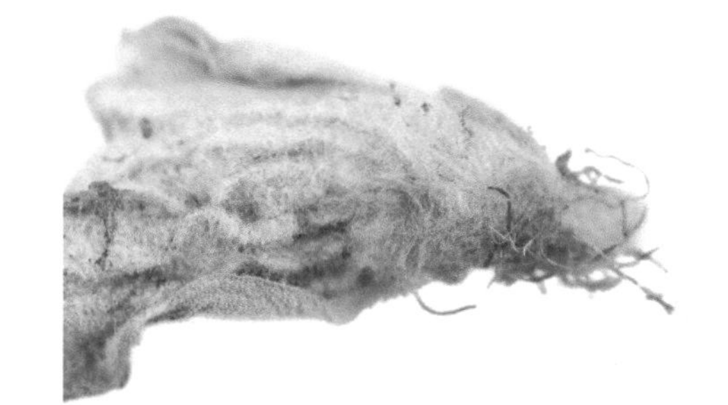

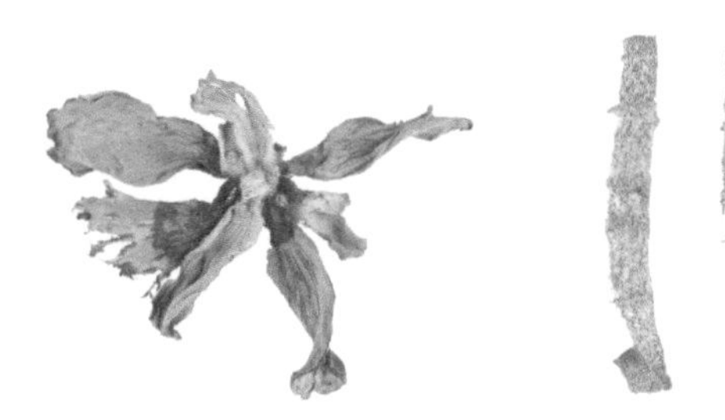

大浮萍药材

万寿果

【壮文名】Lwgnyanjgaeq

【拉丁名】HOVENIAE ACERBAE FRUCTUS

【药材别名】南枳椇、金果梨、鸡爪树、万字果、枸、鸡爪子、拐枣。

【基原】本品为鼠李科（Rhamnaceae）植物枳椇*Hovenia acerba* Lindl.带果序轴的成熟干燥果实。

【采收加工】秋、冬季果实成熟时，连肉质花序轴一并采下，晒干。

【形态特征】高大乔木。小枝褐色或黑紫色，被棕褐色短柔毛或无毛，有明显白色的皮孔。叶互生，厚纸质至纸质，边缘常具整齐浅而钝的细锯齿。二歧式聚伞圆锥花序，顶生和腋生，被棕色短柔毛；花瓣椭圆状匙形，具短爪；花盘被柔毛；花柱半裂，稀浅裂或深裂。浆果状核果近球形，直径5.0～6.5毫米，无毛，成熟时黄褐色或棕褐色；果序轴明显膨大。花期5～7月，果期8～10月。

【分布】分布于甘肃、陕西、江西、福建、广东、广西、湖北等。

【生境】生于开旷地、山坡林缘或疏林中，海拔2100米以下。

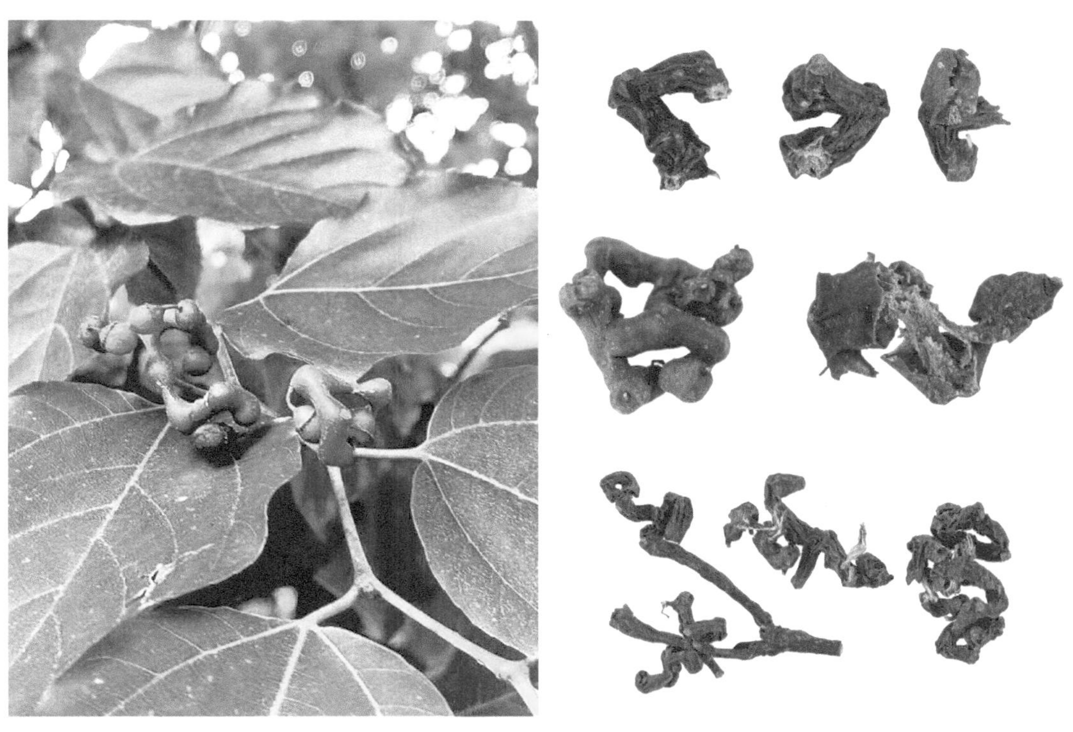

枳椇植物　　万寿果药材

小叶买麻藤 【瑶文名】Mah mbungv buerng 【拉丁名】GNETIPARVIFOLII CAULIS

【药材别名】节藤、乌骨风、麻骨风、黑藤、鸡节藤、鹤膝风、小木米藤。

【基原】本品为买麻藤科（Gnetaceae）植物小叶买麻藤*Gnetum parvifolium*（Warb.）C. Y. Cheng ex Chun的藤茎。

【采收加工】全年均可采收，鲜用或晒干备用。

【形态特征】缠绕藤本。茎枝圆形，皮孔常较明显。叶椭圆形或长倒卵形，革质，侧脉细。雄球花序不分枝或一次分枝；雌球花序多生于老枝上，一次三出分枝，雌球花穗细长，雌花基部有不甚明显的棕色短毛；花柄纤细，不等长；无萼齿；花瓣黄色，中脉1条；花丝略长于花瓣。果实长圆柱形，主棱5条，尖锐。成熟种子假种皮红色，先端常有小尖头。花期5～6月，果期7～9月。

【分布】栽培于全国各地。

【生境】生于海拔较低的干燥平地或湿润谷地的森林中，缠绕在大树上。

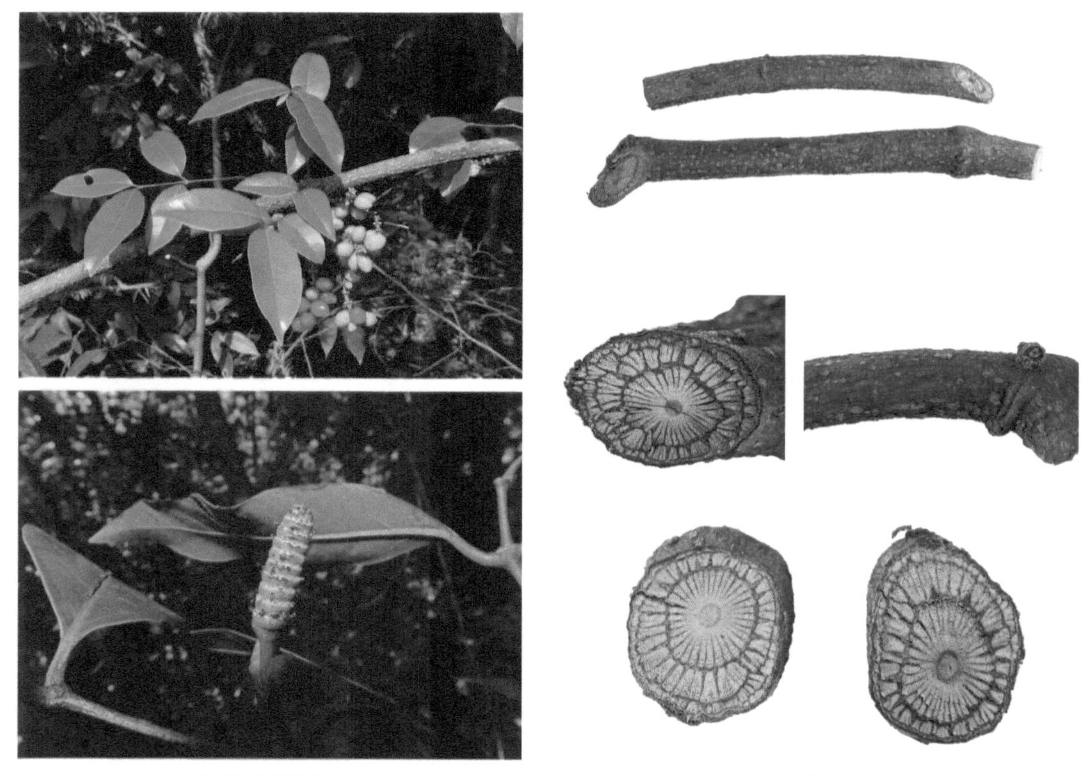

小叶买麻藤植物　　　　小叶买麻藤药材

小叶金花草　【壮文名】Gutgaijdoeg　【拉丁名】ONYCHII HERBA

【药材别名】仙鸡尾、金粉蕨、小金花草、火汤蕨、线鸡尾草、小野鸡尾草。

【基原】本品为中国蕨科（Sinopteridaceae）植物野雉尾金粉蕨*Onychium japonicum*（Thunb.）Kze.的干燥全草。

【采收加工】夏、秋季采收，晒干。

【形态特征】草本。植株高60厘米左右。根状茎长而横走，疏被鳞片，鳞片棕色或红棕色，披针形，筛孔明显。叶散生；叶片几和叶柄等长，卵状三角形或卵状披针形，渐尖头，四回羽状细裂；羽片12～15对，互生，叶轴和各回育轴上面有浅沟。囊群盖线形或短长圆形，膜质，灰白色，全缘。

【分布】分布于我国华东、华中、华南和西南地区。

【生境】生于林下沟边或溪边石上，海拔50～2200米。

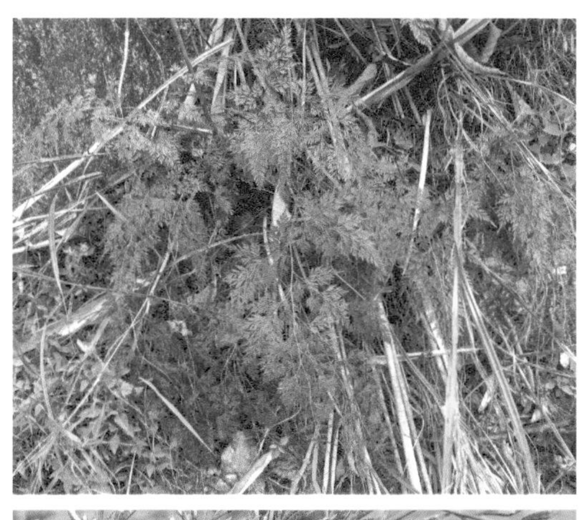

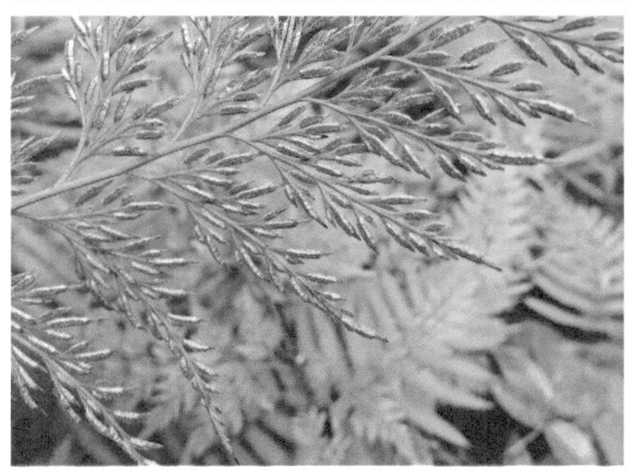

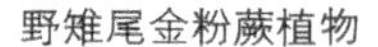

野雉尾金粉蕨植物

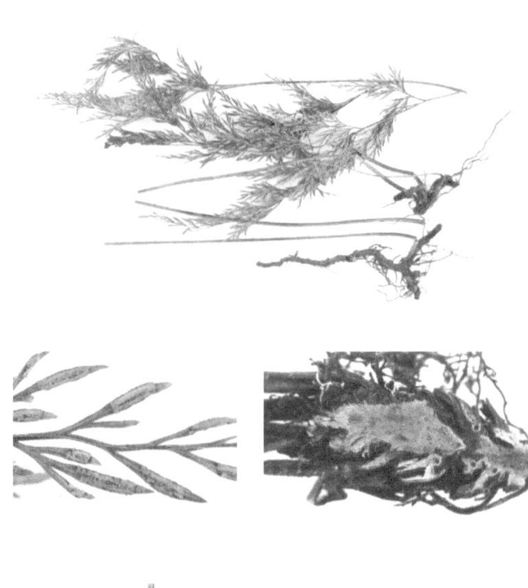

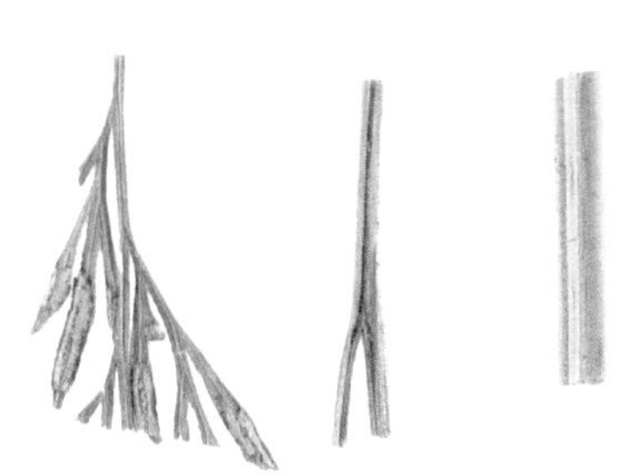

小叶金花草药材

小蜡树叶

【壮文名】Mbawgaemhgaet

【拉丁名】LIGUSTRI SINENSIS FOLIUM

【药材别名】蚊仔树、冬青、山指甲、蚊子花、水黄杨、千张树。

【基原】本品为木樨科（Oleaceae）植物小蜡*Ligustrum sinense* Lour.的干燥叶。

【采收加工】夏、秋季采收，晒干。

【形态特征】落叶灌木或小乔木。叶纸质或薄革质，卵形至披针形，先端渐尖至微凹，基部宽楔形或近圆形。花序塔形，花序轴基部有叶，花冠裂片长于花冠筒；雄蕊等于或长于花冠裂片。果近球形。花期5～6月，果期9～12月。

【分布】分布于江苏、浙江、安徽、江西、福建、台湾、湖北、湖南、广东、广西、贵州、四川、云南等。

【生境】生山坡、山谷、溪边的密林、疏林或混交林中，海拔200～2600米。

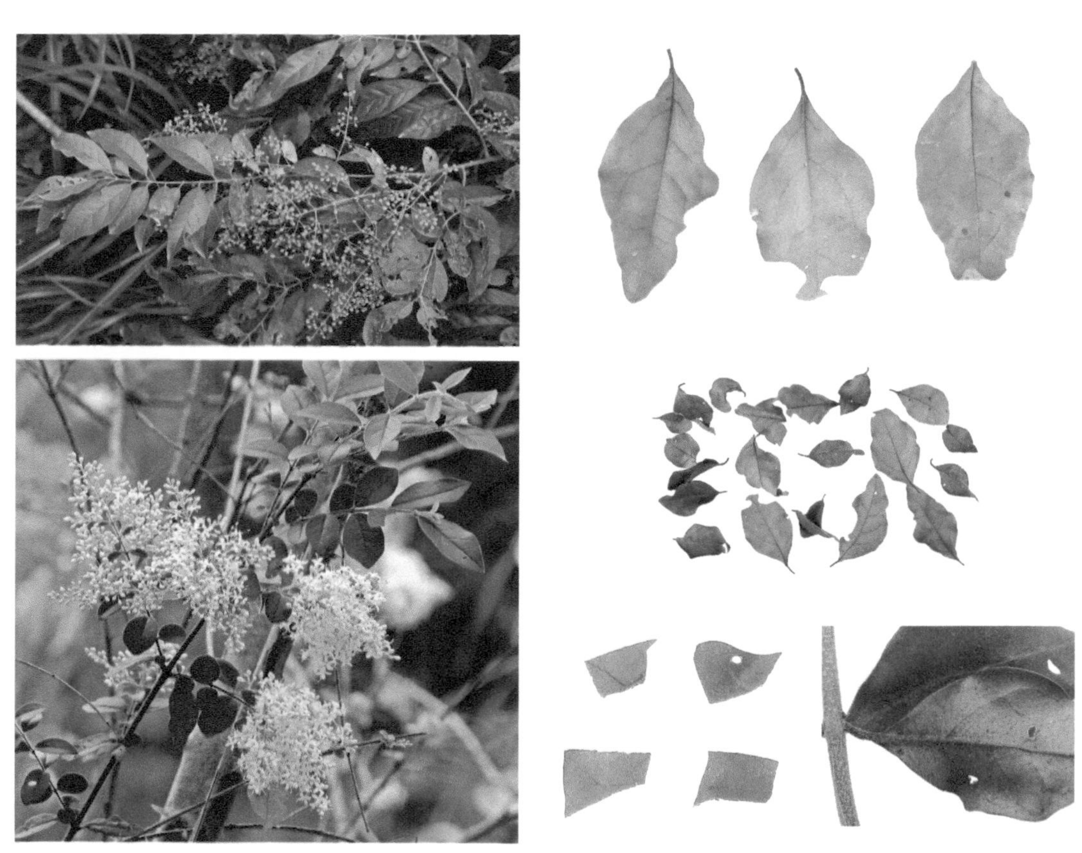

小蜡植物　　小蜡树叶药材

山芝麻

【壮文名】lwgrazbya

【拉丁名】RADIX SEU HERBA HELICTERIS

【药材别名】大山麻、石秤砣、山油麻、坡油麻。

【基原】本品为梧桐科（Sterculiaceae）植物山芝麻*Helicteres angustifolia* L.的干燥根或全株。

【采收加工】夏、秋季采挖，除去泥沙，洗净，切段，干燥。

【形态特征】小灌木。小枝被灰绿色柔毛。叶窄长圆形或线状披针形，基部圆形，全缘，上面几乎无毛，下面被灰白色或淡黄色星状茸毛，混生刚毛。聚伞花序有花2朵至数朵。花梗常有锥尖小苞片4枚；花萼管状，被星状柔毛，5裂，裂片三角形；花瓣5枚，不等大，淡红色或紫红色，基部有2个耳状附属体。蒴果卵状长圆形，顶端尖，密被星状毛及混生长茸毛。花期几乎为全年。

【分布】分布于湖南、广东、广西、云南、福建、台湾等。

【生境】生于草坡。

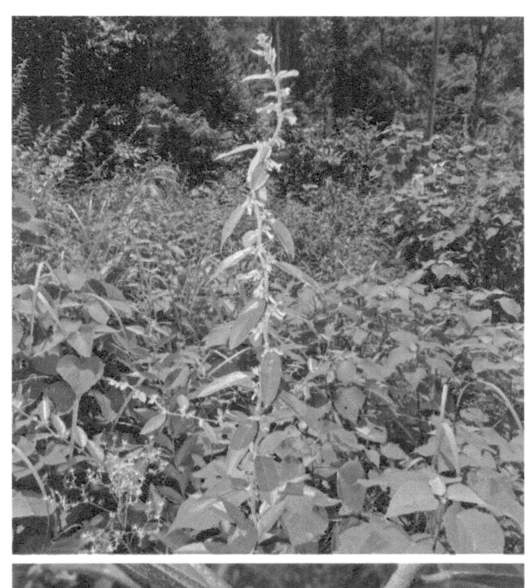

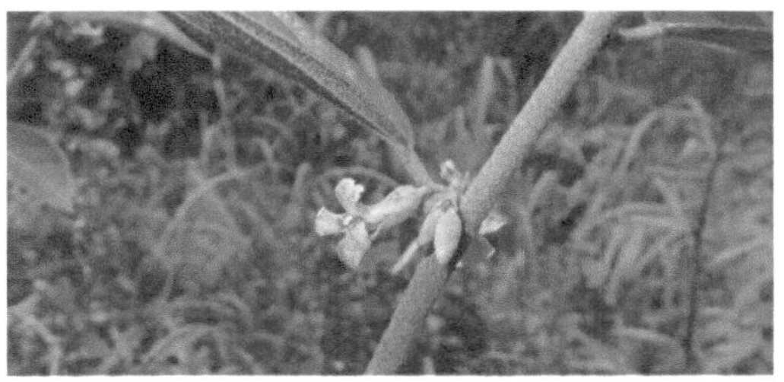

山芝麻植物

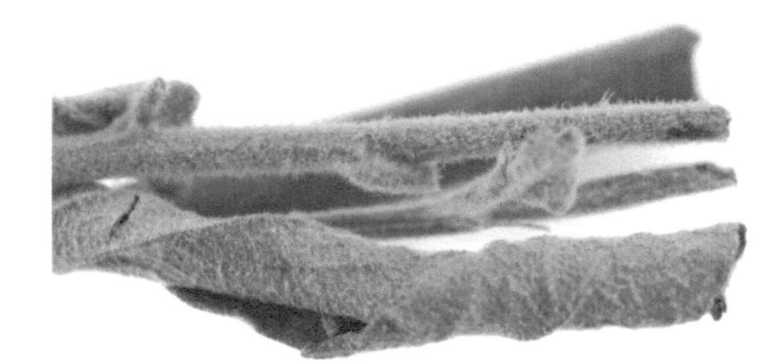

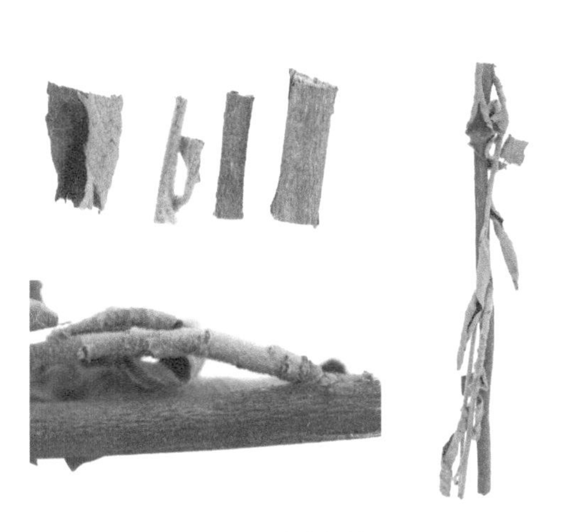

山芝麻药材

山豆根

【壮文名】lagdujbyaj

【拉丁名】RADIX ET RHIZOMA SOPHORAE TONKINENSIS

【药材别名】广豆根、柔村槐。

【基原】本品为豆科（Legumiosae）植物越南槐*Sophora tonkinensis* Gagnep. var. *tonkinensis*的干燥根及根茎。

【采收加工】秋季采挖，除去杂质，洗净，干燥。

【形态特征】灌木。茎纤细，有时攀缘状。根粗壮。枝绿色，无毛，圆柱形，分枝多，小枝被灰色柔毛或短柔毛。羽状复叶；小叶5～9对，革质或近革质。总状花序或基部分枝近圆锥状，顶生；苞片小，钻状，被毛；花萼杯状；花冠黄色，旗瓣近圆形。荚果串珠状，稍扭曲，疏被短柔毛，沿缝线开裂成2瓣，有种子1～3粒。种子卵形，黑色。花期5～7月，果期8～12月。

【分布】分布于广西、贵州、云南等。

【生境】生于亚热带或温带的石山或石灰岩山地的灌木林中，海拔1000～2000米。

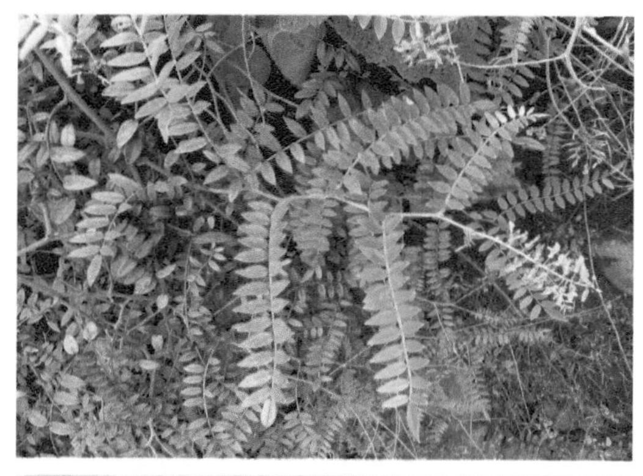

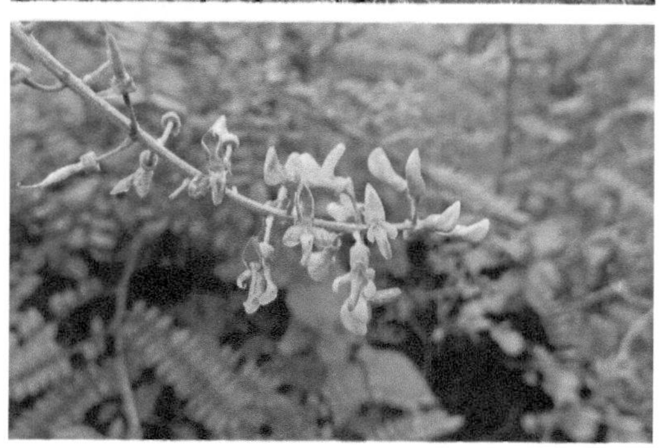

越南槐植物

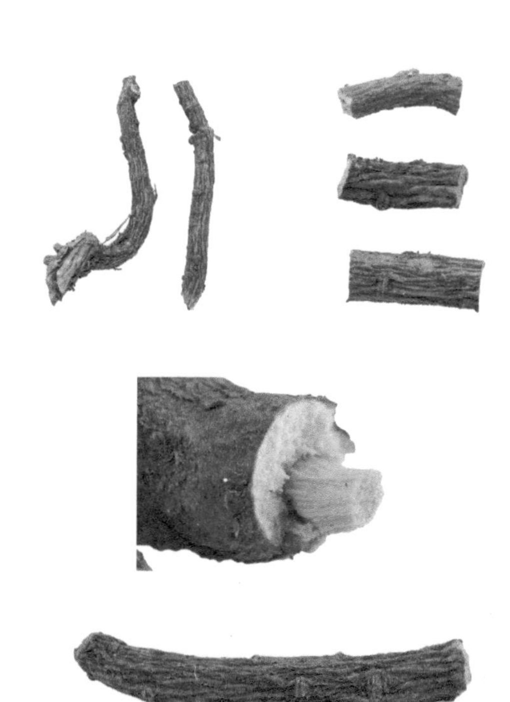

山豆根药材

广山药　【壮文名】Maenzbya　【拉丁名】TUBER DIOSCOREAE PERSIMILIS

【药材别名】淮山、淮山药、小薯、薯仔、山板薯。

【基原】本品为薯蓣科（Dioscoreaceae）植物褐苞薯蓣*Dioscorea persimilis* Prain et Burkill的干燥块茎。

【采收加工】冬季落叶枯萎后采挖，切去根头，洗净，除去外皮及须根，干燥。

【形态特征】缠绕草质藤本。茎右旋，常有棱4～8条。单叶，在茎下部的互生，中部以上的对生；叶片纸质，全缘，基出脉7～9条。叶腋内有珠芽。雌雄异株。雄花序为穗状花序，花序轴明显呈“之”字状曲折；雌花序为穗状花序，1～2个着生于叶腋。蒴果不反折，三棱状扁圆形；种子着生于每室中轴中部，四周有膜质翅。花期7月至翌年1月，果期9月至翌年1月。

【分布】分布于湖南、广东、广西、贵州、云南等。

【生境】生于山坡、路旁、山谷杂木林或灌丛中，海拔100～1950米。

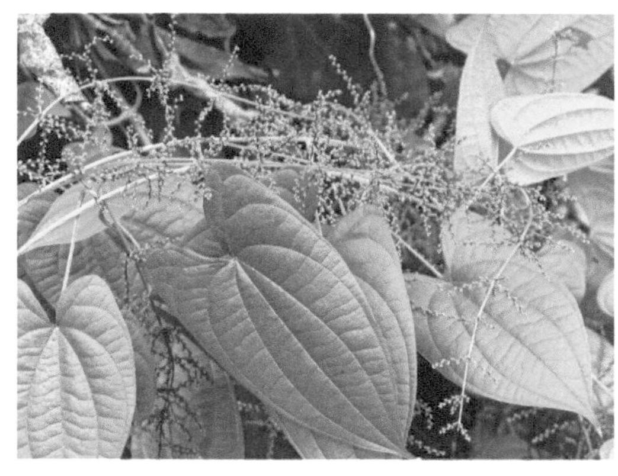

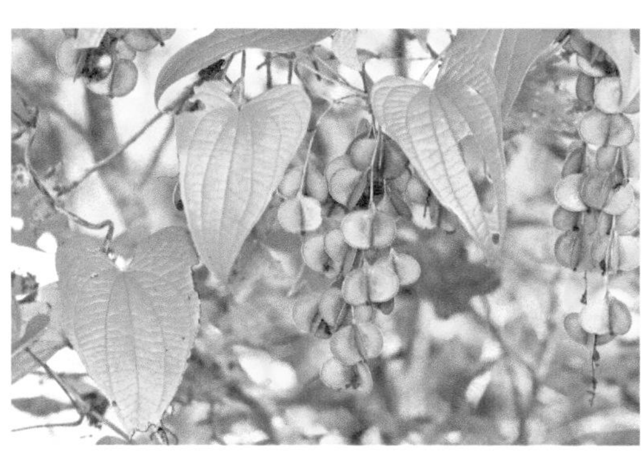

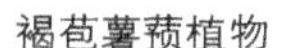

褐苞薯蓣植物

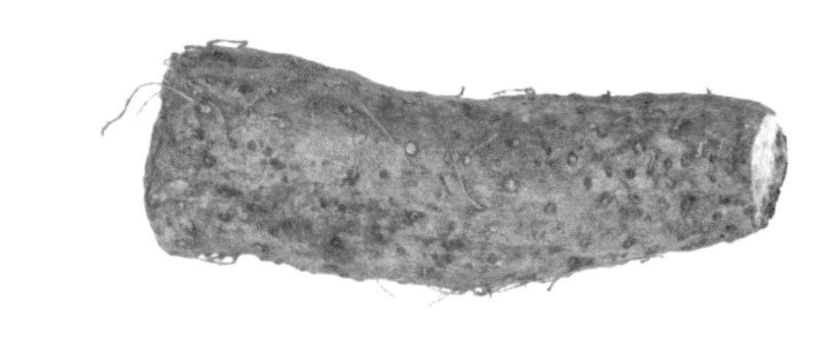

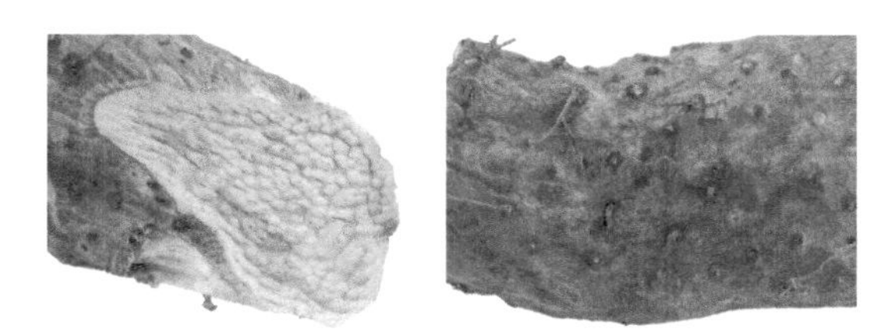

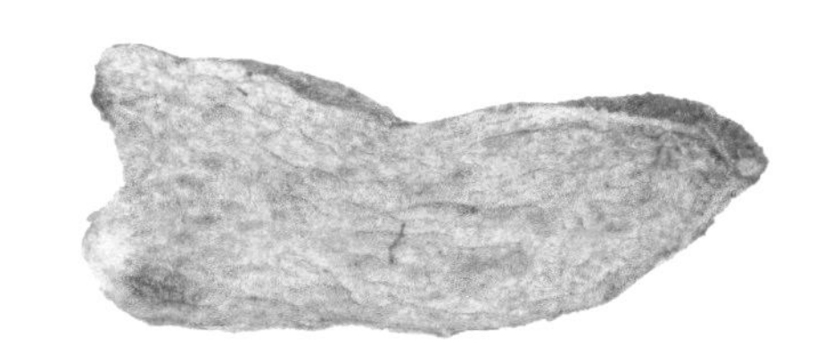

广山药药材

广西马兜铃根

【瑶文名】Tinh nzunx

【拉丁名】ARISTOLOCHIAE KWANGSIENSIS RADIX

【药材别名】大百解薯、金银袋、大总管、萝卜防己、大青木香。

【基原】本品为马兜铃科（Aristolochiaceae）植物广西关木通*Isotrema kwangsiensis*（Chun & F. C. How ex C. F. Liang）X. X. Zhu，S. Liao & J. S. Ma的块根。

【采收加工】夏、秋季采挖，洗净，切片晒干或鲜用。

【形态特征】木质大藤本。幼枝、叶下面及花序常密被褐黄色或淡褐色长硬毛，老茎具厚木栓层。叶卵状心形或圆形，先端钝或短尖，基部宽心形。总状花序具2～3朵花。花被筒中部膝状弯曲；檐部盘状，近圆三角形，上面蓝紫色，被暗红色棘状凸起，3浅裂，裂片常外翻，喉部黄色，具领状环；花药长圆形，合蕊柱3裂。蒴果长圆柱形。花期4～5月，果期8～9月。

【分布】分布于广西、云南、四川、贵州、湖南、浙江、广东、福建等。

【生境】生于山谷林中，海拔600～1600米。

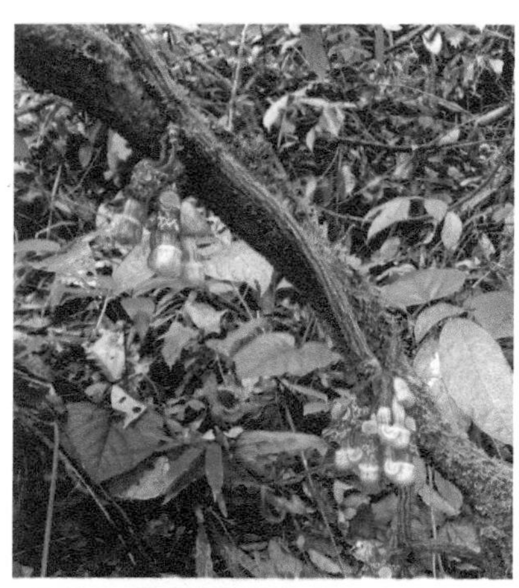

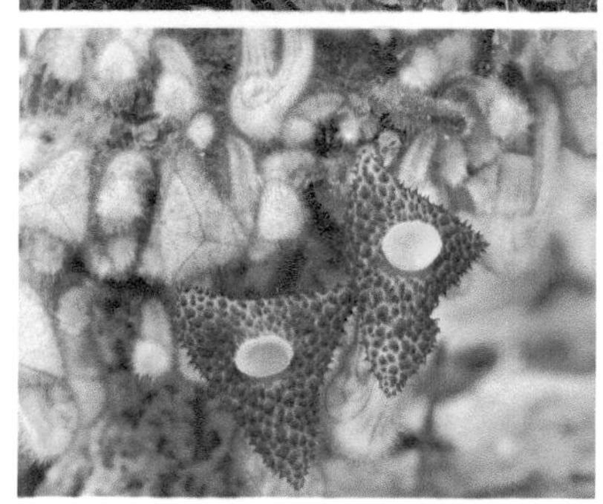

广西马兜铃植物

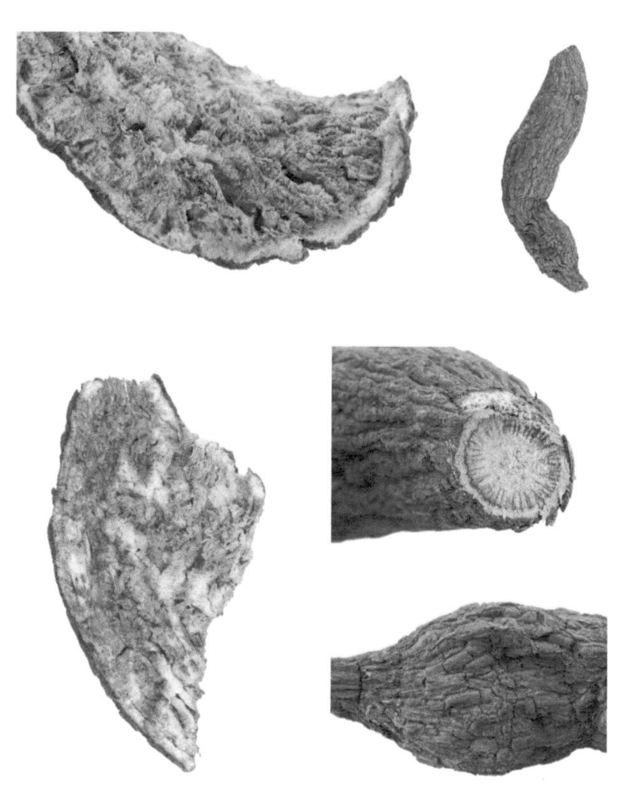

广西马兜铃根药材

广西海风藤

【壮文名】Gaeudonj
【瑶文名】Domh hongh nzunx
【拉丁名】KADSURAE HETEROCLITAE CAULIS

【药材别名】海风藤、地血香、梅花钻、大梅花钻。

【基原】本品为五味子科（Schisandraceae）植物异形南五味子*Kadsura heteroclita*（Roxb.）Craib的干燥藤茎。

【采收加工】全年均可采收，除去枝叶，切片，干燥。

【形态特征】常绿木质大藤本。无毛。小枝褐色，干时黑色，有明显深入的纵条纹，具椭圆形点状皮孔，老茎木栓层厚，块状纵裂。叶卵状椭圆形至阔椭圆形，全缘或上半部边缘有疏离的小锯齿。花单生于叶腋，花被片白色或浅黄色，11～15片，外轮和内轮的较小，中轮的一片最大。聚合果近球形，直径2.5～4.0厘米。花期5～8月，果期8～12月。

【分布】分布于湖北、广东、海南、广西、贵州、云南等。

【生境】生于山谷、溪边、密林中，海拔400～900米。

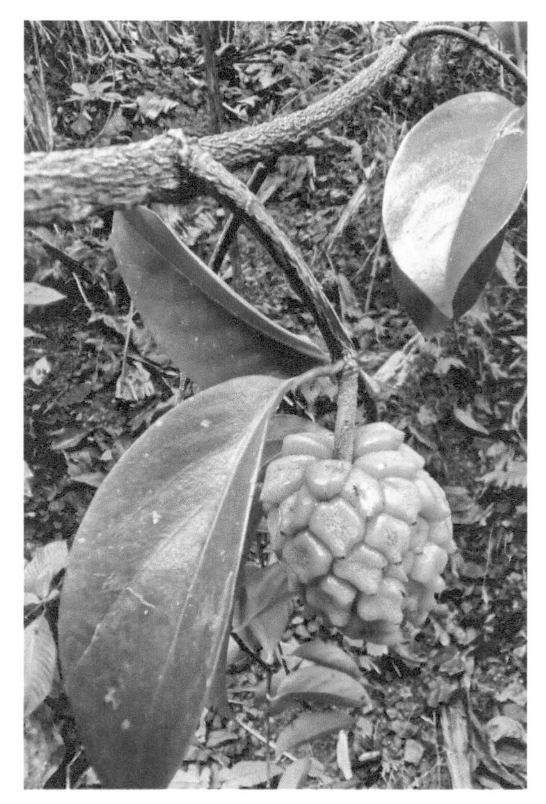
异形南五味子植物

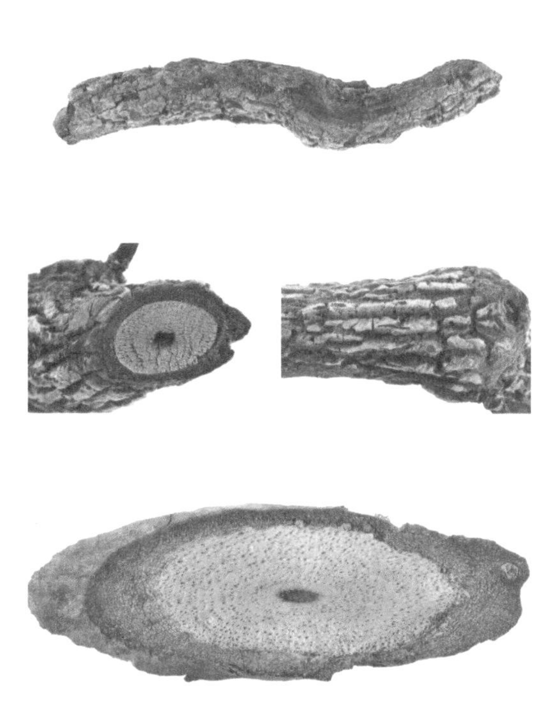
广西海风藤药材

广金钱草

【壮文名】Gvangjgimcienz

【拉丁名】HERBA DESMODII STYRACIFOLII

【药材别名】金钱草、铜钱沙、铜钱射草。

【基原】本品为豆科（Leguminosae）植物广东金钱草*Grona styracifolia*（Osbeck）H. Ohashi & K. Ohashi的干燥地上部分。

【采收加工】夏、秋季采割，除去杂质，干燥。

【形态特征】直立亚灌木状草本。多分枝，幼枝密被白色或淡黄色毛。叶通常具单小叶，有时具3片小叶；小叶厚纸质至近革质，近圆形；小托叶钻形或狭三角形，疏生柔毛；小叶柄密被贴伏或开展的丝状毛。总状花序短；花密生；花萼密被小钩状毛和混生丝状毛，萼筒顶端4裂，上部裂片又2裂；花冠紫红色，具瓣柄，翼瓣倒卵形，亦具短瓣柄，龙骨瓣较翼瓣长，极弯曲。荚果被短柔毛和小钩状毛，荚节近方形，扁平。花期、果期均为6～9月。

【分布】分布于广东、海南、广西、云南等。

【生境】生于山坡、草地或灌木丛，海拔1000米以下。

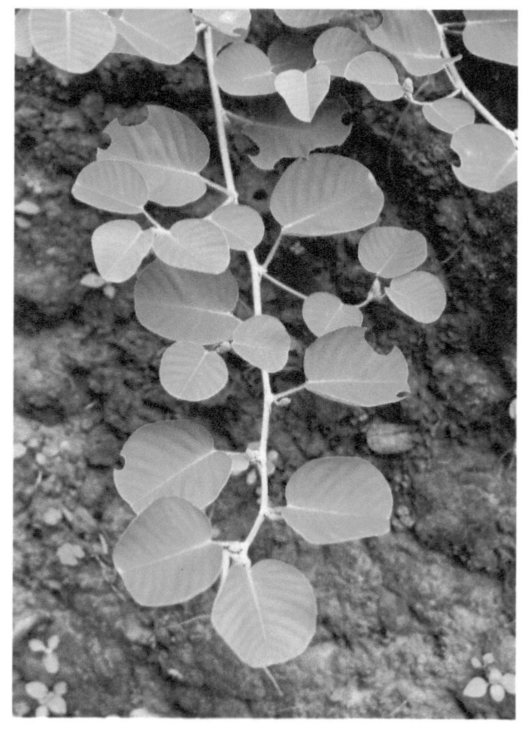

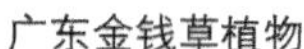

广东金钱草植物

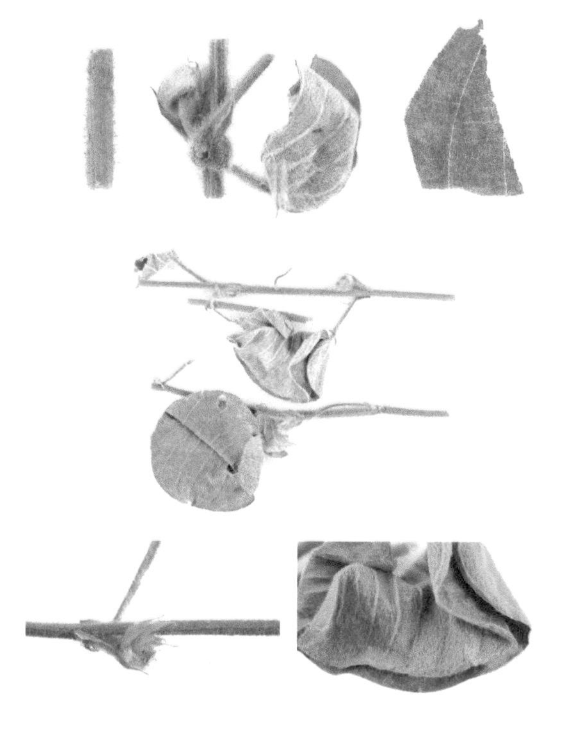

广金钱草药材

广狼毒

【壮文名】Gofangzlengj

【拉丁名】RHIZOMA ALOCASIAE MACRORRHIZAE

【药材别名】痕芋头、野芋头、山芋头、大虫芋、天芋、天蒙。

【基原】本品为天南星科（Araceae）植物海芋*Alocasia odora*（Roxb.）K. Koch的干燥根状茎。

【采收加工】全年均可采挖，洗净，除去外层粗皮，切片，干燥。

【形态特征】大型常绿草本。叶多数，叶柄绿色或污紫色，螺状排列，粗厚。佛焰苞管部绿色；檐部蕾时绿色，花时黄绿色、绿白色，凋萎时黄色、白色，舟状长圆形，略下弯，先端喙状。肉穗花序芳香，雌花序白色，不育雄花序绿白色，能育雄花序淡黄色；附属器淡绿色至乳黄色，圆锥状，嵌以不规则的槽纹。浆果红色，卵球形。花期全年。

【分布】分布于江苏、湖南、广东、香港、海南、广西等。

【生境】生于林缘或河谷野芭蕉林，海拔1700米以下。

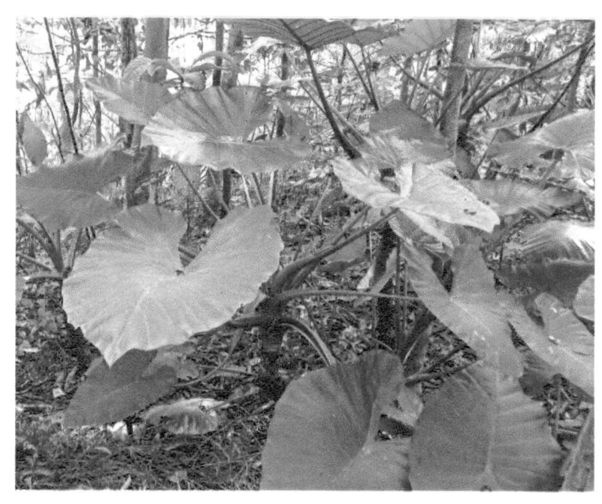

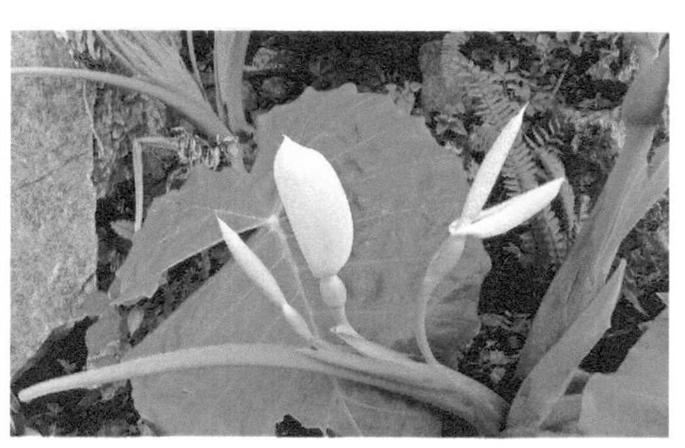

海芋植物

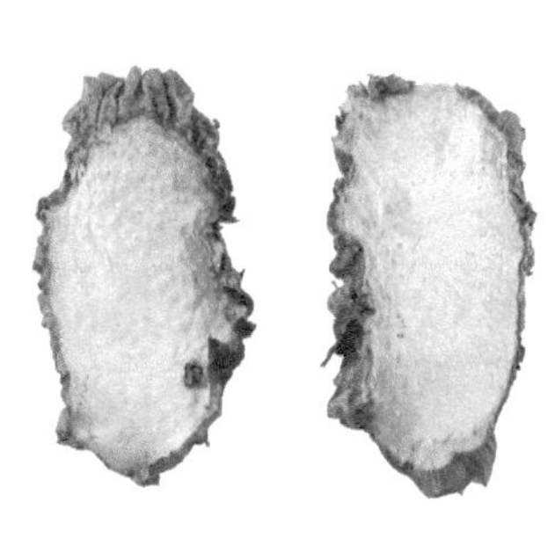

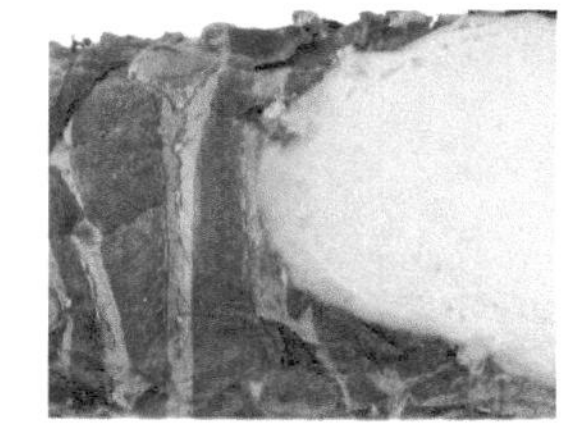

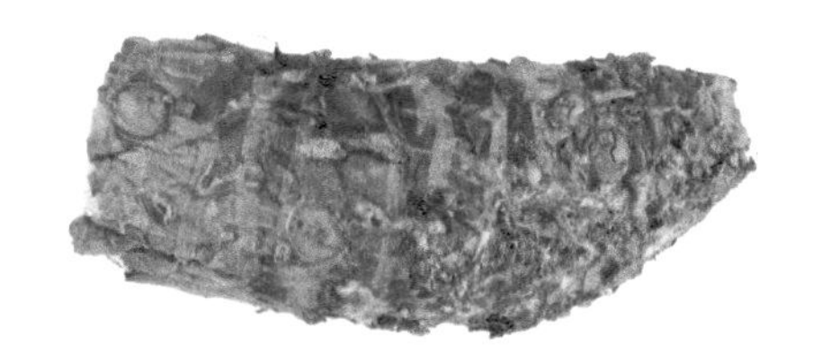

广狼毒药材

飞龙掌血

【壮文名】**Oenceu**
【瑶文名】**Yangh nziaamv buerng**
【拉丁名】**TODDALIAE ASIATICAE RADIX**

【药材别名】见血飞、大救驾、三百棒、下山虎、血见愁、见而散。

【基原】本品为芸香科（Rutaceae）植物飞龙掌血*Toddalia asiatica*（L.）Lam.的干燥根。

【采收加工】全年均可采收，除去杂质，切片或段，干燥。

【形态特征】木质藤本。老茎具木栓层，茎枝及叶轴具钩刺。3小叶复叶，互生。雄花序为伞房状圆锥花序，雌花序为聚伞圆锥花序。花单性；萼片及花瓣均4～5枚，萼片基部合生，花瓣镊合状排列；雄花具4～5枚雄蕊，雌花花柱短。核果橙红色或朱红色，近球形，含胶液。种子肾形，褐黑色，脆骨质。花期春、夏季，果期秋、冬季。

【分布】分布于陕西、湖南、浙江、广东、广西等。

【生境】生于山地，攀缘于其他树上，石灰岩山地也常见，海拔2000米以下。

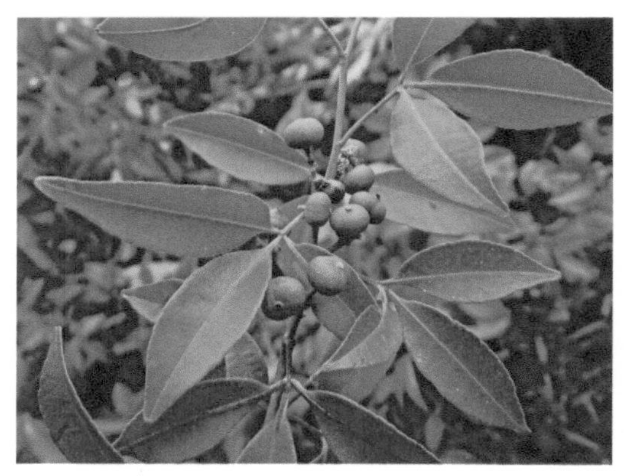

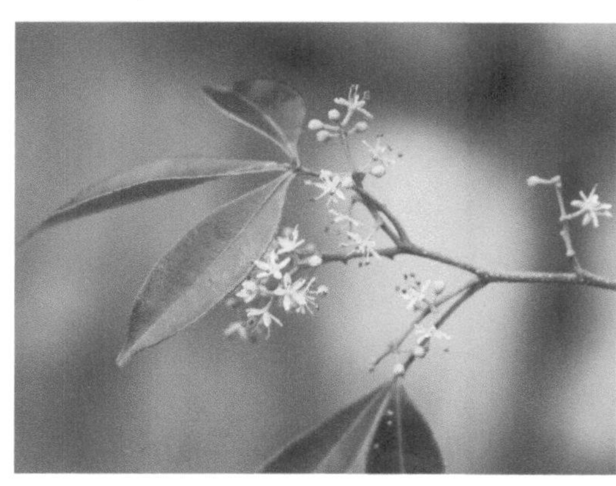

飞龙掌血植物

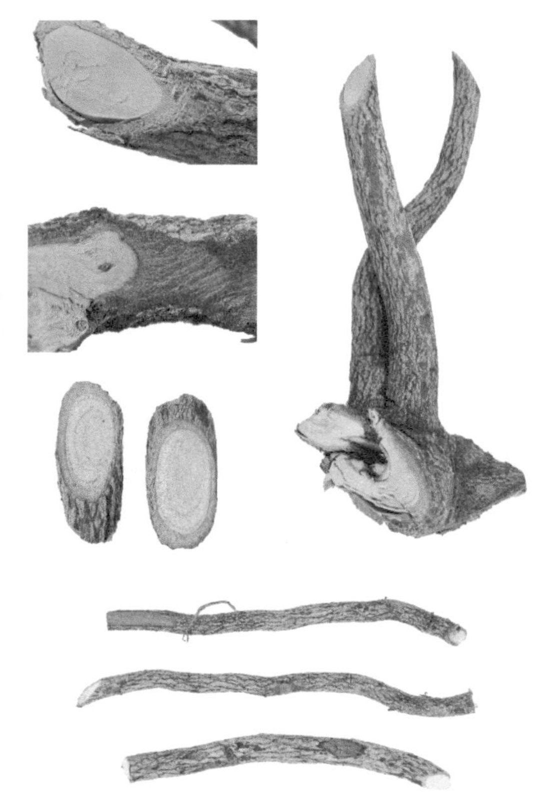

飞龙掌血药材

飞扬草

【壮文名】Go'gyak

【拉丁名】EUPHORBIAE HIRTAE HERBA

【药材别名】大飞扬、大乳汁草、节节花。

【基原】本品为大戟科（Euphorbiaceae）植物飞扬草*Euphorbia hirta* L.的干燥全草。

【采收加工】夏、秋季采挖，洗净，晒干。

【形态特征】一年生草本。茎自中部向上分枝或不分枝，被褐色或黄褐色粗硬毛。叶对生，中上部有细齿，中下部细齿较少或全缘，下面有时具紫斑，两面被柔毛；叶柄极短。花序多数，于叶腋处密集成头状，无梗或具极短梗，被柔毛；总苞钟状，被柔毛，边缘5裂，裂片三角状卵形，腺体4个，近杯状，边缘具白色倒三角形附属物。蒴果三棱状，被短柔毛。花期、果期均为6～12月。

【分布】分布于江西、广东、广西、四川等。

【生境】生于路旁、草丛、灌丛或山坡，多生长在砂质土壤中。

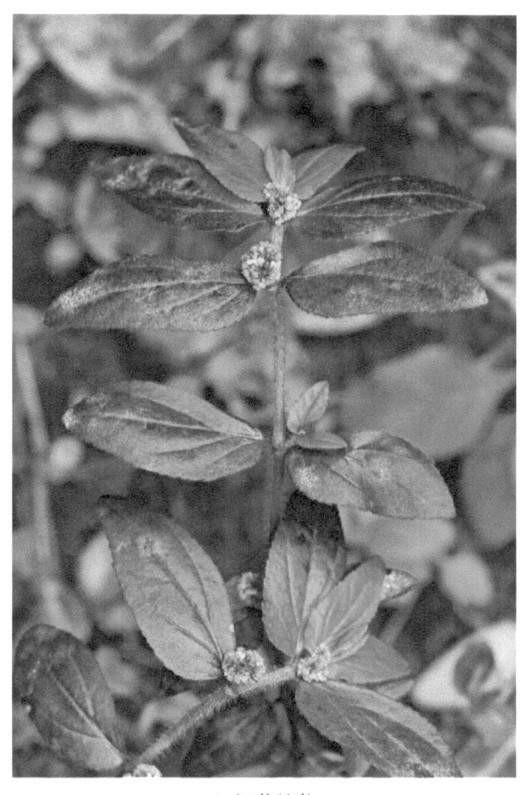

飞扬草植物

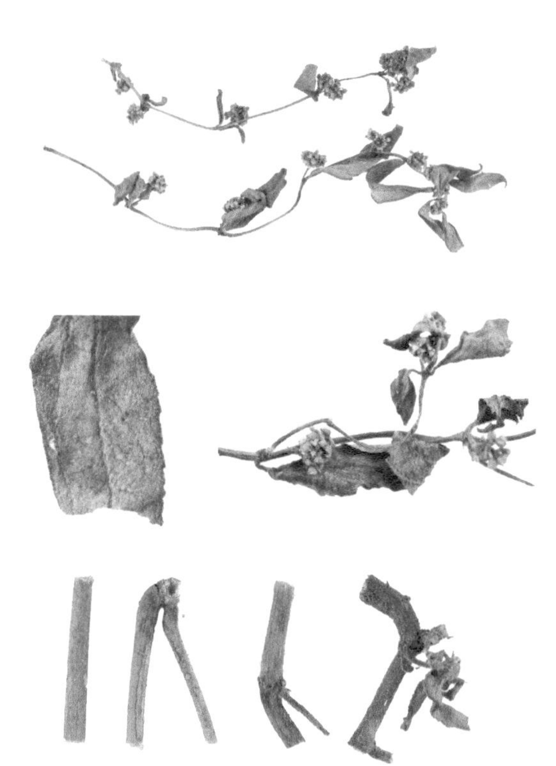

飞扬草药材

马齿苋 【壮文名】Byaekbeiz 【拉丁名】PORTULACAE OLERACEAE HERBA

【药材别名】马苋、五行草、五方草、长命菜、九头狮子草。

【基原】本品为马齿苋科（Portulacaceae）植物马齿苋*Portulaca oleracea* L.的干燥地上部分。

【采收加工】夏、秋季采收，除去杂质，洗净，略蒸或烫后晒干。

【形态特征】一年生草本。茎平卧，多分枝，圆柱形，肉质，下部极粗壮，上部渐细。叶扁平，匙状倒卵形。花小，黄色，午时盛开。蒴果，基部无翅。种子黑褐色。花期5～8月，果期6～9月。

【分布】分布于我国南北各地。

【生境】生于菜园、农田、路旁，喜肥沃土壤。

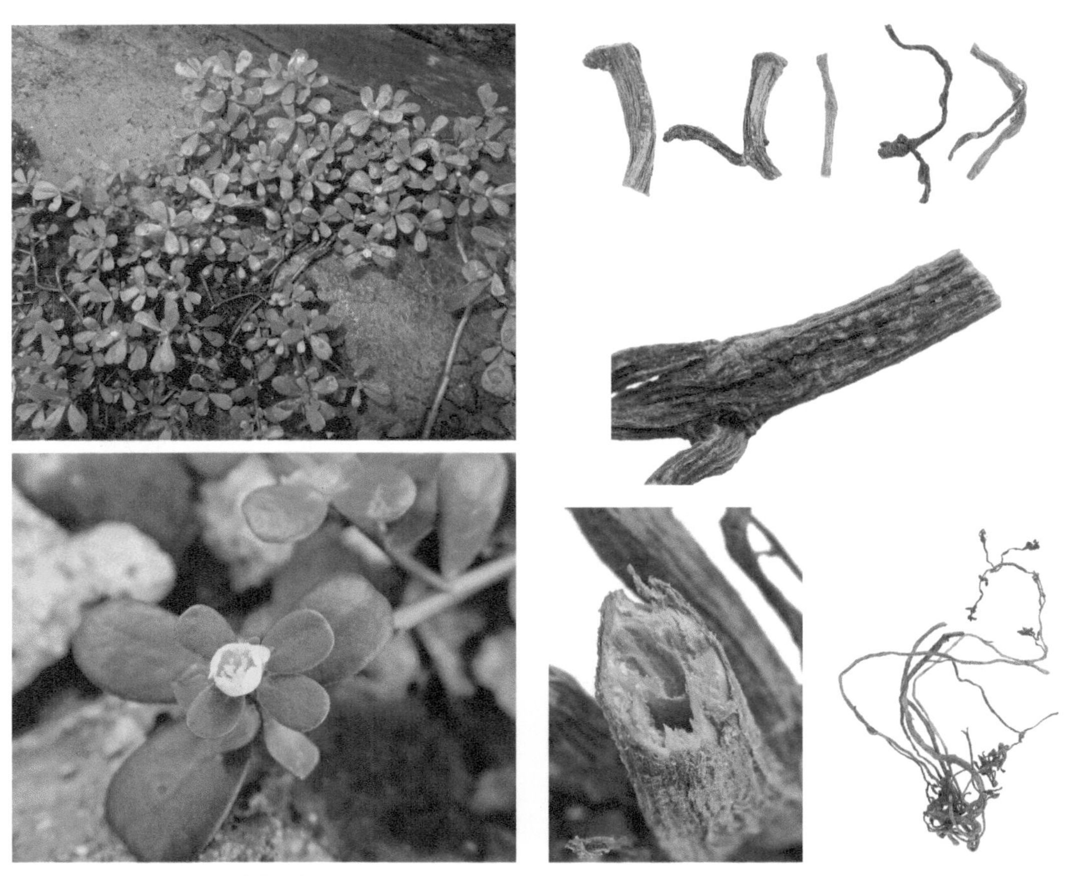

马齿苋植物　　马齿苋药材

马蹄金 【壮文名】Byaekcenzlik 【拉丁名】HERBA DICHONDRAE

【药材别名】螺丕草、小马蹄草、荷包草、九连环、小碗碗草、小迎风草。

【基原】本品为旋花科（Convolvulaceae）植物马蹄金*Dichondra micrantha* Urban的干燥全草。

【采收加工】春、夏季采收，干燥。

【形态特征】多年生匍匐小草本。茎细长，被灰色短柔毛，节上生根。叶肾形至圆形，全缘。花单生于叶腋，花柄短于叶柄；花冠钟状，较短至稍长于萼，黄色，深5裂，裂片长圆状披针形，无毛；雄蕊5枚，着生于花冠2裂片间弯缺处，花丝短，等长；子房被疏柔毛，2室，具4枚胚珠，花柱2枚，柱头头状。蒴果近球形，小，短于花萼，直径约1.5毫米，膜质。

【分布】分布于长江以南地区。

【生境】生于山坡草地、路旁或沟边，海拔1300～1980米。

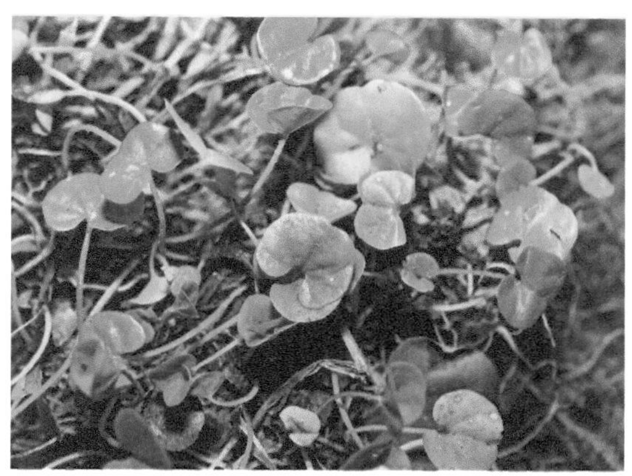

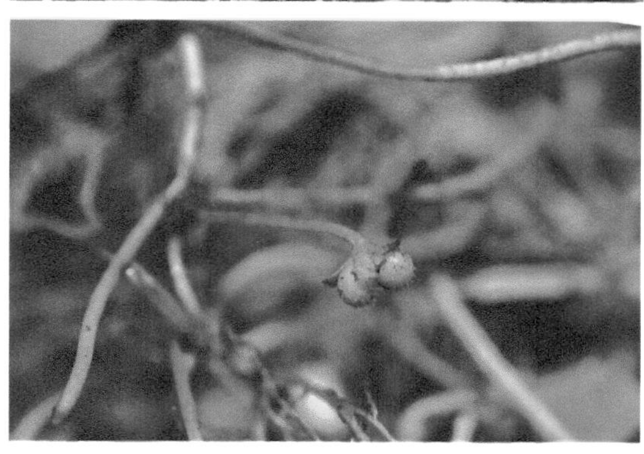

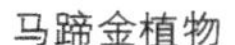

马蹄金植物

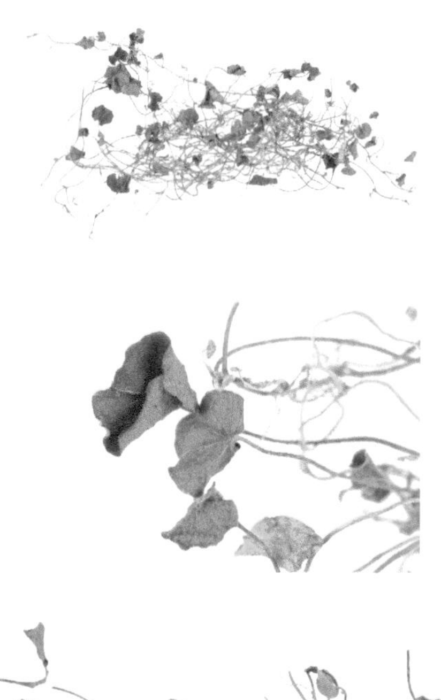

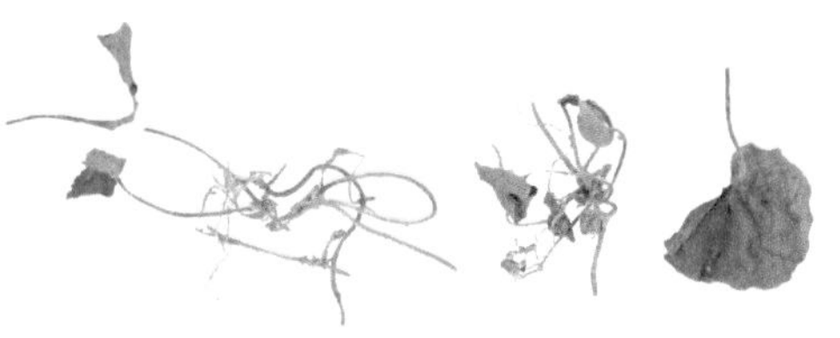

马蹄金药材

马蹄蕨

【壮文名】Gudaezmax
【拉丁名】ANGIOPTERIS RHIZOMA

【药材别名】马蹄树、观音座莲、地莲花。

【基原】本品为观音座莲科（Angiopteridaceae）植物福建观音座莲*Angiopteris fokiensis* Hieron.的干燥根茎。

【采收加工】全年均可采收，除去杂质，切碎，晒干。

【形态特征】草本。植株高大。根状茎块状，直立，下面簇生有圆柱状的粗根。叶柄粗壮，叶片宽广，宽卵形，草质，上面绿色，下面淡绿色，两面光滑；羽片5～7对，互生，奇数羽状；小羽片35～40对，叶缘全部具规则的浅三角形锯齿。孢子囊群棕色，长圆形，长约1毫米，距叶缘0.5～1.0毫米。

【分布】分布于长江以南地区。

【生境】生于林下溪沟边，海拔400～1600米。

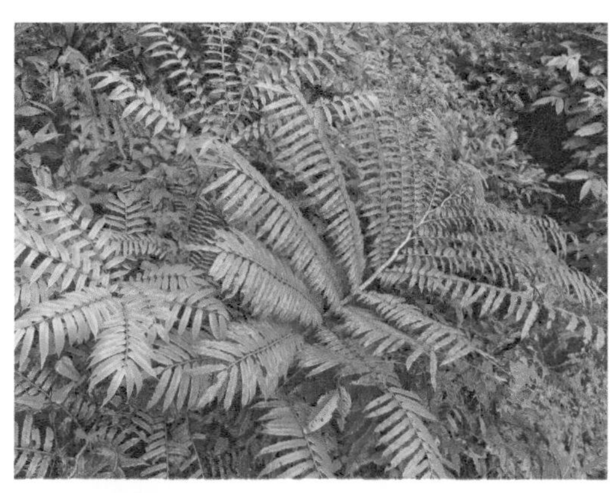

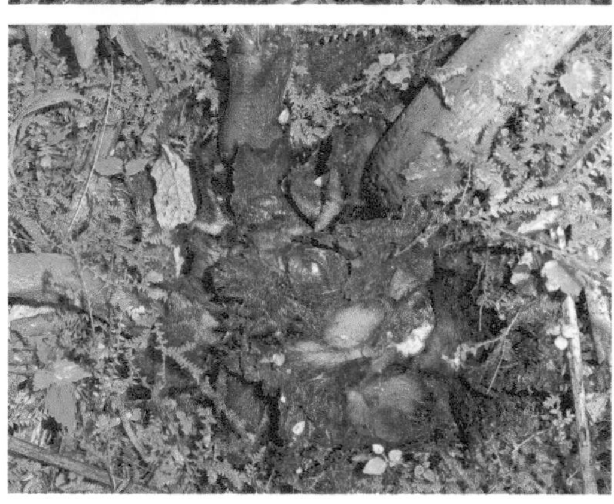

福建观音座莲植物

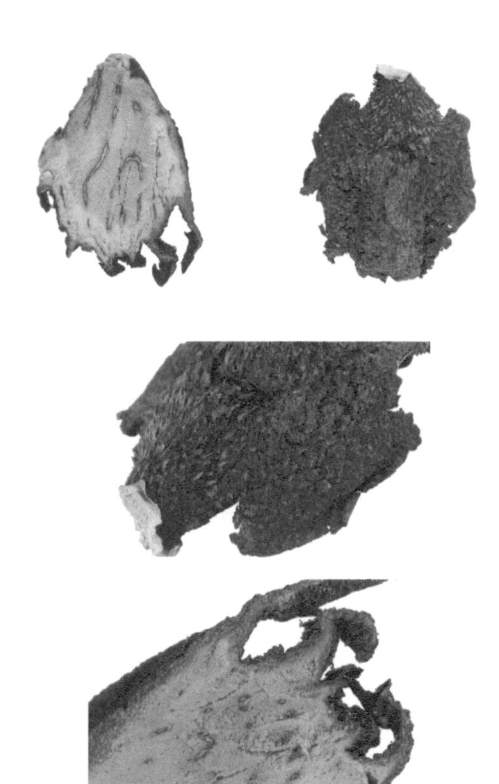

马蹄蕨药材

马鞭草 【壮文名】Gobienmax 【拉丁名】VERBENAE HERBA

【药材别名】鹤膝风、苦练草、顺捋草、靖蜓草。

【基原】本品为马鞭草科（Verbenaceae）植物马鞭草*Verbena officinalis* L.的干燥地上部分。

【采收加工】6～8月花开时采割，除去杂质，晒干。

【形态特征】多年生草本。茎四方形，节和棱上有硬毛。叶片卵圆形至倒卵形或长圆状披针形，基生叶的边缘通常有粗锯齿和缺刻。穗状花序顶生和腋生；苞片稍短于花萼，具硬毛；花萼长约2毫米，有硬毛，有脉5条，脉间凹穴处质薄而色淡；花冠淡紫色至蓝色，长4～8毫米，外面有微毛，裂片5枚；雄蕊4枚，着生于花冠管的中部；子房无毛。果长圆形，成熟时4瓣裂。花期6～8月，果期7～10月。

【分布】分布于山西、江苏、福建、湖南、广东、广西、新疆等。

【生境】常生于低海拔至高海拔的路边、山坡、溪边或林旁。

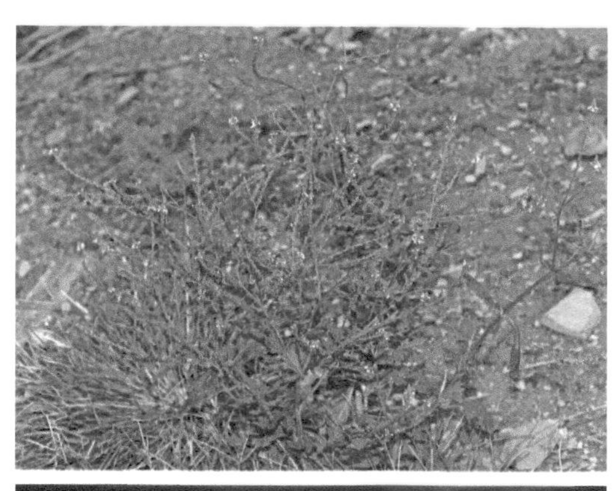

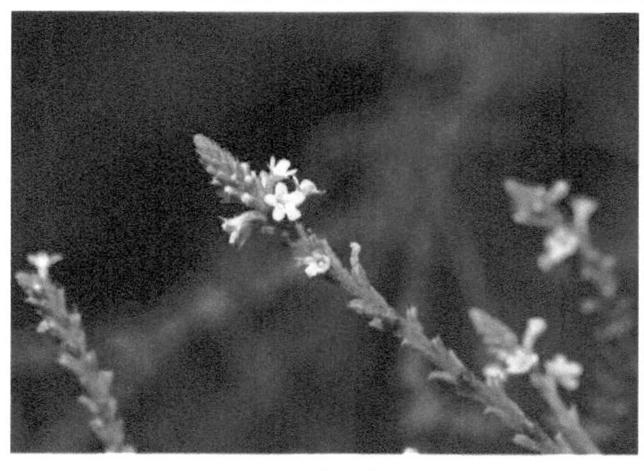

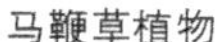

马鞭草植物

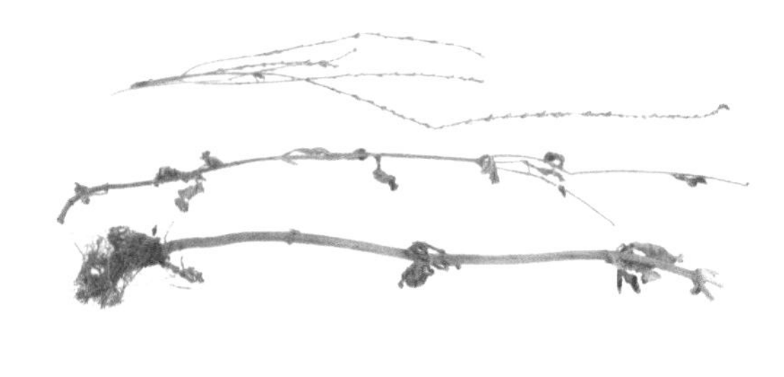

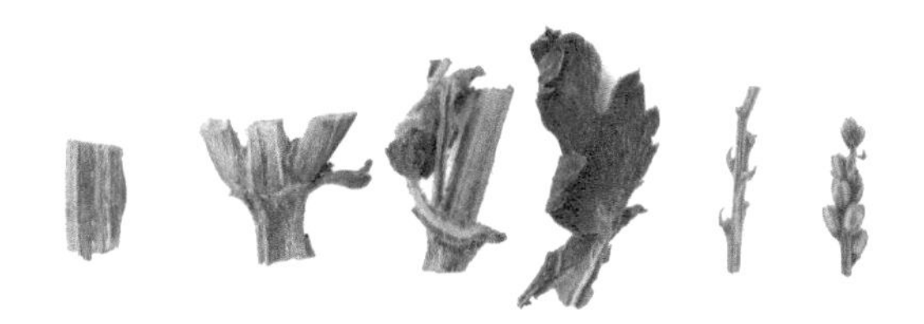

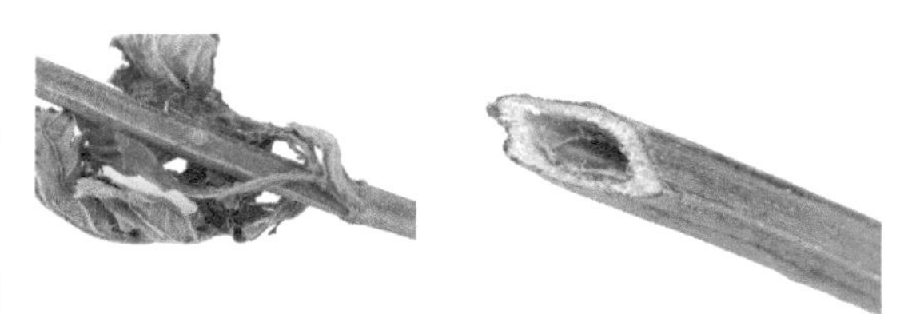

马鞭草药材

SI HUA

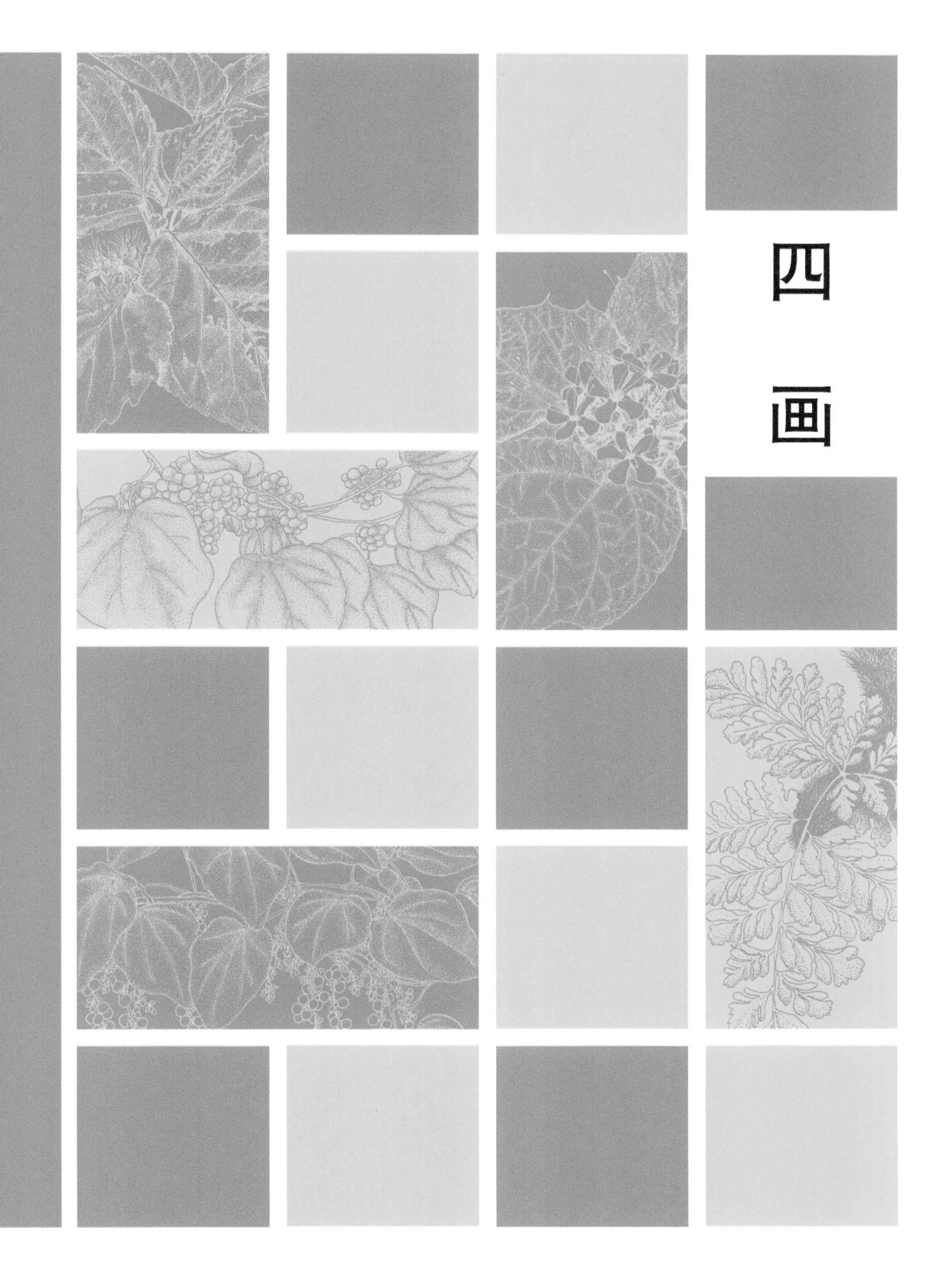

四画

开口箭

【瑶文名】Guiex nyaatv buerng

【拉丁名】TUPISTRAE CHINENSIS RHIZOMA

【药材别名】牛尾七、岩七。

【基原】本品为百合科（Liliaceae）植物开口箭*Rohdea chinensis*（Baker）N. Tanaka的根茎。

【采收加工】全年均可采收，干燥或鲜用。

【形态特征】草本。根状茎长圆柱形，多节，绿色至黄色。叶基生，4～8（～12）片，近革质或纸质；鞘叶2片。穗状花序直立，密生多花；苞片绿色，卵状披针形至披针形，除每花有1枚苞片外，另有几枚无花的苞片在花序顶端聚生成丛；花短钟状；裂片卵形，肉质，黄色或黄绿色；子房近球形，花柱不明显，柱头钝三棱形，顶端3裂。浆果球形，成熟时紫红色。花期4～6月，果期9～11月。

【分布】分布于湖北、湖南、江西、福建、台湾、浙江、安徽、河南、陕西（秦岭以南）、四川、云南、广西、广东等。

【生境】生于林下阴湿处、溪边或路旁，海拔1000～2000米。

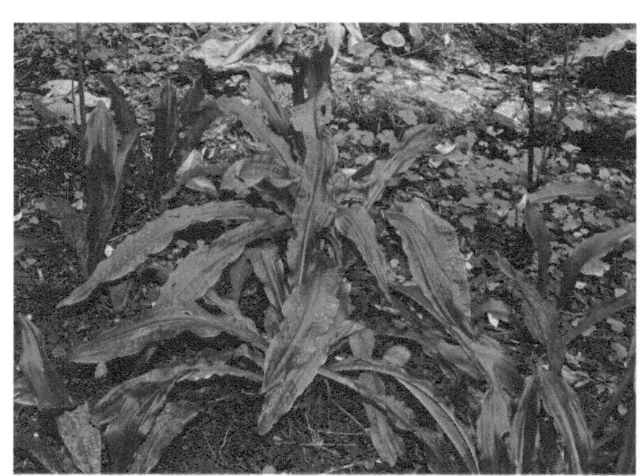

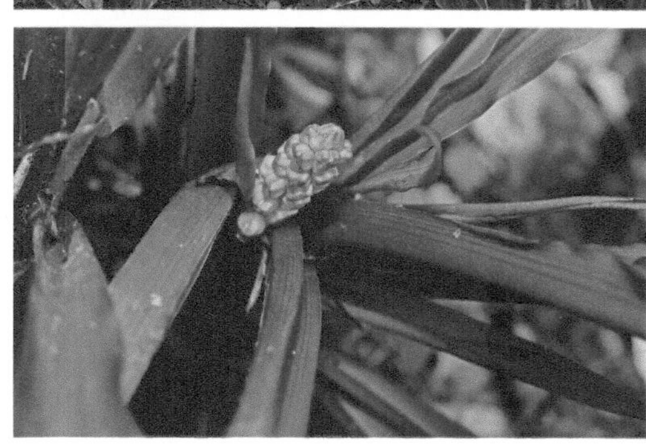

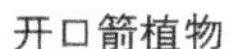

开口箭植物

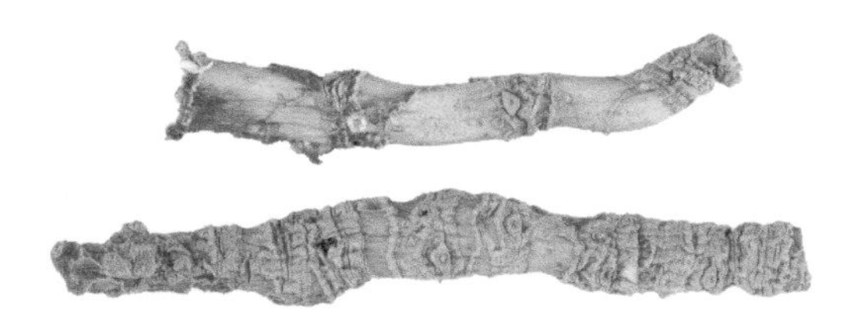

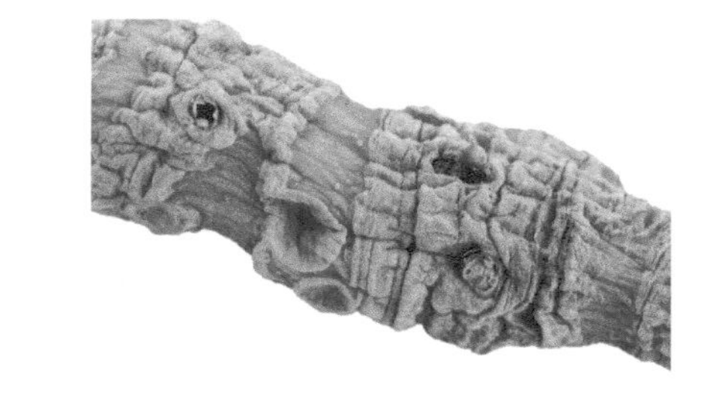

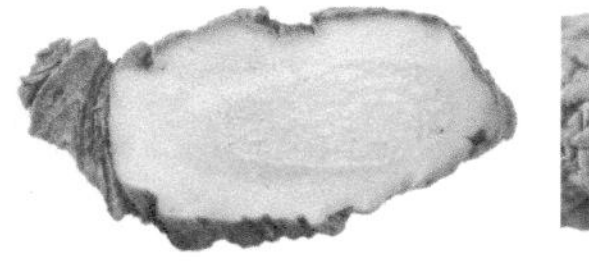

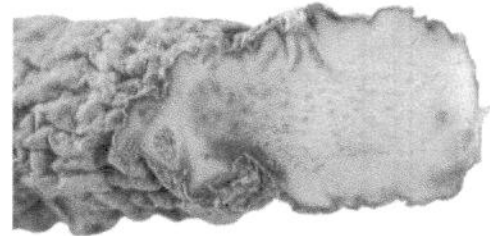

开口箭药材

无根藤 【壮文名】Fazgyaz 【拉丁名】HERBA CASSYTHAE

【药材别名】无头藤、无娘藤、金丝藤、罗网藤、无根草、无头草。

【基原】本品为樟科（Lauraceae）植物无根藤*Cassytha filiformis* L.的干燥全草。

【采收加工】全年均可采收，除去杂质，干燥。

【形态特征】寄生缠绕草本，借盘状吸根攀附于寄主植物上。茎线形，绿色或绿褐色，稍木质。叶退化为微小的鳞片。穗状花序，密被锈色短柔毛；苞片和小苞片微小，褐色，被缘毛；花小，白色，无梗；花被裂片6枚，排成2轮，外轮3枚小，圆形，有缘毛，内轮3枚较大，卵形。果小，卵球形，包藏于花后增大的肉质果托内，但彼此分离，顶端有宿存的花被片。花期、果期均为5～12月。

【分布】分布于云南、广西、广东、湖南、台湾等。

【生境】生于山坡灌木丛或疏林中，海拔980～1600米。

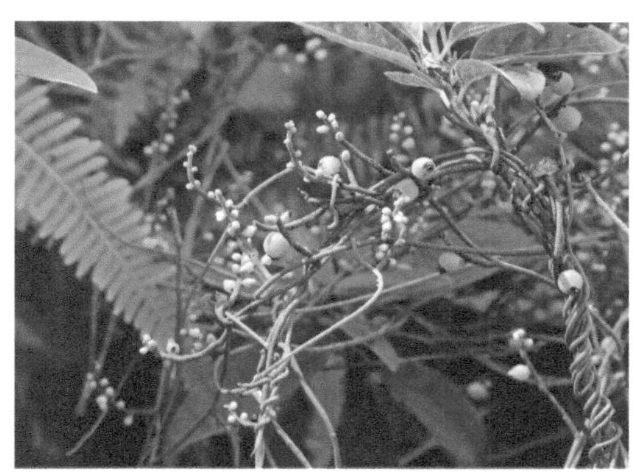

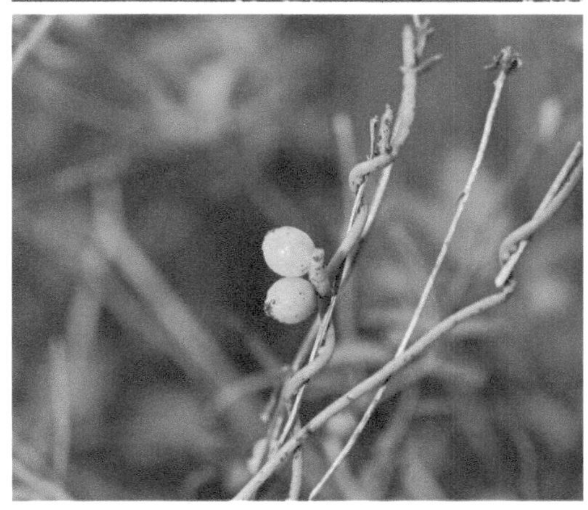

无根藤植物

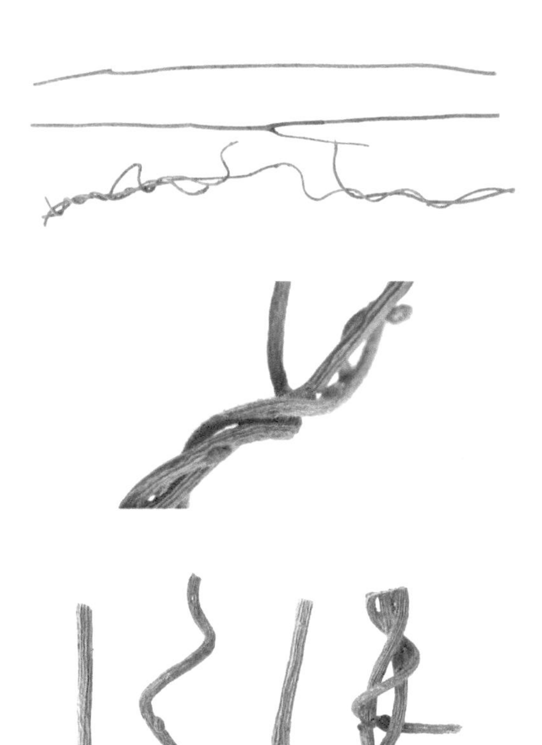

无根藤药材

木棉花

【壮文名】Yagominz
【拉丁名】BOMACIS FLOS

【药材别名】英雄树、攀枝花、红棉。

【基原】本品为木棉科（Bombacaceae）植物木棉*Bombax ceiba* Linnaeus的干燥花。

【采收加工】春季花盛开时采收，除去杂质，晒干。

【形态特征】落叶大乔木。幼树的树干通常有圆锥状的粗刺。掌状复叶，小叶5～7片。花单生于枝顶叶腋，通常红色，有时橙红色；萼杯状，外面无毛，内面密被淡黄色短绢毛，萼齿3～5枚，半圆形，花瓣肉质，倒卵状长圆形，两面被星状柔毛，但内面较疏；雄蕊管短，花丝基部粗，向上渐细，内轮部分花丝上部2分叉，中间10枚雄蕊较短，不分叉，外轮雄蕊多数，集成5束，每束花丝10枚以上；花柱长于雄蕊。蒴果长圆柱形，密被灰白色长柔毛和星状柔毛。花期3～4月，果夏季成熟。

【分布】分布于云南、广西、广东等。

【生境】生于干热河谷及稀树草原，也有栽培做行道树的，海拔1400～1700米。

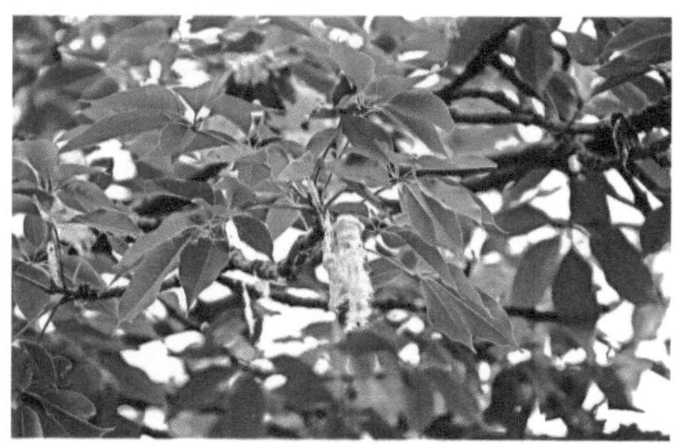

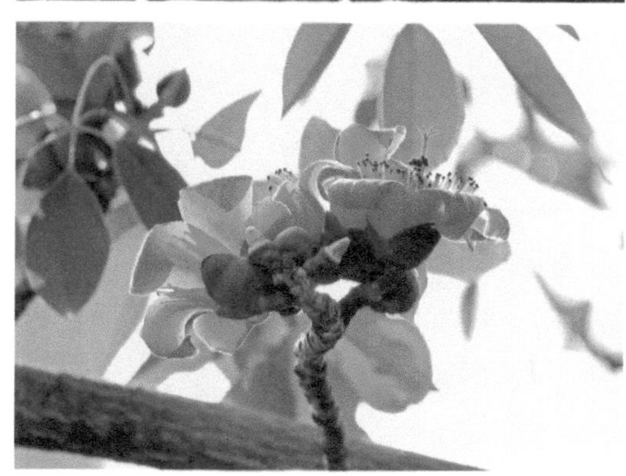

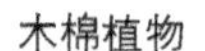

木棉植物

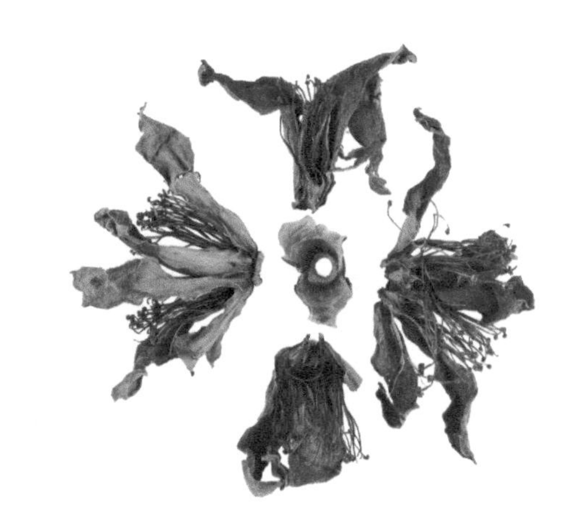

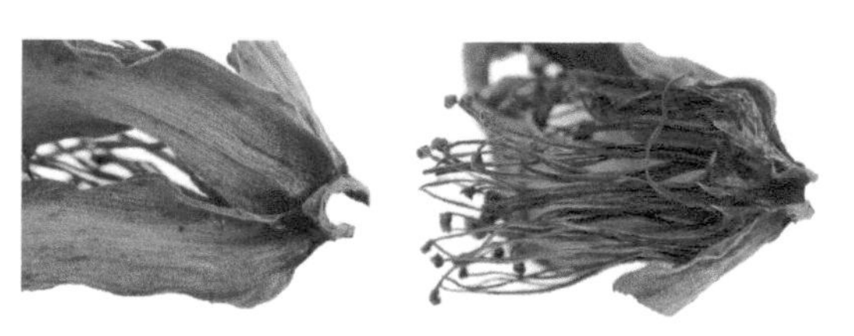

木棉花药材

木槿花 【壮文名】Vadanhbelz 【拉丁名】FLOS HIBISCI

【药材别名】白饭花、篱障花、日及、朝开暮落花、藩篱草。

【基原】本品为锦葵科（Malvaceae）植物木槿*Hibiscus syriacus* Linn. var. *syriacus*的干燥花。

【采收加工】夏季花初开时采摘，干燥。

【形态特征】落叶灌木。小枝密被黄色星状茸毛。叶菱形至三角状卵形，具深浅不同的3裂或不裂，边缘具不整齐齿缺。花单生于枝端叶腋间，被星状短茸毛；小苞片6～8枚，线形，密被星状疏茸毛；花萼钟形，密被星状短茸毛，裂片5枚，三角形；花钟形，淡紫色，花瓣倒卵形，外面疏被纤毛和星状长柔毛。蒴果卵圆形，密被黄色星状茸毛。花期7～10月。

【分布】分布于我国华中地区，台湾、广东、广西、陕西等均有栽培。

【生境】生于路旁、庭院，海拔1200米以下。多为栽培。

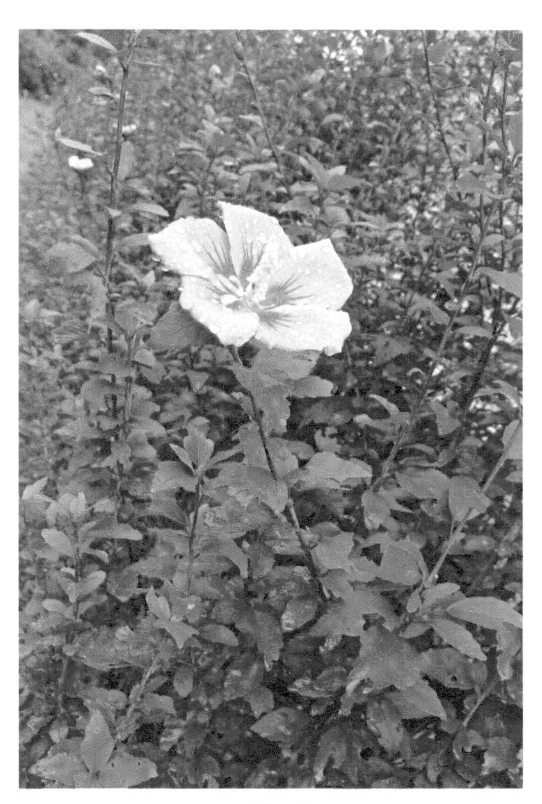

木槿植物

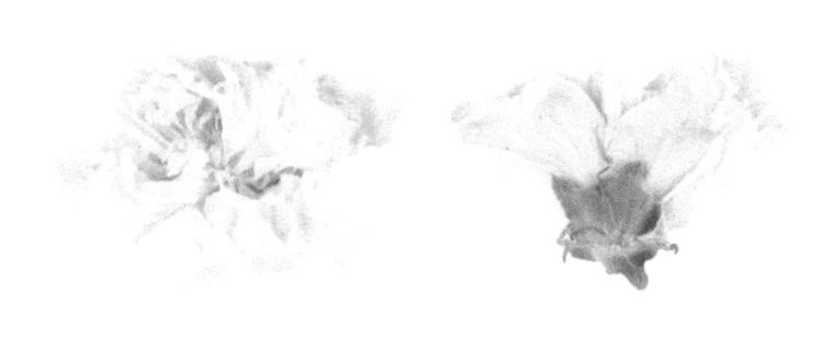

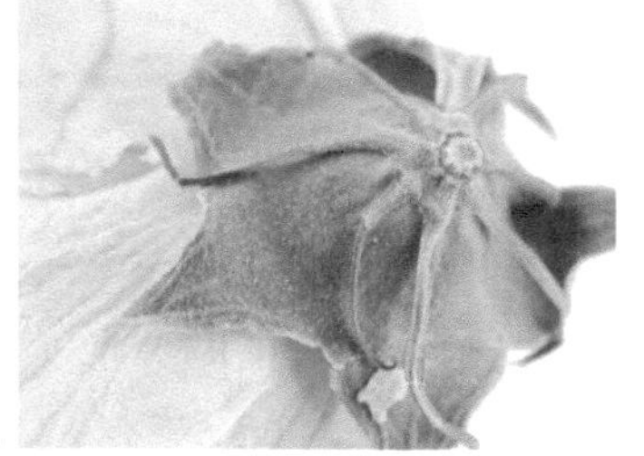

木槿花药材

木鳖子

【壮文名】Cehmoegbiet
【拉丁名】MOMORDICAE SEMEN

【药材别名】木鳖、老鼠拉冬瓜。

【基原】本品为葫芦科（Cucurbitaceae）植物木鳖子*Momordica cochinchinensis*（Lour.）Spreng.的干燥成熟种子。

【采收加工】冬季采收成熟果实，剖开，晒至半干，除去果肉，取出种子，干燥。

【形态特征】粗壮大藤本。全株近无毛或稍被柔毛。叶柄基部或中部有2～4个腺体；叶卵状心形或宽卵状圆形，3～5中裂至深裂或不裂，卷须不分歧。雌雄异株；雄花单生于叶腋或3～4朵着生于极短总状花序轴；花冠黄色；雄蕊3枚，药室一回折曲；雌花单生。果卵球形，顶端有短喙，成熟时红色，肉质，密生，长3～4毫米，具刺尖凸起。种子卵形或方形，干后黑褐色。花期6～8月，果期8～10月。

【分布】分布于江苏、台湾、广东、广西、贵州、云南、西藏等。

【生境】生于山沟、林缘及路旁，海拔450～1100米。

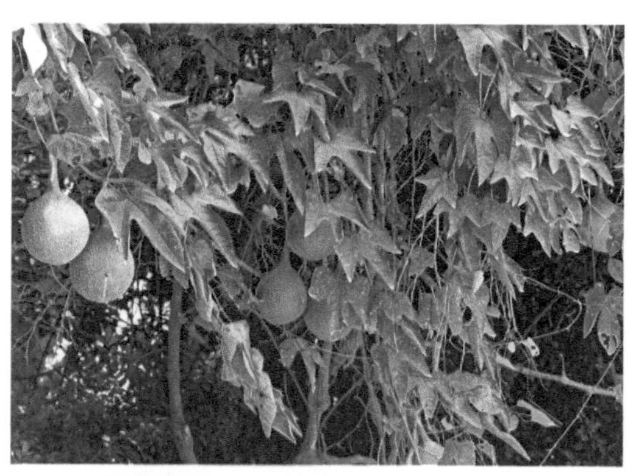

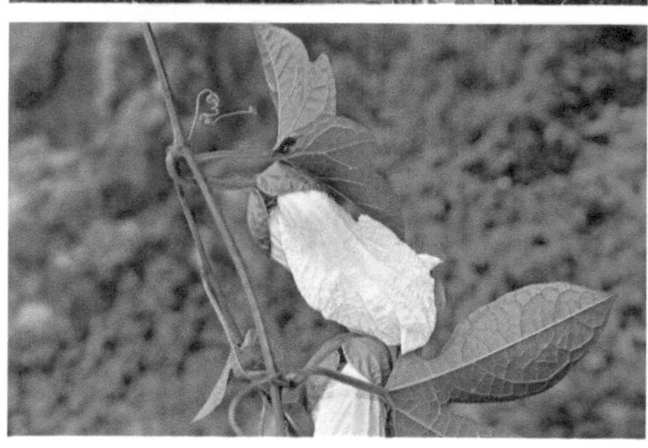

木鳖子植物

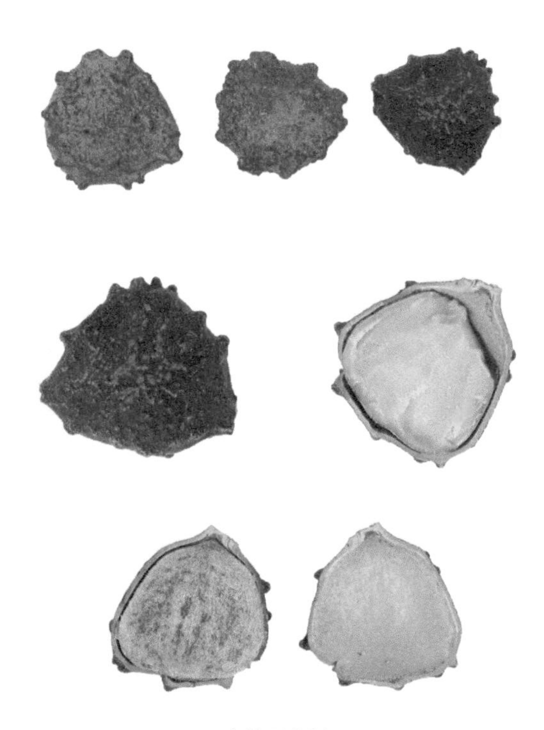

木鳖子药材

五爪龙

【壮文名】Valahbah
【拉丁名】FICI PANDURATAE HERBA

【药材别名】牛奶子树、铁牛入石、全缘榕、全叶榕。

【基原】本品为桑科（Moraceae）植物琴叶榕*Ficus pandurata* Hance的干燥全株。

【采收加工】全年均可采收，除去杂质，干燥。

【形态特征】小灌木。小枝、嫩叶幼时被白色柔毛。叶纸质，提琴形或倒卵形。雄花有柄，生于榕果内壁口部，花被片4枚，线形，雄蕊3枚，稀为2枚，长短不一；瘿花有柄或无柄，花被片3～4枚，倒披针形至线形，子房近球形，花柱侧生，很短；雌花花被片3～4枚，椭圆形，花柱侧生，细长，柱头漏斗形。榕果单生于叶腋，鲜红色，椭圆形或球形，直径6～10毫米，顶部脐状凸起，基生苞片3枚，卵形，总梗长4～5毫米，纤细。花期6～8月。

【分布】分布于广东、广西、福建、湖北、江西、浙江等。

【生境】生于山地、旷野或灌丛林。

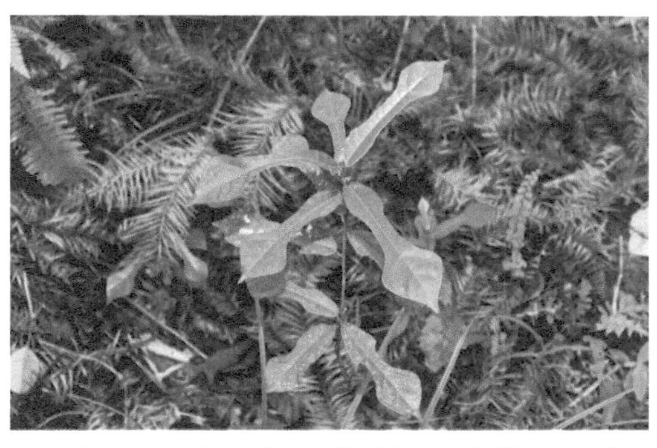

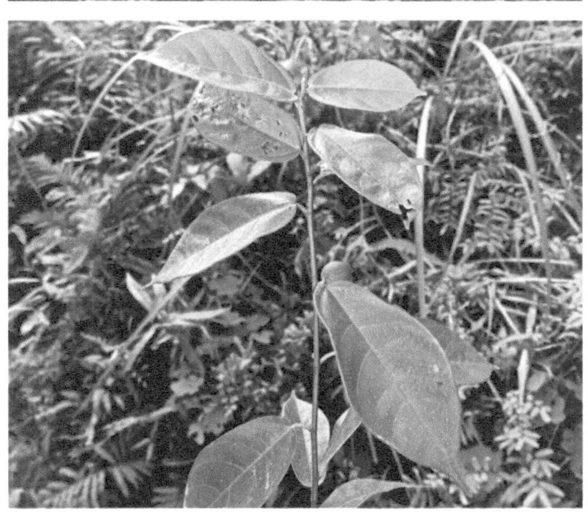

琴叶榕植物

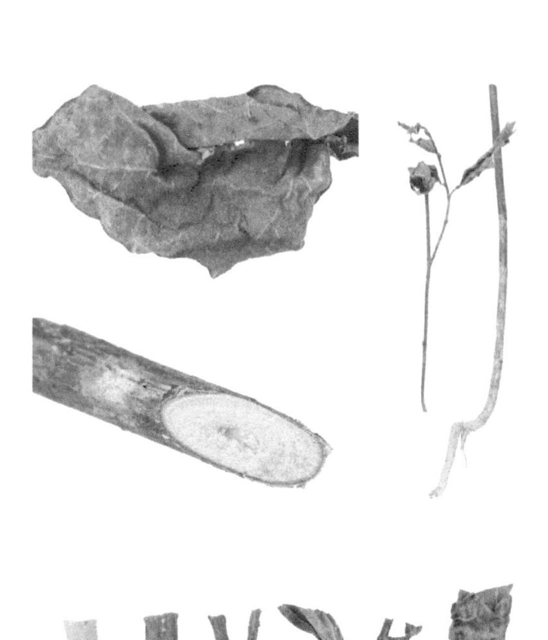

五爪龙药材

五指毛桃

【壮文名】Gocijcwz
【瑶文名】Ba ngiuv buerng
【拉丁名】FICI HIRTAE RADIX

【药材别名】五指榕、五指牛奶、五指香、五叉牛奶、五爪龙。

【基原】本品为桑科（Moraceae）植物粗叶榕*Ficus hirta* Vahl的干燥根。

【采收加工】全年均可采挖，除去泥沙，洗净，再除去细根，趁鲜时切成短段或块片，晒干。

【形态特征】灌木或小乔木。嫩枝中空，小枝、叶和榕果均被金黄色开展的长硬毛。叶互生，纸质，多型，边缘具细锯齿，有时全缘或3～5深裂，表面疏生贴伏粗硬毛，下面密或疏生开展的白色或黄褐色绵毛和糙毛；托叶卵状披针形，膜质，红色，被柔毛。榕果成对腋生或生于已落叶枝上，球形或椭圆球形。

【分布】分布于云南、贵州、广西、广东、海南、湖南、福建、江西等。

【生境】生于村寨附近旷地或山坡林边，或附生于其他树上。

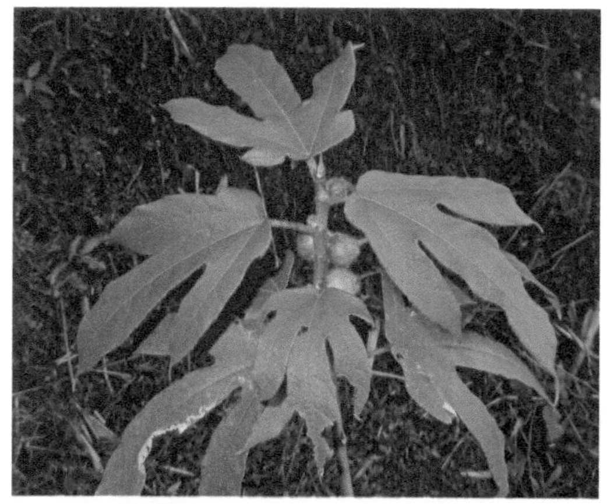

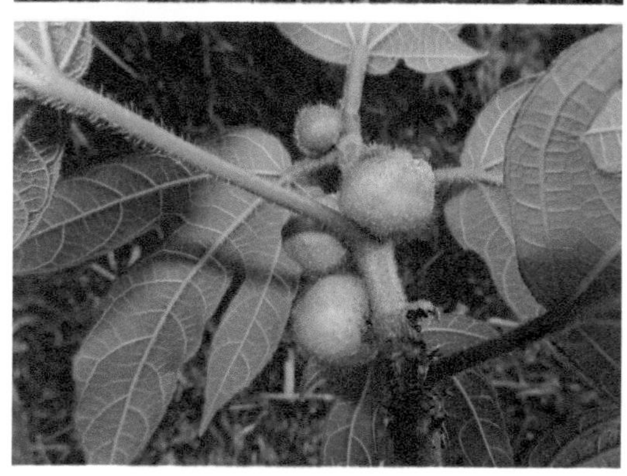

粗叶榕植物

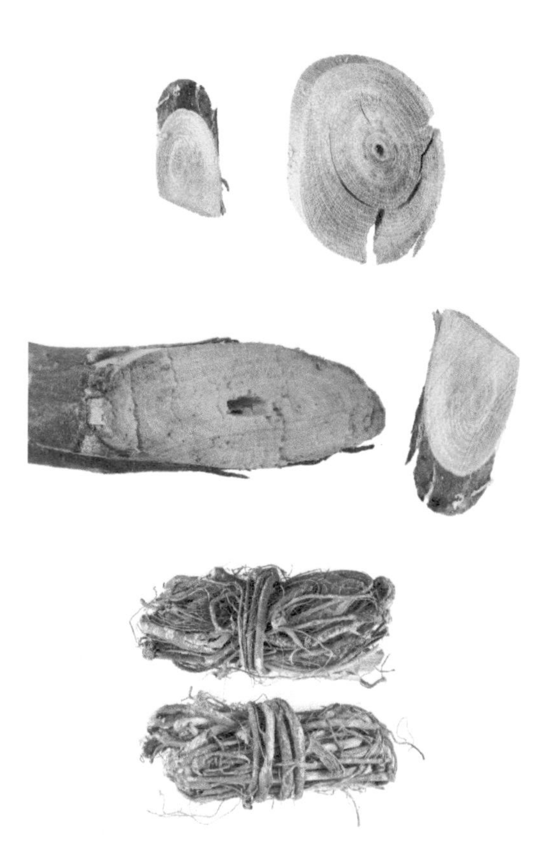

五指毛桃药材

五指柑

【壮文名】Gogingj

【瑶文名】Ba ceiv buerng

【拉丁名】HERBA VITICIS

【药材别名】黄荆条、黄荆子、布荆、荆条、五指风。

【基原】本品为马鞭草科（Verbenaceae）植物黄荆*Vitex negundo* L.的干燥全株。

【采收加工】全年均可采收，洗净，切碎，晒干。

【形态特征】灌木或小乔木。小枝四棱形，密生灰白色茸毛。掌状复叶，小叶5片，少有3片；全缘或每边有少数粗锯齿，上面绿色，下面密生灰白色茸毛。聚伞花序排成圆锥花序式，顶生，花序梗密生灰白色茸毛；花萼钟状，顶端有5裂齿，外有灰白色茸毛；花冠淡紫色，外有微柔毛，顶端5裂，二唇形；雄蕊伸出花冠管外；子房近无毛。核果近球形，直径约2毫米；宿萼接近果实的长度。花期4～6月，果期7～10月。

【分布】分布于长江以南地区。

【生境】生于山坡路旁或灌木丛。

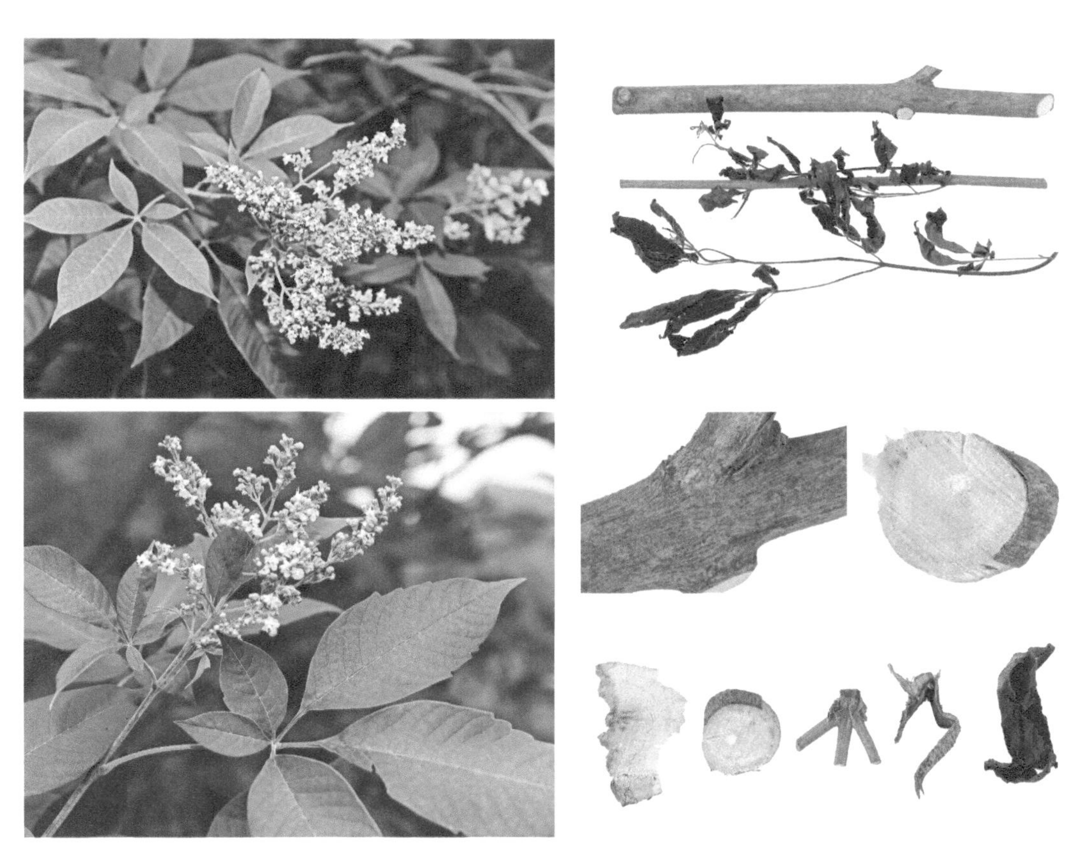

黄荆植物　　五指柑药材

水田七

【壮文名】Lauxbaegraemx
【瑶文名】Uomh dinh cietv
【拉丁名】SCHIZOCAPSAE PLANTAGINEAE RHIZOMA

【药材别名】屈头鸡、水鸡头、水鸡仔、水槟榔，水萝卜、长须果。

【基原】本品为蒟蒻薯科（Taccaceae）植物裂果薯*Tacca plantaginea* Hance的块茎。

【采收加工】春、夏季采挖，鲜用或晒干。

【形态特征】草本。根状茎粗短弯曲。叶狭椭圆形或狭椭圆状披针形，基部下延，在叶柄两侧成狭翅。外面的总苞4枚，卵形或三角状卵形，内面的苞片线形。花被裂片6枚，淡紫色，外轮3枚卵形，内轮3枚近圆形；雄蕊6枚，花丝顶端兜状，两侧向下突出成角状；子房下位。果近倒卵形，无宿存花被片。

【分布】分布于贵州、广西、广东、湖南、江西等。

【生境】生于水边湿润的地方。

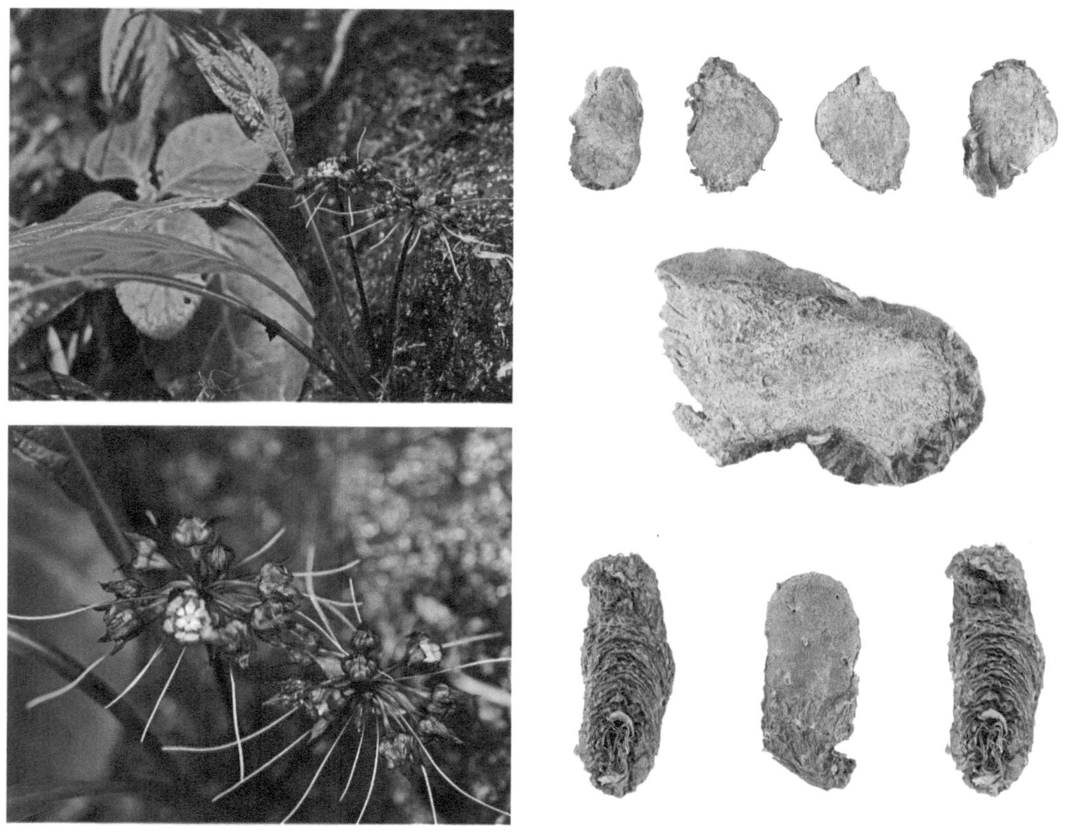

裂果薯植物　　水田七药材

水罗伞

【壮文名】Goliengjraemx
【拉丁名】FORDIAE CAULIFLORAE RADIX

【药材别名】野京豆、虾须豆、千花豆、大罗伞、坩草。

【基原】本品为豆科（Leguminosae）植物干花豆*Fordia cauliflora* Hemsl.的干燥块根。

【采收加工】全年均可采挖，除去须根，洗净，切片，晒干。

【形态特征】灌木。当年枝密被锈色茸毛，老茎赤褐色，表皮纵裂，散生皮孔；叶落后茎上留有明显的圆形叶痕。羽状复叶；托叶钻形，宿存；小叶21～25片，先端长渐尖，基部钝圆，上面无毛，下面淡白色，密被平伏细毛，小托叶丝状。总状花序，3～6（～10）朵簇生节上；花冠粉红色或红紫色。荚果棍棒形，基部渐窄，被平伏柔毛，后秃净，具1～2粒种子。种子扁球形，棕褐色，光滑，种阜膜质，包于株柄。花期5～9月，果期6～11月。

【分布】分布于广东、香港、广西、贵州等。

【生境】生于山谷岩石坡地或灌林中，海拔500米以下。

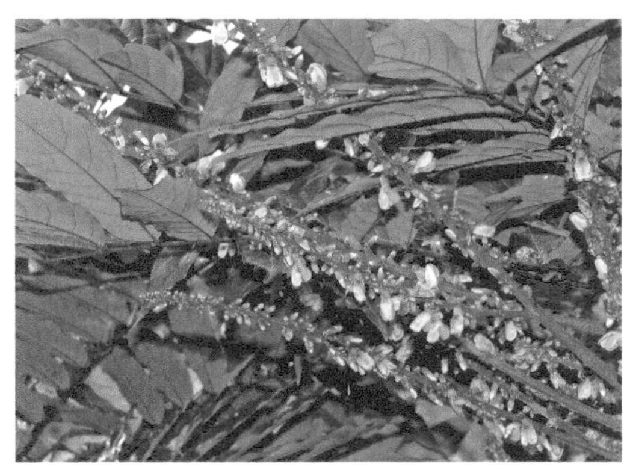

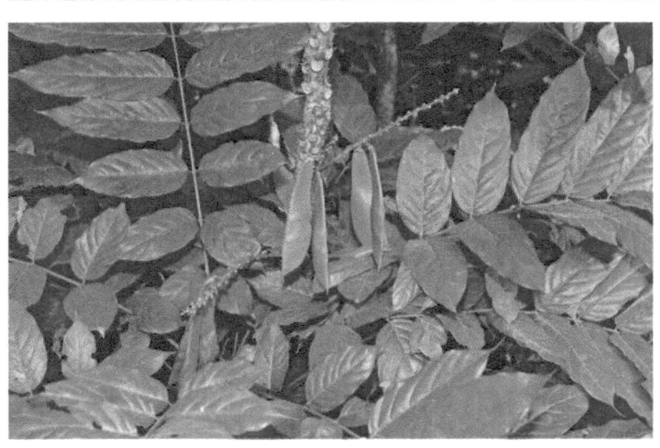

干花豆植物

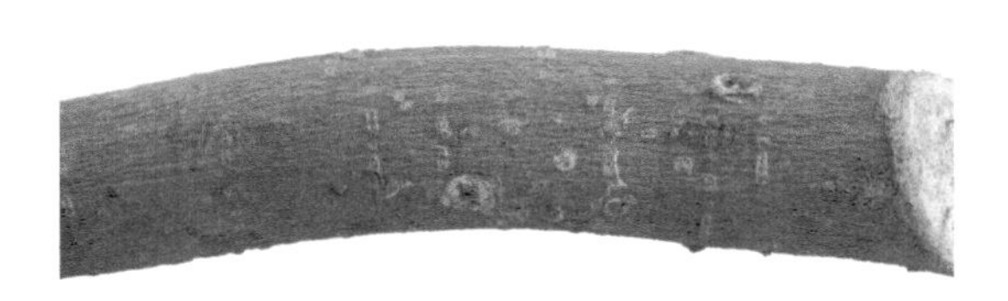

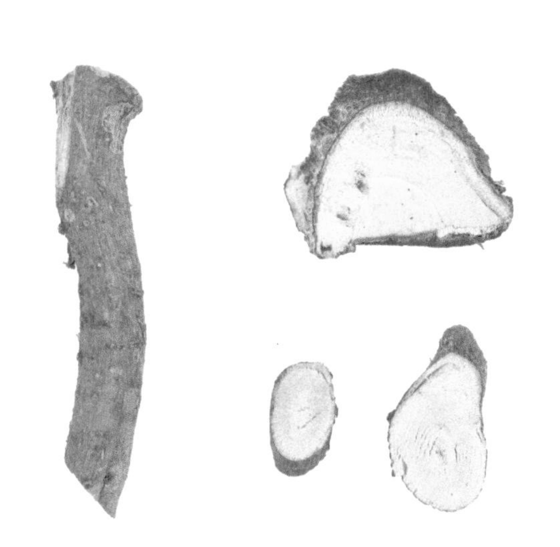

水罗伞药材

水蜈蚣　【壮文名】Gosa mlimj　【拉丁名】HERBA KYLLINGAE

【药材别名】金钮草、三荚草、散寒草、夜摩草。

【基原】本品为莎草科（Cyperaceae）植物水蜈蚣*Kyllinga polyphylla* Kunth.的干燥全草。

【采收加工】夏、秋季花期采挖，洗净，干燥。

【形态特征】草本。根状茎长而匍匐，外被膜质、褐色的鳞片。秆成列散生，细弱，扁三棱形。叶柔弱，短于或稍长于秆。叶状苞片3枚，极展开；穗状花序单个，球形或卵球形，具极多数密生的小穗。小穗长圆状披针形或披针形，扁压；鳞片膜质，背面的龙骨状凸起绿色，具刺，顶端延伸成外弯的短尖，脉5～7条；花柱细长，柱头2枚，长不及花柱的1/2。小坚果倒卵状长圆形，扁双凸状，长约为鳞片的1/2，表面具密的细点。花期、果期均为5～9月。

【分布】分布于湖南、四川、安徽、福建、广东、广西等。

【生境】生于山坡荒地、路旁草丛、溪边、海边沙滩，海拔在600米以下。

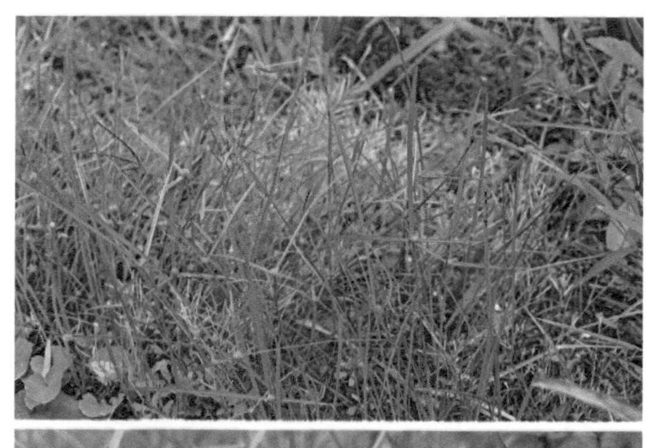

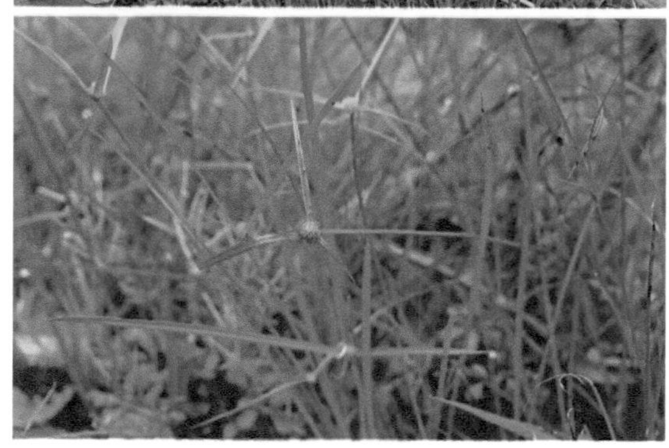

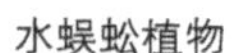

水蜈蚣植物

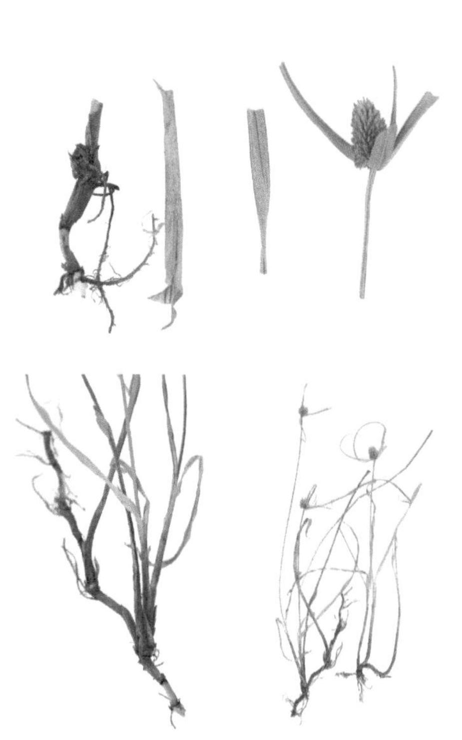

水蜈蚣药材

牛大力

【壮文名】Gorengxmox

【拉丁名】RADIX MILLETTIAE SPECIOSAE

【药材别名】山莲藕、金钟根、倒吊金钟、大力薯。

【基原】本品为豆科（Leguminosae）植物南海藤*Nanhaia speciosa*（Champ. ex Benth.）J. Compton & Schrire的干燥块根。

【采收加工】全年均可采挖，干燥。

【形态特征】藤本。树皮褐色，小枝圆柱形。羽状复叶，叶轴被毛，上面有沟；托叶披针形，宿存；小叶通常6对，硬纸质；小托叶针刺状，宿存。圆锥花序腋生；花大，有香气；花萼钟状；花冠白色、米黄色至淡红色，花瓣近等长，旗瓣无毛，圆形。荚果线状，扁平，顶端狭尖，具喙，基部具短颈，密被褐色茸毛；果瓣木质，开裂。花期7～10月，果期翌年2月。

【分布】分布于福建、湖南、广东、海南、广西、贵州、云南等。

【生境】生于灌丛、疏林或旷野，海拔1500米以下。

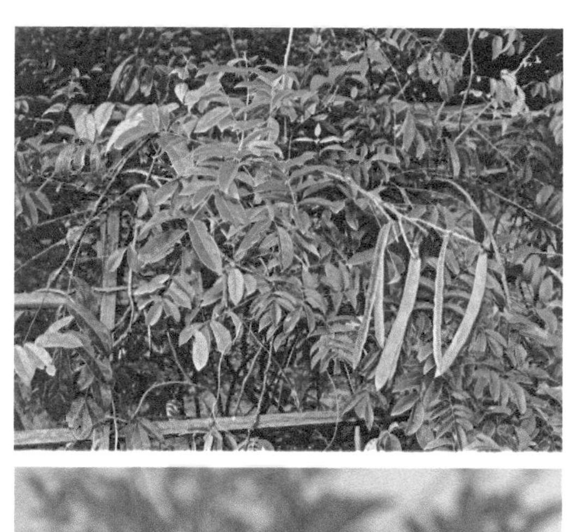

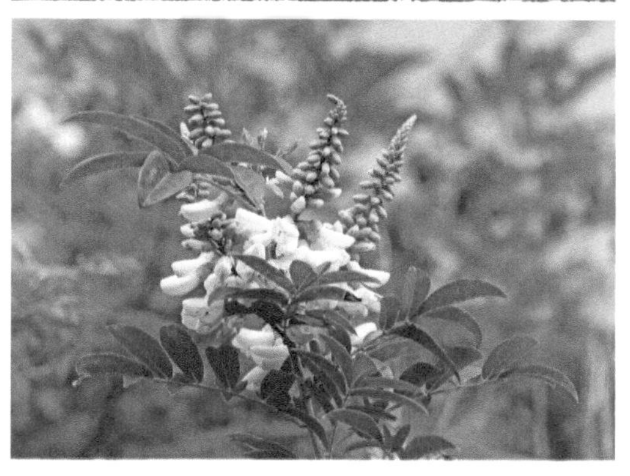

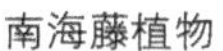

南海藤植物

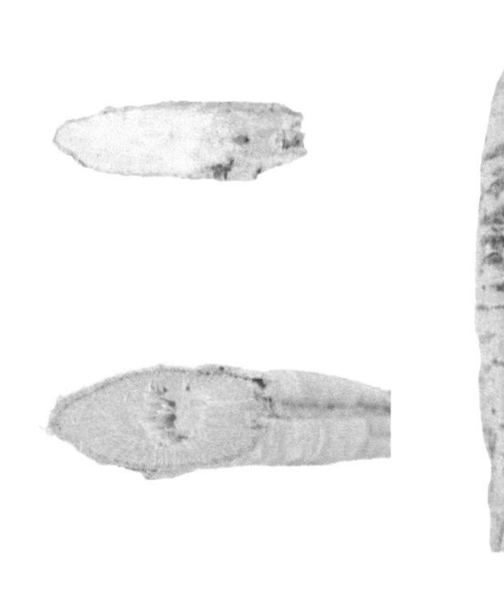

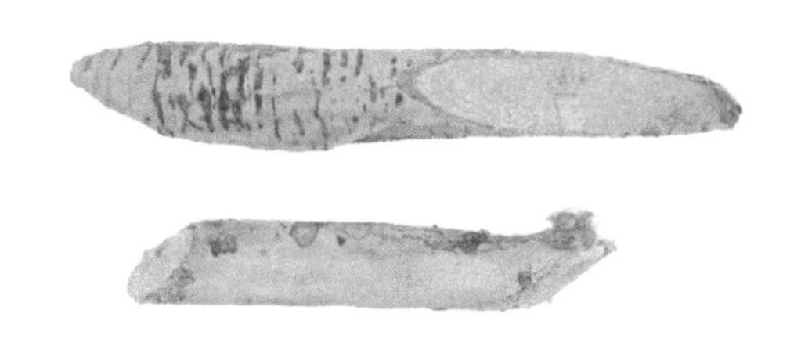

牛大力药材

牛白藤

【壮文名】Gaeumoxgauj
【瑶文名】Jaih gaangh buerng
【拉丁名】HERBA HEDYOTIDIS

【药材别名】广花耳草、土五加皮、涂藤头、土加藤、大叶亚婆巢、接骨丹。

【基原】本品为茜草科（Rubiaceae）植物牛白藤*Hedyotis hedyotidea*（DC.）Merr.的干燥全草。

【采收加工】夏、秋季采收，切片，干燥。

【形态特征】藤状灌木。叶对生，膜质或纸质，长卵形或卵形，先端短尖或短渐尖，基部楔形，上面粗糙，下面被柔毛，托叶先端平截，有4～6条刺毛。伞形头状花序，有10～20朵花，腋生或顶生；花冠白色，筒状，花冠裂片披针形，比冠筒长。蒴果近球形，顶部隆起，成熟时室间裂为2果爿。花期4～7月。

【分布】分布于广东、广西、云南、贵州、福建、台湾等。

【生境】生于沟谷灌丛或丘陵坡地，海拔200～1000米。

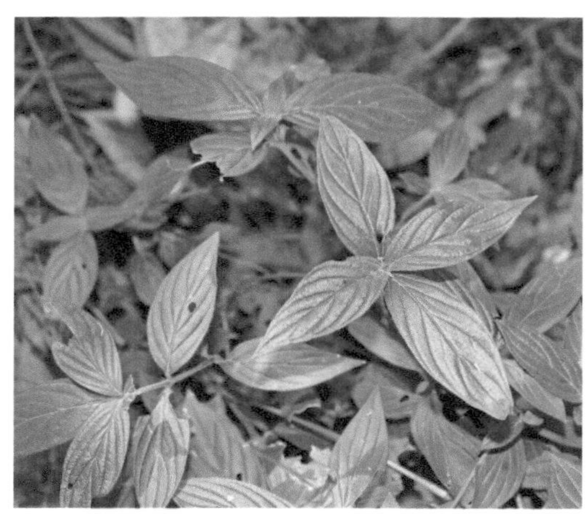

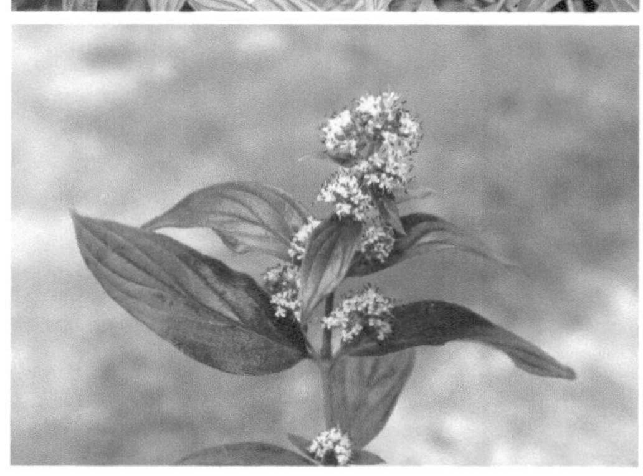

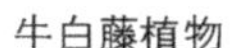

牛白藤植物

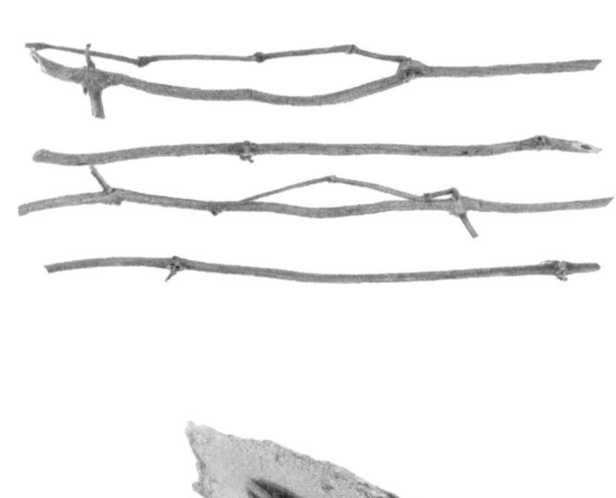

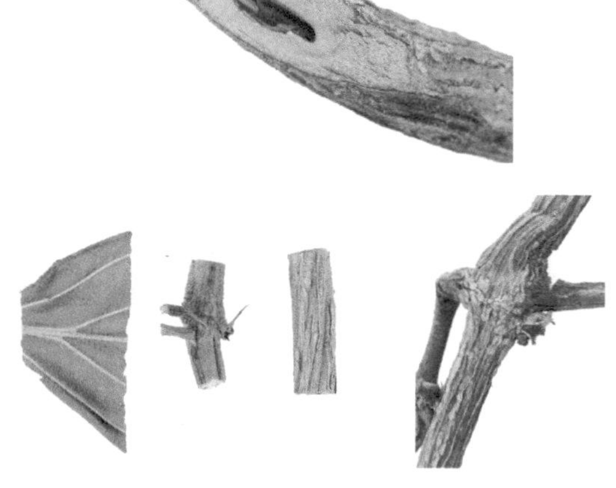

牛白藤药材

牛奶木 【壮文名】Meizdw 【拉丁名】RADIX FICI HISPIDAE

【药材别名】牛奶树、牛奶子、多糯树、稔水冬瓜。

【基原】本品为桑科（Moraceae）植物对叶榕*Ficus hispida* L.的干燥根及茎。

【采收加工】全年均可采挖，除去泥沙，切段，干燥。

【形态特征】灌木或小乔木。被糙毛，叶通常对生，厚纸质，卵状长椭圆形或倒卵状矩圆形，全缘或有钝齿，顶端急尖或短尖，基部圆形或近楔形，表面粗糙，被短粗毛，背面被灰色粗糙毛；托叶2枚，卵状披针形，生于无叶的果枝上，常4枚交互对生。榕果腋生或生于落叶枝上，或生于老茎发出的下垂枝上，陀螺形，成熟时黄色。花期、果期均为6～7月。

【分布】分布于广东、海南、广西、云南、贵州等。

【生境】生于沟谷潮湿地带，海拔700～1500米。

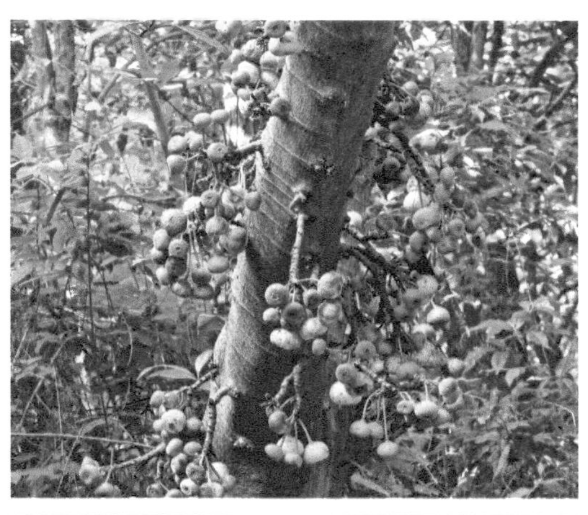

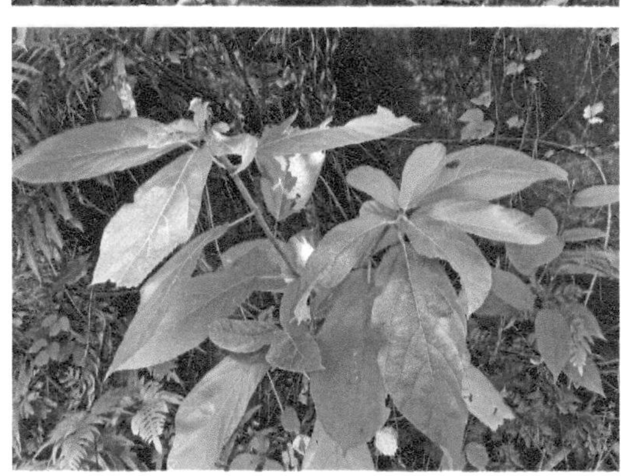

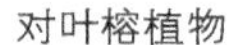

对叶榕植物

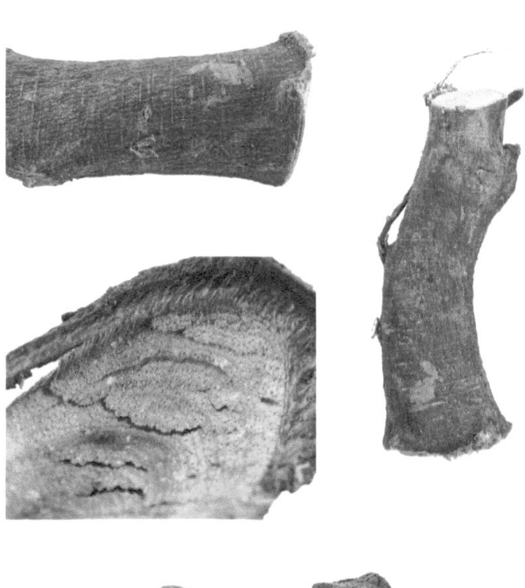

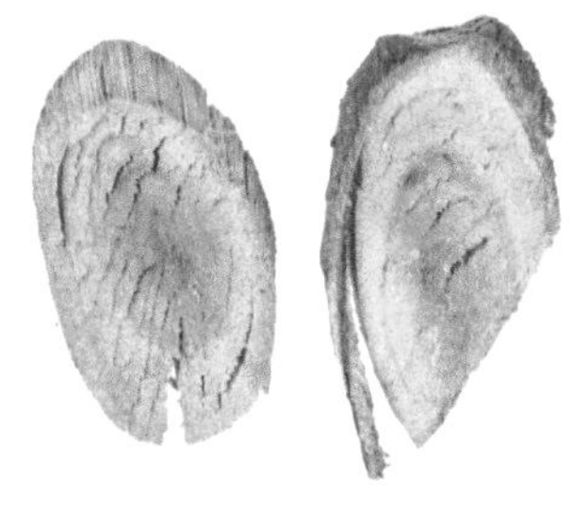

牛奶木药材

牛耳枫 【壮文名】Meizcjhmbe 【拉丁名】HERBA DAPHNIPHYLLI

【药材别名】老虎耳、南岭虎皮楠。

【基原】本品为交让木科（Daphniphyllaceae）植物牛耳枫*Daphniphyllum calycinum* Benth.的干燥全草。

【采收加工】全年均可采收，除去杂质，干燥。

【形态特征】灌木。小枝灰褐色，具稀疏皮孔。叶纸质，阔椭圆形或倒卵形，先端钝或圆形，具短尖头，基部阔楔形，全缘，略反卷，叶面具光泽，叶背多少被白粉，具细小乳凸体。总状花序腋生，花萼盘状，3～4浅裂，裂片阔三角形；雄蕊9～10枚。果卵圆形，较小，被白粉，具小疣状凸起，先端具宿存柱头，基部具宿萼。花期4～6月，果期8～11月。

【分布】分布于广西、广东、福建、江西等。

【生境】生于疏林或灌丛，海拔60～700米。

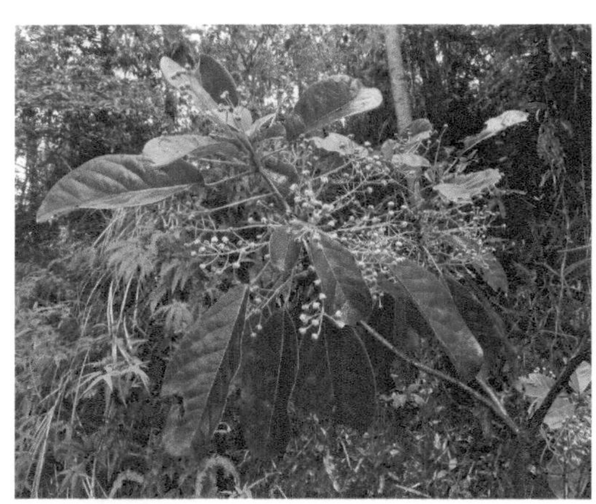

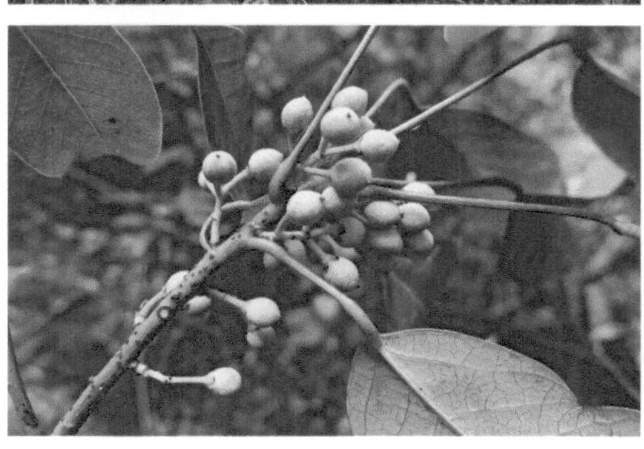

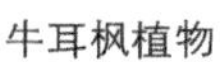

牛耳枫植物

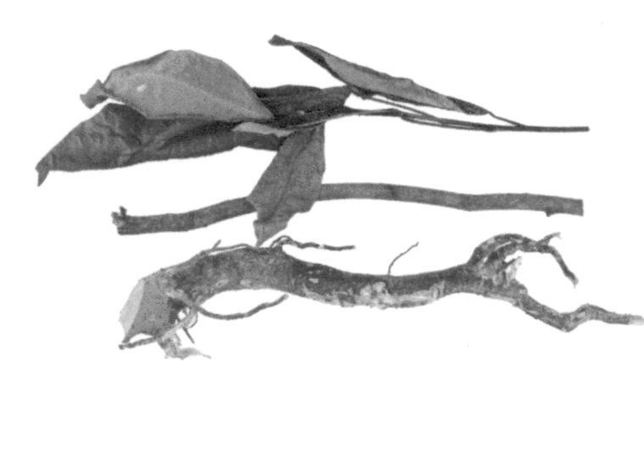

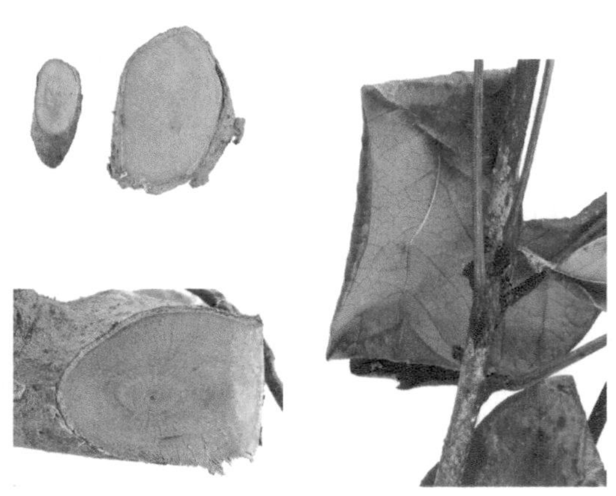

牛耳枫药材

牛尾菜

【壮文名】Caekdakmox
【拉丁名】RADIX ET RHIZOMA SMILACIS RIPARIAE

【药材别名】牛尾蕨、土春根、牛尾结、马尾伸筋、七层楼、金刚豆藤、草菝葜。

【基原】本品为菝葜科（Smilacaceae）植物牛尾菜*Smilax riparia* A. DC.的干燥根及根茎。

【采收加工】夏、秋季采挖，除去藤茎及泥沙，干燥。

【形态特征】多年生草质藤本。具根状茎。茎中空，有少量髓，干后具槽。叶较厚，卵形、椭圆形或长圆状披针形，下面绿色；叶柄长0.7～2.0厘米，常在中部以下有卷须，脱落点位于上部。花单性，雌雄异株，淡绿色；伞形花序花序梗较纤细；花序托有多数小苞片，花期常不脱落。浆果直径7～9毫米，成熟时黑色。花期6～7月，果期10月。

【分布】分布于吉林、浙江、福建、湖北、广东、广西等。

【生境】生于林下、灌丛或草丛，海拔1600米以下。

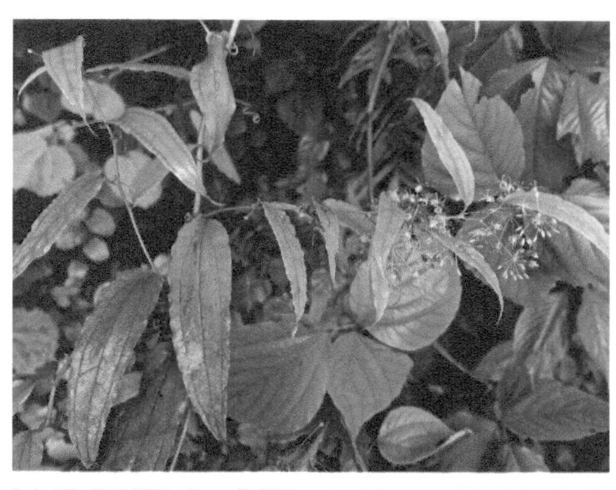

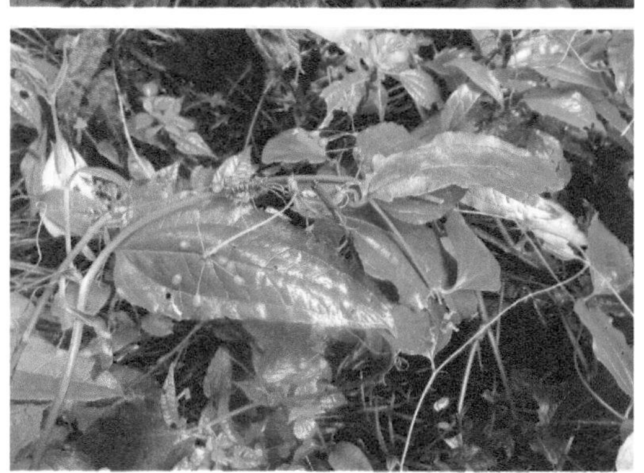

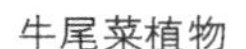
牛尾菜植物

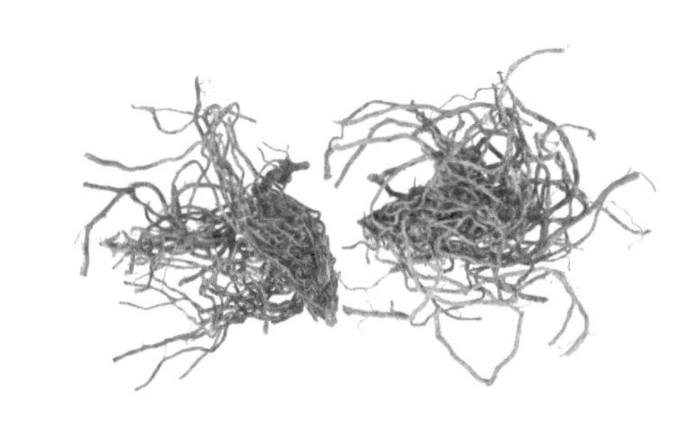

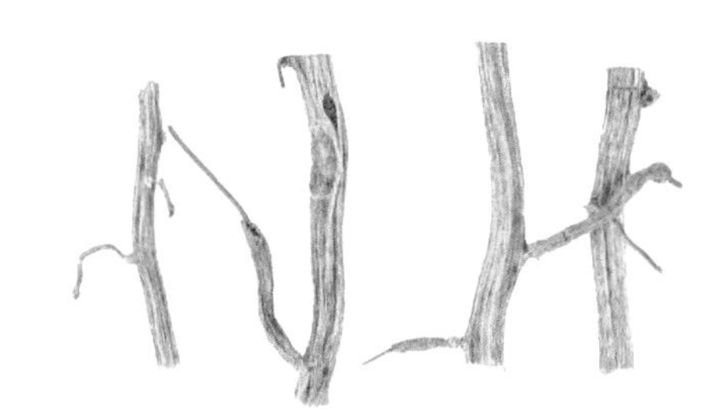

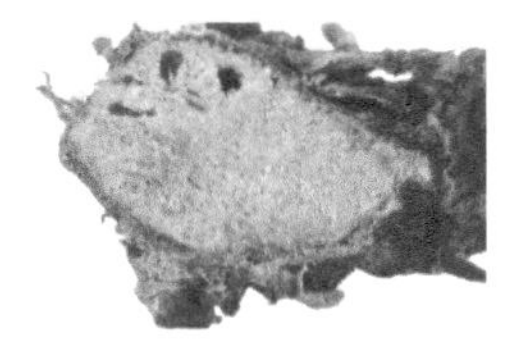

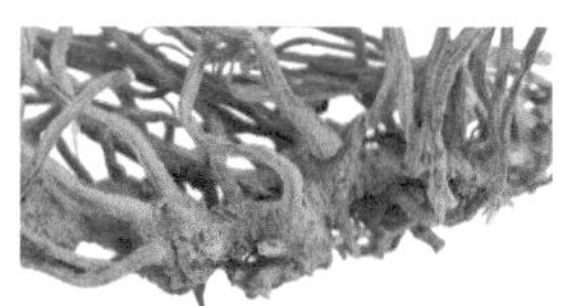

牛尾菜药材

毛叶两面针

【壮文名】Caenglojbwn

【拉丁名】HERBA ZANTHOXYLI

【药材别名】毛两面针。

【基原】本品为芸香科（Rutaceae）植物毛叶两面针*Zanthoxylum nitidum* var. *tomentosum* Huang的干燥全株。

【采收加工】全年均可采收，除去杂质，切片，干燥。

【形态特征】木质藤本。小枝、叶轴有颇多的短钩刺，小叶背面中脉也有短刺；小叶革质，全缘或近顶部有浅裂齿，叶缘常背卷；叶片长椭圆形，稀卵形，长为宽的3～4倍，宽3～5厘米、稀6～8厘米，基部近圆形，顶部长渐尖；小叶柄长1～3毫米；叶轴、小叶柄、花序轴及小叶背面均被略粗糙的短毛，叶脉上的毛较长。分果瓣径约5毫米，红褐色，油点明显。果期5月。

【分布】分布于广西。

【生境】生于山坡灌木丛。

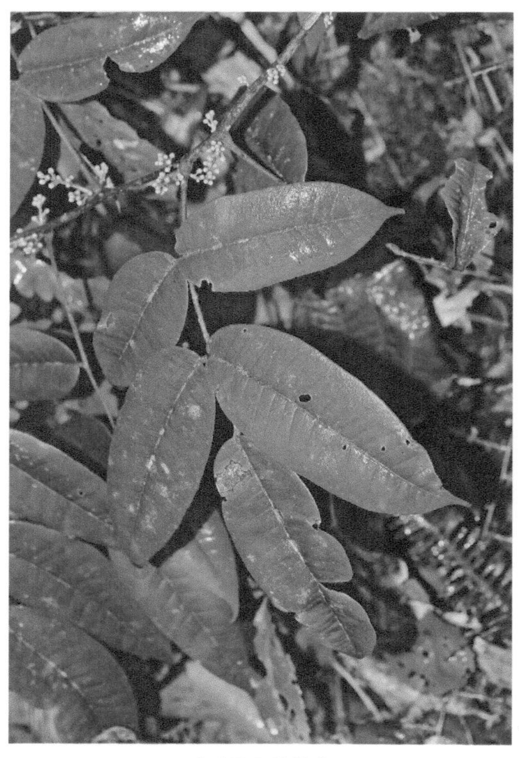

毛叶两面针植物

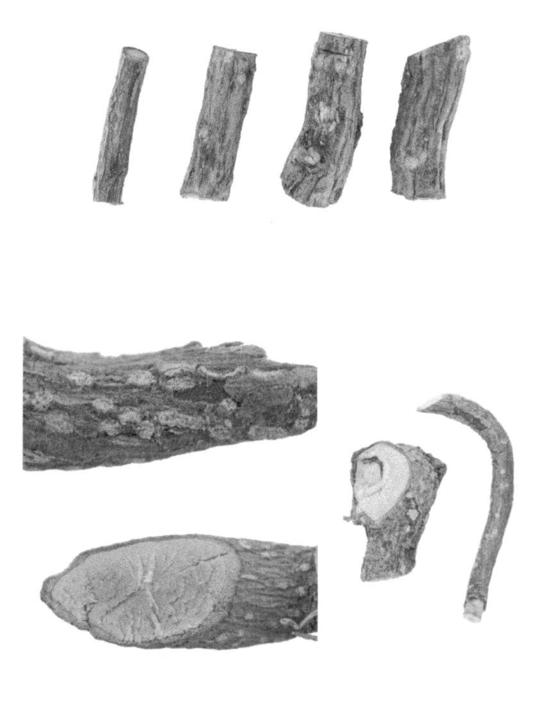

毛叶两面针药材

毛冬青

【壮文名】ywhozdoeg

【拉丁名】ILICIS PUBESCENTIS RADIX

【药材别名】乌尾丁、细叶冬青、山熊胆、酸味木、喉毒药、茶叶冬青。

【基原】本品为冬青科（Aquifoliaceae）植物毛冬青*Ilex pubescens* Hook. et Arn.的干燥根。

【采收加工】全年均可采挖，洗净，切成块片，晒干。

【形态特征】常绿灌木或小乔木。小枝纤细，近四棱形，密被长硬毛，具纵棱脊，无皮孔。叶生于一至二年生枝上，叶片纸质或膜质，边缘具疏而尖的细锯齿或近全缘。花序簇生于一至二年生枝的叶腋内，密被长硬毛。花4或5基数，粉红色；花萼盘状，被长柔毛，5或6深裂，裂片卵状三角形，具缘毛；花冠辐状，花瓣4～6枚。果球形，直径约4毫米，成熟后红色。花期4～5月，果期8～11月。

【分布】分布于安徽、广西、江西、浙江等。

【生境】生于山坡或林缘、灌木丛及溪旁、路边，海拔（60～）100～1000米。

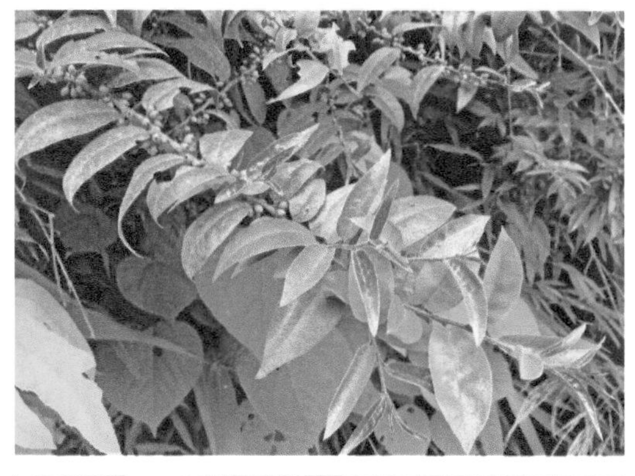

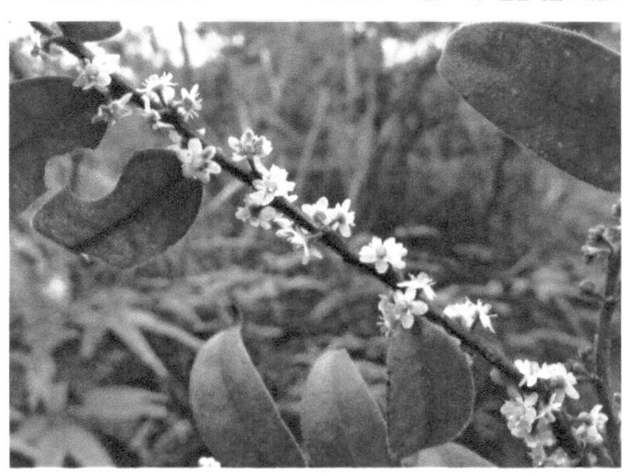

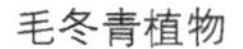

毛冬青植物

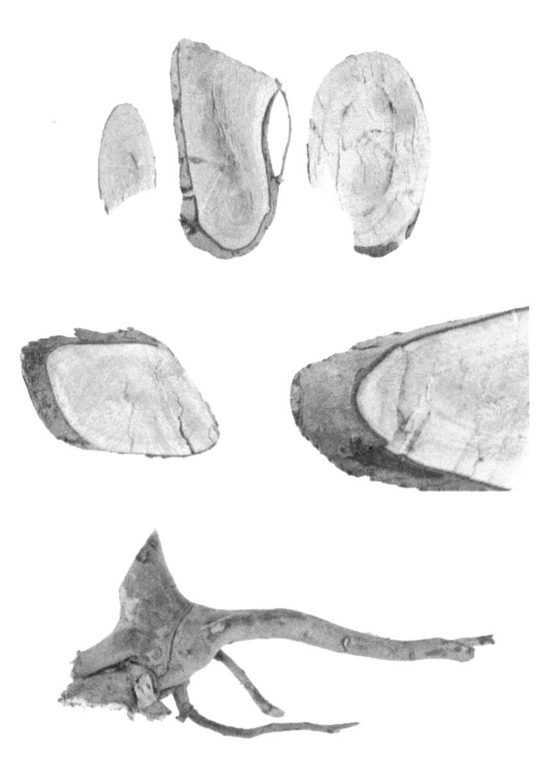

毛冬青药材

毛鸡骨草

【壮文名】Go'ndokgaeq

【拉丁名】HERBA ABRI MOLLS

【药材别名】金不换、油甘藤、蜻蜓藤。

【基原】本品为豆科（Leguminosae）植物毛相思子*Abrus pulchellus* subsp.*mollis*（Hance） Verdc.的干燥全株。

【采收加工】全年均可采挖，除去泥沙，干燥。

【形态特征】藤本。茎疏被黄色长柔毛。羽状复叶；叶柄和叶轴被黄色长柔毛；托叶钻形；小叶10～16对，膜质，长圆形，最上部2枚常为倒卵形，先端截形，具细尖，基部圆或截形，上面被疏柔毛，下面密被白色长柔毛。总状花序腋生；花萼钟状，密被灰色长柔毛；花冠粉红色或淡紫色。荚果长圆形，扁平，密被白色长柔毛，顶端具喙，有种子4～9粒。花期8月，果期9月。

【分布】分布于福建、广东、广西等。

【生境】生于山谷、路旁疏林、灌丛，海拔200～1700米。

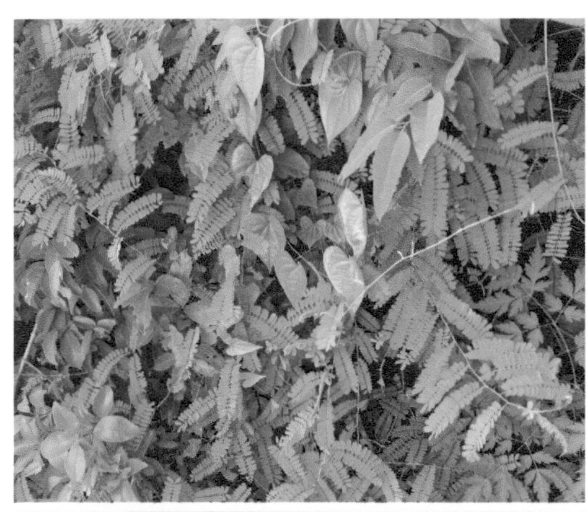
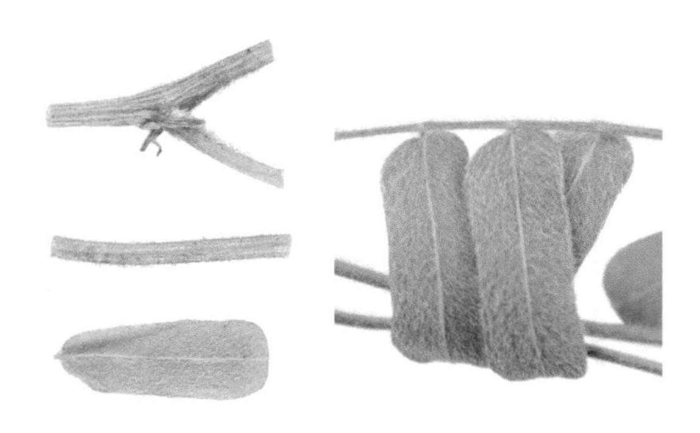
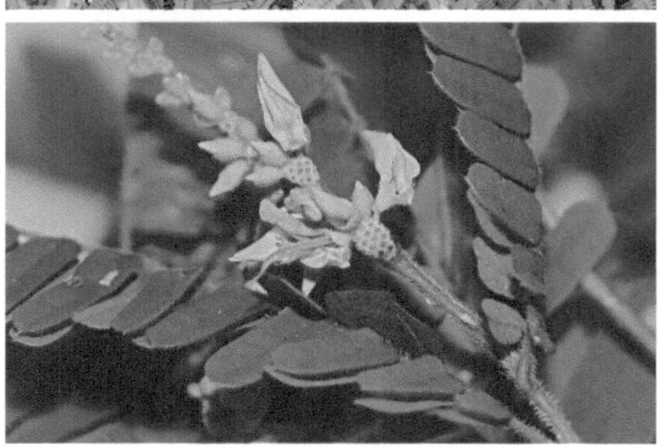

毛相思子植物

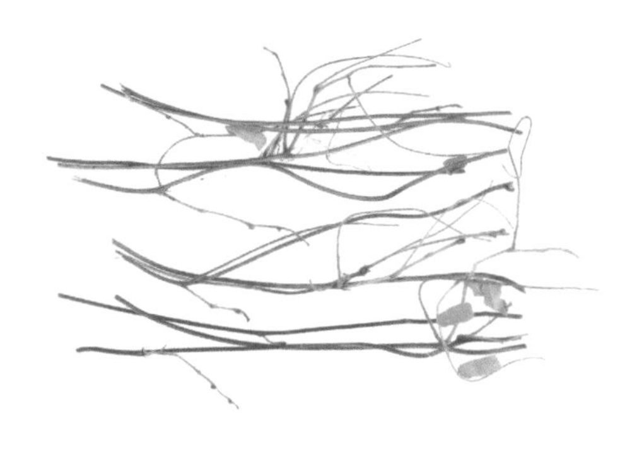

毛鸡骨草药材

毛郁金

【壮文名】Goyiginh

【拉丁名】CURCUMAE AROMATICAE RHIZOMA

【药材别名】玉金、姜黄、毛姜黄。

【基原】本品为姜科（Zingiberaceae）植物郁金*Curcuma aromatica* Salisb. 的干燥根茎。

【采收加工】冬季茎叶枯萎后采挖，除去泥沙、须根，洗净，煮或蒸至透心，晒干，或趁鲜切片，晒干。

【形态特征】草本。根茎肉质，椭圆形或长椭圆形，内部黄色，芳香；根端纺锤状。叶基生，长圆形，先端具细尾尖，基部渐窄，上面无毛，下面被柔毛。花葶单独由根茎抽出，与叶同时发出或先叶而出；穗状花序圆柱形；花冠管漏斗形，喉部被毛，裂片长圆形，白色带粉红色，后方的1枚较大，先端具小尖头，被毛。花期4～6月。

【分布】分布于广东、海南、广西、贵州、云南、西藏等。

【生境】生于林下或栽培。

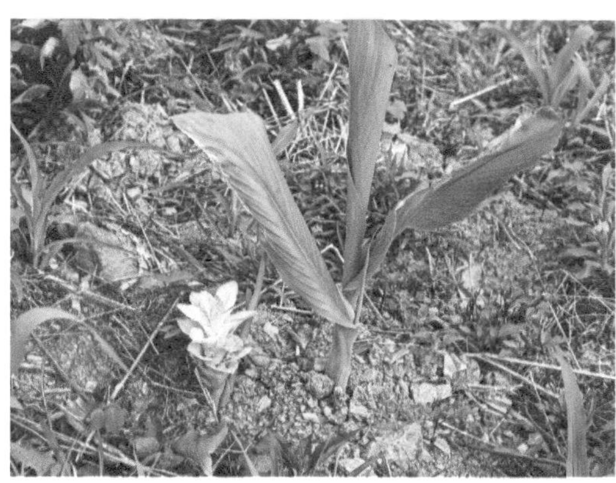

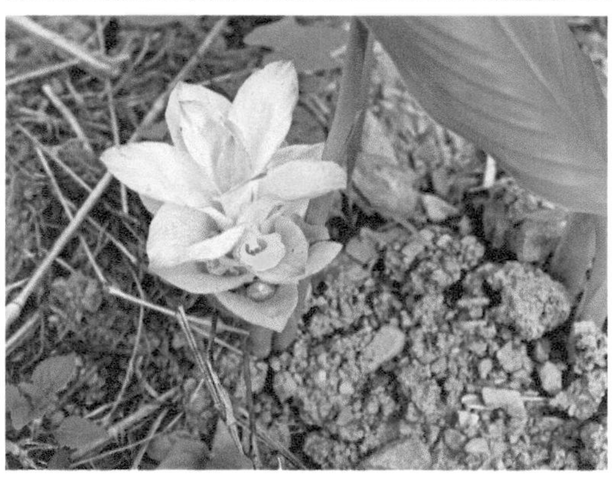

郁金植物

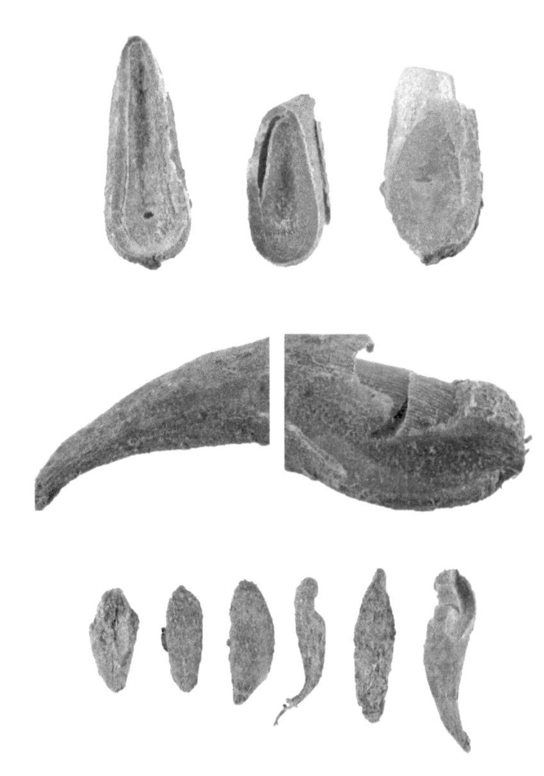

毛郁金药材

毛桐 【壮文名】Godungzbwn 【拉丁名】MALLOTI BARBATI RADIX

【药材别名】红帽顶、红毛桐子。

【基原】本品为大戟科（Euphorbiaceae）植物毛桐*Mallotus barbatus*（Wall.）Muell. Arg.的干燥根。

【采收加工】7月至翌年1月采收，切段，干燥。

【形态特征】小乔木。嫩枝、叶柄和花序均被黄棕色星状长茸毛。叶互生、纸质，卵状三角形或卵状菱形，上面除叶脉外无毛，下面密被黄棕色星状长茸毛，散生黄色颗粒状腺体；掌状脉5～7条，侧脉4～6对，近叶柄着生处有时具黑色斑状腺体数个。花雌雄异株，总状花序顶生。蒴果排列较稀疏，球形，密被淡黄色星状毛和紫红色、长约6毫米的软刺，形成连续厚6～7毫米的厚毛层。种子卵形，黑色，光滑。花期4～5月，果期9～10月。

【分布】分布于云南、四川、贵州、湖南、广东、广西等。

【生境】生于林缘或灌丛中，海拔400～1300米。

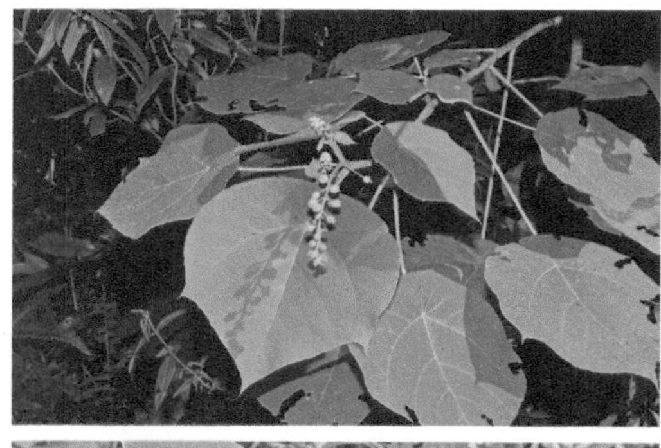

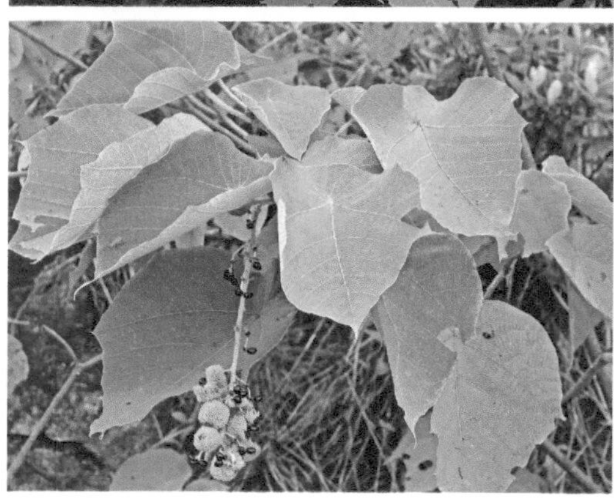

毛桐植物

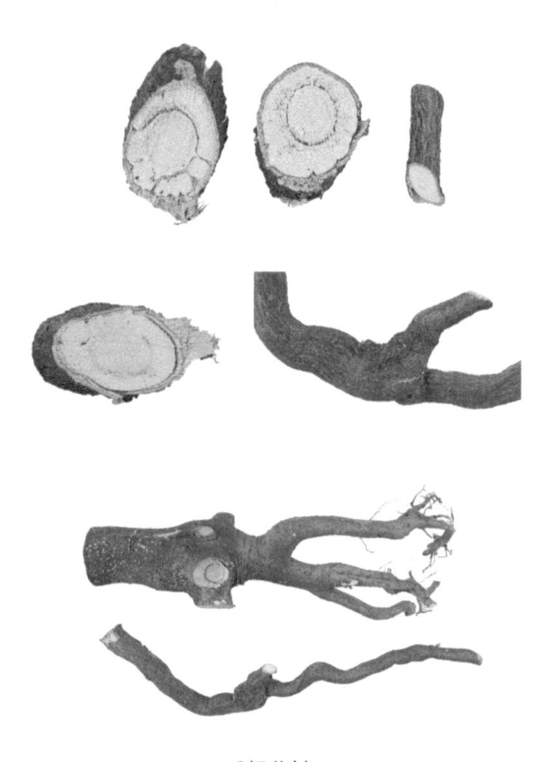

毛桐药材

毛瑞香

【瑶文名】Gorm mbungv buerng
【拉丁名】DAPHNES ATROCAULIS HERBA

【药材别名】大金腰带、金腰带、蒙花皮。

【基原】本品为瑞香科（Thymelaeaceae）植物毛瑞香*Daphne kiusiana* var. *atrocaulis*（Rehder）F. Maek.的干燥全株。

【采收加工】全年均可采收，切段，晒干。

【形态特征】常绿直立灌木。二歧状或伞房分枝。叶互生，有时簇生于枝顶，叶片革质，边缘全缘，微反卷。花白色或淡黄白色，9～12朵簇生于枝顶，头状花序；苞片褐绿色，易早落；花萼筒圆筒状，外面下部密被淡黄绿色丝状茸毛，上部较稀疏；花盘短杯状，边缘全缘或微波状，外面无毛。果实红色，广椭圆柱形或卵状椭圆柱形。花期11月至翌年2月，果期4～5月。

【分布】分布于江苏、江西、福建、台湾、湖南、广东、广西、四川等。

【生境】生于林边或疏林中较阴湿处，海拔300～1400米。

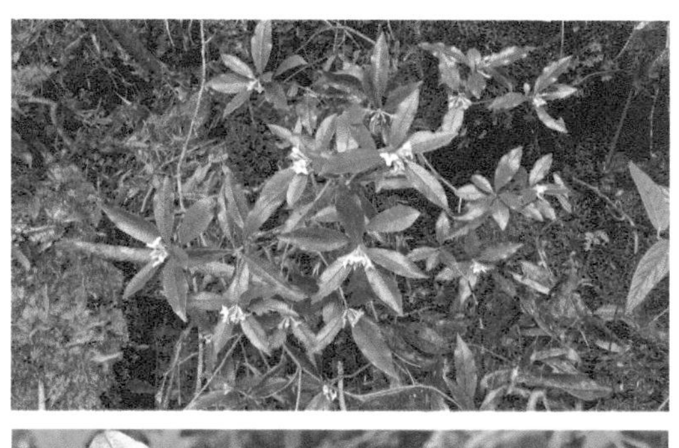

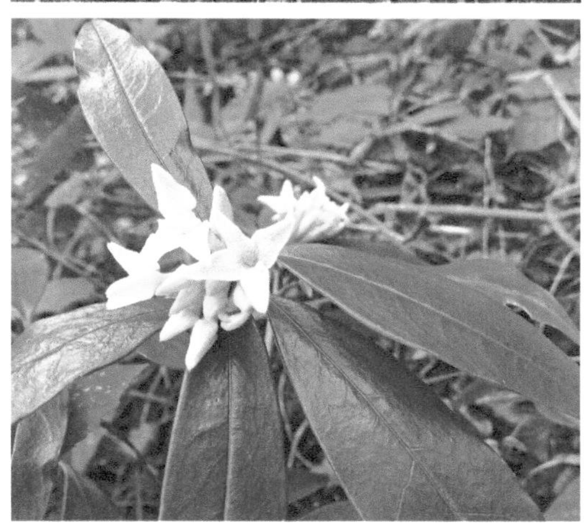

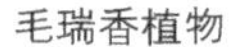

毛瑞香植物

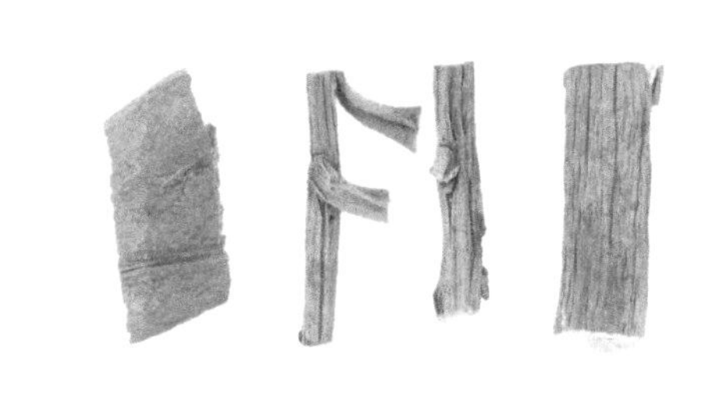

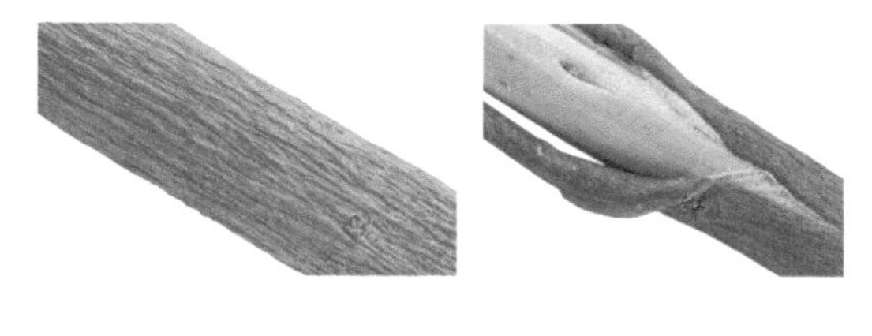

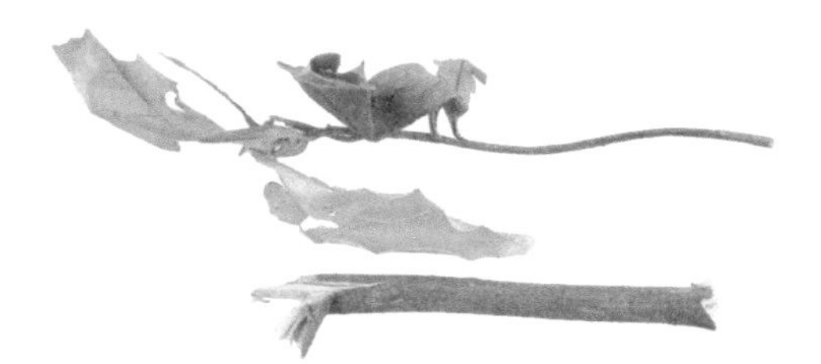

毛瑞香药材

乌桕根

【壮文名】Raggogoux

【拉丁名】TRIADICAE SEBIFERAE RADIX

【药材别名】桊子树、桕树、木蜡树、木油树、木梓树、虹树、蜡烛树。

【基原】本品为大戟科（Euphorbiaceae）植物乌桕*Sapium sebiferum*（Linn.）Small.的干燥根。

【采收加工】全年均可采挖，除去杂质，洗净，切片，晒干。

【形态特征】乔木。各部均无毛而具乳状汁液；树皮暗灰色，有纵裂纹；枝广展，具皮孔。叶互生，纸质，叶片菱形、菱状卵形，稀有菱状倒卵形；网状脉明显；叶柄纤细，顶端具2个腺体。蒴果梨状球形，成熟时黑色，直径1.0～1.5厘米；具种子3粒，分果爿脱落后中轴宿存。种子扁球形，黑色，外被白色、蜡质的假种皮。花期4～8月。

【分布】分布于黄河以南地区。

【生境】生于旷野、塘边或疏林。

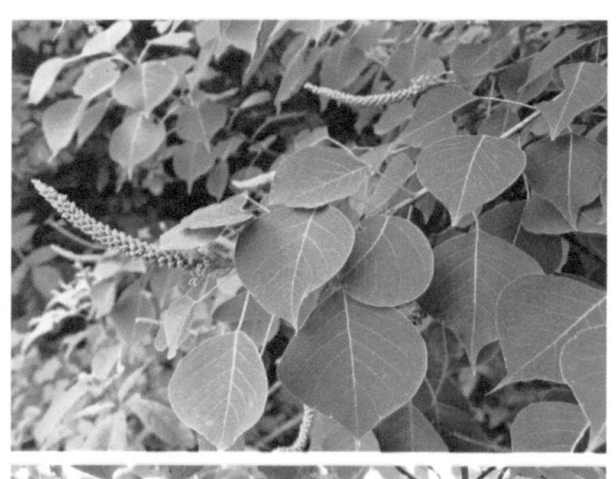

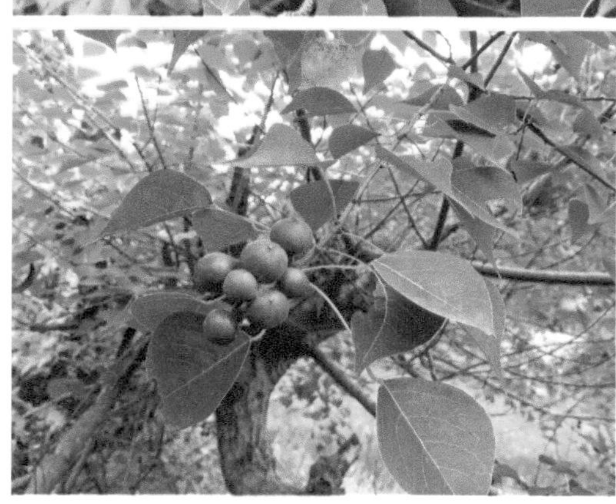

乌桕植物

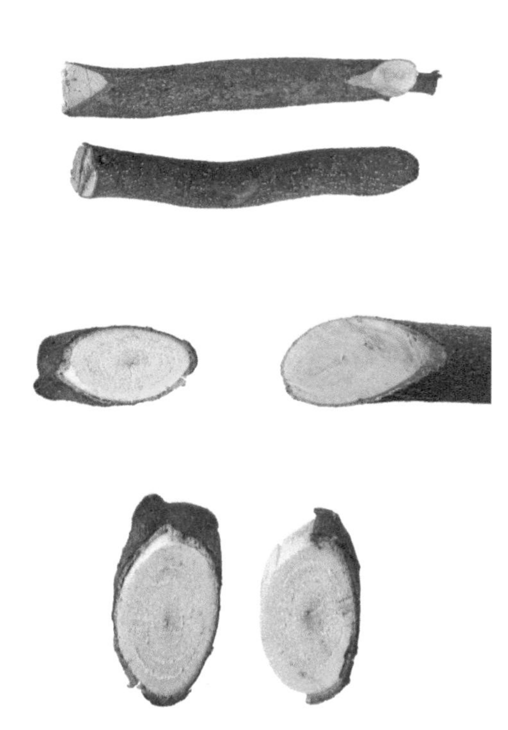

乌桕根药材

火麻仁

【壮文名】Lwgrazmaij

【拉丁名】CANNABIS SEMEN

【药材别名】火麻、黄麻、汉麻。

【基原】本品为大麻科（Cannabinaceae）植物大麻*Cannabis sativa* L.的干燥成熟种子。

【采收加工】秋季果实成熟时采收，除去杂质，晒干。

【形态特征】一年生草本。枝具纵槽，密被灰白色平伏毛。叶互生或下部对生，掌状全裂，上部叶具1～3片裂片，下部叶具5～11片裂片；叶柄密被灰白色平伏毛，托叶线形。雄花黄绿色，花梗纤细，下垂，花被片5枚；雌花簇生于叶腋，绿色，花被膜质，紧包子房，花柱2枚，丝状，每花具叶状苞片。瘦果侧扁，为宿存黄褐色苞片所包，果皮坚脆，具细网纹。种子扁平。花期5～6月，果期7月。

【分布】分布于新疆，全国各地有栽培或已野化。

【生境】生于路旁、山坡。多为栽培。

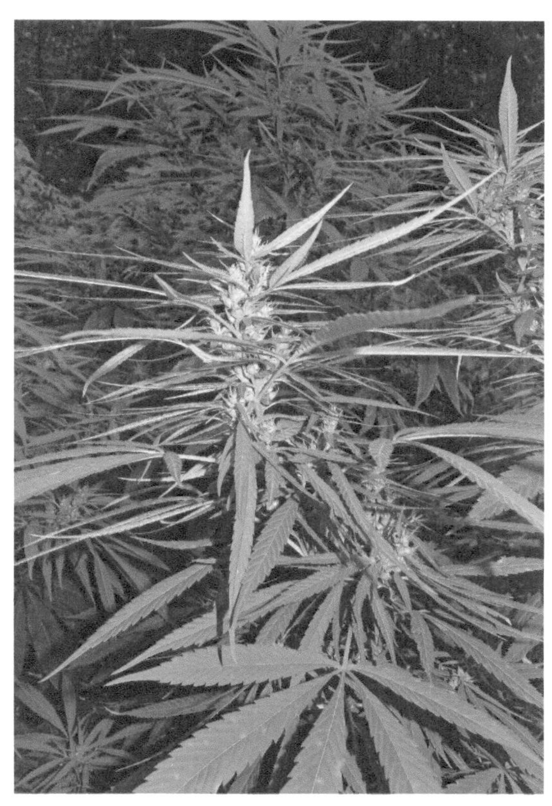

大麻植物

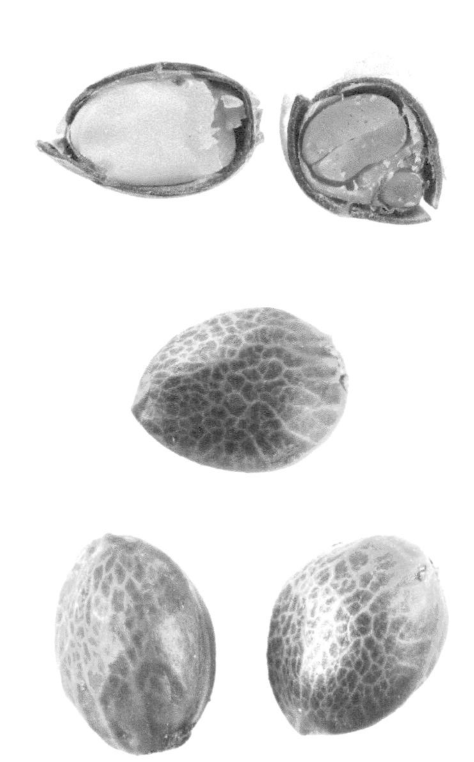

火麻仁药材

WU HUA

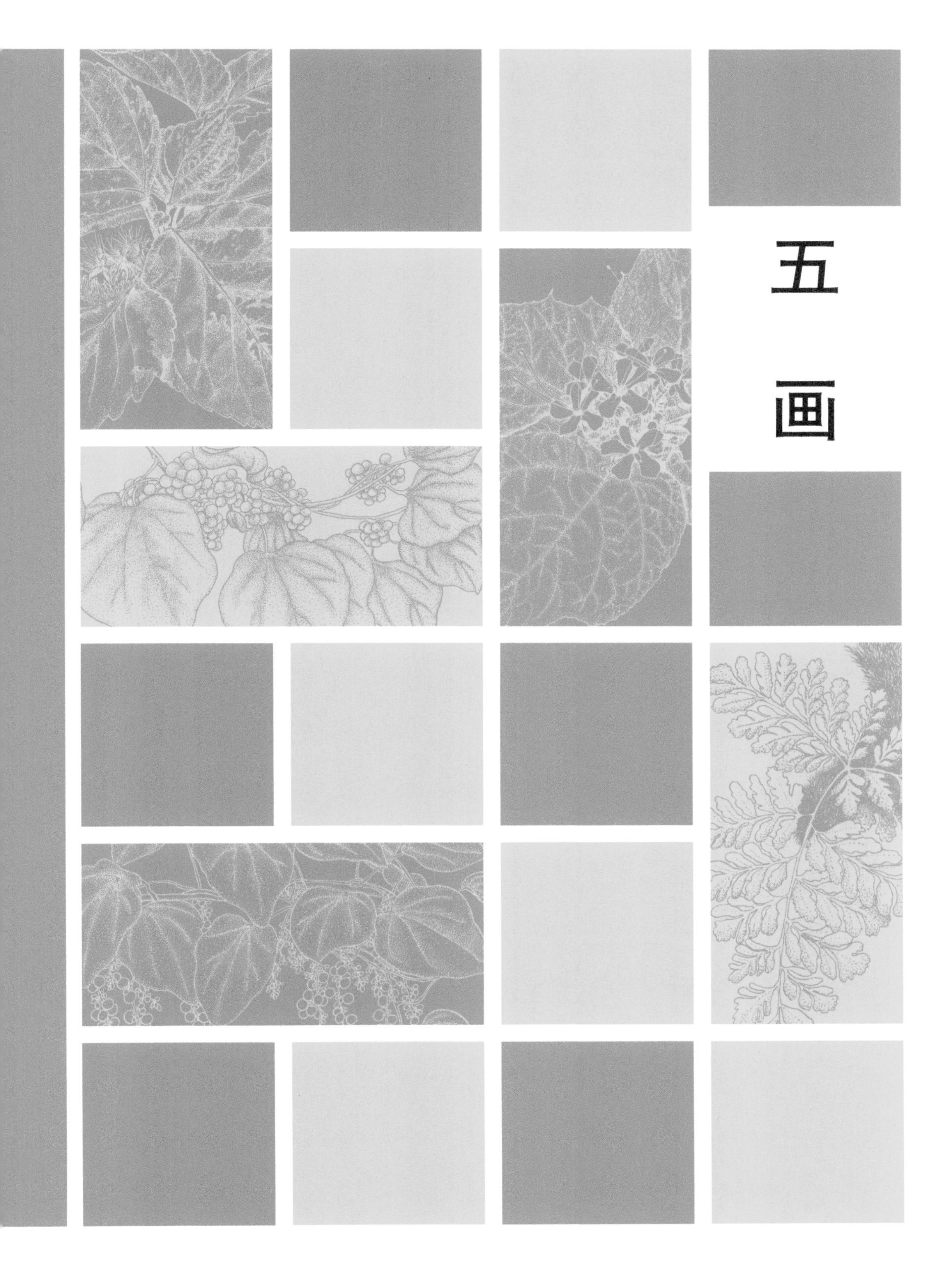

五画

玉叶金花

【壮文名】Gaeubeizhuau
【瑶文名】Zah gingx sinx
【拉丁名】MUSSAENDAE RADIX ET RAMULUS

【药材别名】白纸扇、野白纸扇、山甘草、土甘草、凉口茶。

【基原】本品为茜草科（Rubiaceae）植物玉叶金花*Mussaenda pubescens* W. T. Aiton.的干燥根和茎。

【采收加工】全年均可采挖，洗净，切段，晒干。

【形态特征】攀缘灌木。嫩枝被贴伏短柔毛。叶对生或轮生，膜质或薄纸质，上面近无毛或疏被毛，下面密被短柔毛；托叶三角形，深2裂，裂片钻形。聚伞花序顶生，密花；苞片线形，有硬毛，花萼管陀螺形；花叶阔椭圆形；花冠黄色，外面被贴伏短柔毛，内面喉部密被棒形毛，花冠裂片长圆状披针形。浆果近球形，顶部有萼檐脱落后的环状疤痕，干时黑色。花期6～7月，果期6～12月。

【分布】分布于广东、香港、广西、福建、江西、浙江等。

【生境】生于灌丛、溪谷、山坡或村旁，海拔100～900米。

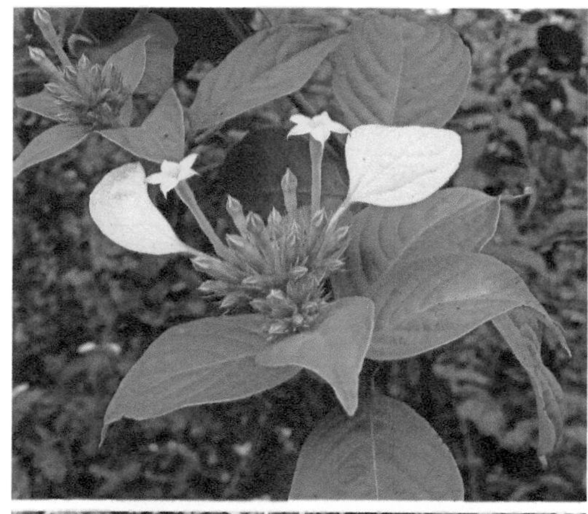

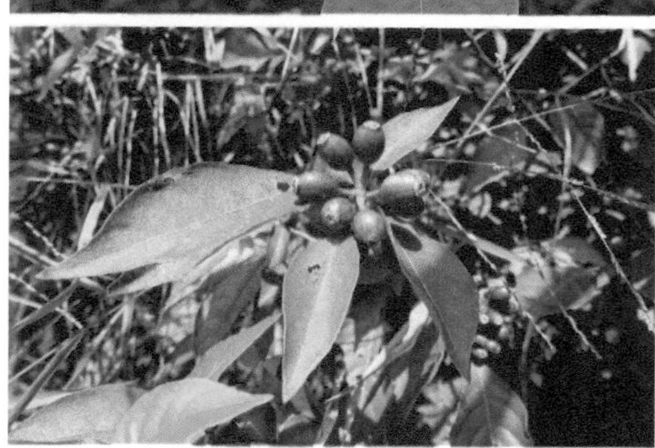

玉叶金花植物

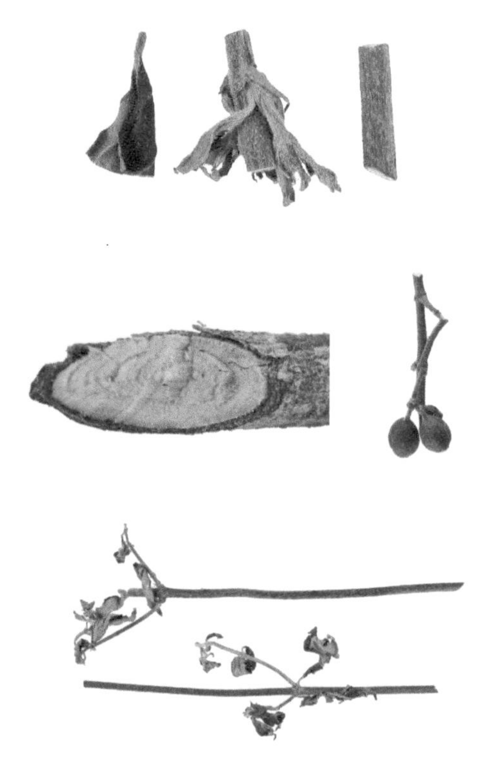

玉叶金花药材

玉郎伞

【壮文名】Bangjdunh
【拉丁名】RADIX MILLETTIAE PULCHRAE

【药材别名】土甘草、单刀根、小牛力。

【基原】本品为豆科（Leguminosae）植物疏叶崖豆*Millettia pulchra* var. *laxior*（Dunn）Z. Wei的干燥块根。

【采收加工】秋、冬季采挖，除去须根，洗净，切片，干燥。

【形态特征】灌木或小乔木。树皮粗糙，散布小皮孔。枝、叶轴、花序均被灰黄色柔毛，后渐脱落。叶和花序均散布在枝上，非集生于枝梢。羽状复叶；小叶较大，长3.5～10.0厘米，宽1.5～4.0厘米。花冠淡红色至紫红色，旗瓣长圆形。荚果线形，扁平。

【分布】分布于江西、福建、湖南、广东、海南、广西、贵州、云南等。

【生境】生于荒野山坡草丛、灌丛中。

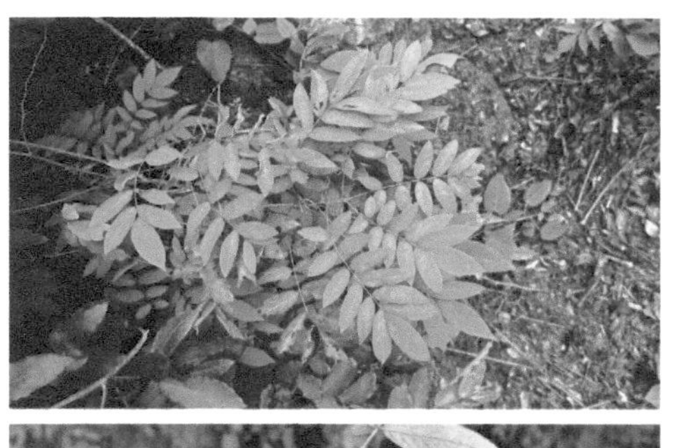
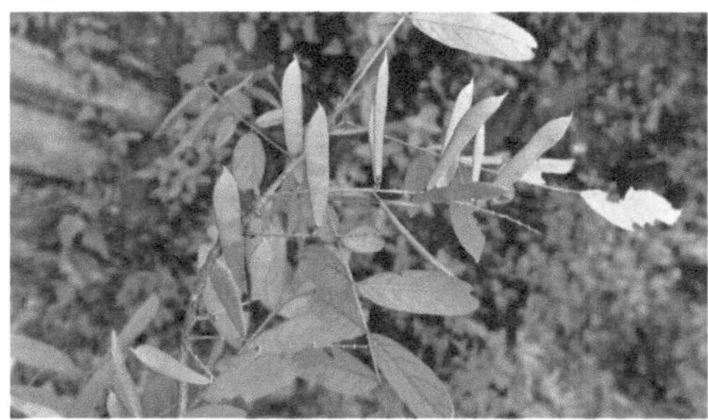
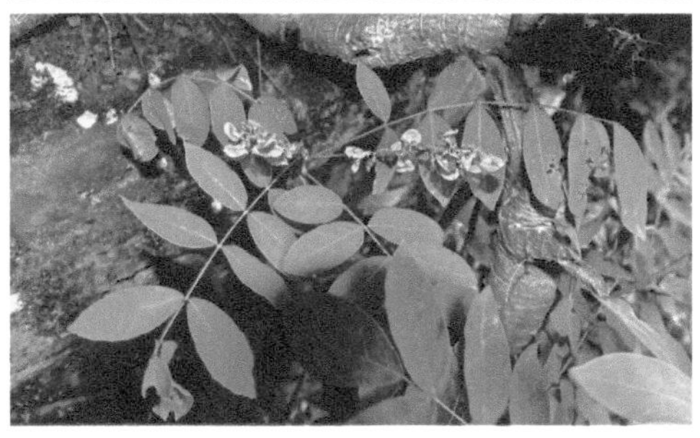

疏叶崖豆植物

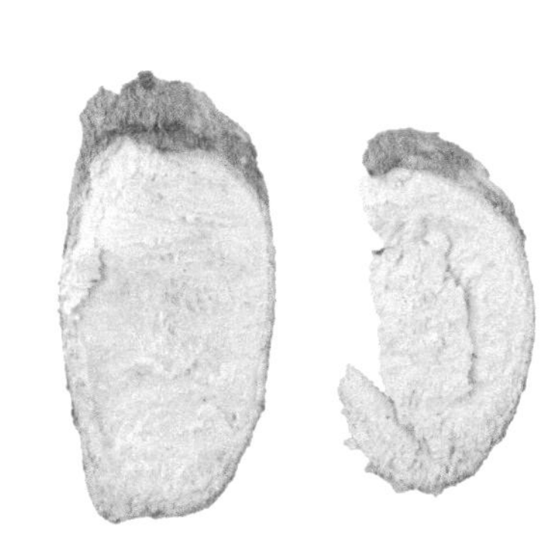
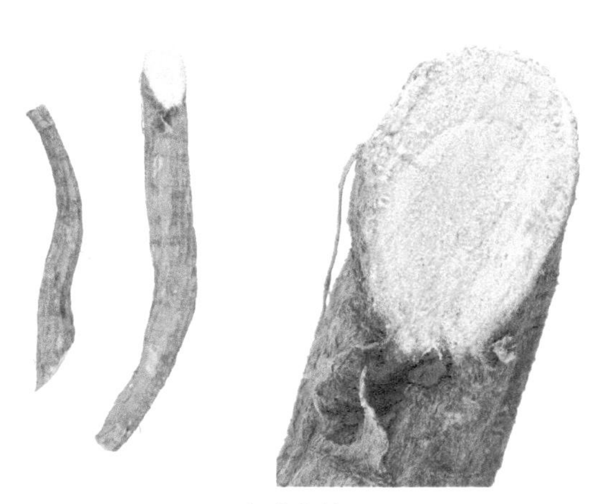

玉郎伞药材

古羊藤

【壮文名】Gaeumbe

【拉丁名】RADIX STREPTOCAULONIS

【药材别名】南苦参。

【基原】本品为萝藦科（Asclepiadaceae）植物马莲鞍*Streptocaulon juventas*（Lour.）Merr.的干燥根。

【采收加工】全年均可采挖，切片，干燥。

【形态特征】常绿木质藤本。具乳汁，除花冠外，全株密被茸毛。叶厚纸质，宽卵形或近圆形，中部较宽，具小尖头，基部心形。聚伞花序宽圆锥状，二至三歧，腋生；花小，黄褐色；花萼内面有5个小腺体；花冠辐状，无毛，花冠筒短，裂片卵圆形；副花冠裂片丝状，长过花药顶，顶端内弯，基部着生在花冠基部；雄蕊5枚。蓇葖叉生成直线，长圆状披针形，被茸毛。花期5～8月，果期9～12月。

【分布】分布于广西、云南等。

【生境】生于山地疏林中或丘陵、山谷密林，攀缘于树上，海拔300～1000米。

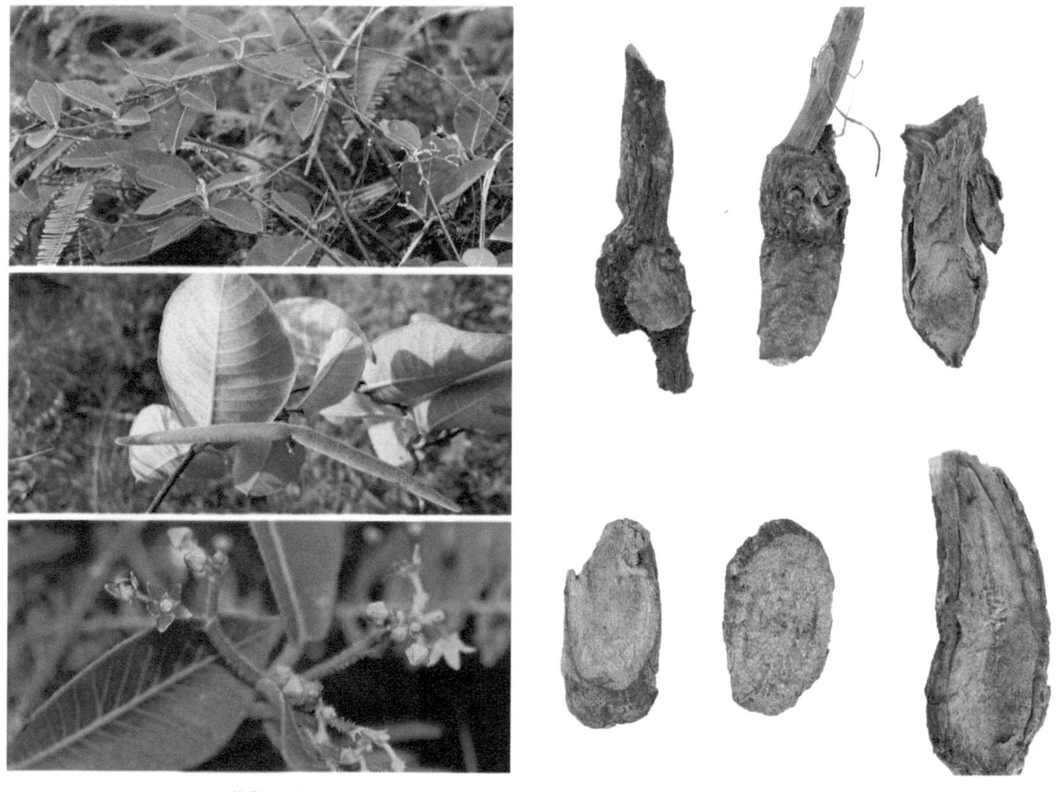

马莲鞍植物　　古羊藤药材

石柑子

【壮文名】Huzlozrin
【瑶文名】Hah louh nzunx
【拉丁名】POTHI CHINENSIS HERBA

【药材别名】石气柑、巴岩香、青蒲芦茶、石葫芦。

【基原】本品为天南星科（Araceae）植物石柑子*Pothos chinensis*（Raf.）Merr.的全草。

【采收加工】全年均可采收，洗净，切段，晒干或鲜用。

【形态特征】附生藤本。茎亚木质，淡褐色，近圆柱形，具纵条纹。叶片纸质，鲜时上面深绿色，下面淡绿色，先端渐尖至长渐尖，常有芒状尖头。花序腋生，基部具苞片4～6枚；苞片卵形；佛焰苞卵状，绿色；肉穗花序短，椭圆形至近圆球形，淡绿色、淡黄色。浆果黄绿色至红色，卵形或长圆形。花期、果期均为全年。

【分布】分布于台湾、广东、广西、贵州等。

【生境】生于阴湿密林中，常匍匐于岩石上或附生于树干上，海拔2400米以下。

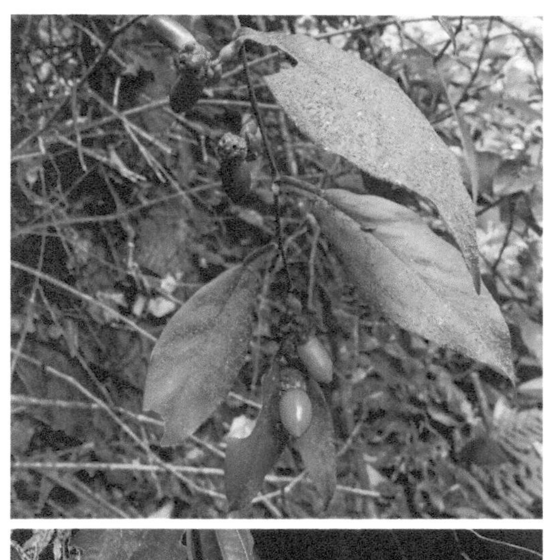

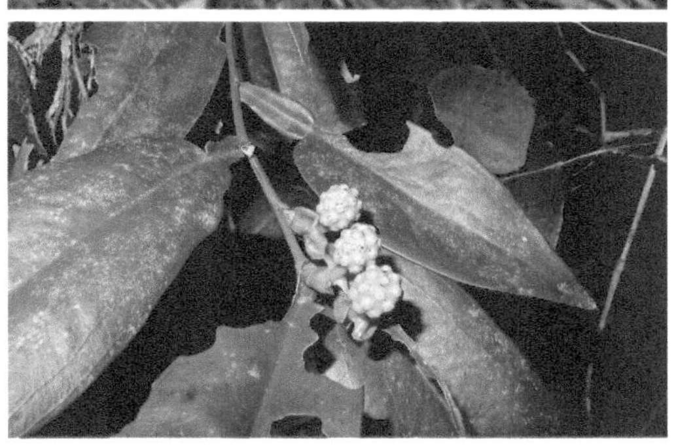

石柑子植物

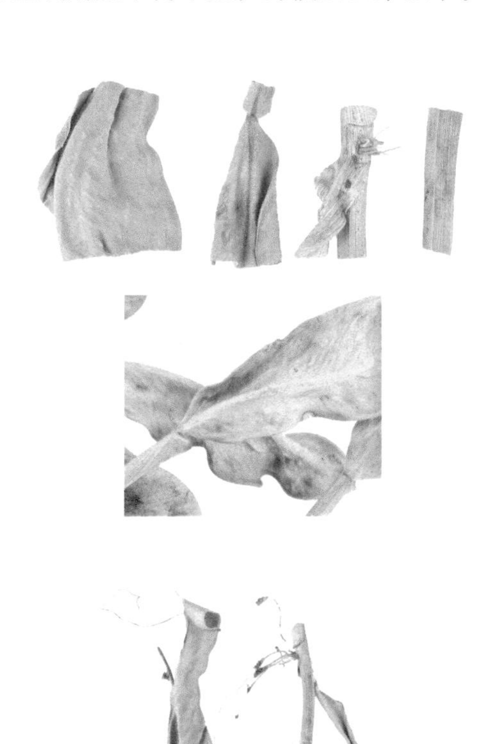

石柑子药材

石菖蒲 【壮文名】Gosipreamx 【拉丁名】ACORI TATARINOWII RHIZOMA

【药材别名】昌羊、昌阳、阳春雪、九节菖蒲、水剑草。

【基原】本品为天南星科（Araceae）植物石菖蒲*Acorus tatarinowii* Schott的干燥根茎。

【采收加工】秋、冬季采挖，除去须根和泥沙，晒干。

【形态特征】多年生草本。根茎芳香，根肉质，具多数须根，根茎上部分枝甚密，植株因而成丛生状，分枝常被纤维状宿存叶基。叶无柄，叶片薄；叶片暗绿色，线形，平行脉多数，稍隆起。花序柄腋生，三棱形，叶状佛焰苞；肉穗花序圆柱状，上部渐尖，直立或稍弯；花白色。幼果绿色，成熟时黄绿色或黄白色。花期、果期均为2～6月。

【分布】分布于黄河以南地区。

【生境】生于密林下、湿地或溪旁石上，海拔20～2600米。

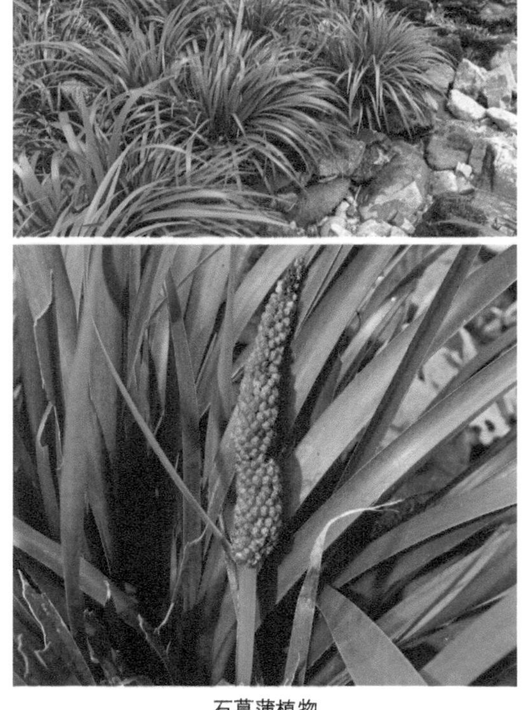

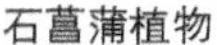

石菖蒲植物

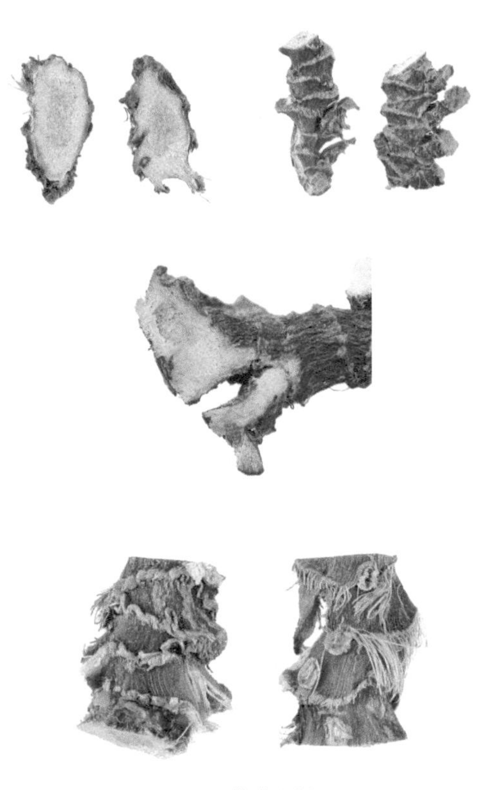

石菖蒲药材

龙血竭

【壮文名】Meizlwedlungz

【拉丁名】SAMGUIS DRANAENAE

【药材别名】麒麟竭、海蜡、麒麟血、木血竭。

【基原】本品为百合科（Liliaceae）植物剑叶龙血树*Dracaena cochinchinensis*（Lour.）S. C. Chen的含脂木材经提取得到的树脂。

【采收加工】全年均可采收，割取含树脂的木材，阴干。

【形态特征】乔木。茎粗大，分枝多，树皮灰白色，光滑，老干皮部灰褐色，片状剥落，幼枝有环状叶痕。叶聚生在茎、分枝或小枝顶端，互相套叠，剑形，薄革质，向基部略变窄而后扩大，抱茎，无柄。圆锥花序，花序轴密生乳突状短柔毛，幼嫩时更甚；花每2～5朵簇生，乳白色。浆果，橘黄色。花期3月，果期7～8月。

【分布】分布于云南、广西等。

【生境】生于石灰岩上，海拔950～1700米。

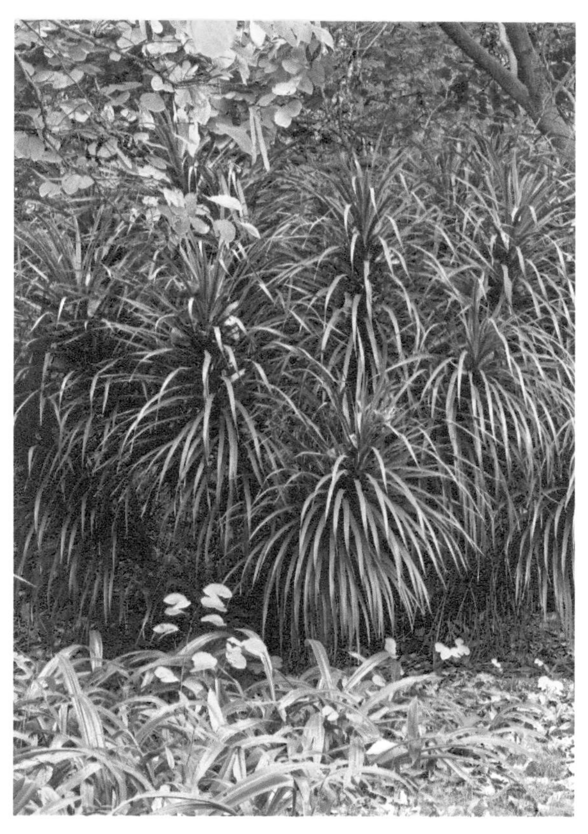

剑叶龙血树植物

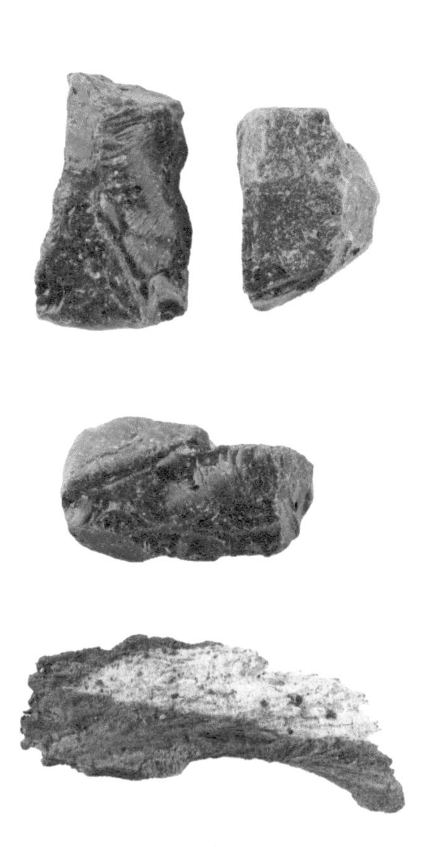

龙血竭药材

龙骨马尾杉

【壮文名】Gogaeuloeg

【拉丁名】PHLEGMARIURI CARINATI HERBA

【药材别名】鹿角草、青蛇勒公、裤带藤。

【基原】本品为石杉科（Huperziaceae）植物龙骨马尾杉*Phlegmariurus carinatus*（Desv.）Ching的干燥全草。

【采收加工】夏、秋季采收，除净泥土、杂质，干燥。

【形态特征】中型附生蕨类。茎簇生，成熟枝下垂，一至多回二叉分枝，枝较粗，枝连叶绳索状。叶螺旋状排列，但扭曲呈二列状；营养叶密生，针状，紧贴枝上，强度内弯。孢子囊穗顶生；孢子叶卵形，基部楔形，先端尖锐，具短尖头，中脉不显，全缘；孢子囊生于孢子叶腋，藏于孢子叶内，不显，肾形，2瓣裂，黄色。

【分布】分布于台湾、广东、广西、海南、云南等。

【生境】附生于山脊、山谷、丘陵密林中石上或树干上，海拔700米以下。

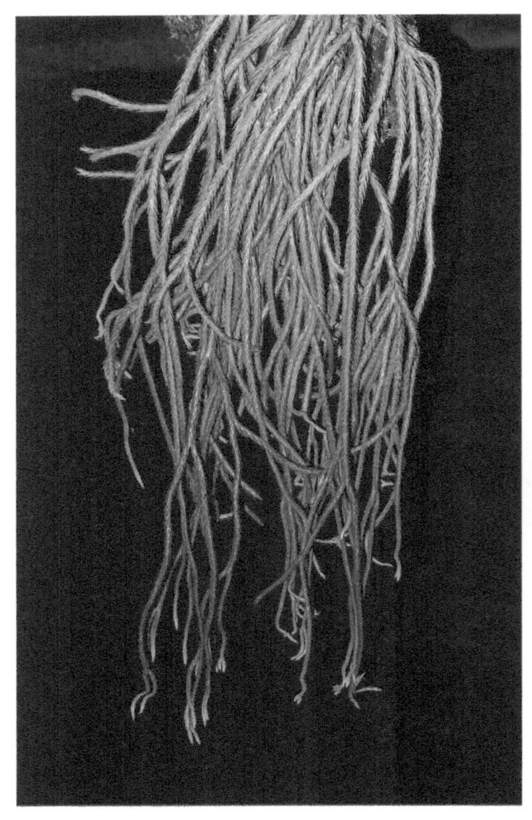

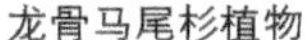

龙骨马尾杉植物

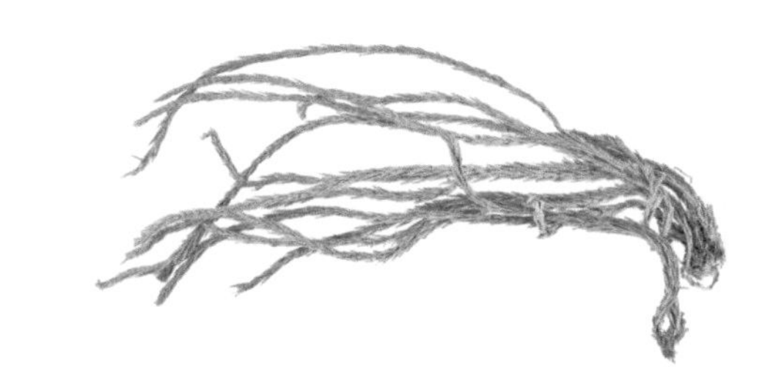

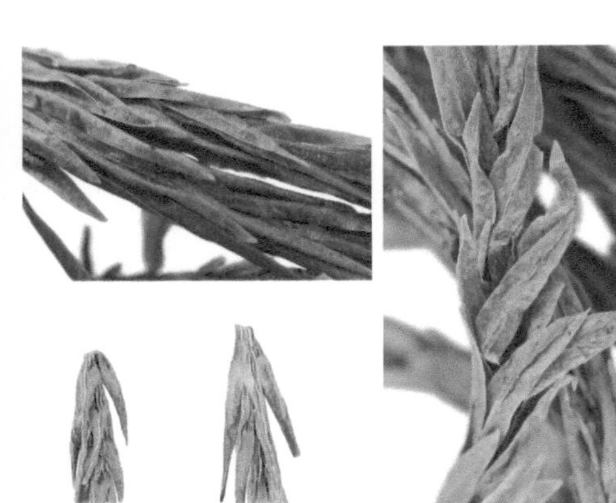

龙骨马尾杉药材

龙眼肉 【壮文名】Nohmaknganx 【拉丁名】LONGAN ARILLUS

【药材别名】桂圆。

【基原】本品为无患子科（Sapindaceae）植物龙眼*Dimocarpus longan* Lour.的假种皮。

【采收加工】夏、秋季采收成熟果实，干燥，除去壳、核，晒至干爽不黏。

【形态特征】常绿乔木。具板根；小枝粗壮，散生苍白色皮孔。小叶4～5对，薄革质，两侧常不对称；侧脉12～15对，仅在背面凸起。花序大型，多分枝，顶生和近枝顶腋生，密被星状毛；花瓣乳白色，披针形。果近球形，直径1.2～2.5厘米，通常黄褐色或有时灰黄色，外面稍粗糙，或少有微凸的小瘤体。种子茶褐色，光亮，全部被肉质的假种皮包裹。花期春夏间，果期夏季。

【分布】分布于云南、广东、广西等，我国西南地区至华南地区广泛栽培。

【生境】生于疏林、路旁。多为栽培。

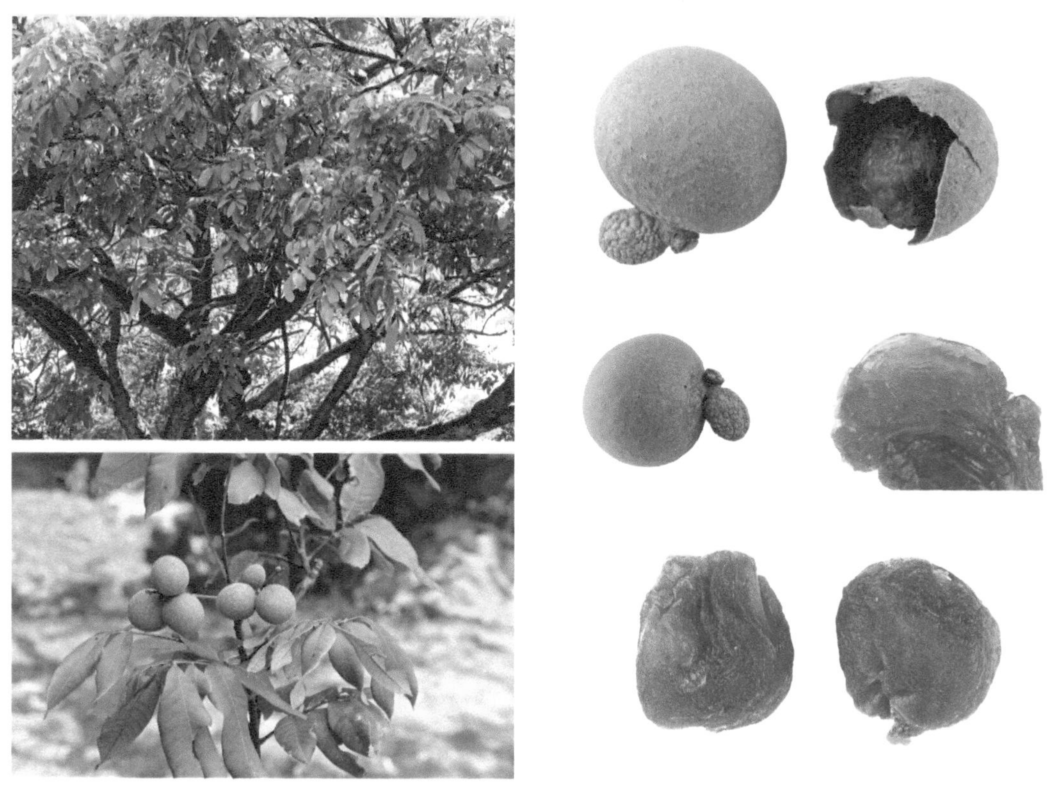

龙眼植物　　龙眼肉药材

龙船花

【壮文名】Varuzlungz
【拉丁名】IXORAE CHINENSIS HERBA

【药材别名】山丹、卖子木、蒋英木。

【基原】本品为茜草科（Rubiaceae）植物龙船花*Ixora chinensis* Lam.的干燥地上部分。

【采收加工】全年均可采收，切段，干燥。

【形态特征】灌木。叶对生；叶柄极短而粗或无；托叶长5～7毫米，基部阔，合生成鞘形。花序顶生，多花，具短总花梗；花冠红色或红黄色，盛开时长2.5～3.0厘米，顶部4裂，裂片倒卵形或近圆形，扩展或外翻，顶端钝或圆形；花丝极短，花药长圆形，基部2裂；花柱短，伸出冠管外，柱头2枚，初时靠合，盛开时叉开，略下弯。果近球形，双生，中间有一沟，成熟时红黑色。花期5～7月。

【分布】分布于福建、广东、香港、广西等。

【生境】生于山地灌丛和疏林，海拔200～800米。

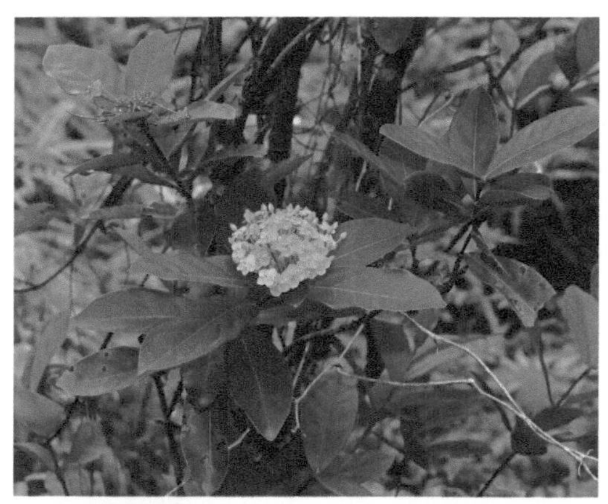

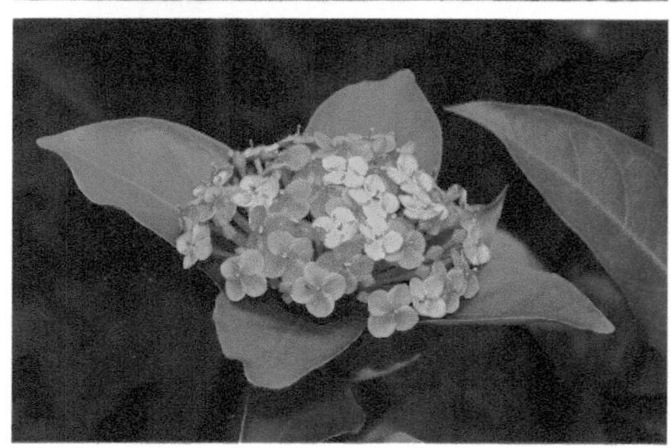

龙船花植物

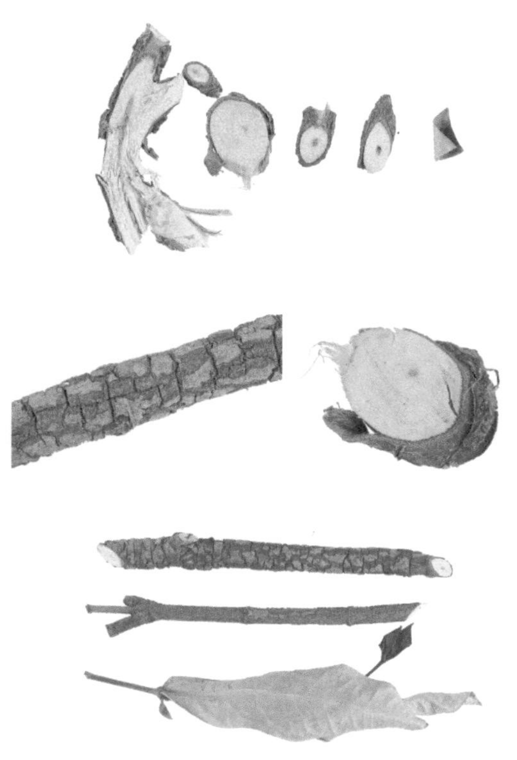

龙船花药材

龙脷叶

【壮文名】Mbawlinxlungz

【拉丁名】FOLIUM SAUROPI

【药材别名】龙舌叶、龙味叶、牛耳叶。

【基原】本品为大戟科（Euphorbiaceae）植物龙脷叶*Sauropus spatulifolius* Beille的干燥叶。

【采收加工】夏、秋季采收，干燥。

【形态特征】常绿小灌木。茎粗糙；枝条圆柱状，蜿蜒状弯曲，多皱纹；幼时被腺状短柔毛，老渐无毛，节间短。叶通常聚生于小枝上部，常向下弯垂，叶片鲜时近肉质，匙形、倒卵状长圆形或卵形，有时长圆形，顶端浑圆或钝，有小凸尖，稀凹缺，基部楔形或钝，稀圆形，上面鲜时深绿色；托叶三角状耳形，着生于叶柄基部两侧，宿存。花红色或紫红色；萼片6枚，2轮，近等大；花盘腺体6个。花期2～10月。

【分布】栽培于福建、广东、广西等。

【生境】栽培于药圃、公园、村边及屋旁。

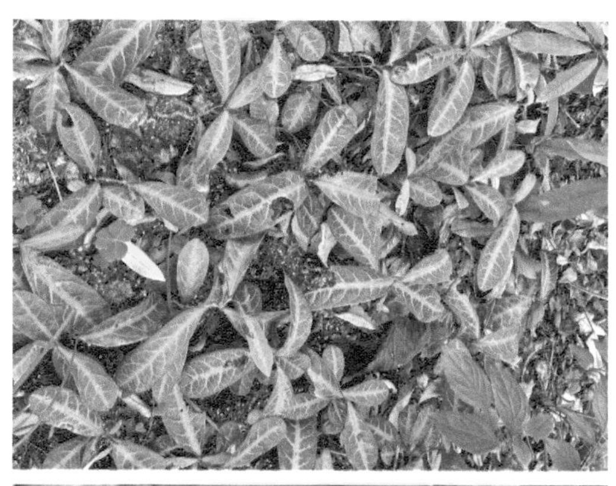

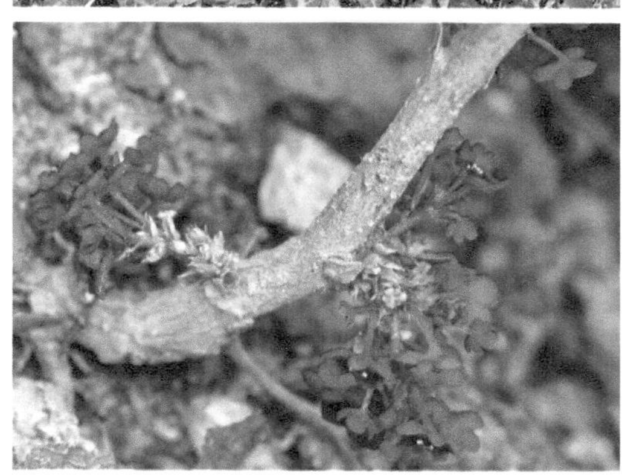

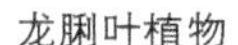

龙脷叶植物

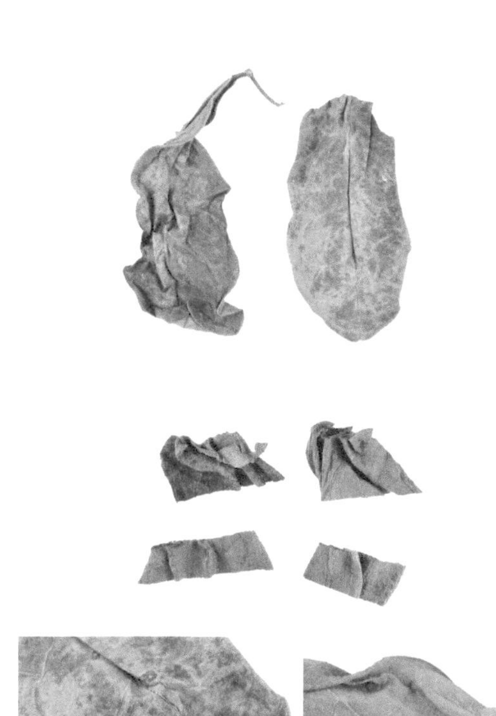

龙脷叶药材

东风桔

【壮文名】Gplaeujndo

【拉丁名】SEVERINAE BUXIFOLIAE RADIX ET CAILIS

【药材别名】针仔簕、牛屎橘、狗橘刺。

【基原】为芸香科（Rutaceae）植物酒饼簕*Atalantia buxifolia*（Poir.）Oliv.的干燥根及茎。

【采收加工】全年均可采挖，洗净，切片，干燥。

【形态特征】灌木。分枝多，小枝绿色，老枝灰褐色，刺多，劲直，顶端红褐色。叶硬革质，有柑橘叶香气；花多朵簇生，稀单朵腋生，几无花梗；萼片及花瓣均5枚；花瓣白色；雄蕊10枚，花丝白色，分离；花柱约与子房等长，绿色。果圆球形，果皮平滑，有稍凸起油点，熟透时蓝黑色，果萼宿存于果梗上，有种子2粒或1粒。种皮薄膜质，子叶厚，肉质，绿色，多油点，无毛。花期5～12月，果期9～12月。

【分布】分布于海南、台湾、福建、广东、广西等。

【生境】常生于离海岸不远的平地、缓坡及低丘陵的灌木丛。

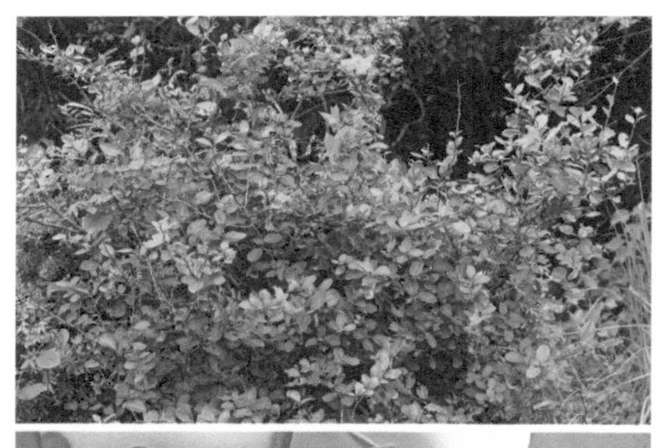

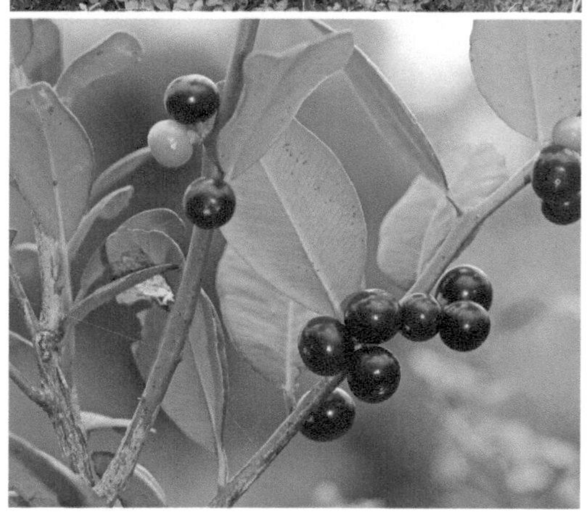

酒饼簕植物

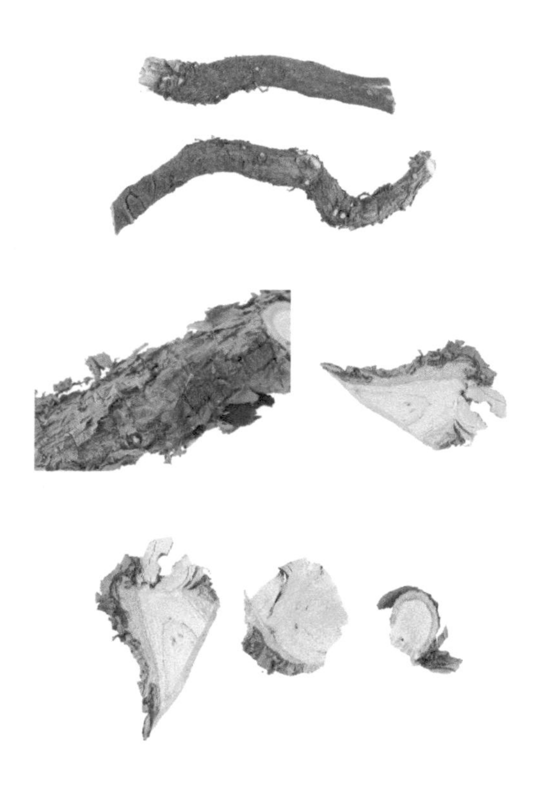

东风桔药材

叶下珠

【壮文名】Nya'gvanjdouj

【拉丁名】PHYLLAMTHI URINARIAE HERBA

【药材别名】珍珠草、叶下珍珠、叶后珠、十字珍珠草、夜合草、夜合珍珠。

【基原】本品为大戟科（Euphorbiaceae）植物叶下珠*Phyllanthus urinaria* L.的干燥全草。

【采收加工】夏、秋季采收，干燥。

【形态特征】一年生草本。茎通常直立，基部多分枝；枝具翅状纵棱，上部被一纵列疏短柔毛。叶片纸质，因叶柄扭转而呈羽状排列。花雌雄同株，雄花2～4朵簇生于叶腋，雌花单生于小枝中下部的叶腋内。蒴果圆球状，直径1～2毫米，红色，表面具一小凸刺，有宿存的花柱和萼片，开裂后轴柱宿存。花期4～6月，果期7～11月。

【分布】分布于我国华东、华中、华南和西南地区。

【生境】生于旷野平地、旱田、山地路旁或林缘，海拔500米以下。

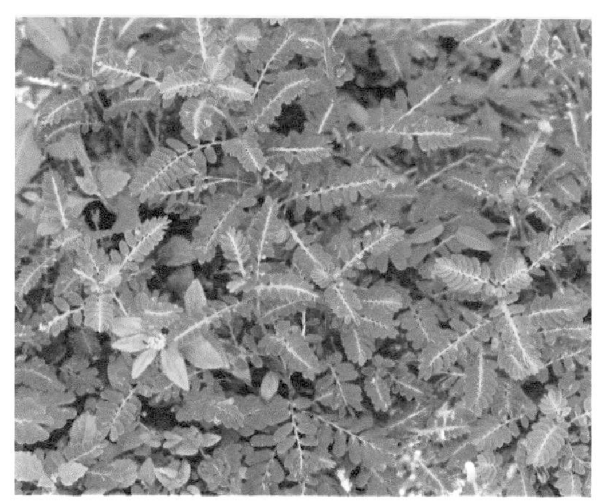

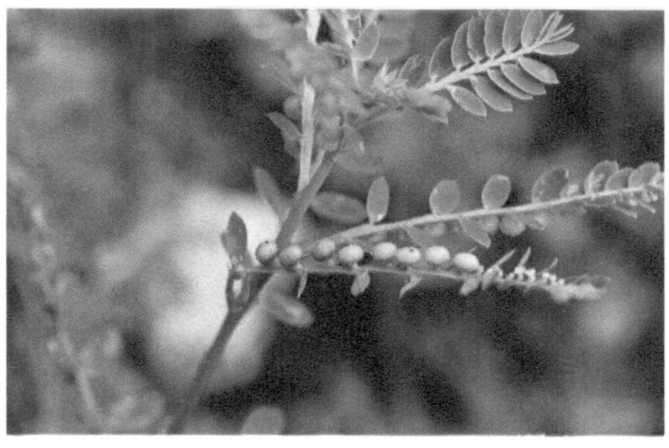

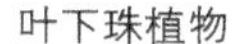

叶下珠植物

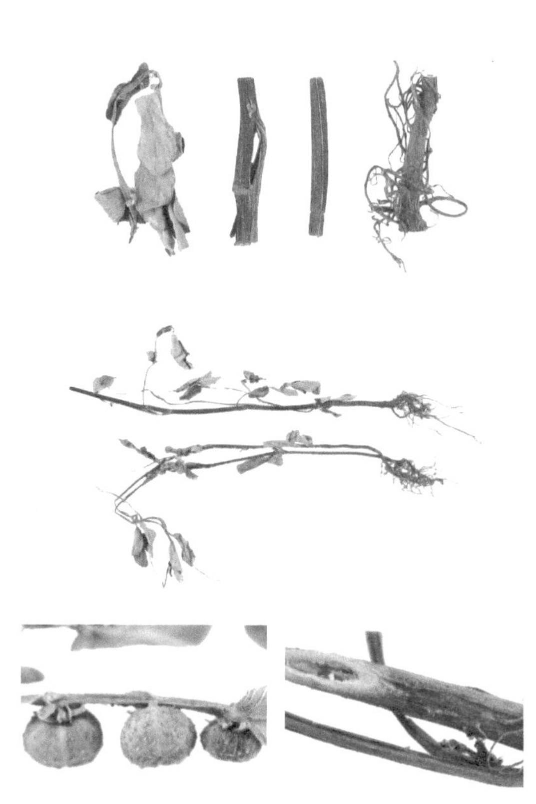

叶下珠药材

四方木皮

【壮文名】Meizlangmax
【拉丁名】CORTEX SARACAE

【药材别名】四方木、火焰木。

【基原】本品为豆科（Leguminosae）植物中国无忧花*Saraca dives* Pierre的干燥树皮。

【采收加工】夏、秋季剥取，干燥。

【形态特征】乔木。叶有小叶5～6对，嫩叶略带紫红色，下垂；小叶近革质。花序腋生，较大，总轴被毛或近无毛；总苞大，阔卵形，被毛，早落；苞片卵形、披针形或长圆形；花黄色，后部分（萼裂片基部及花盘、雄蕊、花柱）变红色；雄蕊8～10枚，其中1～2枚常退化呈钻状。荚果棕褐色，扁平，果瓣卷曲。种子5～9粒，形状不一，扁平，两面中央有一浅凹槽。花期4～5月，果期7～10月。

【分布】分布于云南、广西等。

【生境】生于密林或疏林，常见于河流或溪谷两旁，海拔200～1000米。

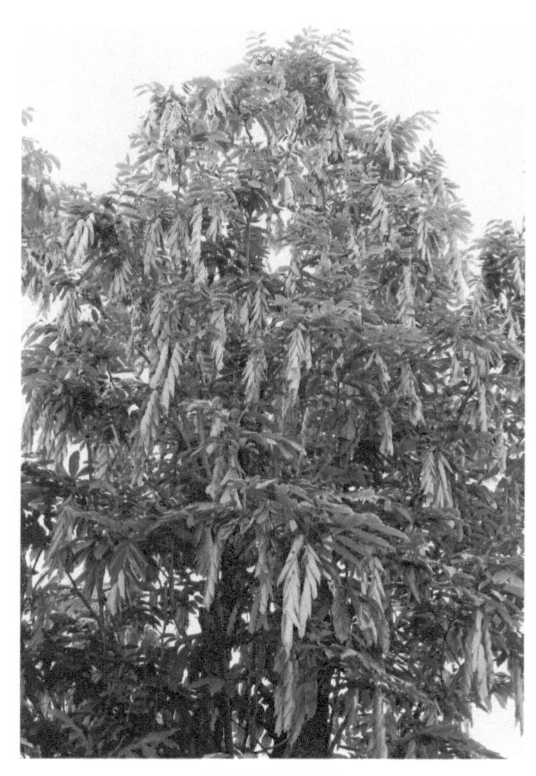

中国无忧花植物

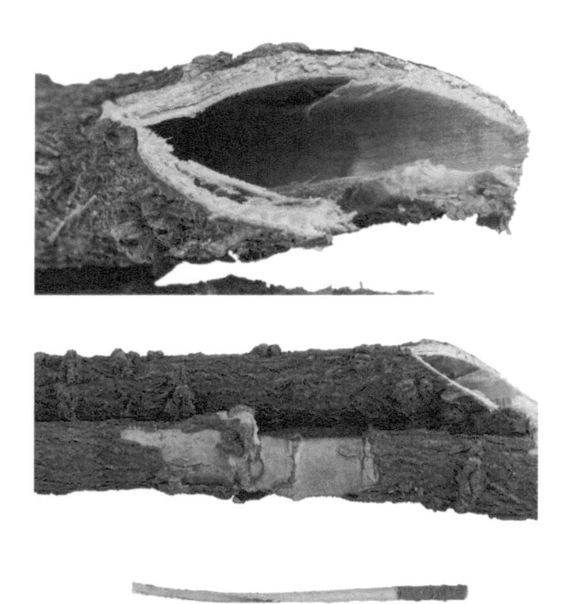

四方木皮药材

四方藤

【壮文名】Gaeuseiqlimq
【瑶文名】Feix bung nzunx
【拉丁名】CISSI PTEROCLADAE CAULIS

【药材别名】红四方藤、翼枝白粉藤。

【基原】本品为葡萄科（Vitaceae）植物翼茎白粉藤*Cissus pteroclada* Hayata.的干燥藤茎。

【采收加工】秋季采制，切段，干燥。

【形态特征】木质藤本。小枝近圆柱形，上部近方形，纵棱纹不明显。卷须不分枝。叶长椭圆形或三角状长椭圆形，先端渐尖或短尾尖，基部近截形，每边有5～11枚细锯齿，两面无毛，基出脉3条。复二歧聚伞花序顶生或与叶对生；花萼杯形，全缘；花瓣三角状长圆形；花盘明显，4裂；子房下部与花盘合生，花柱钻形，柱头微扩大。果近球形。花期9～10月，果期10～12月。

【分布】分布于广东、广西、海南、云南等。

【生境】生于山谷林中或山坡灌丛，海拔50～1300米。

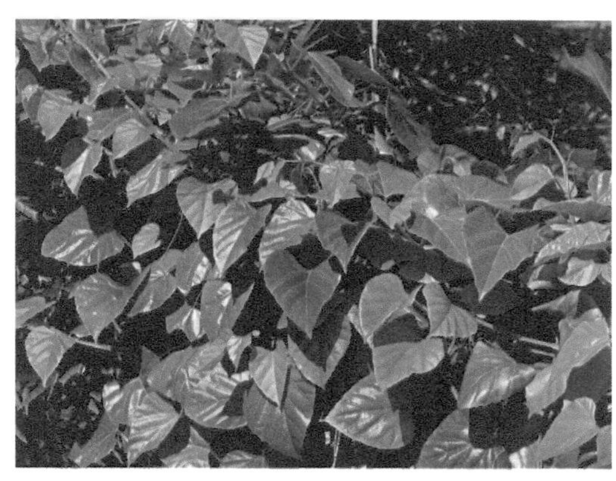
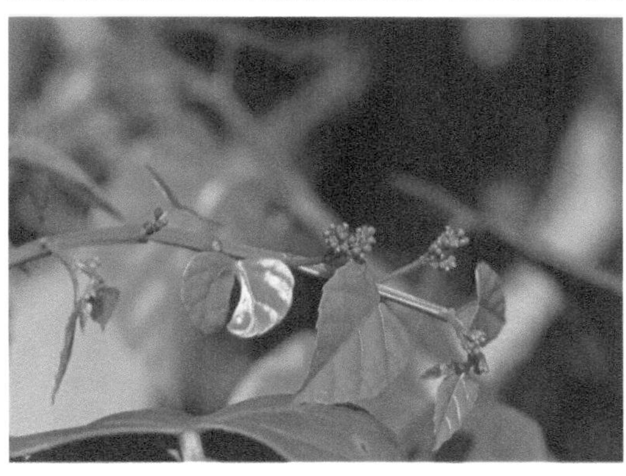
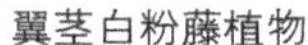
翼茎白粉藤植物

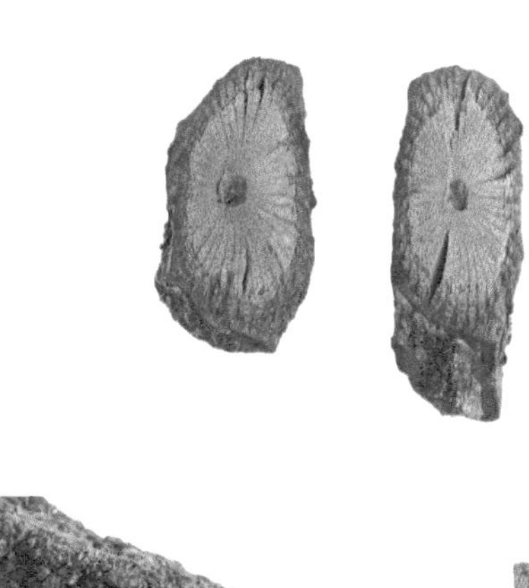
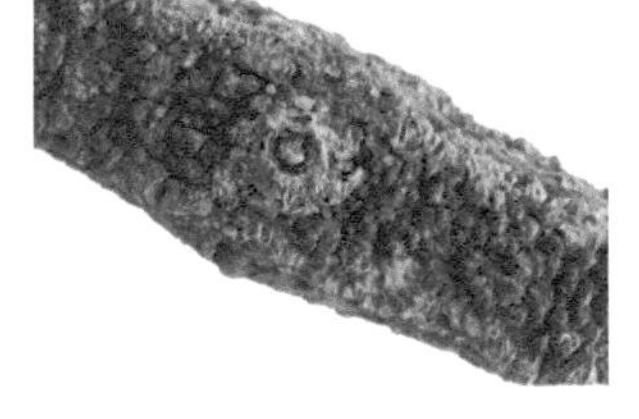
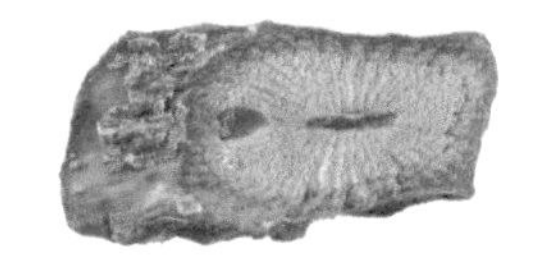
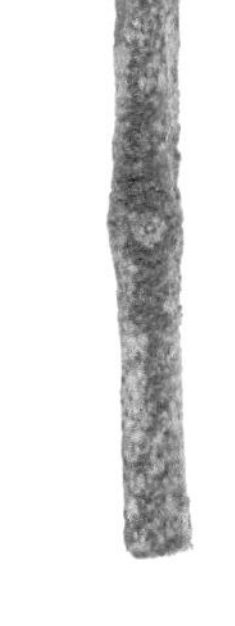
四方藤药材

四块瓦

【壮文名】Goseiqmbaw

【拉丁名】CHLORANTHI HOLOSTEGII HERBA

【药材别名】四叶细辛、万根丹、分叶芹。

【基原】本品为金粟兰科（Chloranthaceae）植物全缘金粟兰*Chloranthus holostegius*（Hand. -Mazz.）Pei et Shan的干燥全草。

【采收加工】全年均可采收，除去杂质，晒干。

【形态特征】多年生草本。根状茎粗壮，黑褐色，具多数细长的棕色须根；茎直立，单生或数个丛生，有6～7个明显的节。叶对生，通常4片生于茎上部，纸质，宽椭圆形、卵状椭圆形或倒卵形，边缘具锯齿，齿端有一腺体；托叶小，钻形。穗状花序顶生，通常二歧或总状分枝；花白色；雄蕊3枚，基部几分离，仅内侧稍相连。核果球形，具短柄。花期4～6月，果期7～8月。

【分布】分布于陕西、甘肃、福建、湖南、广东、广西、贵州等。

【生境】生于山坡林下阴湿地或路边灌丛中，海拔750～1900米。

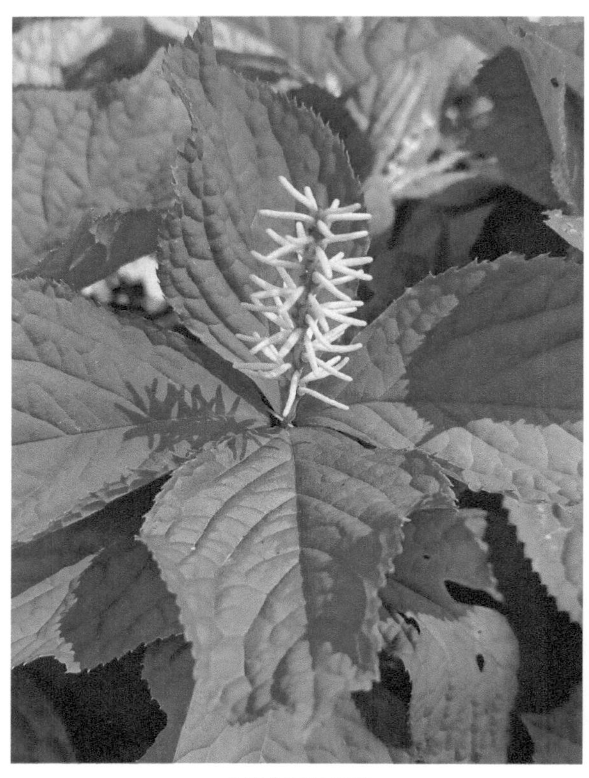

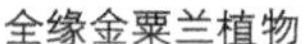

全缘金粟兰植物

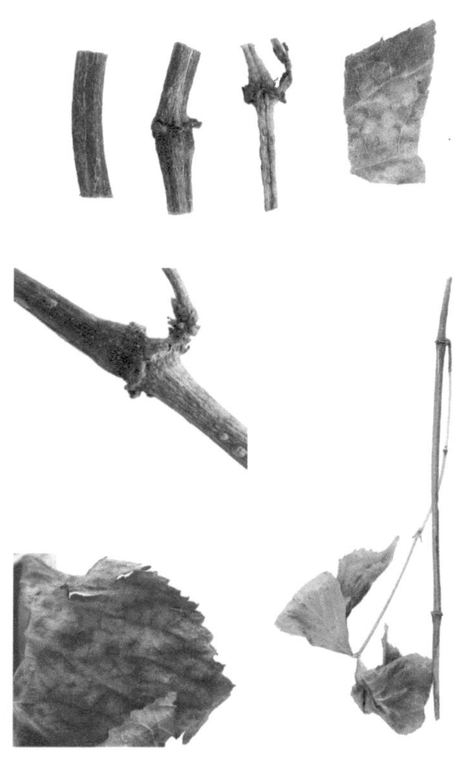

四块瓦药材

仙人掌　【壮文名】Gohaizdaej　【拉丁名】OPUNTIAE HERBA

【药材别名】仙巴掌、霸王树、火焰、火掌、玉芙蓉、观音刺。

【基原】本品为仙人掌科（Cactaceae）植物仙人掌*Opuntia dillenii*（Ker Gawl.）Haw.的干燥地上部分。

【采收加工】全年均可采收，用刀削除小瘤体上的刺和刺毛，除去杂质，晒干。

【形态特征】丛生肉质灌木。上部分枝宽倒卵形；小窠疏生，明显突出，每小窠具（1～）3～10（～20）根刺；刺黄色，有淡褐色横纹，粗钻形，多少开展并内弯。叶钻形，绿色，早落。花辐状，直径5.0～6.5厘米；萼状花被片宽倒卵形至狭倒卵形，黄色，具绿色中肋；花丝淡黄色；柱头5枚，黄白色。浆果倒卵球形。种子多数，扁圆形。花期6～10（～12）月。

【分布】栽培于我国南方沿海地区。

【生境】生于庭院、路旁。多为栽培。

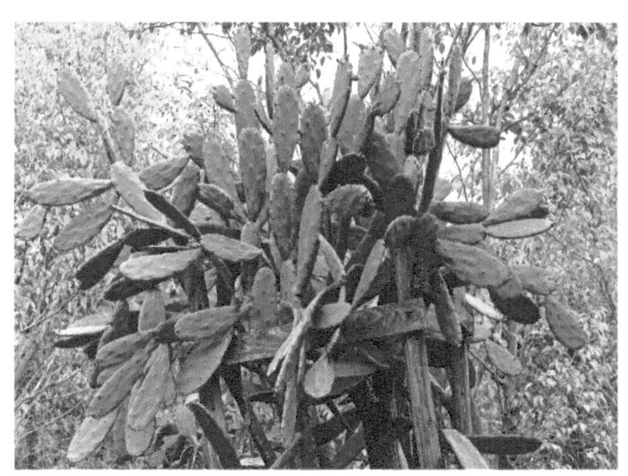

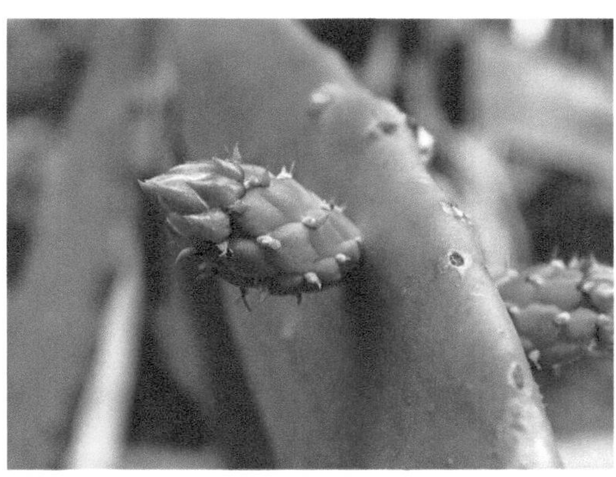

仙人掌植物

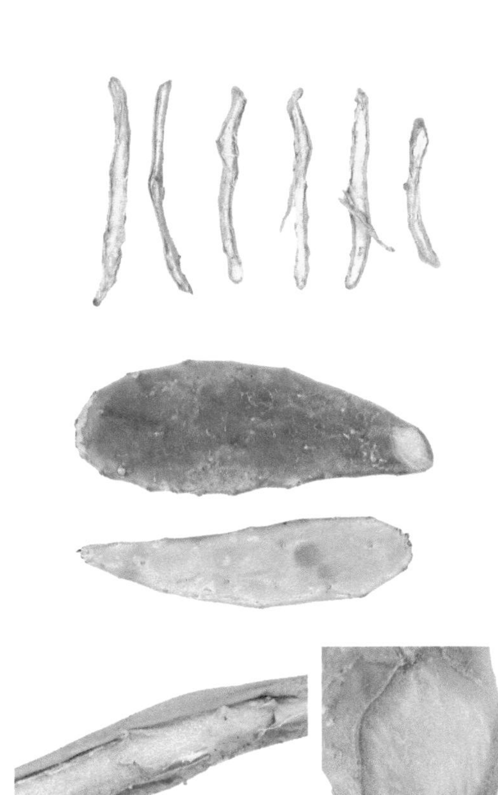

仙人掌药材

仙茅 【壮文名】Gohazsien 【拉丁名】CURCULIGINIS RHIZOMA

【药材别名】亦名独茅、茅爪子、婆罗门参。

【基原】本品为石蒜科（Amaryllidaceae）植物仙茅*Curculigo orchioides* Gaertn.的干燥根茎。

【采收加工】秋、冬季采挖，除去根头和须根，洗净，干燥。

【形态特征】多年生草本。根状茎圆柱状，直生。叶线形或披针形，先端长渐尖，两面被疏柔毛或无毛；无柄或具短柄。花茎大部包于鞘状叶柄内，被柔毛；苞片披针形，具缘毛；总状花序稍呈伞房状，具4～6朵花。花黄色。浆果近纺锤状。花期、果期均为4～9月。

【分布】分布于浙江、福建、江西、广东、广西、贵州等。

【生境】生于山地林下或草坡，海拔1600米以下。

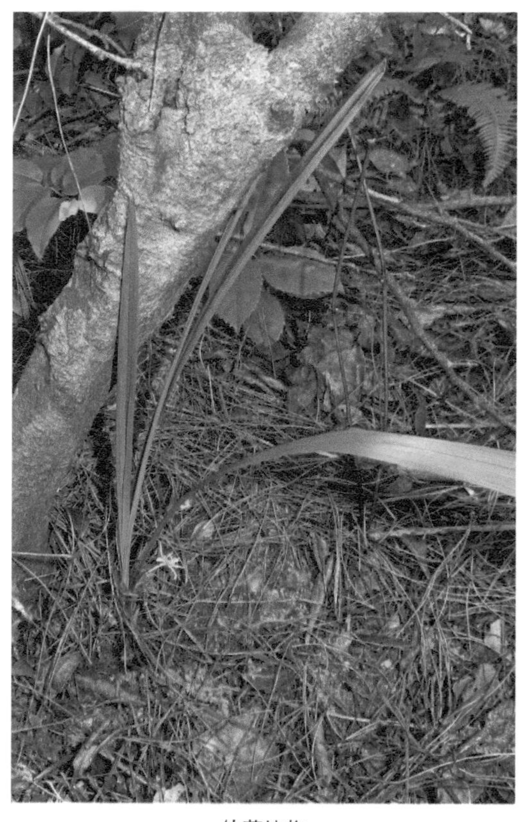

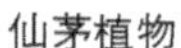
仙茅植物

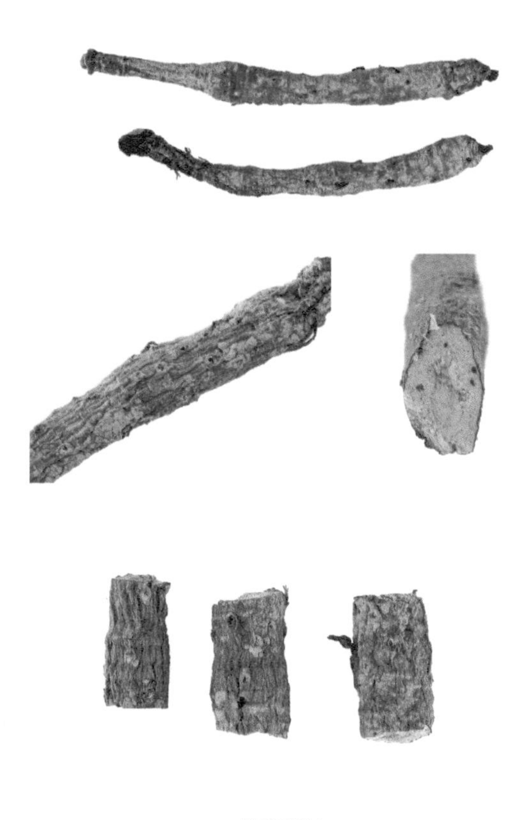

仙茅药材

仙鹤草 【壮文名】Nyacaijmaj 【拉丁名】AGRIMONIAE HERBA

【药材别名】狼牙草。

【基原】本品为蔷薇科（Rosaceae）植物龙牙草*Agrimonia pilosa* Ledeb.的干燥地上部分。

【采收加工】夏、秋季茎叶茂盛时采割，除去杂质，干燥。

【形态特征】多年生草本。叶为间断奇数羽状复叶，通常有小叶3～4对，稀2对，向上减少至3片小叶，叶柄被稀疏柔毛或短柔毛；小叶片无柄或有短柄，边缘有急尖到圆钝锯齿；托叶草质，绿色。花序穗状总状顶生，分枝或不分枝，花序轴被柔毛；花瓣黄色，长圆形。果实倒卵圆锥形，外面有10条肋，被疏柔毛，顶端有数层钩刺，幼时直立，成熟时靠合。花期、果期均为5～12月。

【分布】分布于我国南北各地。

【生境】生于溪边、路旁、草地、灌丛、林缘及疏林，海拔100～3800米。

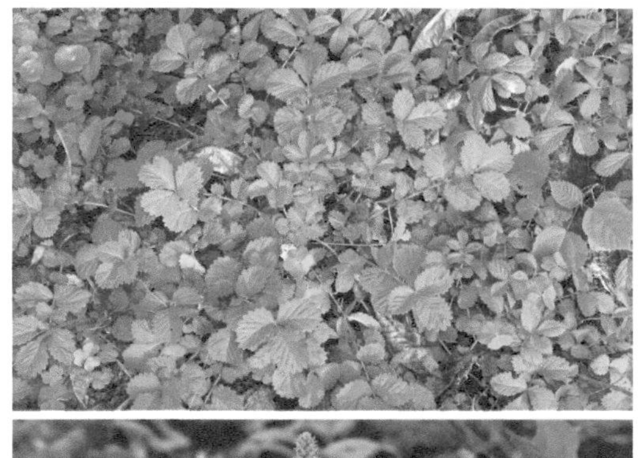

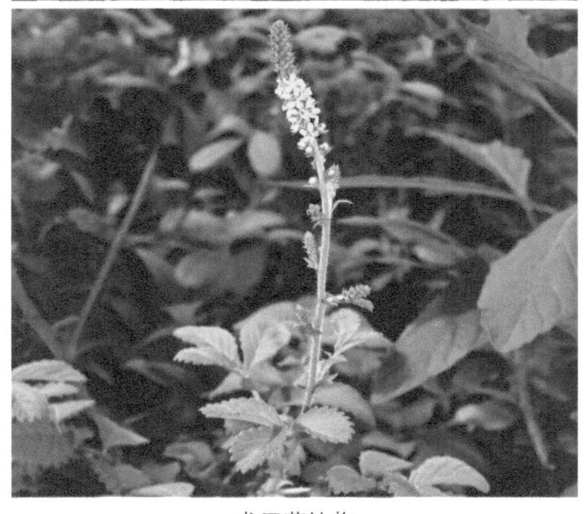

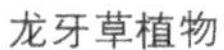

龙牙草植物

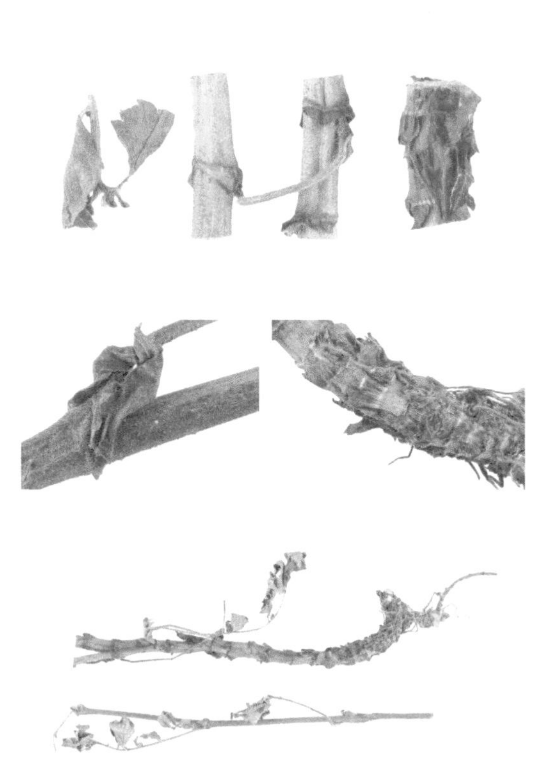

仙鹤草药材

白及 【壮文名】Gobwzgiz 【拉丁名】BLETILLAE RHIZOMA

【药材别名】白芨。

【基原】本品为兰科（Orchidaceae）植物白及*Bletilla striata*（Thunb. ex Murray）Rchb. F.的干燥块茎。

【采收加工】夏、秋季采挖，除去须根，洗净，置沸水中煮或蒸至无白心，晒至半干，除去外皮，再晒干。

【形态特征】草本。假鳞茎扁球形，上面具荸荠似的环带，富黏性。茎粗壮，劲直。叶4～6片。花序具3～10朵花，常不分枝或极罕分枝；花序轴或多或少呈“之”字状曲折；花大，紫红色或粉红色；唇瓣较萼片和花瓣稍短，白色带紫红色，具紫色脉；唇盘上面具5条纵褶片，从基部伸至中裂片近顶部，仅在中裂片上面为波状；蕊柱长18～20毫米，柱状，具狭翅，稍弯曲。花期4～5月。

【分布】分布于陕西、浙江、江西、福建、湖北、广东、广西、四川等。

【生境】生于路边草丛或岩石缝中，海拔100～3200米。

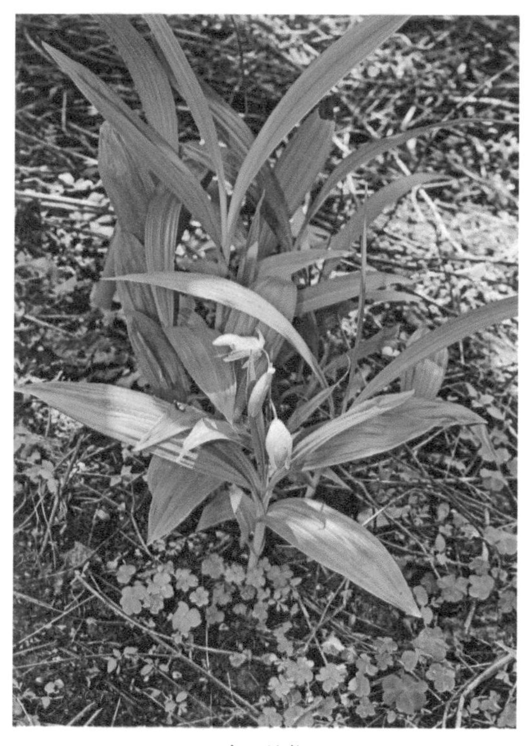

白及植物

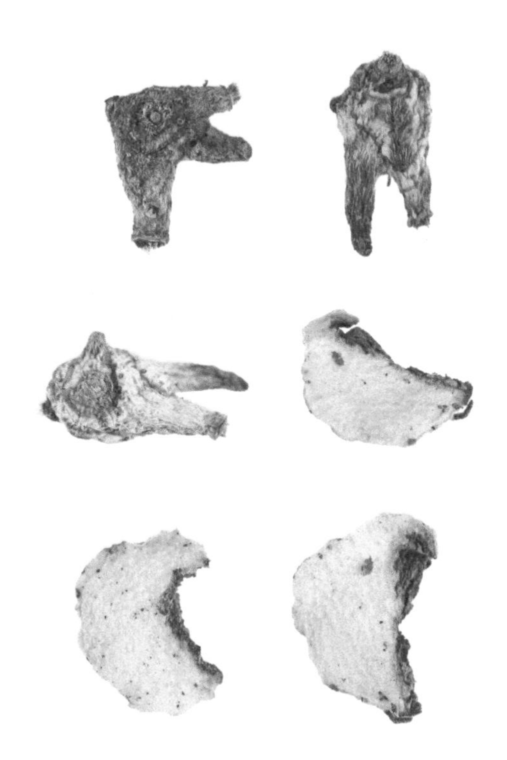

白及药材

白马骨

【瑶文名】Jiemh ging buerng
【拉丁名】SERISSAE SERISSOIDIS HERBA

【药材别名】路边金、满天星、路边鸡、六月冷、曲节草、路边荆。

【基原】本品为茜草科（Rubiaceae）植物白马骨*Serissa serissoides*（DC.）Druce的全草。

【采收加工】4～6月采收茎叶，秋季挖根，洗净，切段，晒干或鲜用。

【形态特征】小灌木。枝粗壮，灰色，被短毛，后毛脱落变无毛，嫩枝被微柔毛。叶通常丛生，薄纸质，倒卵形或倒披针形，顶端短尖或近短尖，基部收狭成一短柄，除下面被疏毛外，其余无毛；托叶具锥形裂片，基部阔，膜质，被疏毛。花无梗，生于小枝顶部，有苞片；苞片膜质，具疏散小缘毛；花托无毛；萼檐裂片5枚，坚挺延伸呈披针状锥形；花冠管长4毫米，外面无毛，喉部被毛，裂片5枚。花期4～6月。

【分布】分布于江苏、福建、台湾、广东、香港、广西等。

【生境】生于荒地或草坪。

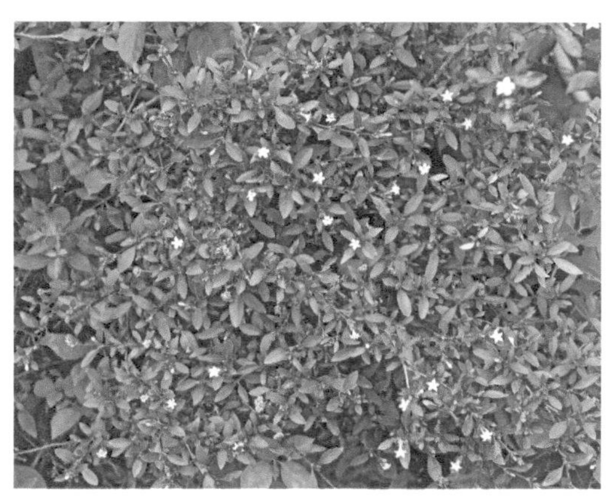
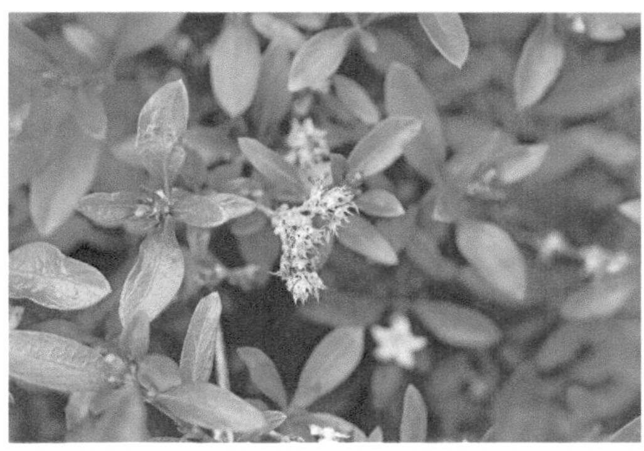

白马骨植物

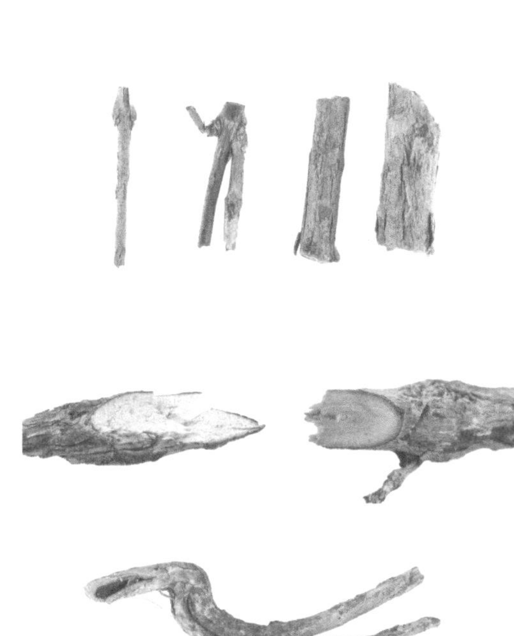

白马骨药材

白花丹

【壮文名】Godonhhau

【瑶文名】Mongv ndomh maauh

【拉丁名】PLUMBAGINIS HERBA

【药材别名】白雪花、白皂药、山波苓、一见消、乌面马。

【基原】本品为白花丹科（Plumbaginaceae）植物白花丹*Plumbago zeylanica* L.的干燥全草。

【采收加工】全年均可采收，干燥。

【形态特征】常绿半灌木。直立，多分枝；枝条开散或上端蔓状，常被明显钙质颗粒。叶薄，通常长卵形，先端渐尖，下部骤狭成钝或截形的基部而后渐狭成柄；叶柄基部无或有，常为半圆形的耳。穗状花序；花冠白色或微带蓝白色。蒴果长椭圆柱形，淡黄褐色。花期10月至翌年3月，果期12月至翌年4月。

【分布】分布于台湾、广东、海南、广西、贵州等。

【生境】生于山区灌丛及草地，海拔100～1600米。

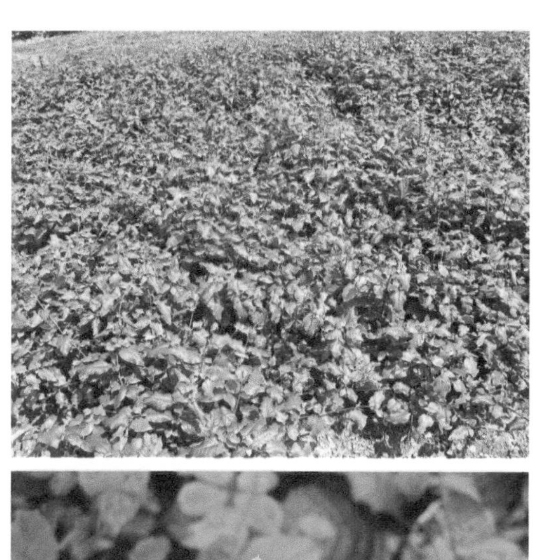

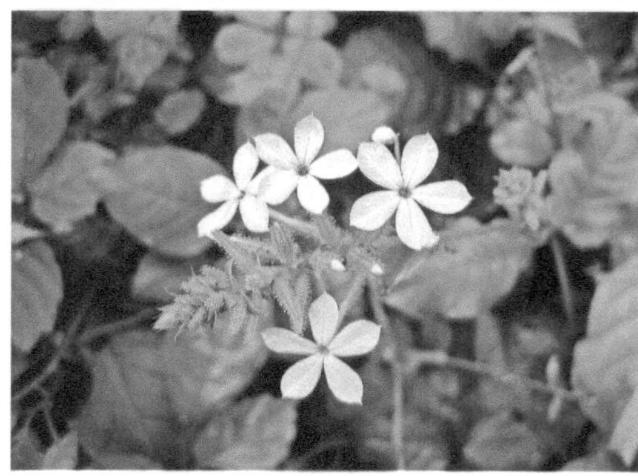

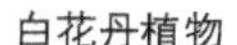

白花丹植物

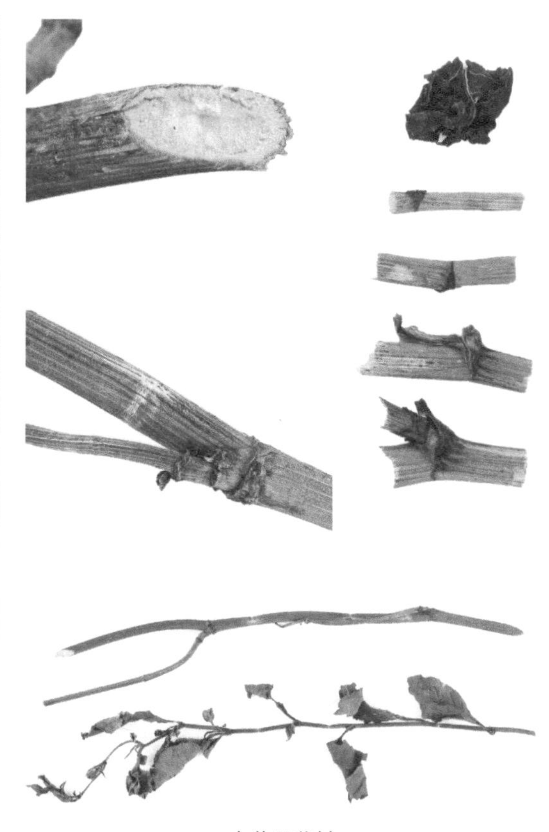

白花丹药材

白花蛇舌草

【壮文名】Nyarinngoux
【拉丁名】HERBA HEDYOTIDIS DIFFUSAE

【药材别名】蛇舌草、竹叶菜、蛇利草。

【基原】本品为茜草科（Rubiaceae）植物白花蛇舌草*Hedyotis diffusa* Willd.的干燥全草。

【采收加工】夏、秋季采收，除去杂质，干燥。

【形态特征】一年生无毛纤细披散草本。茎稍扁，从基部开始分枝。叶对生，无柄，膜质，线形，顶端短尖，边缘干后常背卷，上面光滑，下面有时粗糙；托叶基部合生，顶部芒尖。花4基数，单生或双生于叶腋；花冠白色，管形。蒴果膜质，扁球形。花期春季。

【分布】分布于广东、广西、海南、安徽、云南等。

【生境】多生于水田、田埂和湿润的旷地。

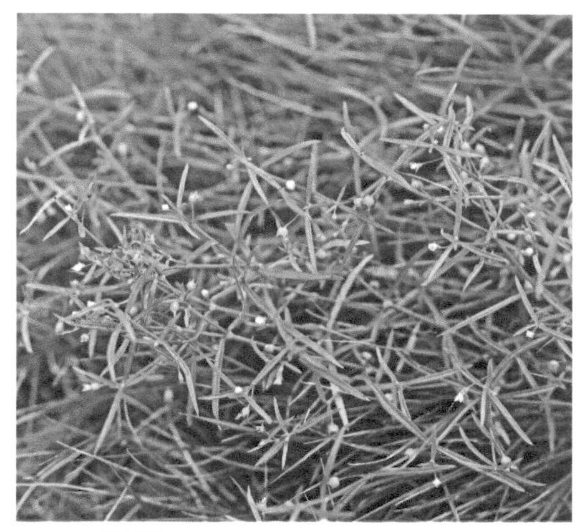
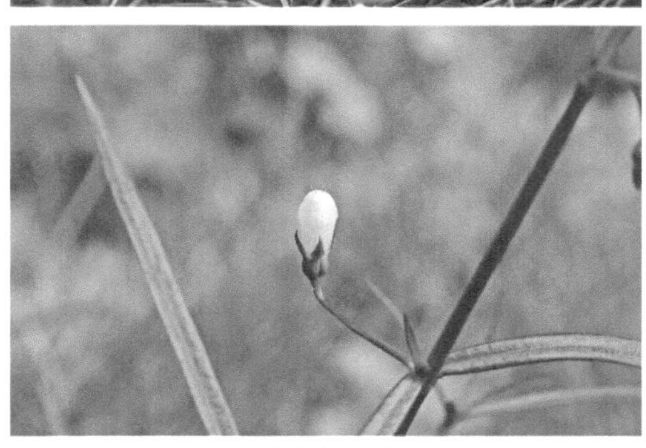

白花蛇舌草植物

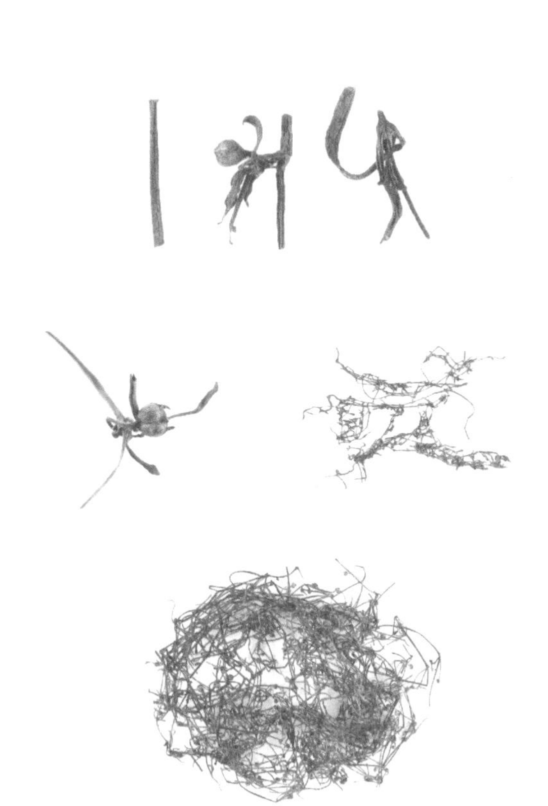

白花蛇舌草药材

白饭树

【壮文名】Gorabya

【拉丁名】FLUEGGEAE VIROSAE HERBA

【药材别名】鱼眼木、鹊饭树。

【基原】本品为大戟科（Euphorbiaceae）植物白饭树*Flueggea virosa*（Roxb. ex Willd.）Voigt的干燥全株。

【采收加工】全年均可采收，洗净，干燥。

【形态特征】灌木。小枝具纵棱槽，有皮孔；全株无毛。叶片纸质，顶端圆至急尖，有小尖头，基部钝至楔形，全缘，下面白绿色；托叶披针形。花小，淡黄色。蒴果浆果状，近圆球形，成熟时果皮淡白色，不开裂。花期3～8月，果期7～12月。

【分布】分布于我国华东、华南和西南地区。

【生境】生于山地灌木丛中，海拔 100～2000米。

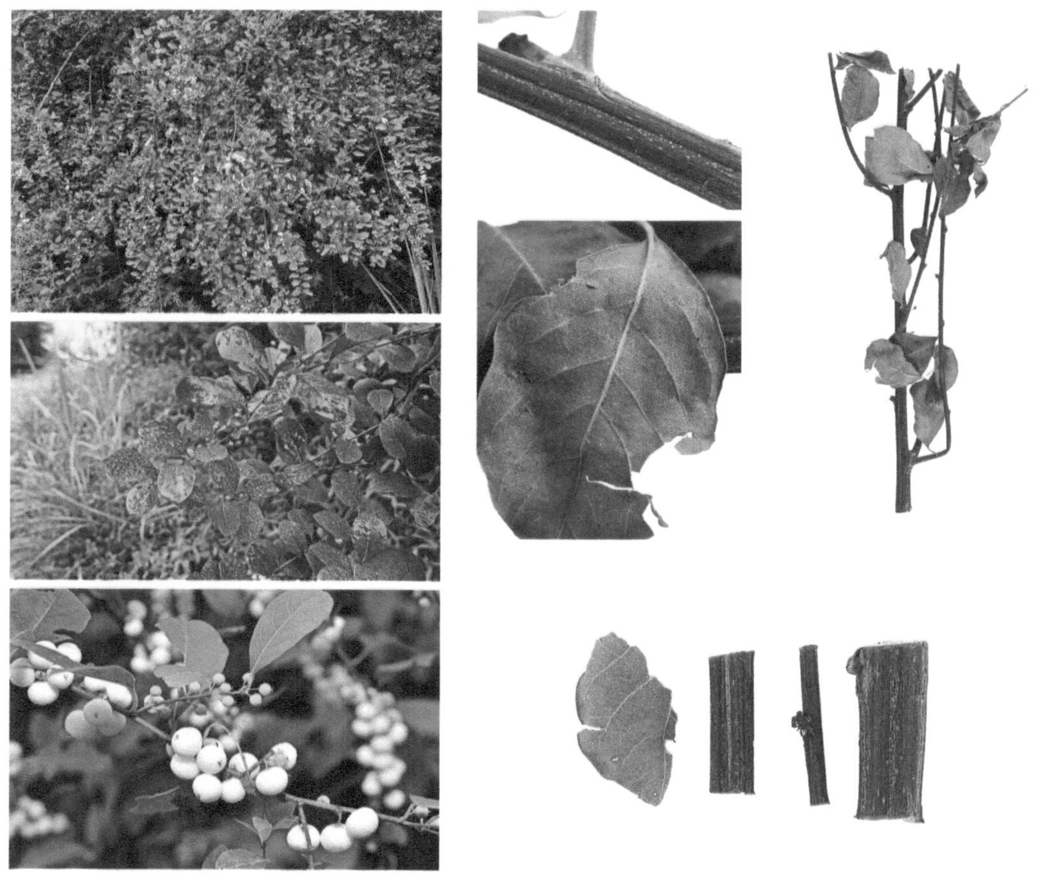

白饭树植物　　白饭树药材

白英 【壮文名】Gaeubwnhgauh 【拉丁名】SOLANI LYRATI HERBA

【药材别名】毛母猪藤、排风藤、生毛鸡屎藤、白荚、北风藤。

【基原】本品为茄科（Solanaceae）植物白英*Solanum lyratum* Thunberg的全草。

【采收加工】夏、秋季采收，洗净，晒干或鲜用。

【形态特征】草质藤本。茎及小枝均密被具节长柔毛。叶互生，多数为琴形，基部常3～5深裂。聚伞花序顶生或腋外生，疏花，总花梗被具节的长柔毛，花梗无毛，顶端稍膨大，基部具关节；萼环状，无毛，萼齿5枚；花冠蓝紫色或白色，直径约1.1厘米，花冠筒隐于萼内，5深裂。浆果球状，成熟时红黑色，直径约8毫米。种子近盘状，扁平，直径约1.5毫米。花期夏秋，果熟期秋末。

【分布】分布于甘肃、山东、江西、广东、广西等。

【生境】生于山谷草地或路旁、田边，海拔600～2800米。

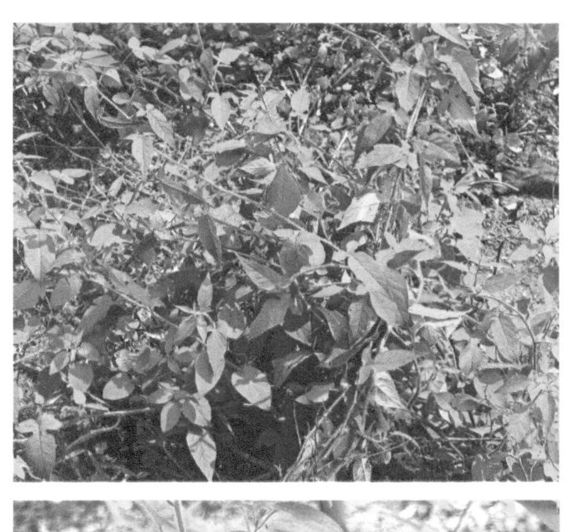

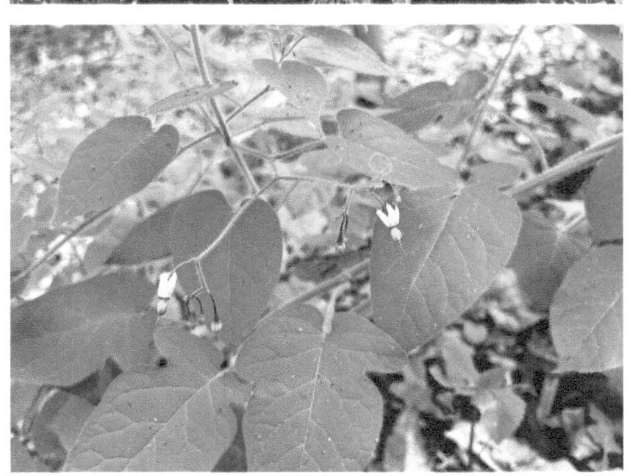

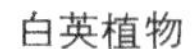

白英植物

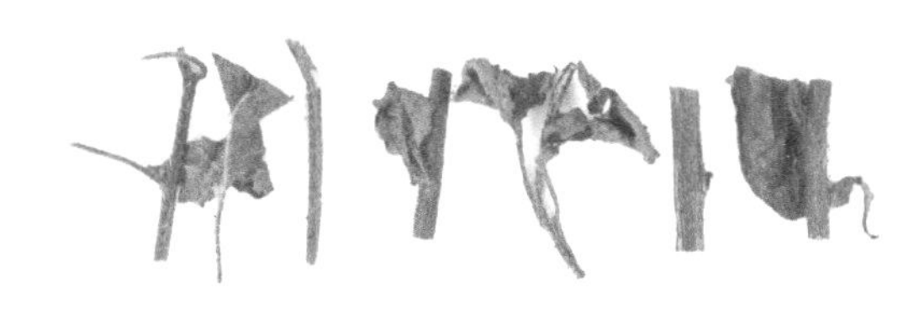

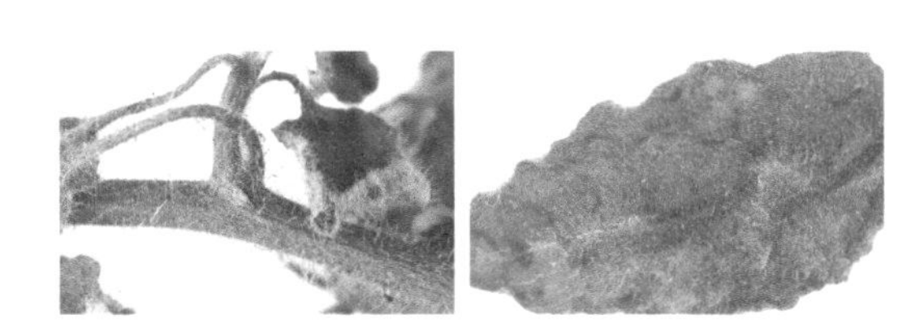

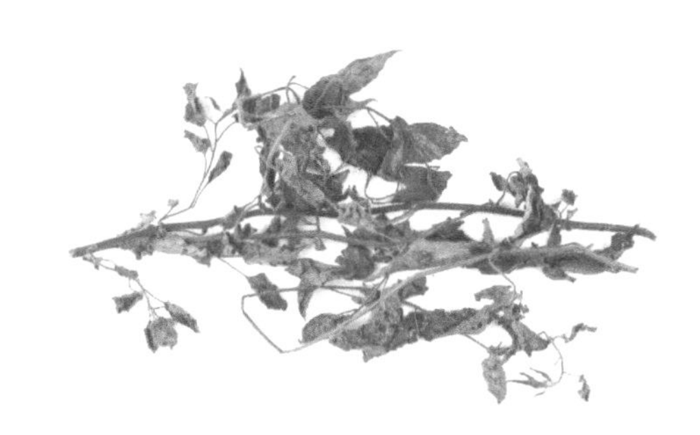

白英药材

白茅根 【壮文名】Raghaz 【拉丁名】IMPERATAE RHIZOMA

【药材别名】根名茹根、兰根、地筋。

【基原】本品为禾本科（Gramineae）植物白茅*Imperata cylindrica*（L.）Beauv.（Nees）C. E. Hubb.的干燥根茎。

【采收加工】春、秋季采挖，洗净，晒干，除去须根和膜质叶鞘，捆成小把。

【形态特征】多年生草本。具粗壮的长根状茎。秆直立，具1～3节，节无毛。叶鞘聚集于秆基，质地较厚，老后破碎呈纤维状；叶舌膜质；秆生叶窄线形，通常内卷，顶端渐尖呈刺状，下部渐窄，或具柄，质硬，被白粉，基部上面具柔毛。圆锥花序稠密。颖果椭圆形。花期、果期均为4～6月。

【分布】分布于辽宁、河北、山西、山东、陕西、新疆等。

【生境】生于低山带平原河岸草地、沙质草甸、荒漠与海滨。

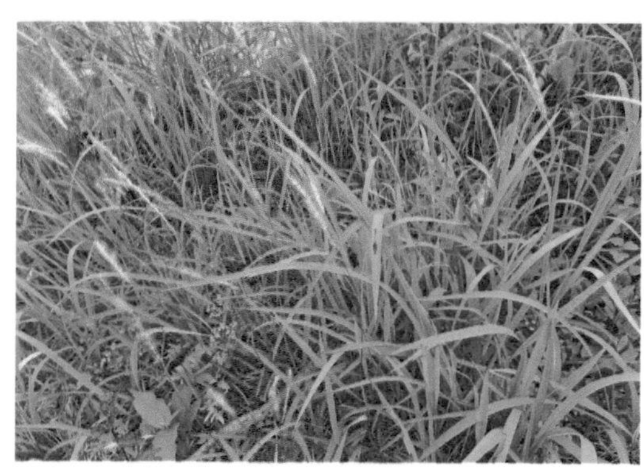

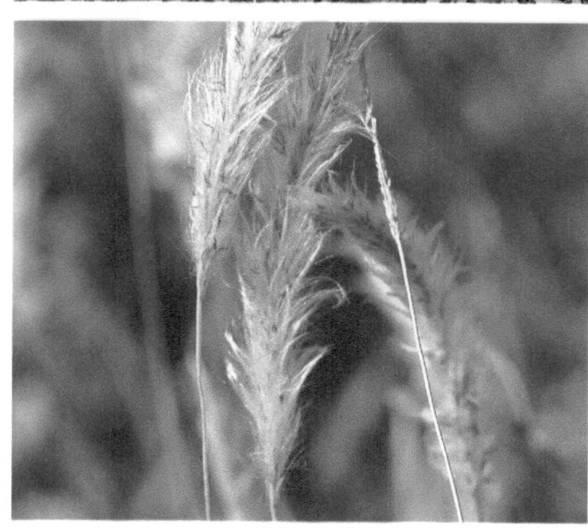

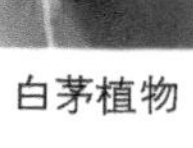

白茅植物

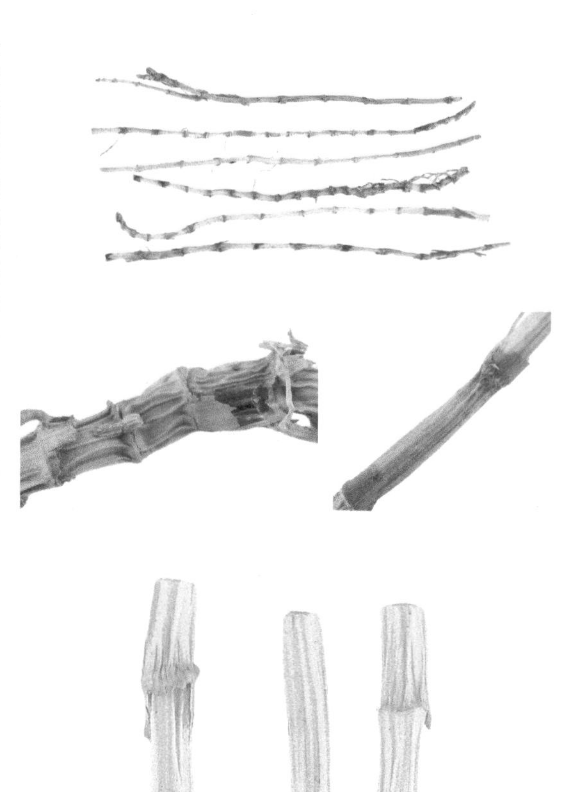

白茅根药材

白草果

【壮文名】Makhaeuqhau
【拉丁名】AMOMI PARATSAOKNIS FRUCTUS

【药材别名】野草果、蔻。

【基原】本品为姜科（Zingiberaceae）植物拟草果*Amomum paratsaoko* S. Q. Tong et Y. M. Xia的干燥成熟果实。

【采收加工】秋季果实成熟时采收，除去杂质，晒干或低温干燥。

【形态特征】直立草本。植株高1.5～3.0米。叶无柄，叶鞘绿色，具显著纵向条纹；叶舌带褐色，全缘；叶片上面绿色，下面苍绿色。穗状花序1或2个，头状球状或卵球形，花萼白色，棍棒状，膜质，无毛，先端具3齿；花冠白色，无毛；裂片披针形，近等长，唇瓣白色，中心有浓密红色的点，具辐射状，红色的脉在边缘，狭椭圆形。蒴果近球形。花期 5月。

【分布】分布于广西、贵州、云南等。

【生境】生于森林，海拔1600米左右。

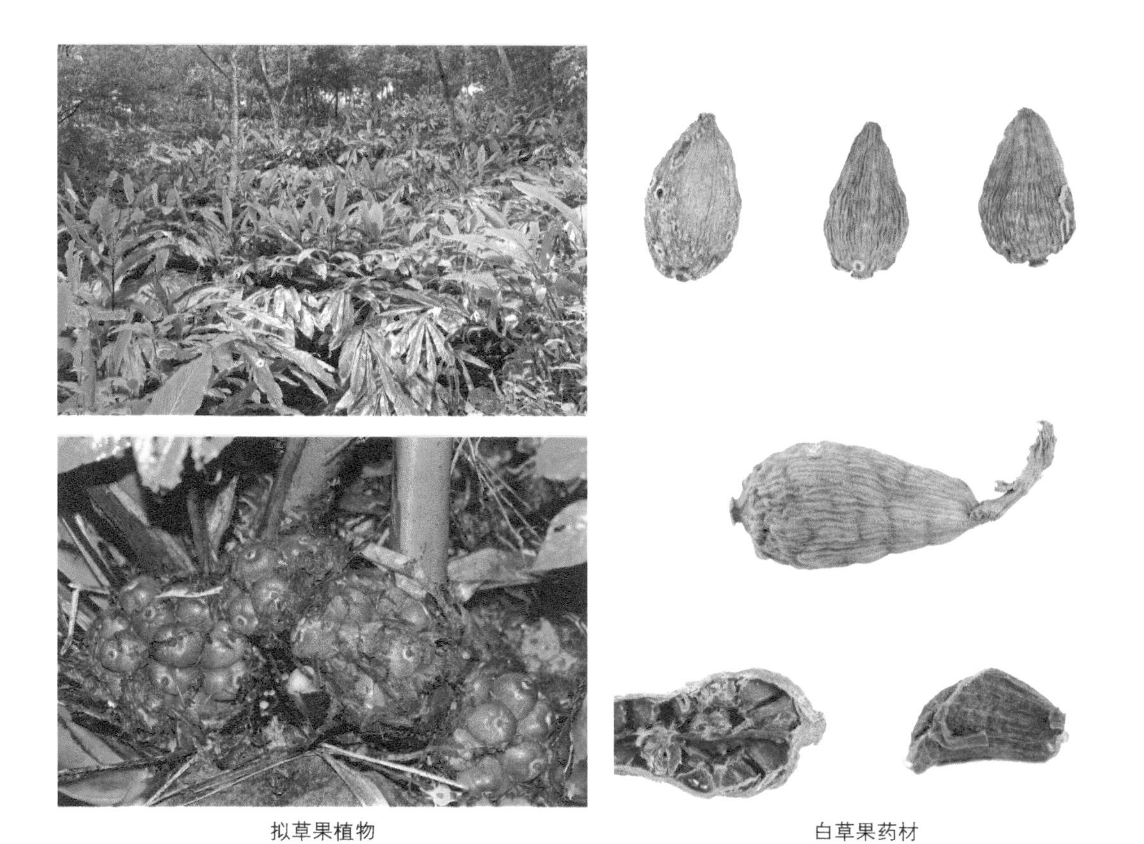

拟草果植物　　白草果药材

白背叶

【壮文名】Godungzhau
【瑶文名】Baeqc ndaanc ndiangx
【拉丁名】MALLOTI APELTAE FOLIUM

【药材别名】野桐、叶下白、白背木、白背娘、白朴树、白帽顶。

【基原】本品为大戟科（Euphorbiaceae）植物白背叶*Mallotus apelta*（Lour.）Muell. Arg.的干燥叶。

【采收加工】全年均可采收，除去杂质，干燥。

【形态特征】灌木或小乔木。小枝、叶柄和花序均密被淡黄色星状柔毛和散生橙黄色颗粒状腺体。叶互生，边缘具疏齿，上面干后黄绿色或暗绿色，无毛或被疏毛，下面被灰白色星状茸毛，散生橙黄色颗粒状腺体；基出脉5条；基部近叶柄处有褐色斑状腺体2个。蒴果近球形，密生被灰白色星状毛的软刺，软刺线形，黄褐色或浅黄色。花期6～9月，果期8～11月。

【分布】分布于云南、广西、湖南、江西、福建、广东、海南等。

【生境】生于山坡或山谷灌丛中，海拔30～1000米。

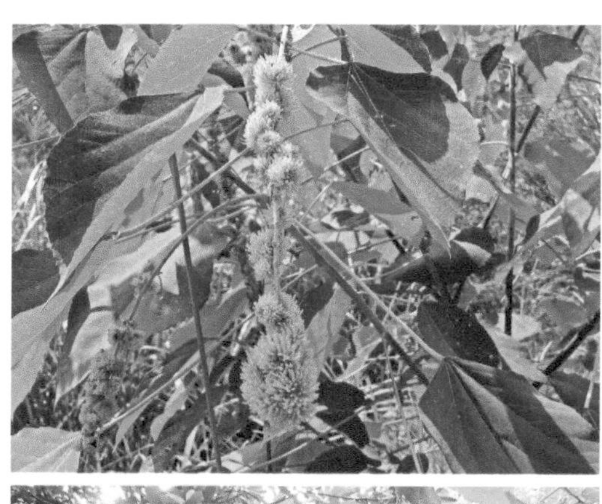

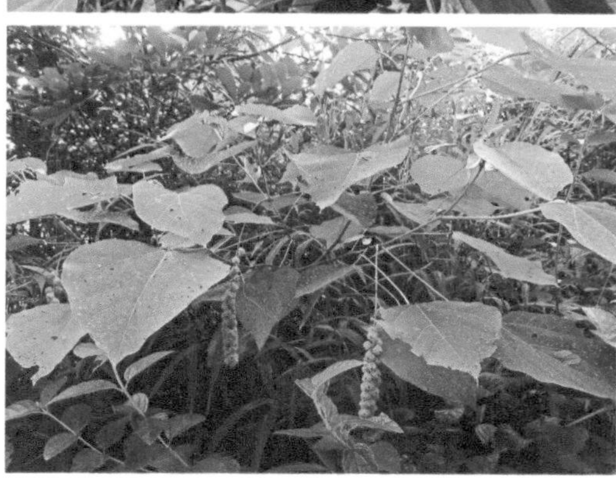

白背叶植物

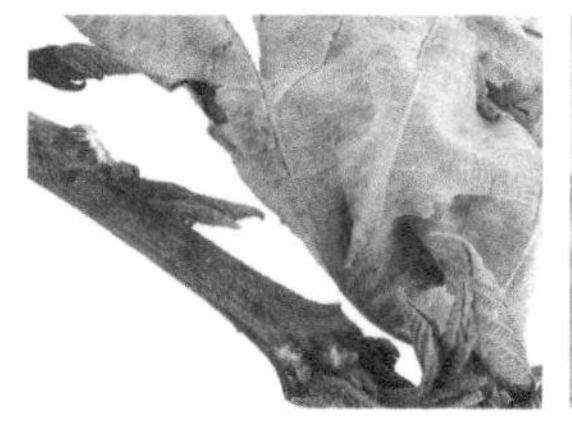

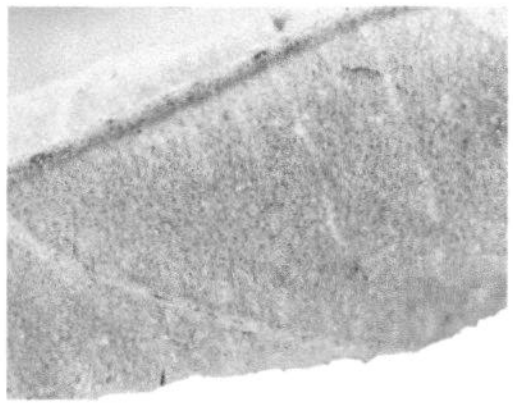

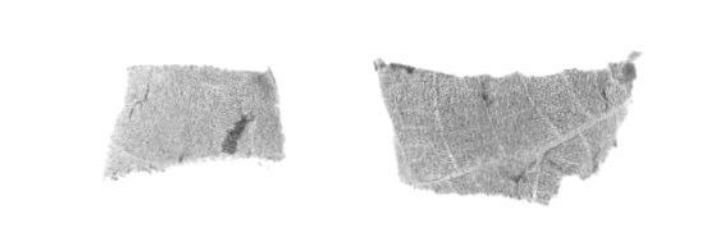

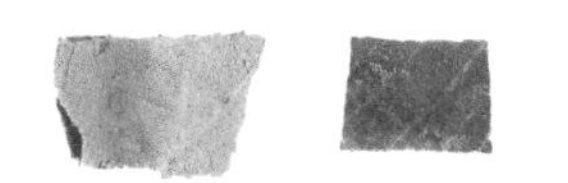

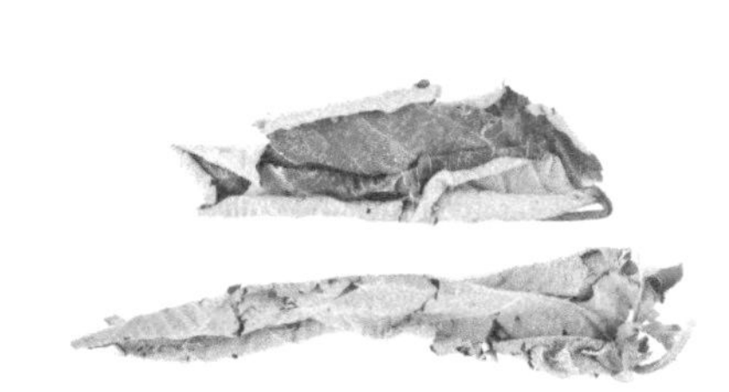

白背叶药材

瓜子金

【瑶文名】Fiuv gormh ndie louc
【拉丁名】POLYGALAE JAPONICAE HERBA

【药材别名】辰砂草、金锁匙、瓜子草、挂米草、竹叶地丁、金牛草。

【基原】本品为远志科（Polygalaceae）植物瓜子金*Polygala japonica* Houtt.的干燥全草。

【采收加工】春末花开时采挖，除去泥沙，晒干。

【形态特征】多年生草本。茎、枝直立或外倾，绿褐色或绿色，具纵棱，被卷曲短柔毛。单叶互生，叶片厚纸质或亚革质。总状花序与叶对生，或腋外生，最上一个花序低于茎顶。萼片5枚，宿存，外面3枚披针形，里面2枚花瓣状；花瓣3枚，白色至紫色，基部合生，侧瓣长圆形，龙骨瓣舟状，具流苏状或鸡冠状附属物。蒴果圆形，顶端凹陷，具喙状突尖，边缘具有横脉的阔翅，无缘毛。花期4～5月，果期5～8月。

【分布】分布于我国东北、华北、西北、华东、华中和西南地区。

【生境】生于山坡草地或田埂上，海拔800～2100米。

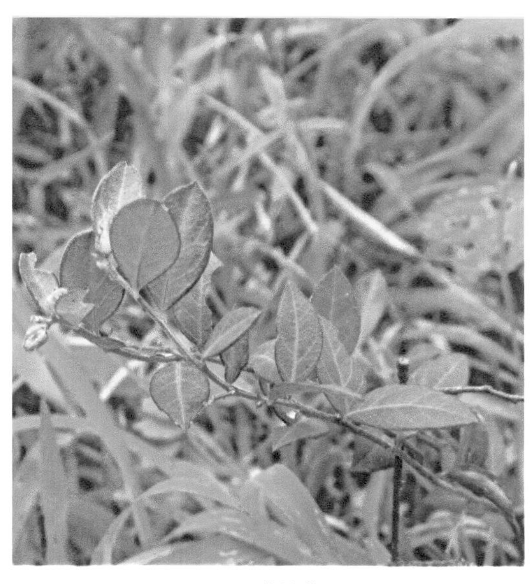

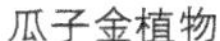
瓜子金植物

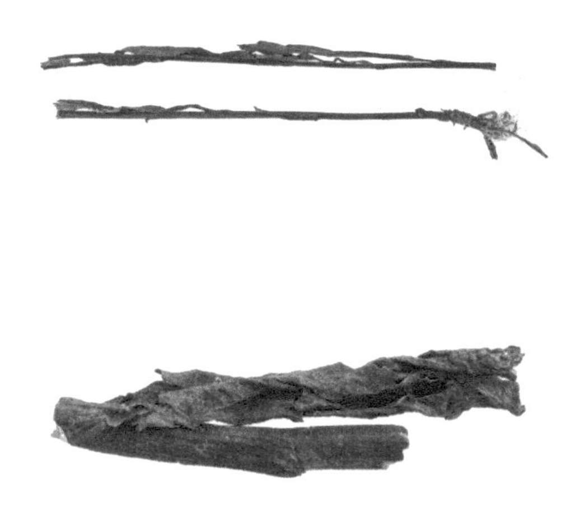

瓜子金药材

鸟不企

【壮文名】Doenghha

【拉丁名】ARALIAE DECAISNEANAE RADIX

【药材别名】鸟不服、红心茨亩、老鸦拍、鹰不拍、大叶鸟不企、刺老苞根。

【基原】本品为五加科（Araliaceae）植物黄毛楤木*Aralia decaisneana* Hance的干燥根。

【采收加工】秋后采收，除去杂质，洗净，切片，晒干。

【形态特征】灌木或乔木。树皮灰色，疏生粗壮直刺；小枝通常淡灰棕色，有黄棕色茸毛，疏生细刺。叶为二回或三回羽状复叶；托叶与叶柄基部合生，羽片有小叶5～11片。圆锥花序大，密生淡黄棕色或灰色短柔毛；花白色，芳香；花瓣5枚，卵状三角形。果实球形，黑色，有5棱。花期7～9月，果期9～12月。

【分布】分布于甘肃、河南、浙江、广东、广西等。

【生境】生于森林、灌丛或林缘路边，海拔2700米以下。

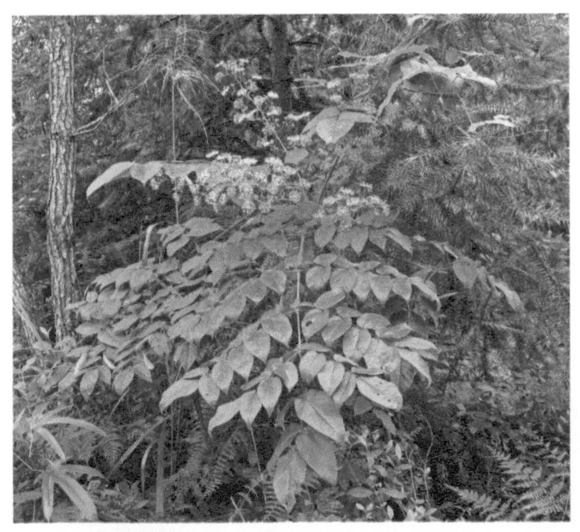
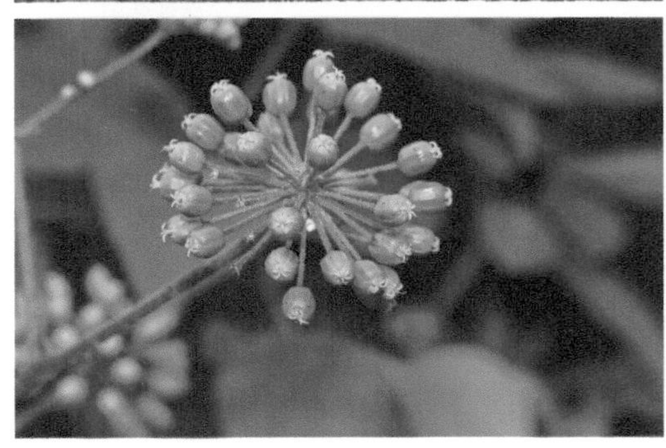

黄毛楤木植物

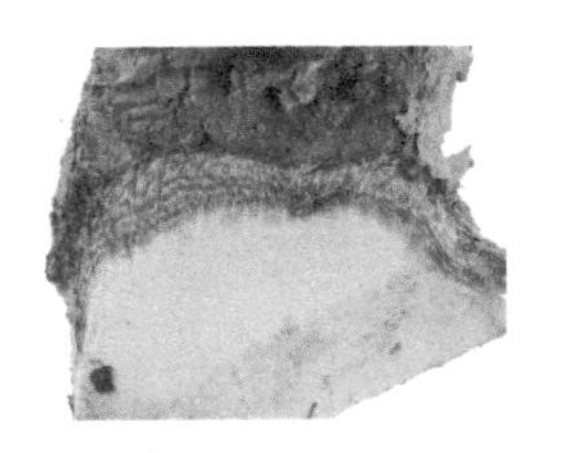
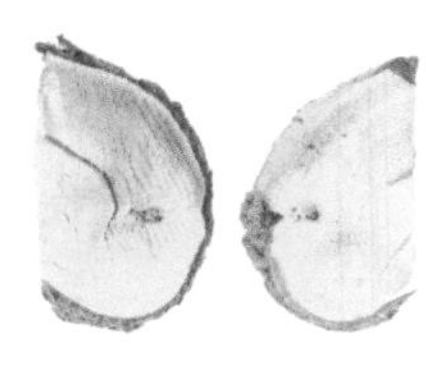
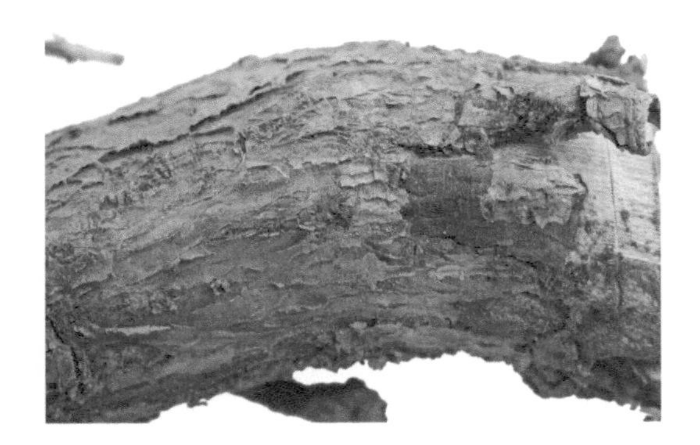
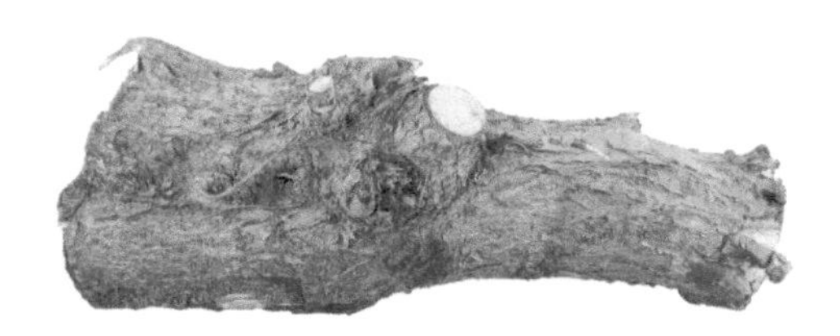

鸟不企药材

半边旗 【壮文名】Gutdonj 【拉丁名】PTERIS SEMIPINNATAE HERBA

【药材别名】半边蕨、单片锯、半边牙、半边梳、半边风药。

【基原】本品为凤尾蕨科（Pteridaceae）植物半边旗*Pteris semipinnata* L.的干燥全草。

【采收加工】全年均可采收，除去杂质，晒干。

【形态特征】多年生草本。植株高35～80厘米。根状茎横走，顶端及叶柄基部有钻形鳞片。叶二型，近簇生；叶柄栗色至深栗色，有4棱；能育叶片矩圆形或矩圆披针形，二回半边羽状深裂；羽片三角形或半三角形，长尾头，上侧全缘，下侧羽裂几达羽轴；不育叶同形，全有锯齿。侧脉往往二次分叉，小脉伸到锯齿基部。孢子囊群沿羽片顶部以下分布。

【分布】分布于台湾、江西、广东、广西等。

【生境】生于疏林下阴处、溪边或岩石旁的酸性土壤上，海拔850米以下。

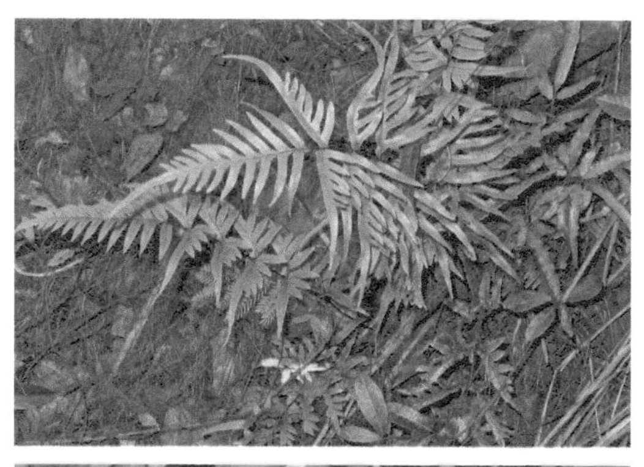

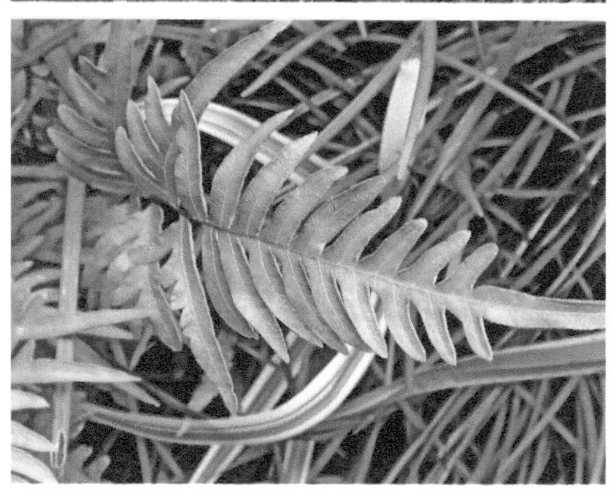

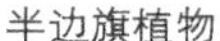

半边旗植物

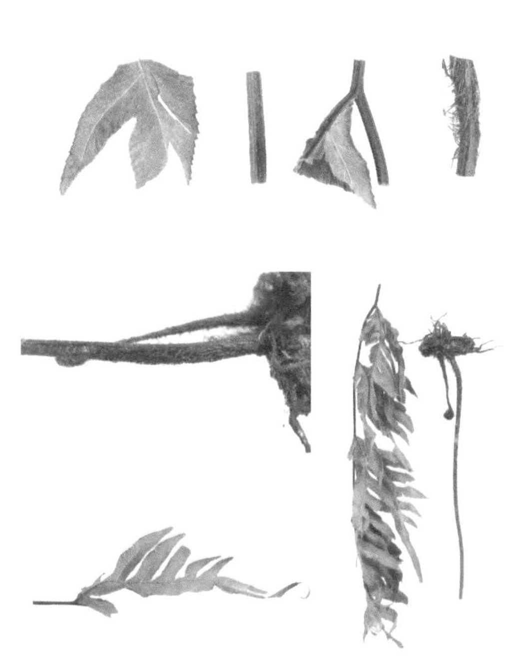

半边旗药材

半枝莲

【壮文名】Nomjsoemzsaeh
【瑶文名】Bienh diuh linh
【拉丁名】SCUTELLARIAE BARBATAE HERBA

【药材别名】并头草、狭叶韩信草、牙刷草、四方马兰。

【基原】本品为唇形科（Lamiaceae）植物半枝莲*Scutellaria barbata* D. Don的干燥全草。

【采收加工】夏、秋季茎叶茂盛时采挖，洗净，晒干。

【形态特征】多年生草本。茎无毛或上部疏被平伏柔毛。叶三角状卵形或卵状披针形。总状花序不分明，顶生；花冠紫蓝色，被短柔毛，冠筒基部囊状，上唇半圆形，下唇中裂片梯形，侧裂片三角状卵形。小坚果褐色，扁球形，被瘤点。花期、果期均为4～7月。

【分布】分布于河北、湖南、广东、广西、四川等。

【生境】生于水田边、溪边或湿润草地上，海拔2000米以下。

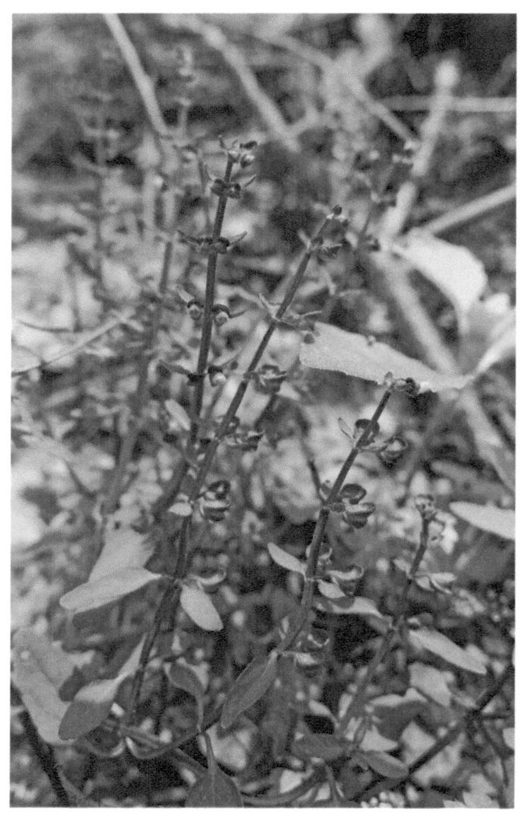

半枝莲植物

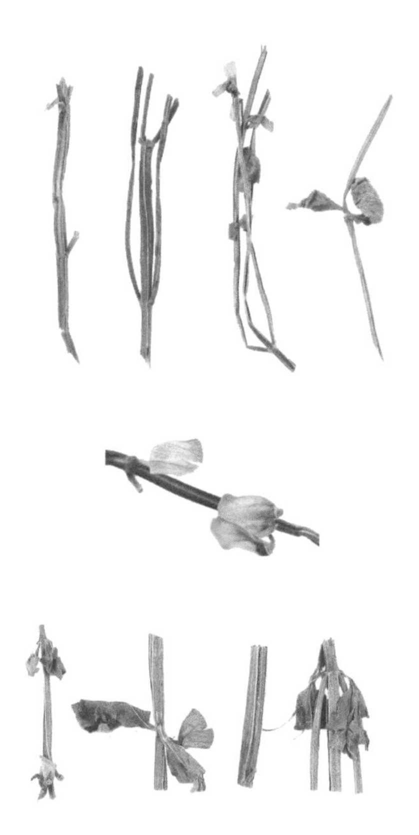

半枝莲药材

汉桃叶

【壮文名】Gocaetdoh
【拉丁名】CAULIS SCHEFFLERAE KWANGSIENSIS

【药材别名】广西鸭脚木、七多、七叶莲。

【基原】本品为五加科（Araliaceae）植物白花鹅掌柴*Heptapleurum leucanthum*（R. Vig.）Y. F. Deng ex Li的干燥茎枝或带叶茎枝。

【采收加工】全年均可采收，洗净切段，干燥。

【形态特征】灌木，有时攀缘状。小枝干时有纵皱纹，无毛，节间短。叶有小叶5～7片；小叶片革质，先端渐尖，基部楔形，两面均无毛，边缘全缘，反卷，中脉仅下面隆起，侧脉5～6对，和稠密的网脉在两面甚明显而隆起。圆锥花序顶生；花瓣5枚，无毛；雄蕊5枚，花丝长约3.5毫米；子房5室；无花柱，柱头5枚；花盘稍隆起。果实卵形，有5棱，黄红色，无毛；花盘五角形，长为果实的1/3。花期4月，果期5月。

【分布】分布于广西、广东等。

【生境】生于林下或石山上。

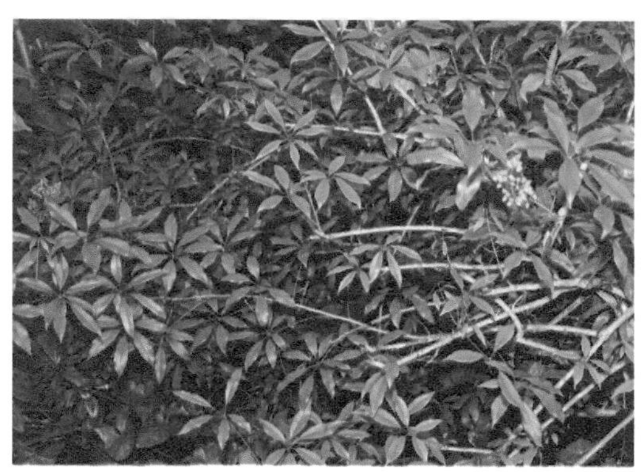

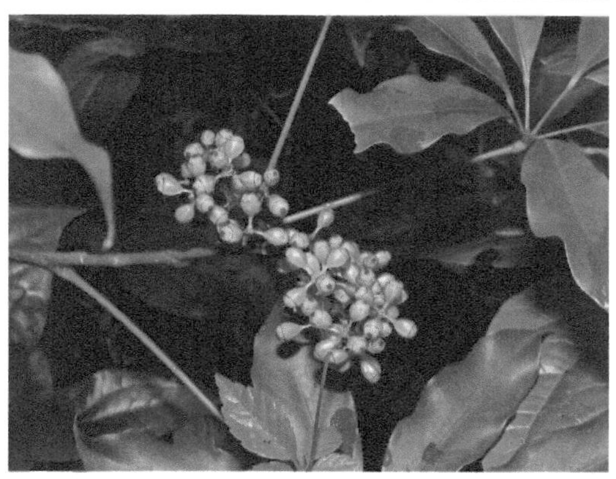

白花鹅掌柴植物

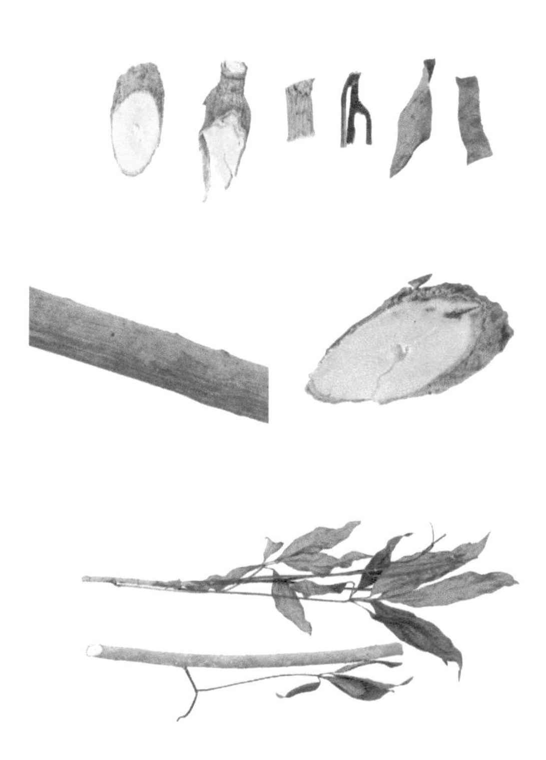

汉桃叶药材

LIU HUA

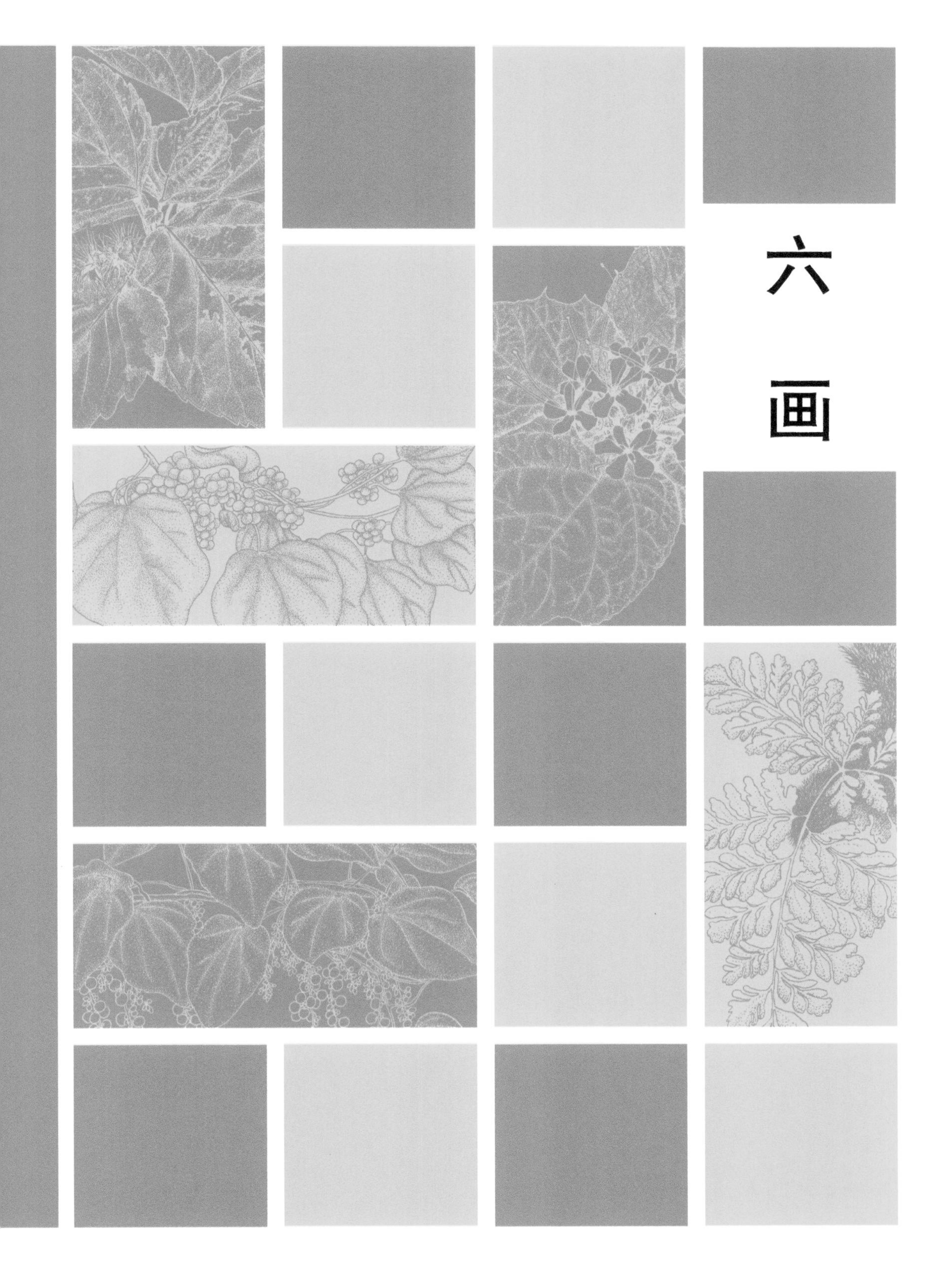

六画

地耳草

【壮文名】Nyavetrwz

【瑶文名】Finv lingh jang

【拉丁名】HYPERICI JAPONICI HERBA

【药材别名】田基黄、田基王、小田基黄、黄花草、黄花仔、对叶草。

【基原】本品为藤黄科（Guttiferae）植物地耳草*Hypericum japonicum* Thunb. ex Murray的干燥全草。

【采收加工】春、夏季花开时采挖，除去杂质，晒干。

【形态特征】一年生或多年生草本。茎单一或多少簇生。叶无柄，叶片通常卵形，基部心形抱茎至截形，边缘全缘，坚纸质，上面绿色，下面淡绿色有时带苍白色，全面散布透明腺点。花序具1～30朵花，二岐状或多少呈单岐状；苞片及小苞片线形、披针形至叶状。花瓣白色、淡黄色至橙黄色。蒴果短圆柱形至圆球形，无腺条纹。果期6～10月。

【分布】分布于长江以南地区。

【生境】生于田边、沟边、草地以及撂荒地上，海拔2800米以下。

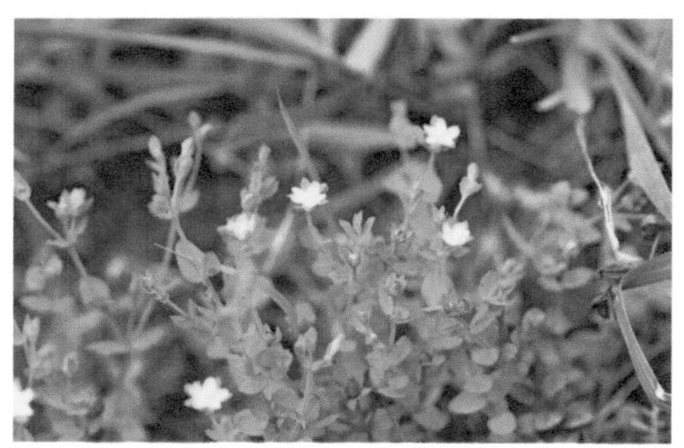

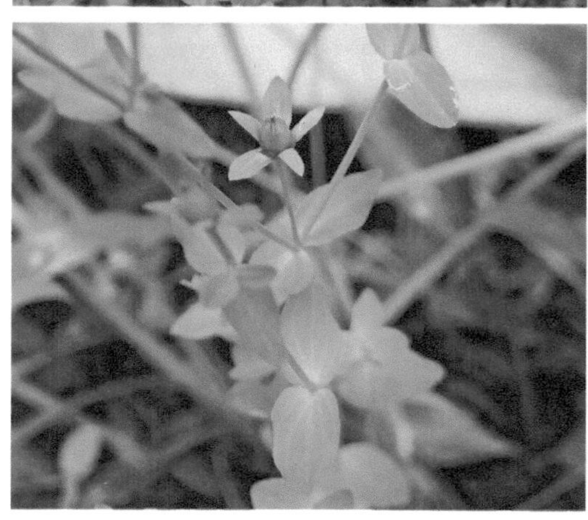

地耳草植物

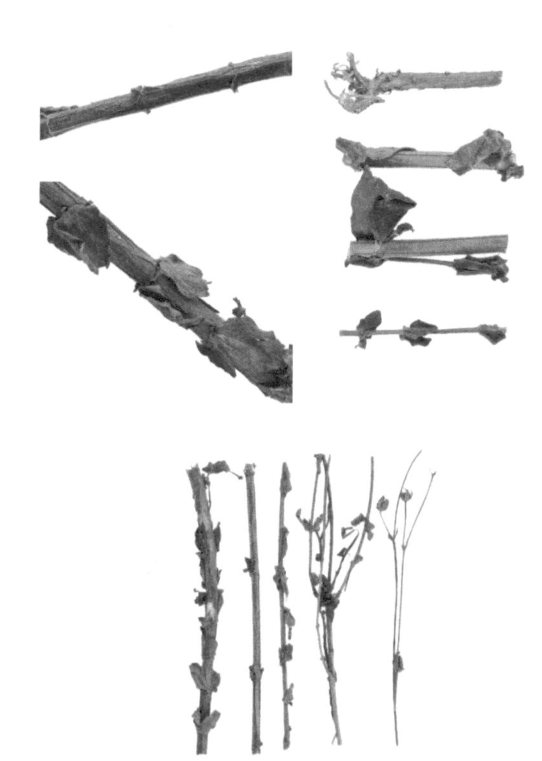

地耳草药材

地枫皮

【壮文名】Makgabya
【拉丁名】CORTEX ILLICII

【药材别名】追地风、钻地风、南宁地枫皮、地风。

【基原】本品为八角科（Illiciaceae）植物地枫皮*Illicium difengpi* B. N. Chang et al.的干燥树皮。

【采收加工】春、秋季剥取，干燥。

【形态特征】灌木。全株均具八角的芳香气味，根外皮暗红褐色，内皮红褐色。树皮有纵向皱纹，质松脆易折断，折断面颗粒性，气芳香。嫩枝褐色。叶常3～5片聚生或在枝的近顶端簇生，革质或厚革质，边缘稍外卷，两面密布褐色细小油点。花紫红色或红色，腋生或近顶生，单朵或2～4朵簇生。聚合果直径2.5～3.0厘米，蓇葖9～11枚，顶端常有向内弯曲的尖头。花期4～5月，果期8～10月。

【分布】分布于广西。

【生境】生于石灰岩石山山顶与有土的石缝中或石山疏林下，海拔200～500米。

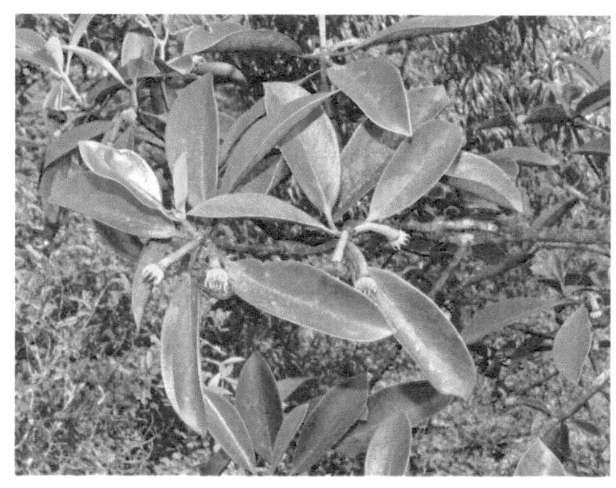

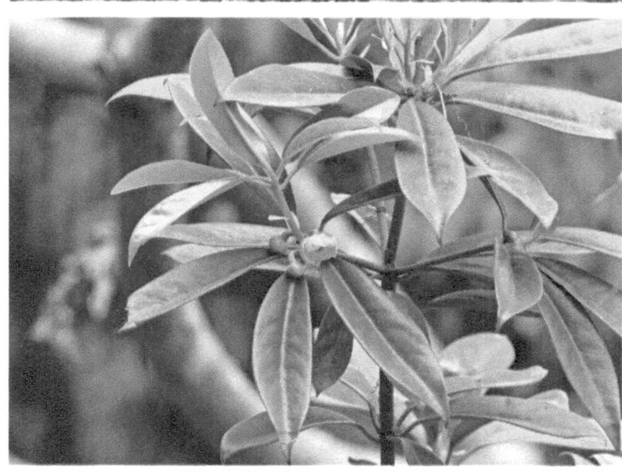

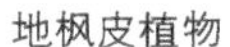

地枫皮植物

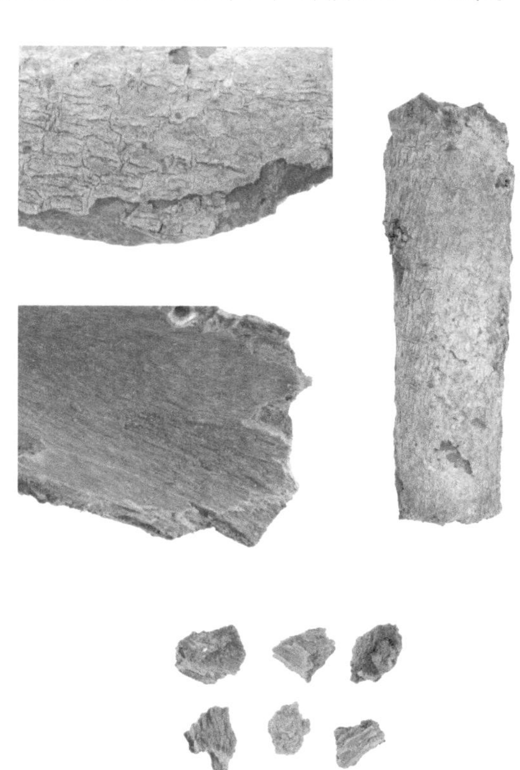

地枫皮药材

地胆草

【壮文名】Nyanetdeih
【拉丁名】HERBA ELEPHANTOPI

【药材别名】草鞋根、草鞋底、地胆头、磨地胆、苦地胆。

【基原】本品为菊科（Compositae）植物地胆草*Elephantopus scaber* L.的干燥全草。

【采收加工】夏、秋季花期采挖，洗净，干燥。

【形态特征】多年生坚硬草本。被柔毛。茎直立，常多少二歧分枝。基部叶花期生存，莲座状；茎叶少数而小。头状花序多数，在茎或枝端束生团球状的复头状花序，基部被3枚叶状苞片所包围；苞片绿色，草质；总苞片绿色或上端紫红色，顶端渐尖而具刺尖；花4朵，淡紫色或粉红色。瘦果长圆状线形，顶端截形，基部缩小，具棱，被短柔毛；冠毛污白色，具5条（稀6条）硬刚毛。花期7～11月。

【分布】分布于长江以南地区。

【生境】生于田边、沟边、草地以及撂荒地上，海拔2800米以下。

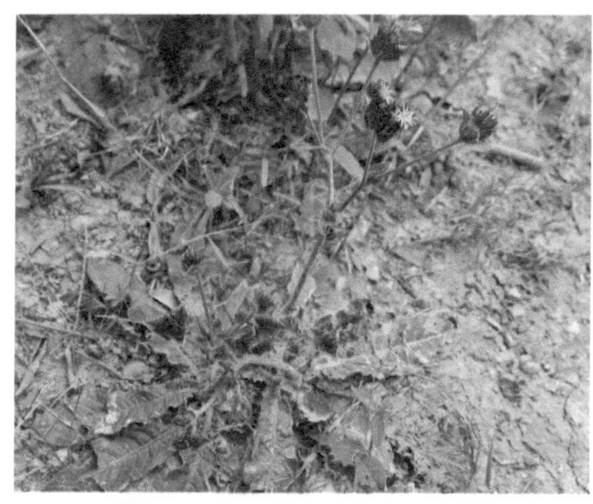

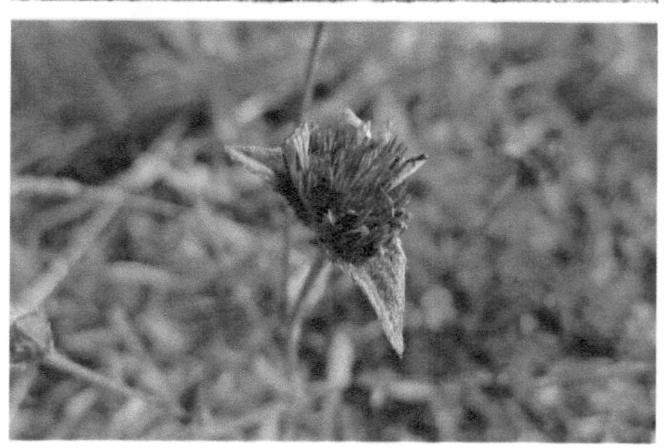

地胆草植物

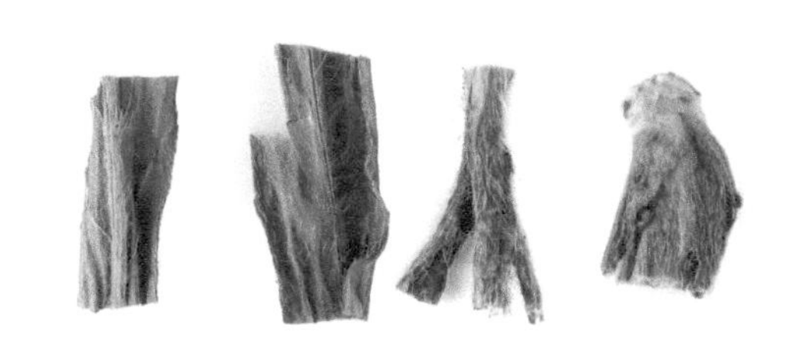

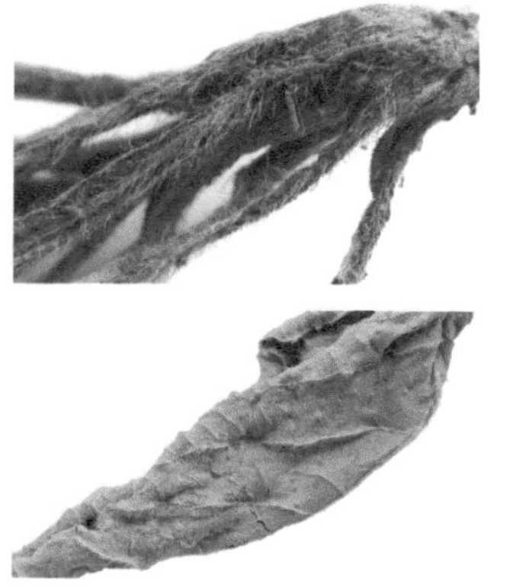

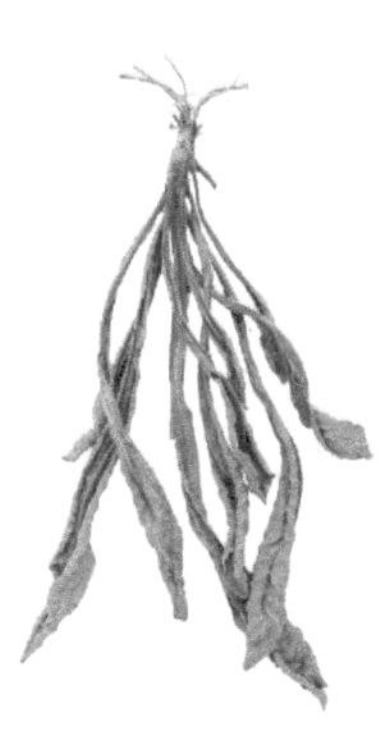

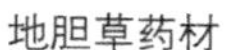

地胆草药材

地桃花

【壮文名】Vadauznamh
【拉丁名】HERBA URENAE

【药材别名】红花地桃花、肖梵天花、野棉花、狗脚迹、大梅花树。

【基原】本品为锦葵科（Malvaceae）植物地桃花*Urena lobata* L.的干燥地上部分。

【采收加工】秋季采收，除去杂质，干燥。

【形态特征】直立亚灌木状草本。小枝被星状茸毛。茎下部的叶近圆形，先端浅3裂，基部圆形或近心形，边缘具锯齿；中部的叶卵形；上部的叶长圆形至披针形；叶上面被柔毛，下面被灰白色星状茸毛。花腋生，单生或稍丛生，淡红色，直花萼杯状，裂片5枚；花瓣5枚，外面被星状柔毛。果扁球形，直径约1厘米，分果爿被星状短柔毛和锚状刺。花期7～10月。

【分布】分布于长江以南地区。

【生境】生于干热的空旷地、草坡或疏林下，海拔500～2200米。

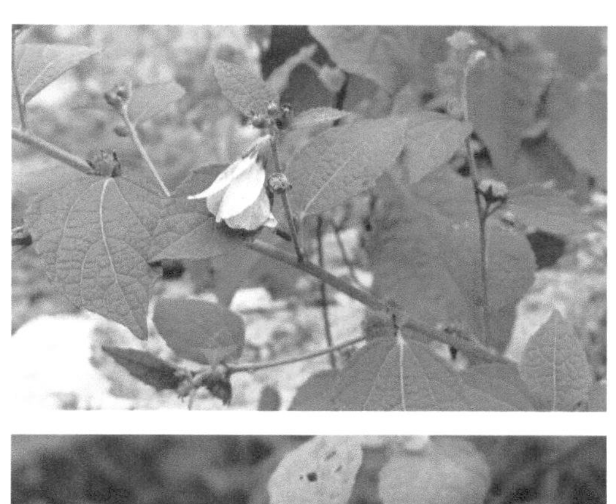

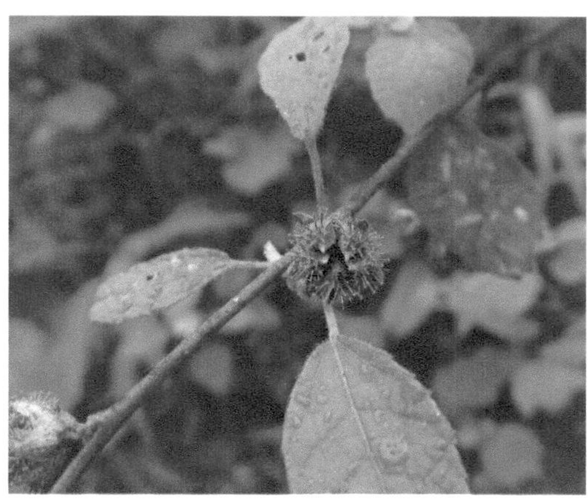

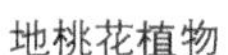

地桃花植物

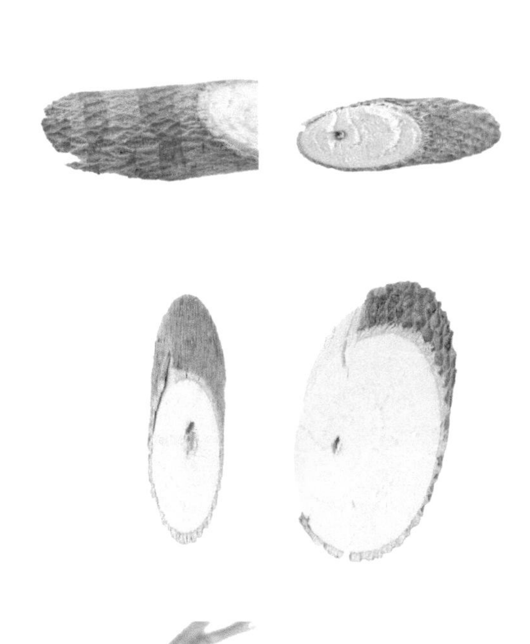

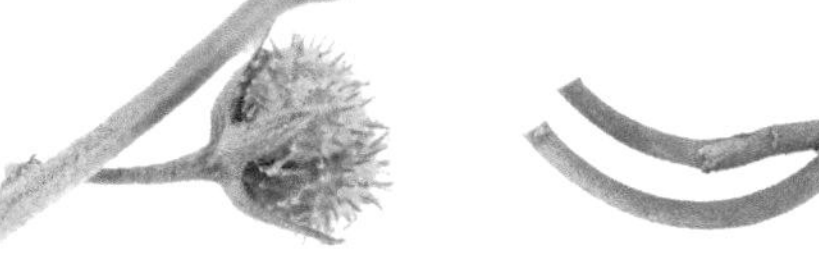

地桃花药材

地菍

【壮文名】Gogunz

【拉丁名】MELASTOMAE DODECANDRI HERBA

【药材别名】山地菍、地茄、地吉桃、地葡萄、地雄黄。

【基原】本品为野牡丹科（Melastomataceae）植物地棯*Melastoma dodecandrum* Lour.的干燥全草。

【采收加工】夏、秋季采收，洗净，干燥。

【形态特征】小灌木。茎匍匐上升，逐节生根，分枝多，披散。叶片坚纸质，卵形或椭圆形，顶端急尖，基部广楔形，全缘或具密浅细锯齿，基出脉3～5条，叶面通常仅边缘被糙伏毛。聚伞花序顶生，有花（1～）3朵；花瓣淡紫红色至紫红色，菱状倒卵形，上部略偏斜。果坛状或球状，平截，近顶端略缢缩，肉质，不开裂，直径约7毫米；宿存萼被疏糙伏毛。花期5～7月，果期7～9月。

【分布】分布于贵州、湖南、广西、广东、江西、浙江、福建等。

【生境】生于山坡矮草丛中，为酸性土壤常见的植物，海拔1250米以下。

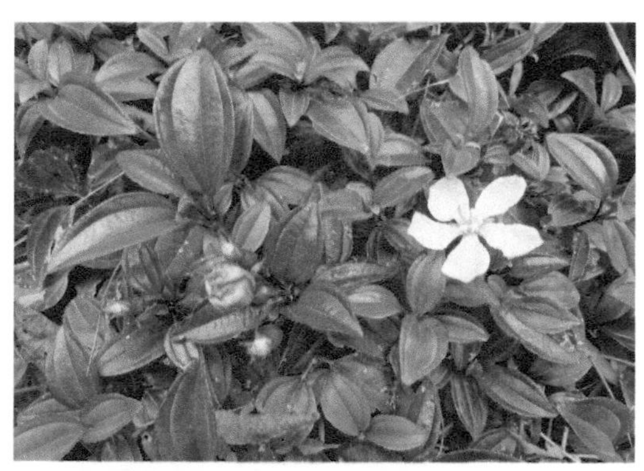

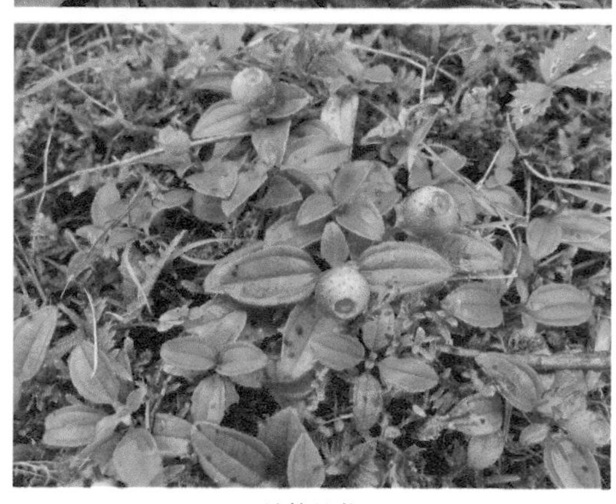

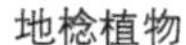

地棯植物

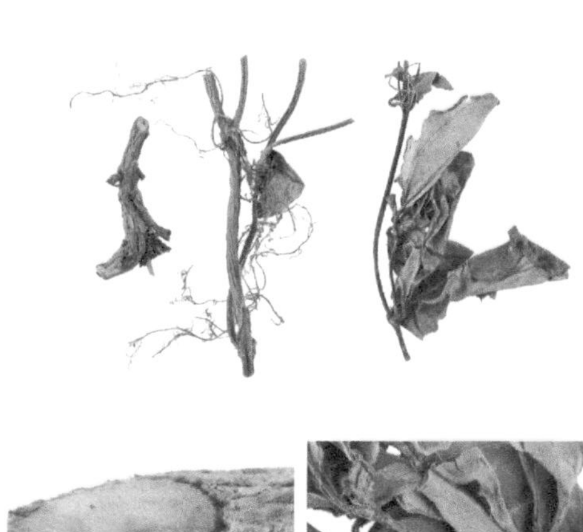

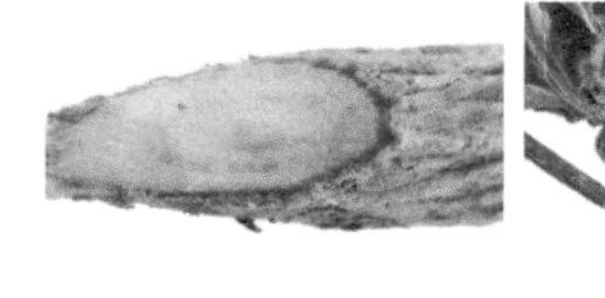

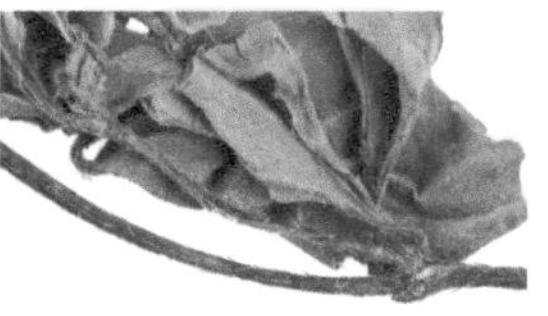

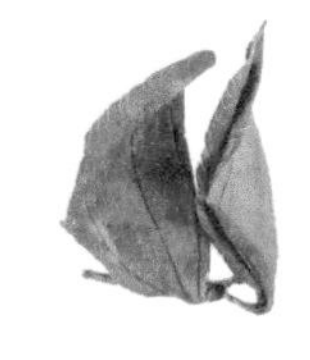

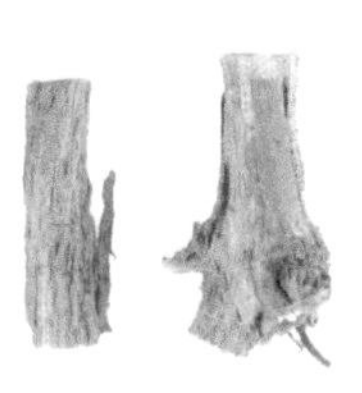

地菍药材

耳草

【壮文名】Gosanqlwed
【拉丁名】HEDYOTIS AURICULARIA HERBA

【药材别名】较剪草、鲫鱼胆草、山过路蜈蚣、蜈蚣草、行路蜈蚣、节节花等。

【基原】本品为茜草科（Rubiaceae）植物耳草*Hedyotis auricularia* Linn.的干燥全草。

【采收加工】春、夏季采收，切段，干燥。

【形态特征】多年生、近直立或平卧的粗壮草本。小枝被短硬毛，幼时近方柱形，老时呈圆柱形，通常节上生根。叶对生，近革质。聚伞花序腋生，密集成头状，无总花梗；苞片披针形，微小；花冠白色，管长1.0～1.5毫米，外面无毛，里面仅喉部被毛，花冠裂片4枚；花柱长约1毫米，被毛，柱头2裂，裂片棒状，被毛。果球形，成熟时不开裂。种子每室2～6粒，种皮干后黑色，有小窝孔。花期3～8月。

【分布】分布于我国华南地区，以及云南、西藏等。

【生境】生于林缘和灌丛中。

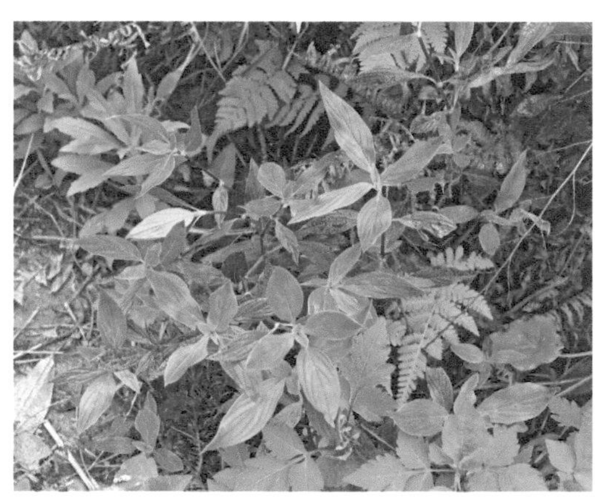

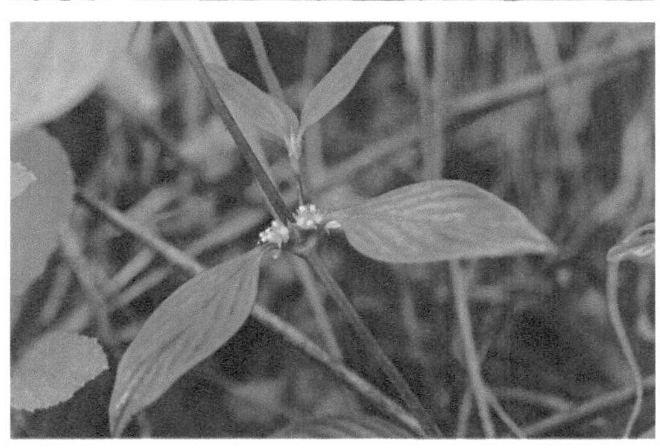

耳草植物

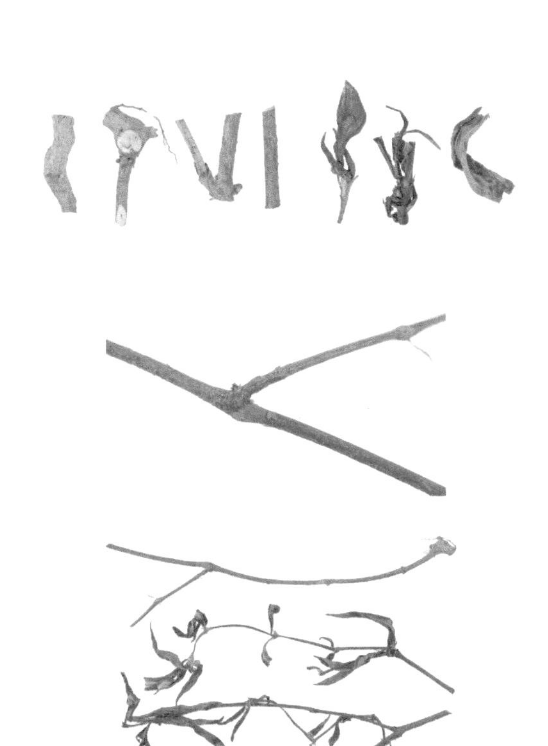

耳草药材

百两金

【瑶文名】Hlauh normh buerng

【拉丁名】ARDISIAE CRISPAE HERBA

【药材别名】八爪龙、开喉剑、叶下藏珠、状元红。

【基原】本品为紫金牛科（Myrsinaceae）植物百两金*Ardisia crispa*（Thunb.）A. DC.的干燥全株。

【采收加工】夏、秋季茎叶茂盛时采挖，除去泥沙，干燥。

【形态特征】灌木。具匍匐生根的根茎，直立茎除侧生特殊花枝外，无分枝，花枝多，幼嫩时具细微柔毛或疏鳞片。叶片膜质或近坚纸质，全缘或略波状，具明显的边缘腺点，两面无毛，背面多少具细鳞片。亚伞形花序，花瓣白色或粉红色，卵形，顶端急尖，外面无毛，里面多少被细微柔毛，具腺点。果球形，鲜红色，具腺点。花期5～6月，果期10～12月。

【分布】分布于长江以南地区（海南岛未发现）。

【生境】生于山谷、山坡，疏、密林下或竹林下，海拔100～2400米。

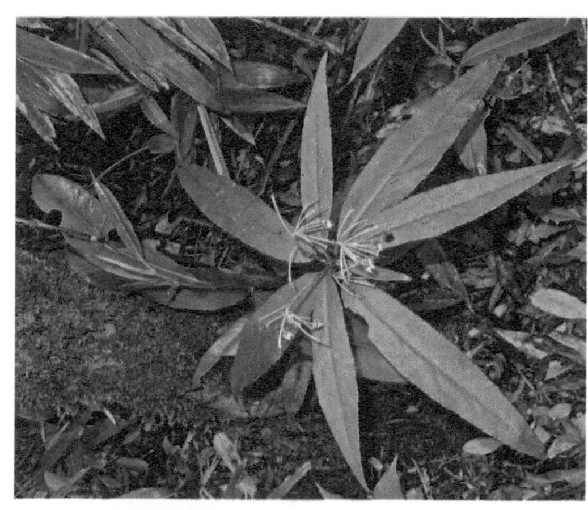

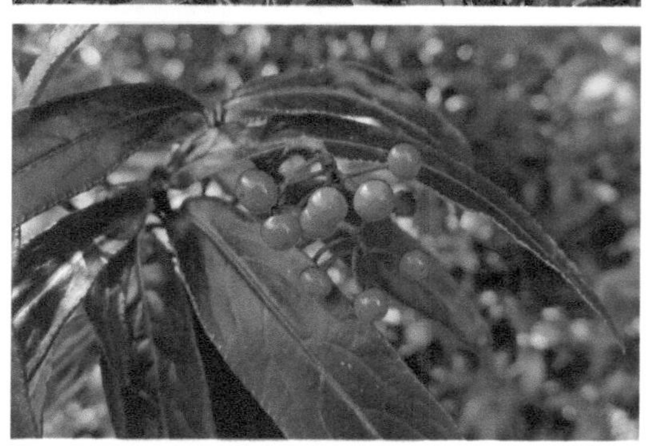

百两金植物

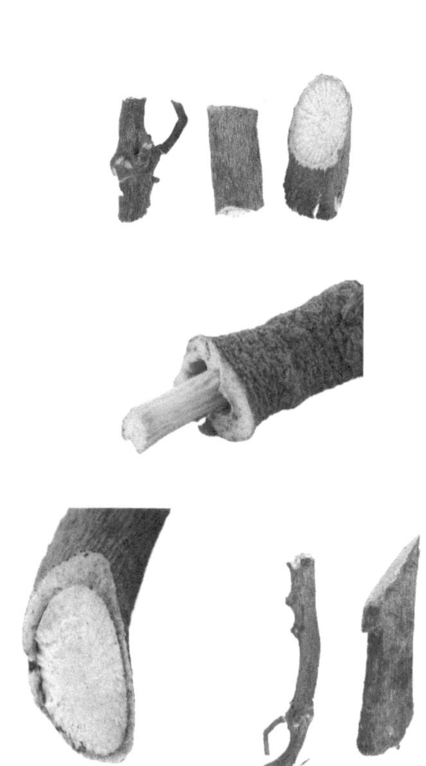

百两金药材

尖尾风

【壮文名】Mbawrongruk
【瑶文名】Naenx buoz buerng
【拉丁名】CALLICARPAE LONGISSIMAE HERBA

【药材别名】大风药、粘手风、赶风柴、尖尾枫、赶风帅。

【基原】本品为马鞭草科（Verbenaceae）植物尖尾枫*Callicarpa dolichophylla* Merr.的干燥地上部分。

【采收加工】夏、秋季采收，切段，干燥。

【形态特征】灌木或小乔木。小枝紫褐色，四棱形，节上有毛环。叶披针形或椭圆状披针形，边缘有不明显的小齿或全缘；侧脉12～20对，在两面隆起，唯网脉在背面深下陷。花序被多细胞的单毛，5～7次分歧，花小而密集；花萼无毛，有腺点，萼齿不明显或近截头状；花冠淡紫色，无毛；雄蕊长约为花冠的2倍，药室纵裂；子房无毛。果实扁球形，无毛，有细小腺点。花期7～9月，果期10～12月。

【分布】分布于台湾、福建、江西、广东、广西、四川等。

【生境】生于荒野、山坡、谷地丛林中，海拔1200米以下。

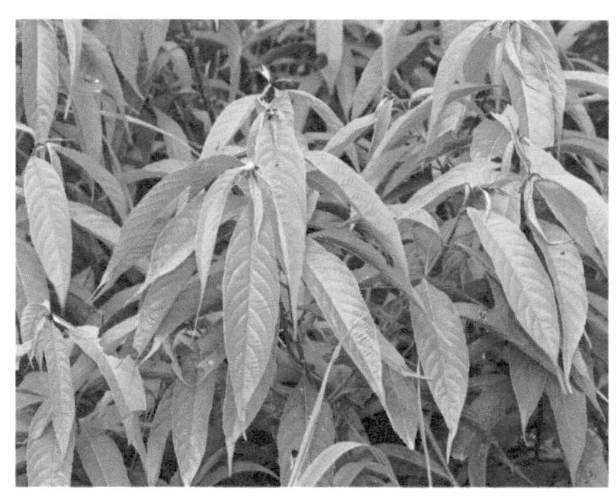

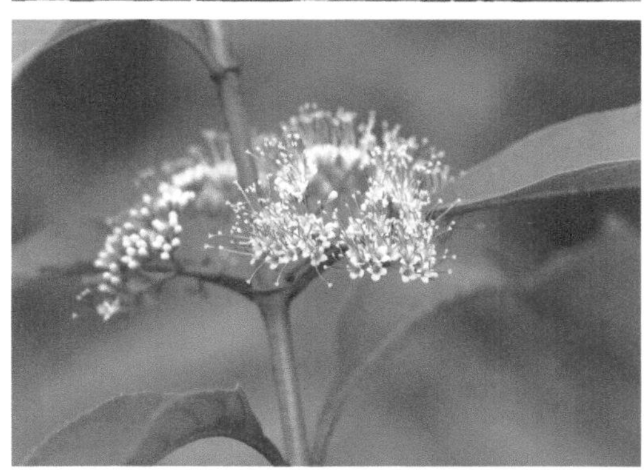

尖尾枫植物

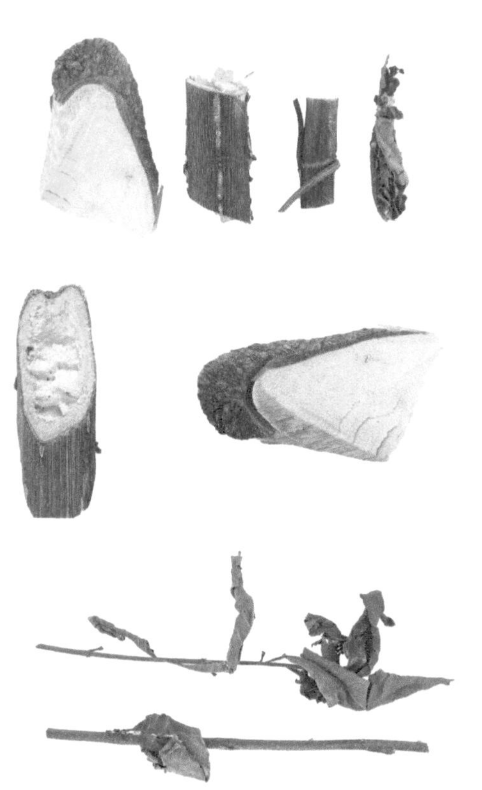

尖尾风药材

光石韦

【壮文名】Go'mbawmid

【拉丁名】PYRROSIAE CALVATAE FOLIUM

【药材别名】牛皮凤尾草、大石韦、石莲姜。

【基原】本品为水龙骨科（Polypodiaceae）植物光石韦*Pyrrosia calvata*（Baker）Ching的干燥叶。

【采收加工】全年均可采收，除去杂质，晒干。

【形态特征】草本。植株高25～70厘米。根状茎短粗，横卧，被狭披针形鳞片；鳞片具长尾状渐尖头，边缘具睫毛，棕色，近膜质。叶近生，一型；叶片狭长披针形，有黑色点状斑点，下面淡棕色，幼时被2层星状毛，上层的为长臂状淡棕色，下层的为细长卷曲灰白色茸毛状，老时大多数脱落。孢子囊群近圆形，聚生于叶片上半部，成熟时扩张并略汇合，无盖，幼时略被星状毛覆盖。

【分布】分布于浙江、广东、广西、陕西、四川等。

【生境】附生于林下树干或岩石上，海拔400～1750米。

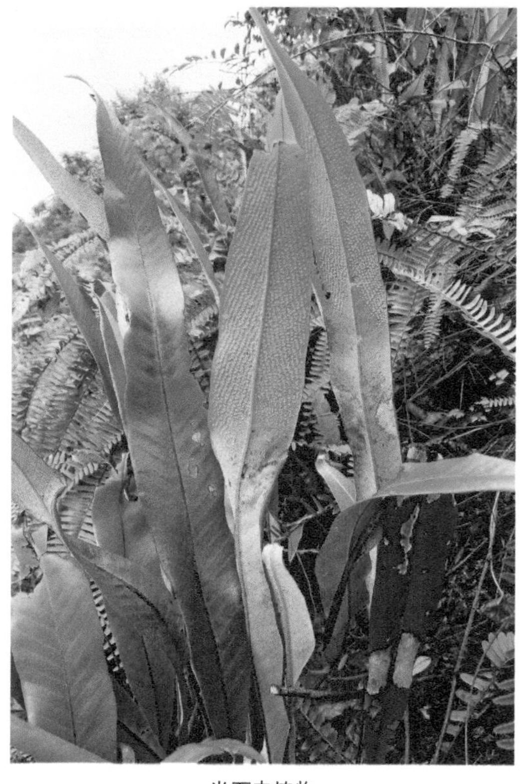

光石韦植物

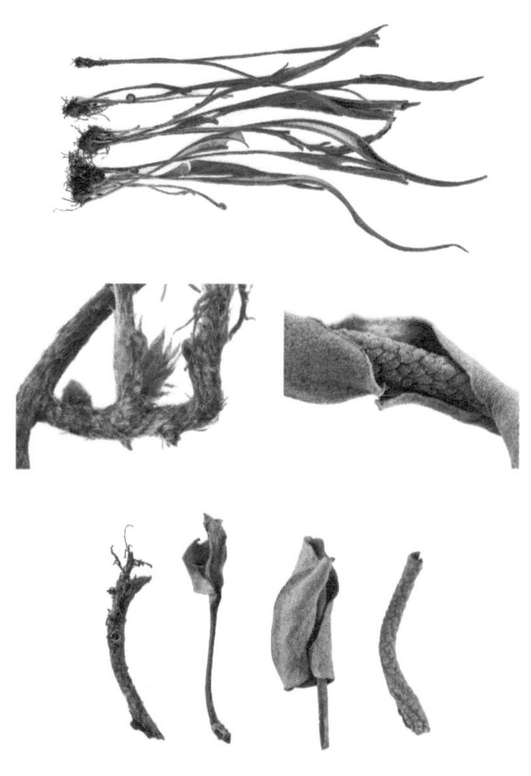

光石韦药材

肉桂　【壮文名】Naengigveq　【拉丁名】CORTEX CINNAMOMI

【药材别名】玉桂、牡桂、菌桂、筒桂、桂皮、大桂。

【基原】本品为樟科（Lauraceae）植物肉桂*Cinnamomum cassia* Presl的干燥树皮。

【采收加工】多于秋季剥取，阴干。

【形态特征】中等大乔木。树皮灰褐色。一年生枝条圆柱形，黑褐色，有纵向细条纹，当年生枝条多少四棱形，黄褐色，具纵向细条纹，密被灰黄色短茸毛。叶互生或近对生，长椭圆形至近披针形，革质，边缘软骨质，内卷，离基三出脉。圆锥花序腋生或近顶生，三级分枝。花白色，被黄褐色短茸毛。果椭圆球形，成熟时黑紫色，无毛；果托浅杯状，边缘截平或略具齿裂。花期6～8月，果期10～12月。

【分布】栽培于广东、广西、福建、台湾、云南等的热带及亚热带地区。

【生境】生于路旁、山坡。多为栽培。

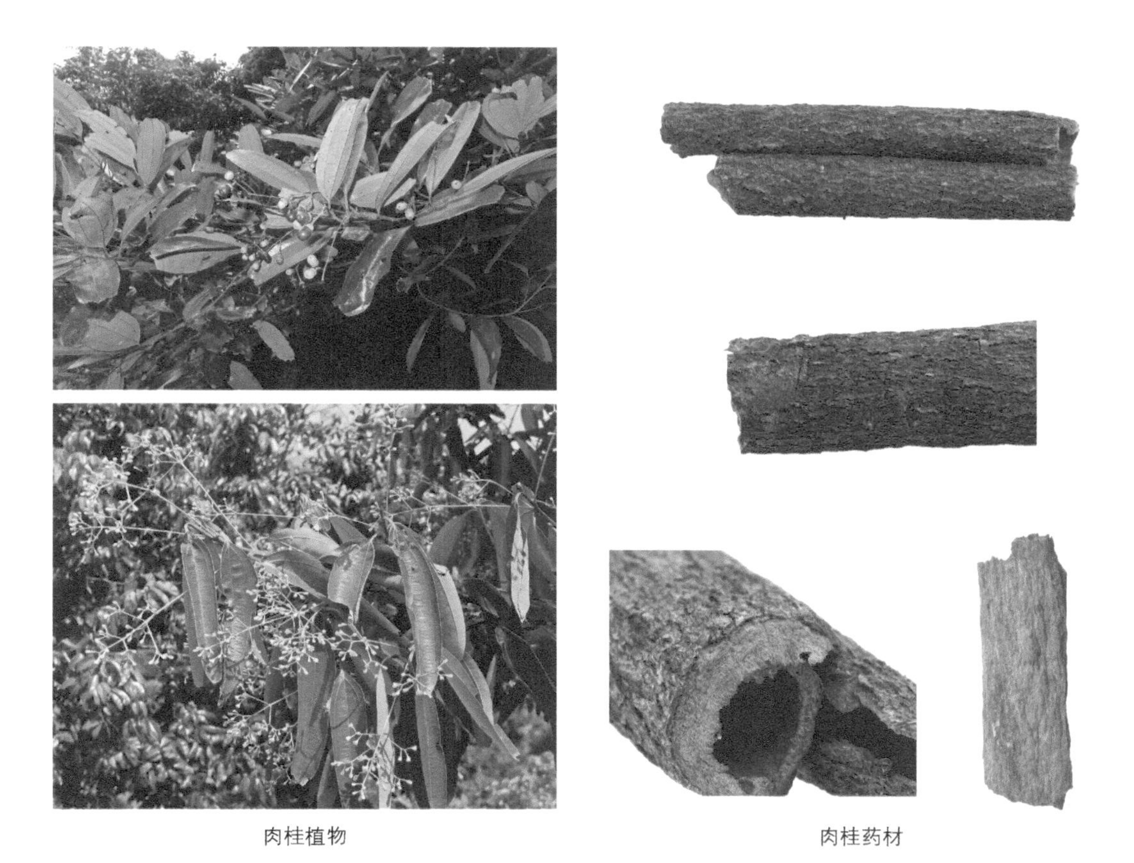

肉桂植物　　肉桂药材

朱砂根

【壮文名】Meizcaekgaen
【瑶文名】Ndieh jaiv dorn
【拉丁名】RADIX ARDISIAD CRENATAE

【药材别名】大罗伞、大凉伞、珍珠伞、凉伞遮珍珠、高脚金鸡、凤凰肠。

【基原】本品为紫金牛科（Myrsinaceae）植物朱砂根*Ardisia crenata* Sims的干燥根。

【采收加工】秋、冬季采挖，洗净，晒干。

【形态特征】灌木。茎粗壮，无毛。叶片革质或坚纸质，边缘具皱波状或波状齿，具明显的边缘腺点，两面无毛，有时下面具极小的鳞片。伞形花序或聚伞花序，着生于侧生特殊花枝顶端；花萼仅基部连合；花瓣白色，稀略带粉红色，盛开时反卷，卵形，顶端急尖，具腺点，外面无毛，里面有时近基部具乳头状突起。果球形，直径6～8毫米，鲜红色，具腺点。花期5～6月，果期10～12月。

【分布】分布于西藏东南部至台湾、湖北至海南岛等地区。

【生境】生于疏、密林下阴湿的灌木丛中，海拔90～2400米。

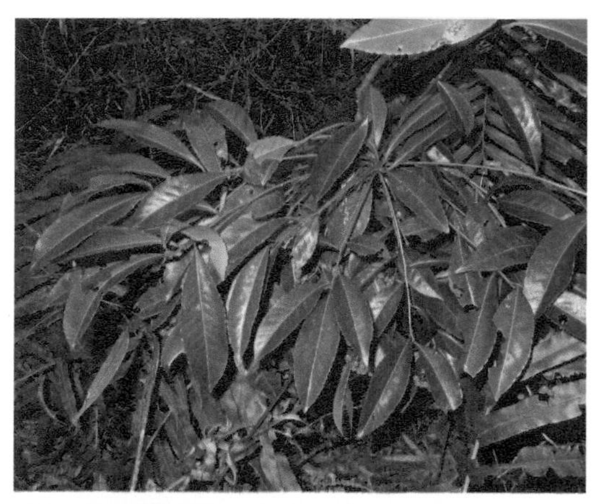

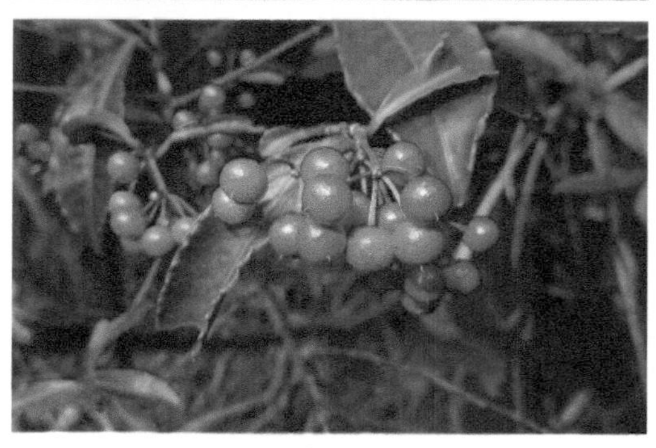

朱砂根植物

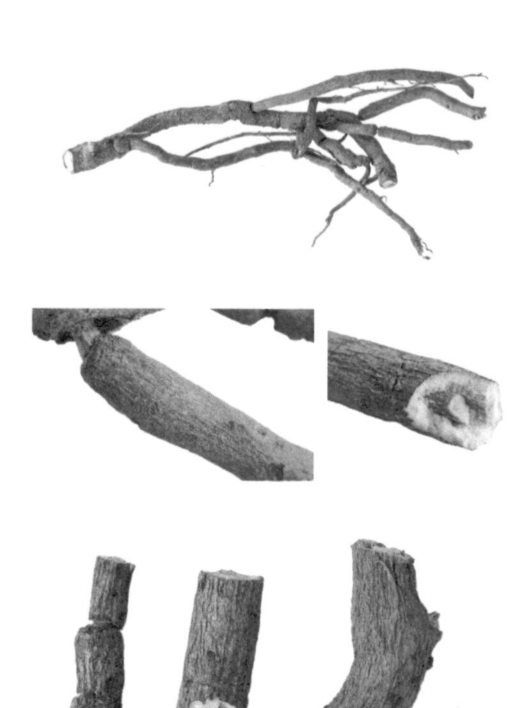

朱砂根药材

竹节蓼

【壮文名】Go'gyipfwz
【拉丁名】HOMALOCLADII PLATYCLADI HERBA

【药材别名】扁竹蓼、天蜈蚣、百足草、蜈蚣竹、鸡爪蜈蚣。

【基原】本品为蓼科（Polygonaceae）植物竹节蓼*Homalocladium platycladum*（F. Muell. ex Hook）L. H. Bailey的地上部分。

【采收加工】全年均可采收，除去杂质，干燥。

【形态特征】多年生直立草本。茎基部圆柱形，木质化，上部枝扁平，呈带状，深绿色，具光泽，有显著的细线条。叶多生于新枝上，互生，菱状卵形，先端渐尖，基部楔形，全缘或在近基部有1对锯齿，羽状网脉，无柄。花小，两性，具纤细柄；花被4～5深裂，裂片矩圆形，淡绿色，后变红色；雄蕊6～7枚，花丝扁，花药白色；雌蕊1枚，子房上位，花柱短，3枚，柱头分叉。花期9～10月，果期10～11月。

【分布】栽培于福建、广东、广西等。

【生境】生于庭院。多为栽培。

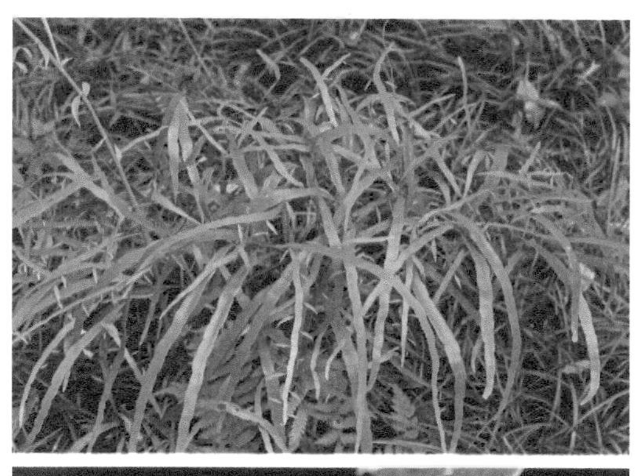

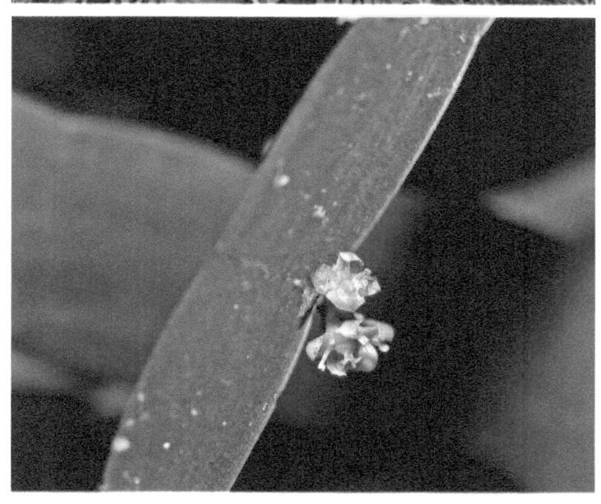

竹节蓼植物

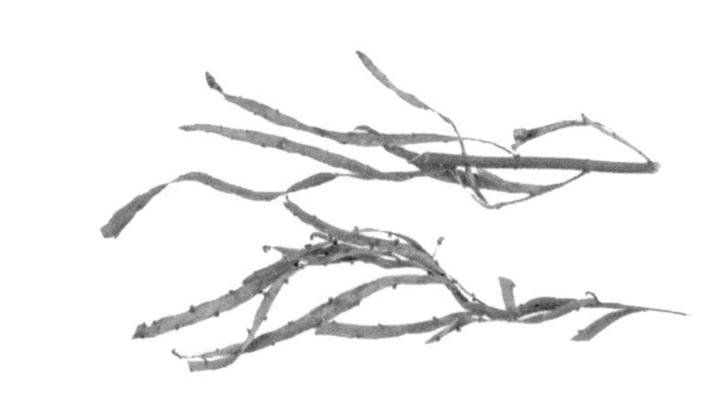

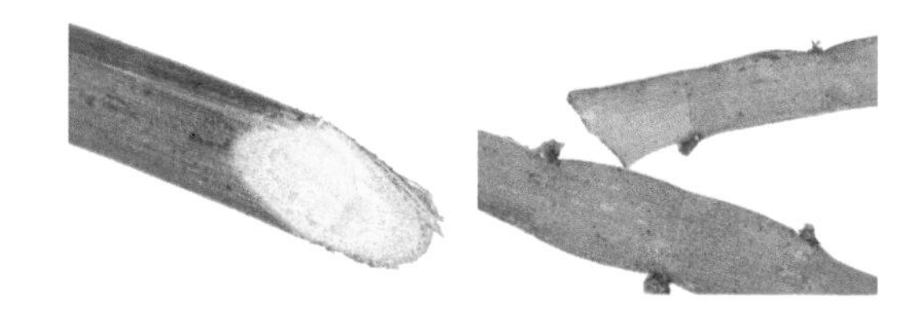

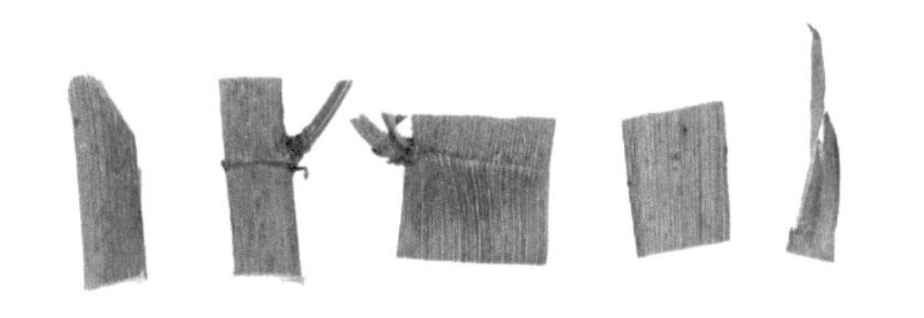

竹节蓼药材

华凤仙

【壮文名】Caekgiemfungh

【拉丁名】IMPATIENTIS CHINENSIS HERBA

【药材别名】水指甲花、象鼻花。

【基原】本品为凤仙花科（Balsaminaceae）植物华凤仙*Impatiens chinensis* L.的干燥全草。

【采收加工】全年均可采收，除去杂质，干燥。

【形态特征】一年生草本。茎纤细，无毛，上部直立，下部横卧，节略膨大，有不定根。叶对生，无柄或几无柄；叶片硬纸质。花较大，单生或2～3朵簇生于叶腋，无总花梗，紫红色或白色；苞片线形，位于花梗的基部；侧生萼片2枚，线形，先端尖，唇瓣漏斗状，具条纹，基部渐狭成内弯或旋卷的长距；旗瓣圆形，先端微凹，背面中肋具狭翅，顶端具小尖，翼瓣无柄。蒴果椭圆形，中部膨大，顶端喙尖，无毛。花期 6～8月，果期9～11月。

【分布】分布于江西、福建、浙江、广东、广西、云南等。

【生境】生于池塘、水沟旁、田边或沼泽地，海拔100～1200米。

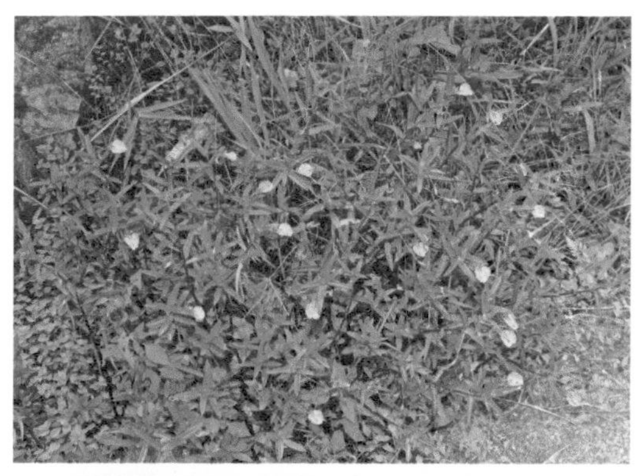

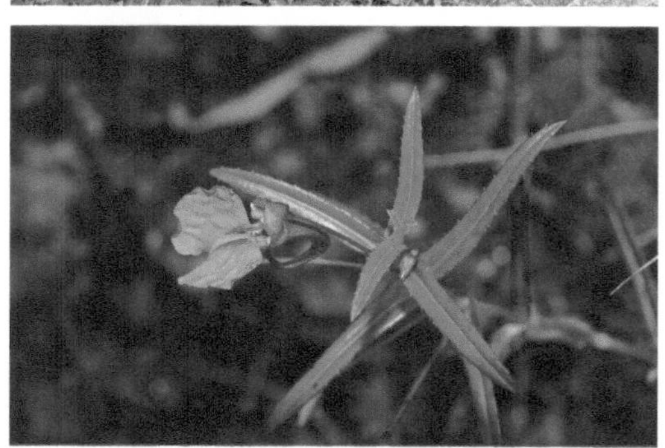

华凤仙植物

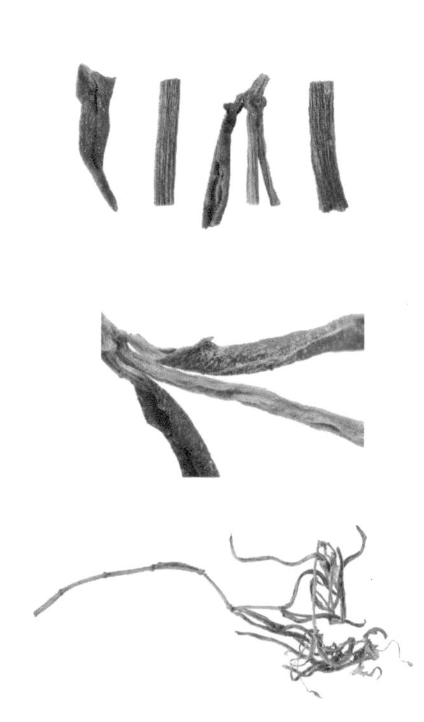

华凤仙药材

血党

【壮文名】Gosanlwed
【瑶文名】Jieng biemh lorh famh
【拉丁名】ARDISIAE BREVICAULIS HERBA

【药材别名】八爪金龙、八爪龙、矮茎朱砂根、开喉箭、猪总管、团叶八爪金龙。

【基原】本品为紫金牛科（Myrsinaceae）植物九管血*Ardisia brevicaulis* Diels的干燥全株。

【采收加工】全年均可采收，除去泥沙，晒干。

【形态特征】矮小灌木。具匍匐生根的根茎。叶坚纸质，窄卵形、卵状披针形或椭圆形，近全缘，具不明显边缘腺点，上面无毛，下面被微柔毛。伞形花序；萼片披针形或卵形，具腺点。果直径6毫米，鲜红色，具腺点，宿萼与果柄常紫红色。花期6～7月，果期10～12月。

【分布】分布于台湾、湖北、广东、广西等。

【生境】生于密林下阴湿的地方，海拔400～1260米。

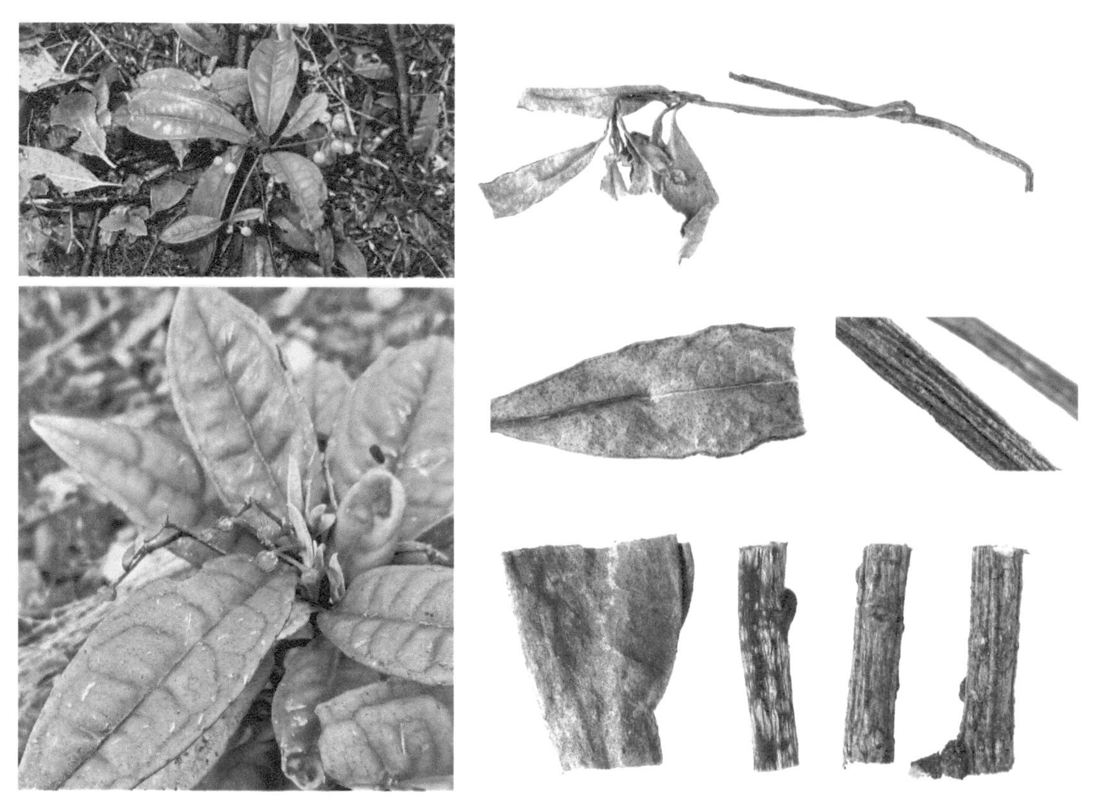

九管血植物　　血党药材

冰糖草 【壮文名】Gamcaujdoz 【拉丁名】SCOPARIAE DULCIDIS HERBA

【药材别名】假甘草、土甘草、假枸杞、通花草。

【基原】本品为玄参科（Scrophulariaceae）植物野甘草*Scoparia dulcis* L.的全草。

【采收加工】全年均可采收，干燥或鲜用。

【形态特征】直立草本或为半灌木状。茎多分枝，枝有棱角及狭翅。叶对生或轮生，菱状卵形至菱状披针形，全缘而成短柄，前半部有齿，齿有时颇深多少缺刻状而重出，有时近全缘，两面无毛。花单朵或多朵成对生于叶腋，花梗细，萼分生，齿4枚，花冠小，白色。蒴果卵圆形至球形，室间室背均开裂，中轴胎座宿存。

【分布】分布于广东、广西、云南、福建等。

【生境】生于荒地、路旁，海拔1400米以下。

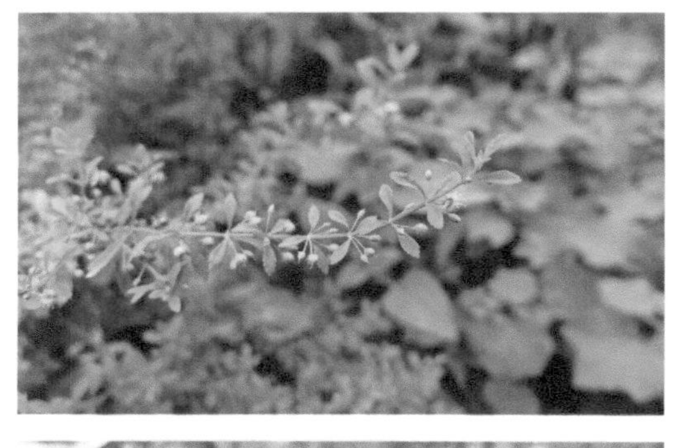

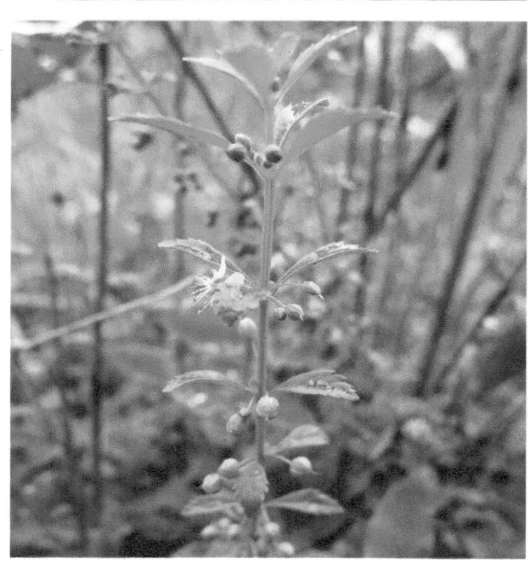

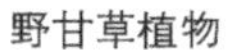

野甘草植物

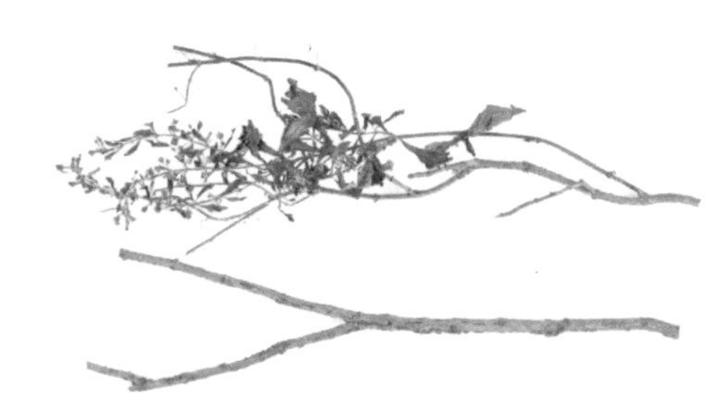

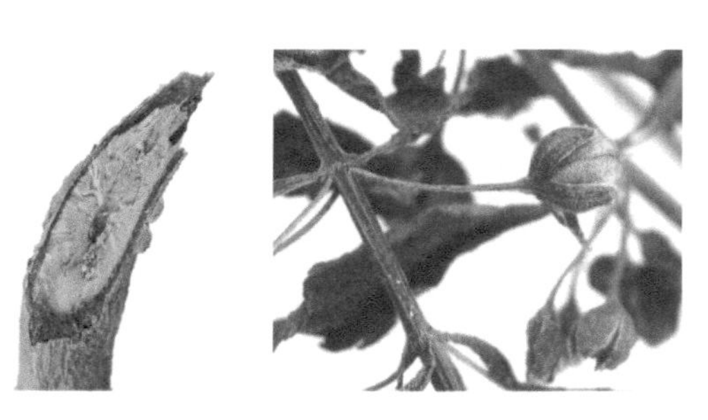

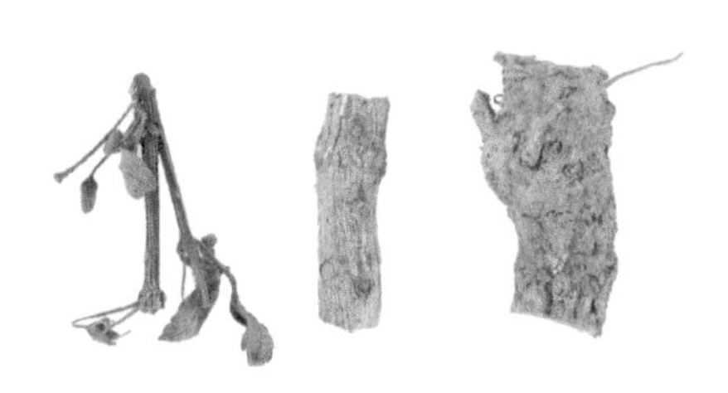

冰糖草药材

羊耳菊

【壮文名】Nyafaedmox
【瑶文名】Baeqc minc buerng
【拉丁名】INULAE CAPPAE HERBA

【药材别名】白牛胆、叶下白、小茅香、大茅香、羊耳风、白面风。

【基原】本品为菊科（Compositae）植物羊耳菊*Duhaldea cappa*（Buch.–Ham. ex D. Don）Pruski & Anderberg的干燥地上部分。

【采收加工】夏、秋季采收，除去杂质，干燥。

【形态特征】亚灌木。茎直立，粗壮，全部被污白色或浅褐色绢状或棉状密茸毛。叶多少开展；顶端钝或急尖，边缘有小尖头状细齿或浅齿，上面被基部疣状的密糙毛，下面被白色或污白色绢状厚茸毛。头状花序倒卵圆形，多数密集生于茎和枝端成聚伞圆锥花序，被绢状密茸毛；有线形的苞叶。瘦果长圆柱形，被白色长绢毛。花期6～10月，果期8～12月。

【分布】分布于四川、云南、贵州、广西、广东、江西、福建、浙江等。

【生境】生于丘陵、荒地、灌丛或草地，海拔500～3200米。

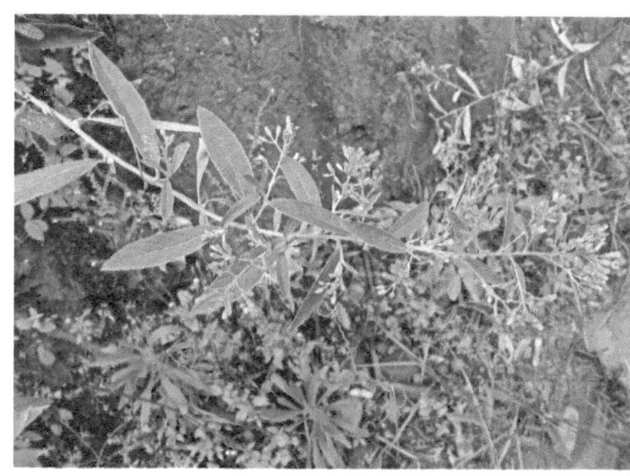

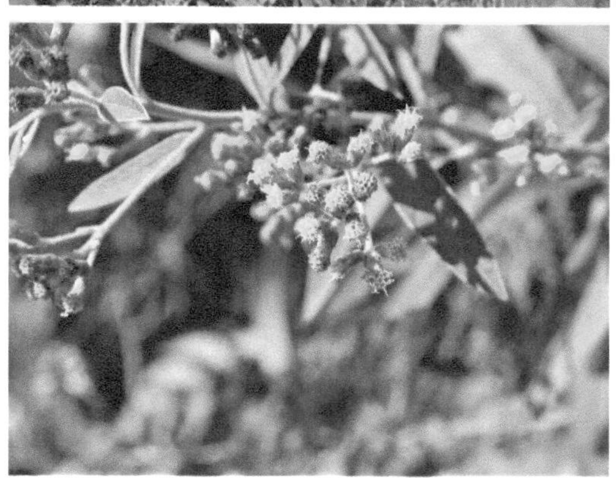

羊耳菊植物

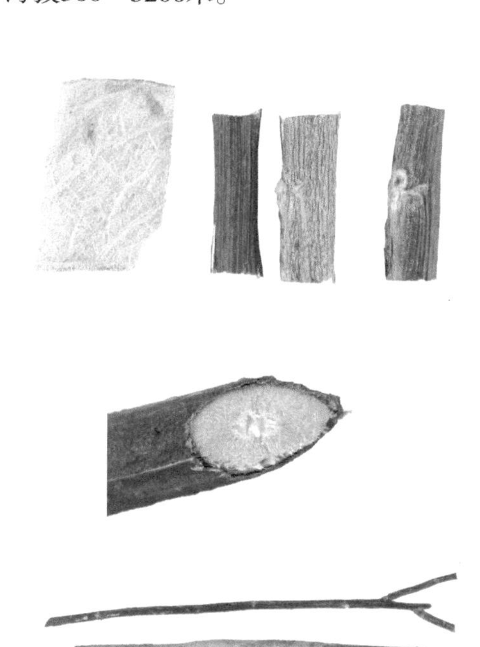

羊耳菊药材

羊角拗

【瑶文名】Yungh gorqv buerng
【拉丁名】STROPHANTHI DIVARICATI HERBA

【药材别名】羊角纽、羊角藤、倒钓笔、羊角扭、羊角藕。

【基原】本品为夹竹桃科（Apocynaceae）植物羊角拗*Strophanthus divaricatus*（Lour.）Hook. et Arn.的干燥全株。

【采收加工】全年均可采收，洗净，切片，晒干。

【形态特征】灌木。小枝圆柱形，密被灰白色圆形的皮孔。叶薄纸质，椭圆状长圆形或椭圆形。聚伞花序顶生，通常着花3朵，无毛；花黄色；萼片披针形；花冠漏斗状，顶端延长成一长尾带状，长达10厘米。蓇葖广叉开，木质，椭圆状长圆形，顶端渐尖，基部膨大，长10～15厘米，直径2.0～3.5厘米，外果皮绿色，干时黑色，具纵条纹。花期3～7月，果期6月至翌年2月。

【分布】分布于贵州、云南、广西、广东、福建等。

【生境】生于丘陵山地、路旁疏林或山坡灌木丛中，海拔100～1000米。

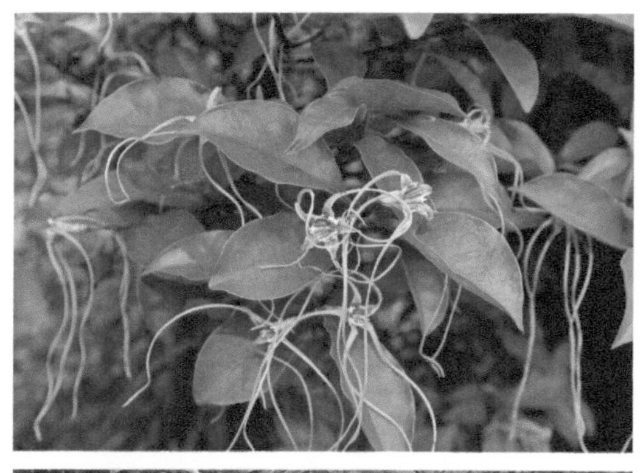

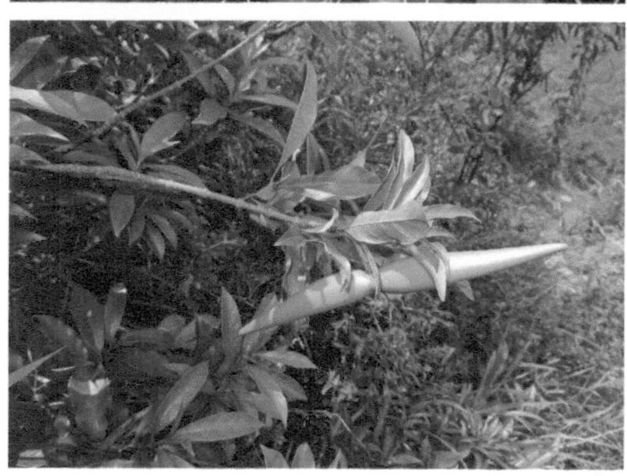

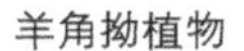

羊角拗植物

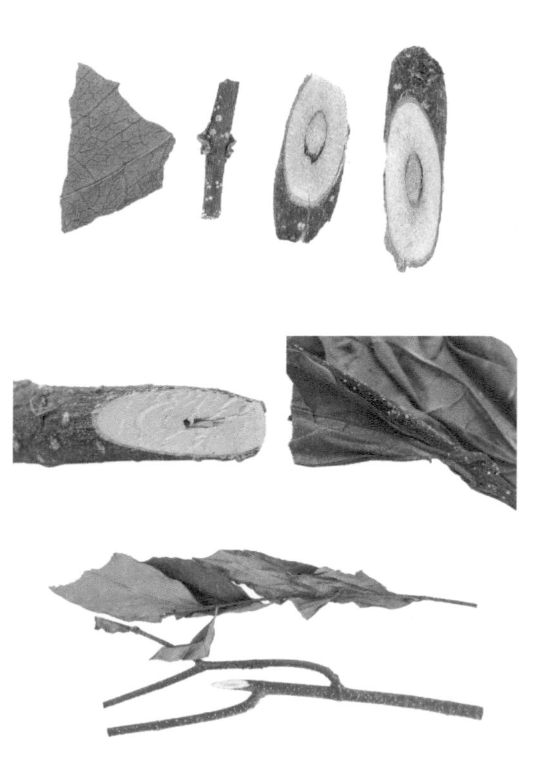

羊角拗药材

灯心草

【壮文名】Mwnhdwnghcauj
【拉丁名】JUNCI MEDULLA

【药材别名】秧草、水灯心、野席草、龙须草、灯草、水葱。

【基原】本品为灯心草科（Juncaceae）植物灯心草*Juncus effusus* L.的干燥茎髓。

【采收加工】夏末至秋季割取茎，晒干，取出茎髓，理直，扎成小把。

【形态特征】多年生草本。根状茎粗壮横走，具黄褐色稍粗的须根。茎丛生，直立，圆柱形，淡绿色，具纵条纹，茎内充满白色的髓心。叶全部为低出叶，呈鞘状或鳞片状，包围在茎的基部，基部红褐色至黑褐色；叶片退化为刺芒状。聚伞花序假侧生，含多花，排列紧密或疏散；总苞片圆柱形，生于顶端，似茎的延伸，直立；花淡绿色；花被片线状披针形。蒴果长圆形或卵形，顶端钝或微凹，黄褐色。花期4～7月，果期6～9月。

【分布】分布于黑龙江、广东、广西、云南、西藏等。

【生境】生于河边、池塘旁、水沟、稻田旁、草地及沼泽湿处，海拔1650～3400米。

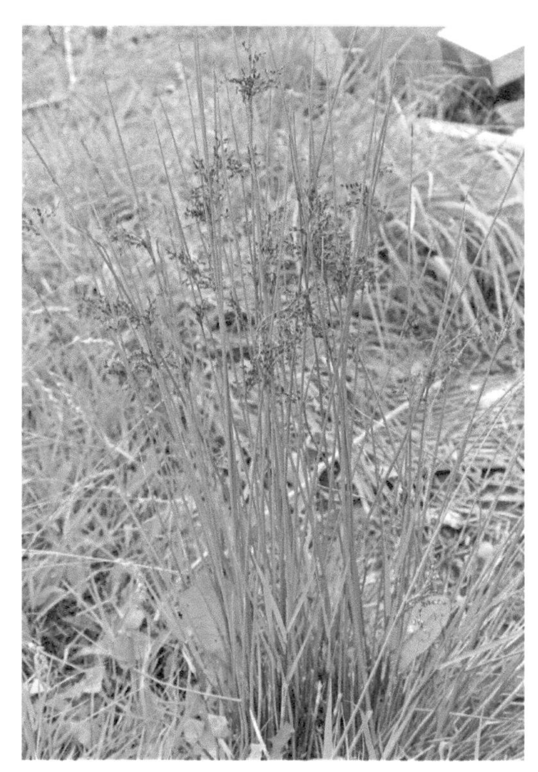

灯心草植物

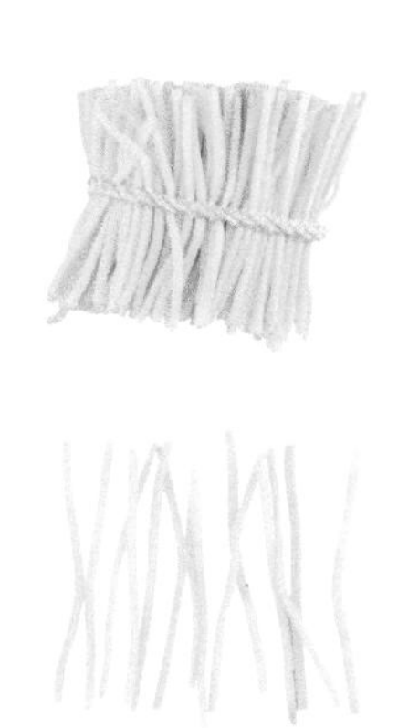

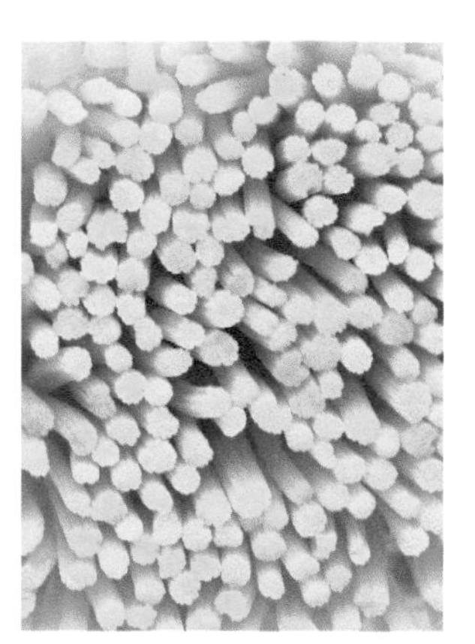

灯心草药材

阳桃根 【壮文名】Raggofiengz 【拉丁名】RADIX AVERRHOAE

【药材别名】五敛子、杨桃、三敛、三廉子。

【基原】本品为酢浆草科（Oxalidaceae）植物阳桃*Averrhoa carambola* L.的干燥根。

【采收加工】全年均可采挖，秋、冬季较佳，除去泥土，干燥。

【形态特征】乔木。分枝甚多；树皮暗灰色。奇数羽状复叶，互生；小叶5～13片，全缘。花小，微香，数朵至多朵组成聚伞花序或圆锥花序，自叶腋出或着生于枝干上，花枝和花蕾深红色；萼片5枚，覆瓦状排列，基部合成细杯状；花瓣略向背面弯卷。浆果肉质，下垂，有5棱，很少6棱或3棱，横切面呈星芒状。花期4～12月，果期7～12月。

【分布】栽培于广东、广西、福建、台湾、云南等。

【生境】生于路旁、疏林或庭院中。多为栽培。

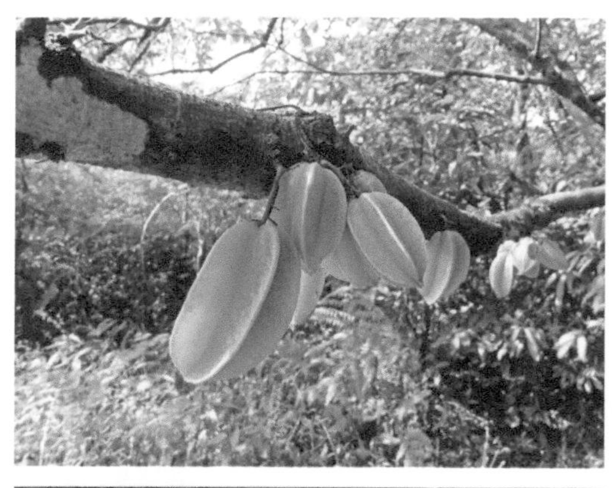

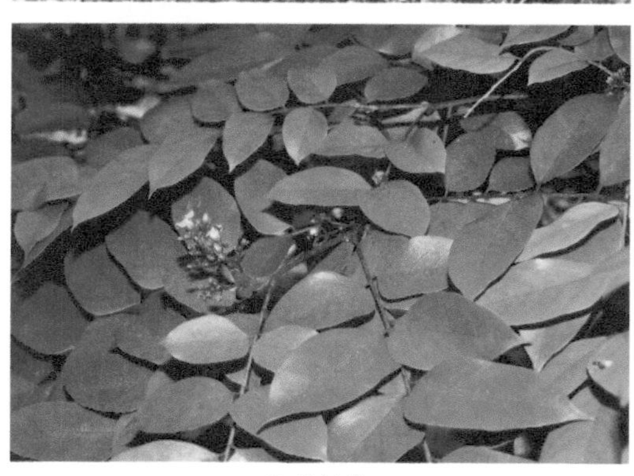

阳桃植物

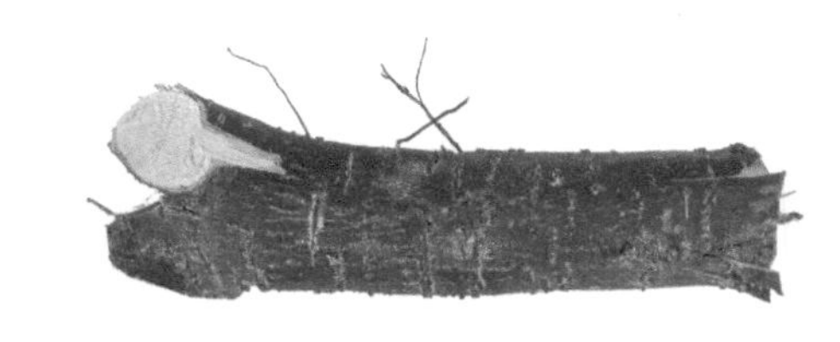

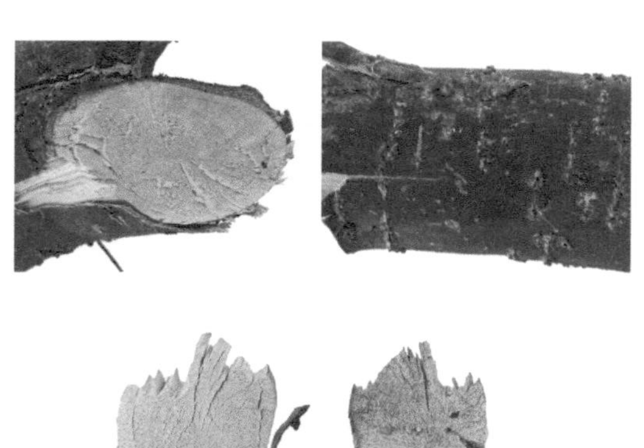

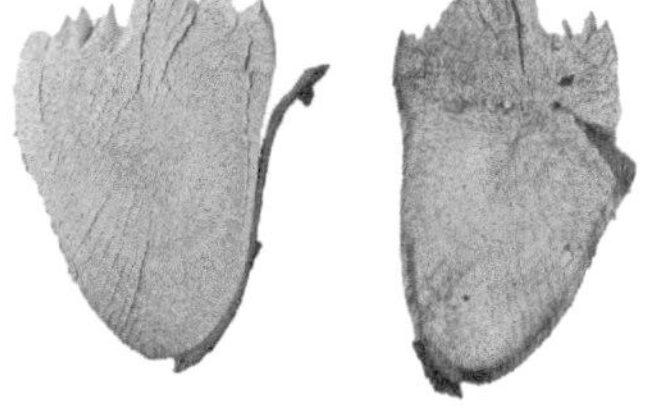

阳桃根药材

阴香皮

【壮文名】Maexcungdwnh

【拉丁名】CINNAMOMI BURMANNII CORTEX

【药材别名】山玉桂、桂树、山桂枝、连粘树、土山肉桂。

【基原】本品为樟科（Lauraceae）植物阴香*Cinnamomum burmannii*（Nees et T. Nees）Blume的干燥树皮。

【采收加工】全年均可采剥，阴干。

【形态特征】乔木。树皮平滑，灰褐色至黑褐色。小枝绿色或绿褐色，无毛。叶卵形、长圆形或披针形，两面无毛，离基三出脉。花序末端为3花聚伞花序；花被片长圆状卵形，两面密被灰白色柔毛。果卵圆形，果托高约4毫米，具6齿。花期10月至翌年2月，果期12月至翌年4月。

【分布】分布于云南、贵州、广西、广东、海南、江西、福建等。

【生境】生于疏林、密林或灌丛中，海拔1000～1400米（云南达2100米）。

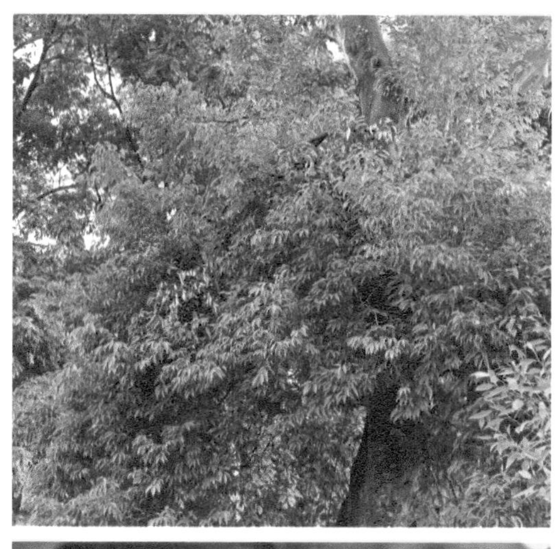

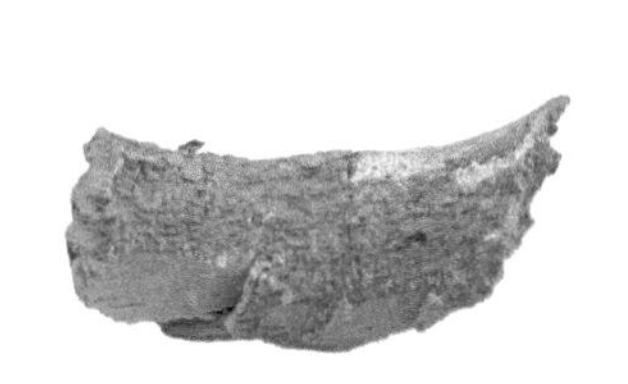

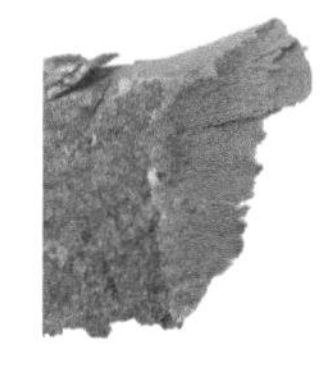

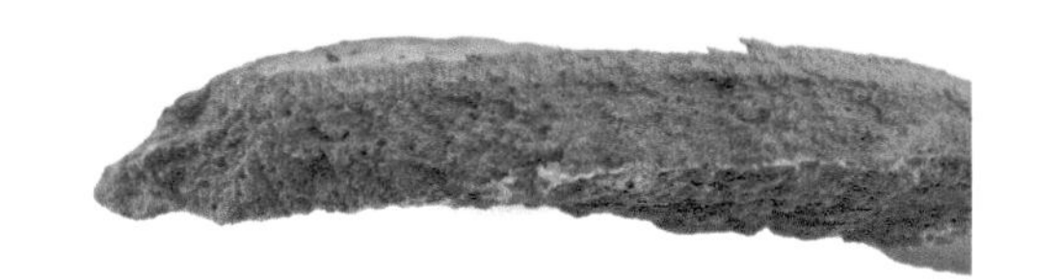

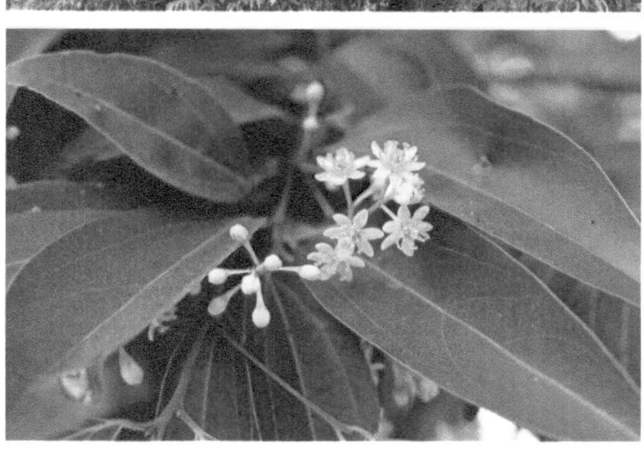

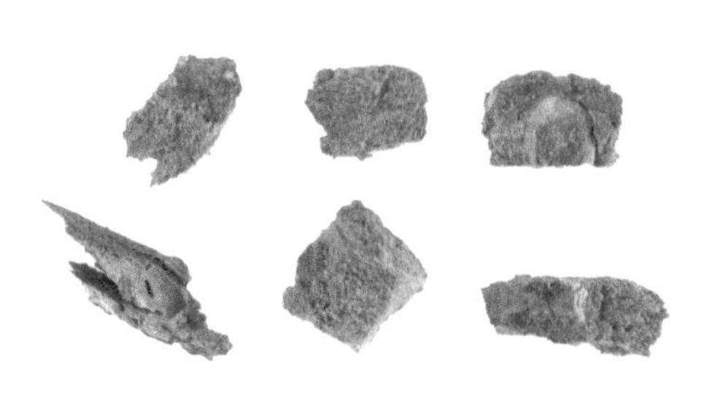

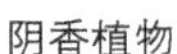

阴香植物

阴香皮药材

买麻藤

【瑶文名】Mah mbungv nzunx

【拉丁名】GNETI MONTANI CAULIS

【药材别名】大节藤、乌骨风、麻骨风、黑藤、鸡节藤、鹤膝风。

【基原】本品为买麻藤科（Gnetaceae）植物买麻藤*Gnetum montanum* Markgr.的干燥藤茎。

【采收加工】全年均可采收，切段，晒干。

【形态特征】大藤本。小枝圆或扁圆，光滑，稀具细纵皱纹。叶形大小多变，通常呈矩圆形，革质或半革质。雄球花序一至二回三出分枝，排列疏松，雄球花穗圆柱形；雌球花序侧生于老枝上，单生或数序丛生，有3～4对分枝。种子矩圆状卵圆形或矩圆形，熟时黄褐色或红褐色，光滑，有时被亮银色鳞斑。花期6～7月，种子8～9月成熟。

【分布】分布于云南、广西、广东等。

【生境】生于森林中，缠绕于树上，海拔1600～2000米。

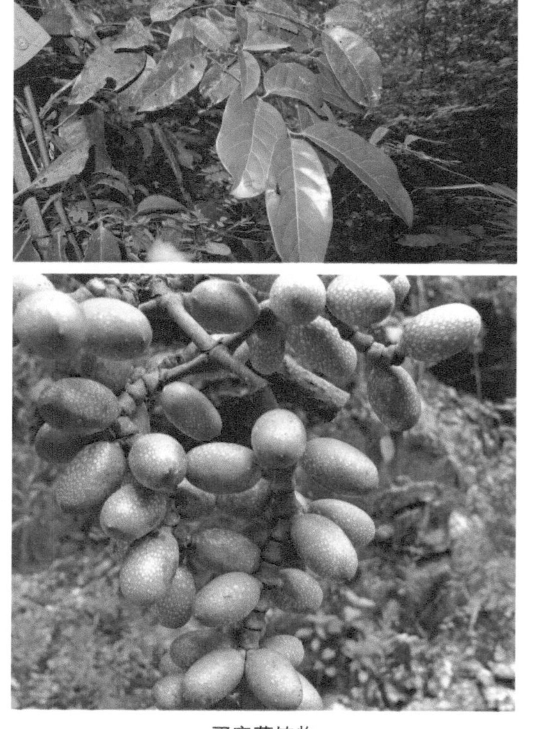

买麻藤植物

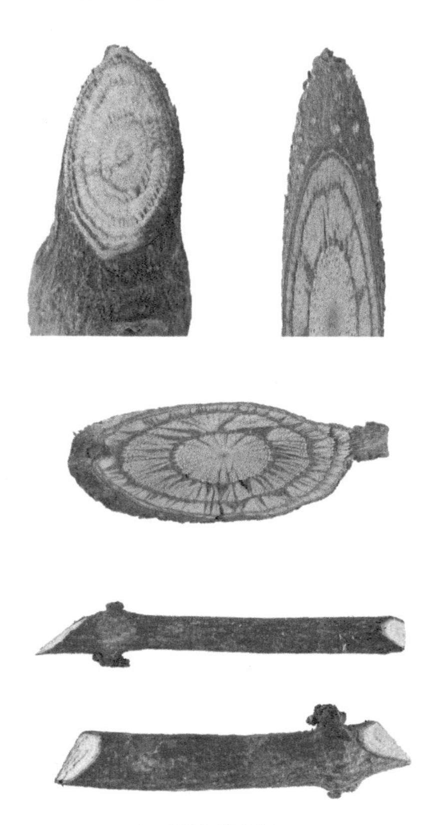

买麻藤药材

红云草 【瑶文名】Yangh maz buerng 【拉丁名】ARDISIAE MACLURIS HERBA

【药材别名】假地榕、红毛藤。

【基原】本品为紫金牛科（Myrsinaceae）植物心叶紫金牛*Ardisia maclurei* Merr.的干燥全草。

【采收加工】全年均可采收，洗净，晒干。

【形态特征】近草质亚灌木或小灌木。具匍匐茎。叶互生，稀近轮生，叶片坚纸质，边缘具不整齐的粗锯齿及缘毛，两面均被疏柔毛。亚伞形花序，近顶生，被锈色长柔毛；花萼仅基部连合，被锈色长柔毛，萼片披针形，顶端渐尖，具缘毛，无腺点；花瓣淡紫色或红色，卵形，顶端渐尖，无毛，无腺点。果球形，直径约6毫米，暗红色。花期5～6月，果期12月至翌年1月（稀达翌年3月）。

【分布】分布于贵州、广西、广东、台湾等。

【生境】生于密林下，水旁、石缝间阴湿的地方，海拔230～860米。

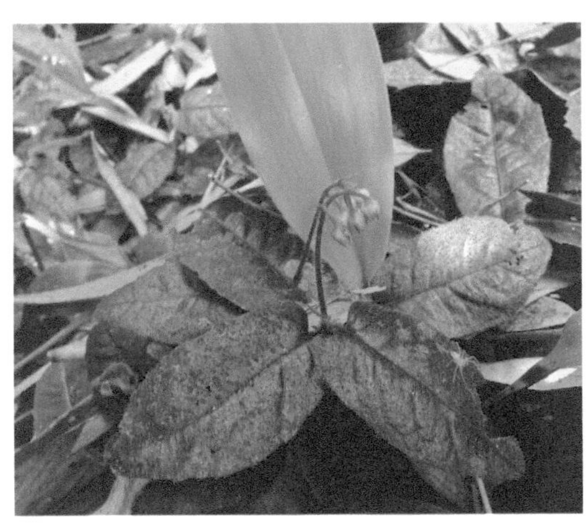

心叶紫金牛植物

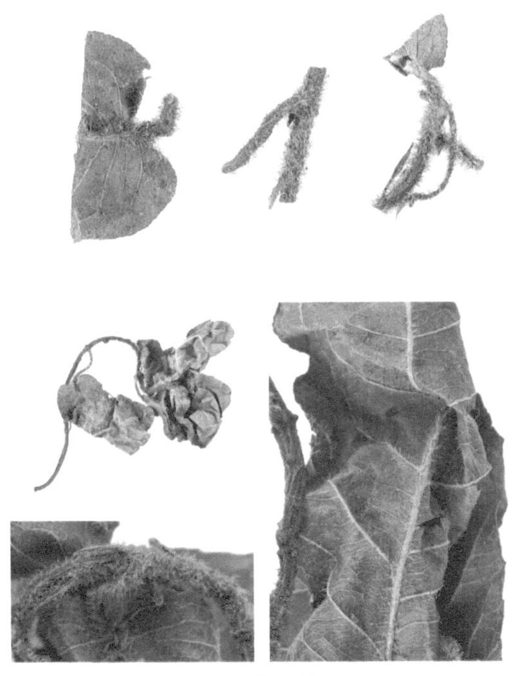

红云草药材

红药

【壮文名】Yazndiengx

【拉丁名】HERBA CHIRITAE

【药材别名】弄岗唇柱苣苔。

【基原】本品为苦苣苔科（Gesneriaceae）植物弄岗报春苣苔*Primulina longgangensis*（W. T. Wang）Yan Liu & Yin Z. Wang的干燥全株。

【采收加工】夏、秋季采收，切段，干燥。

【形态特征】多年生草本。根状茎长，圆柱形。叶密集生于根状茎顶端，3～4片轮生，无柄，长圆状线形，顶端微钝，基部渐狭，边缘全缘，两面密被贴伏短柔毛。聚伞花序腋生，直径3～7厘米，二至三回分枝；苞片对生，披针形；花萼5裂达基部，裂片狭披针状线形，或钻形；花冠白色，有紫纹。花期10月。

【分布】分布于广西。

【生境】生于石灰岩山林边石上，海拔250～320米。

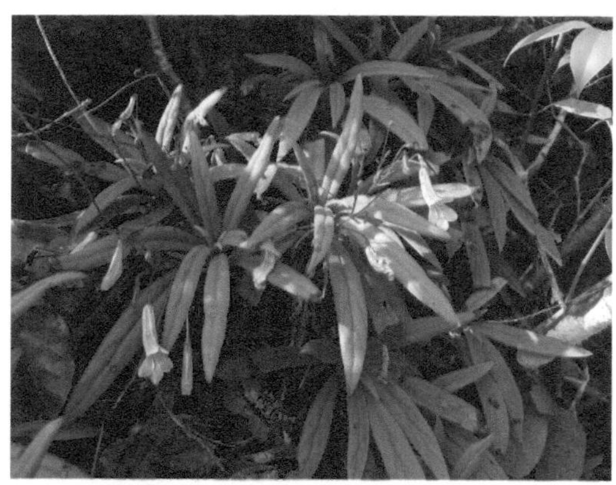

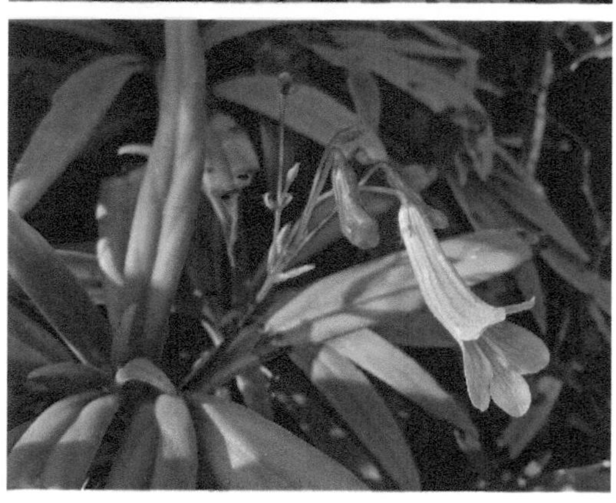

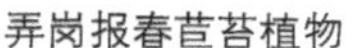

弄岗报春苣苔植物

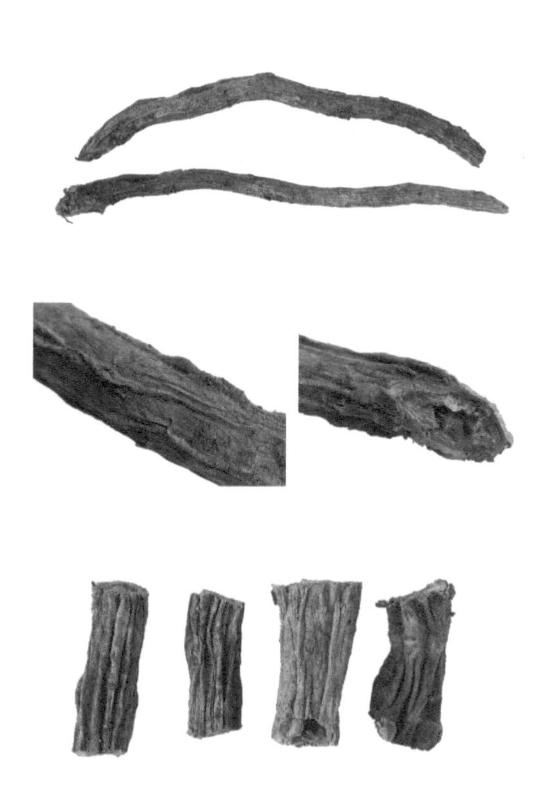

红药药材

红背桂

【壮文名】Mbawlaenghoengz
【拉丁名】EXCOECARIAE COCHINCHINENSIS HERBA

【药材别名】叶背红、金琐玉。

【基原】本品为大戟科（Euphorbiaceae）植物红背桂*Excoecaria cochinchinensis* Lour.的全株。

【采收加工】全年均可采收，洗净，晒干或鲜用。

【形态特征】常绿灌木。枝无毛，具多数皮孔。叶对生，稀兼有互生或近3片轮生，纸质，叶片狭椭圆形或长圆形，边缘有疏细齿，两面均无毛，下面绿色，上面紫红色或血红色。花单性，雌雄异株，聚集成腋生或稀兼有顶生的总状花序。蒴果球形，直径约8毫米，基部截平，顶端凹陷。花期几乎为全年。

【分布】分布于广西，台湾、广东、云南等普遍栽培。

【生境】生于常绿或落叶的森林、次生林、灌丛，或栽培。

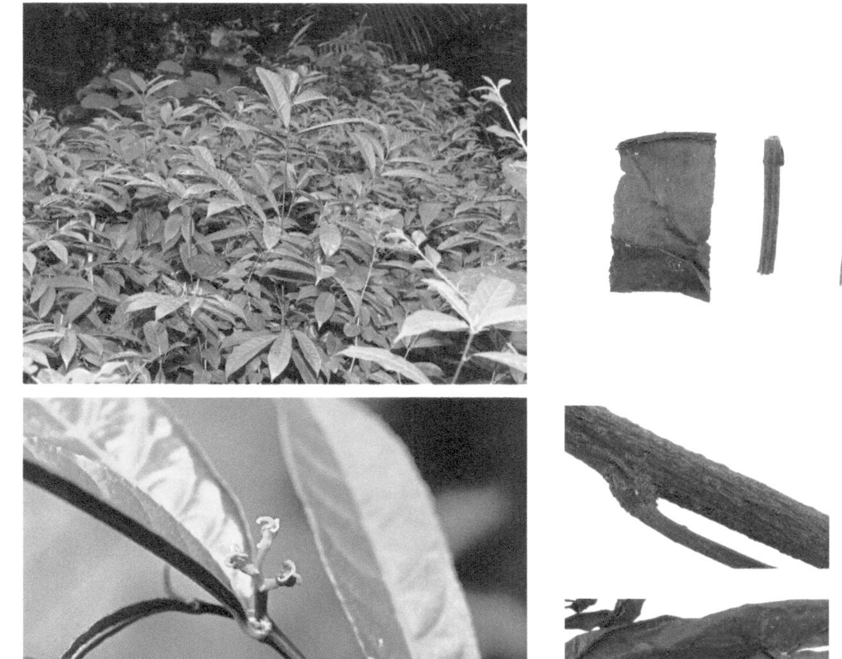

红背桂植物

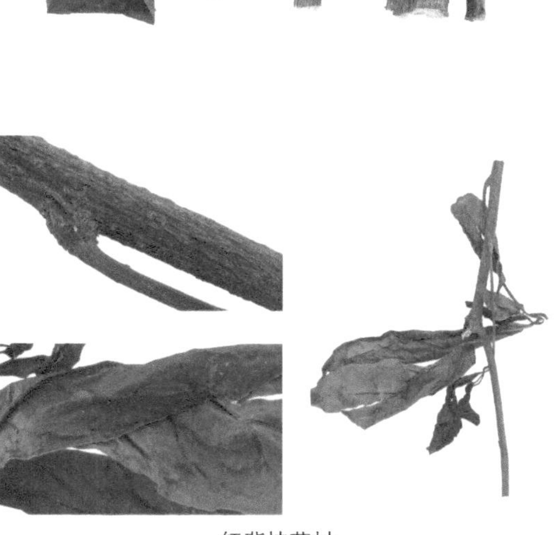

红背桂药材

红背娘

【壮文名】Godagnding

【拉丁名】ALCHORNEAE TREWIOIDIS HERBA

【药材别名】野火麻。

【基原】本品为大戟科（Euphorbiaceae）植物红背山麻秆*Alchornea trewioides*（Benth.）Muell. Arg.的干燥全株。

【采收加工】全年均可采收，除去杂质，干燥。

【形态特征】灌木。小枝被灰色微柔毛，后变无毛。叶薄纸质，阔卵形，顶端急尖或渐尖，基部浅心形或近截平，边缘疏生具腺小齿，上面无毛，下面浅红色，基部具斑状腺体4个；基出脉3条；小托叶披针形。雌雄异株，雄花序穗状，腋生或生于一年生小枝已落叶腋部；雌花序总状，顶生。蒴果球形，具3条圆棱，果皮平坦，被微柔毛。花期3～5月，果期6～8月。

【分布】分布于福建、江西、湖南、广东、广西、海南等。

【生境】生于矮灌丛中、疏林下或石灰岩山灌丛中，海拔15～400（～1000）米。

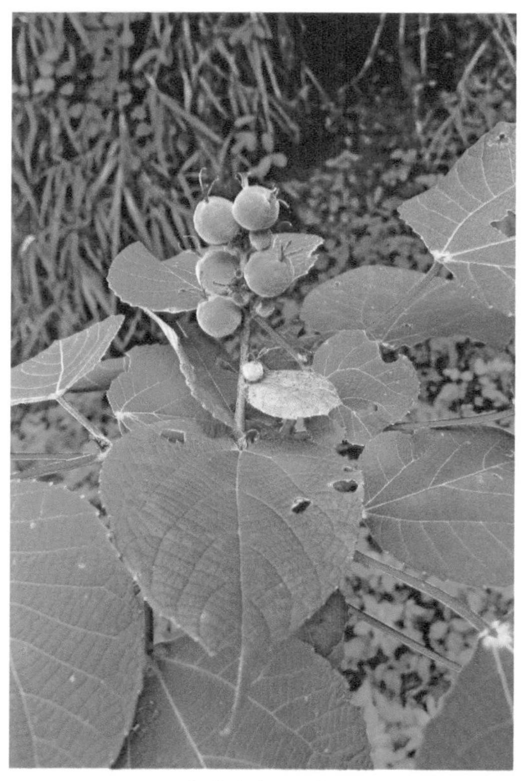

红背山麻秆植物

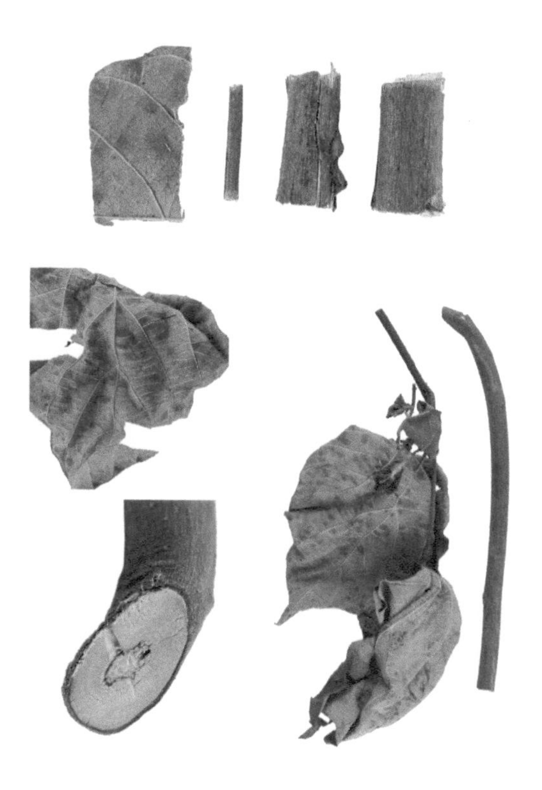

红背娘药材

七画

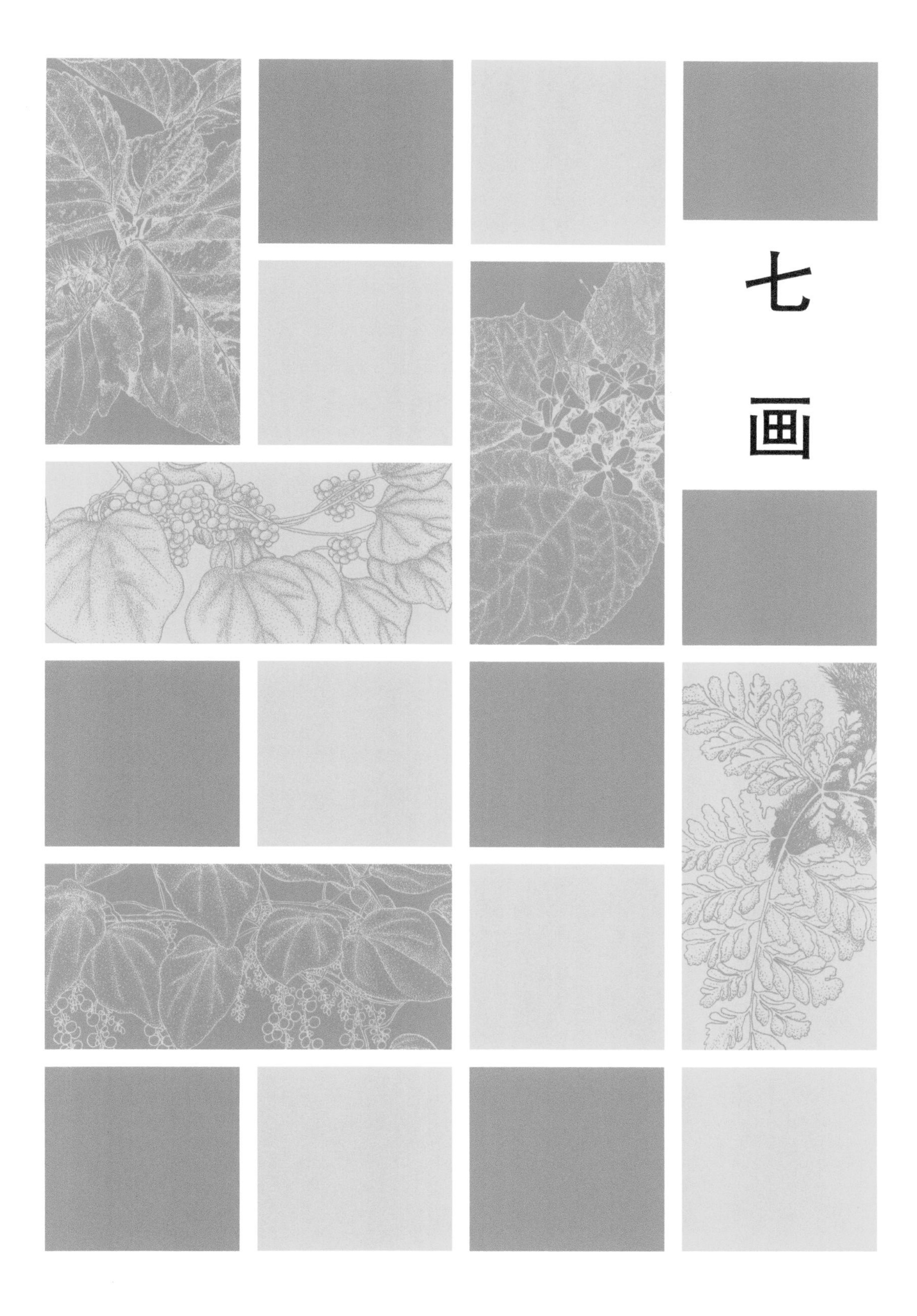

走马风

【壮文名】Nyayouzfanj
【瑶文名】Gieqv nyaatv buerng
【拉丁名】SAMBUCI CHINENSIS HERBA

【药材别名】臭草、八棱麻、陆英、蒴藋、青稞草、走马箭。

【基原】本品为忍冬科（Caprifoliaceae）植物接骨草*Sambucus javanica* Blume的干燥全株。

【采收加工】全年均可采收，洗净，切段，干燥。

【形态特征】高大草本或半灌木。茎有棱条，髓部白色。羽状复叶；小叶2～3对，互生或对生，边缘具细锯齿，近基部或中部以下边缘常有1枚或数枚腺齿。复伞形花序顶生，大而疏散，总花梗基部托以叶状总苞片，分枝3～5出，纤细，被黄色疏柔毛；杯形不孕性花不脱落，可孕性花小；萼筒杯状，萼齿三角形；花冠白色。果实红色，近球形。花期4～5月，果熟期8～9月。

【分布】分布于陕西、台湾、湖南、广东、广西、西藏等。

【生境】生于山坡、林下、沟边或草丛，海拔300～2600米。

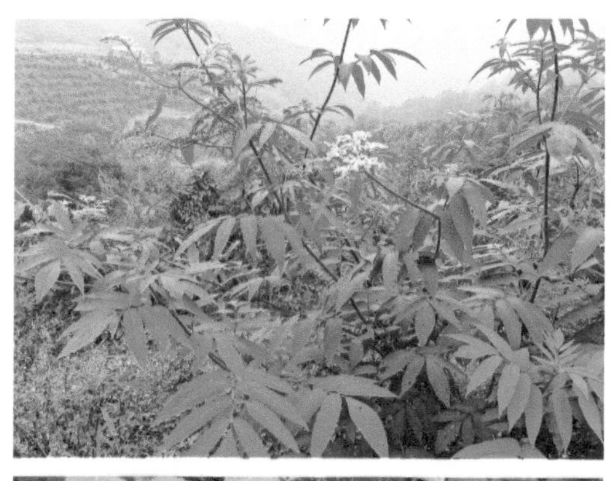

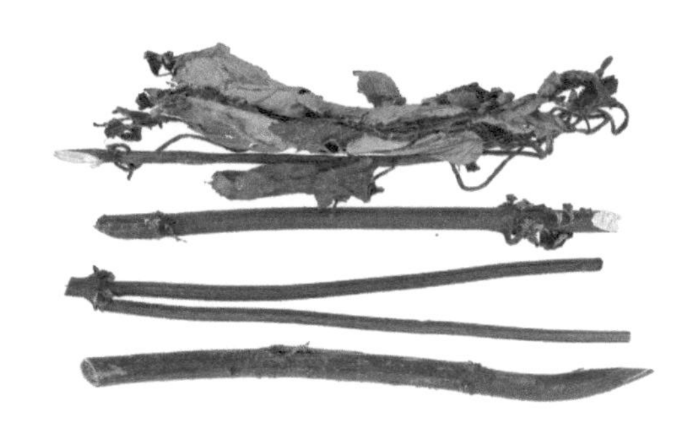

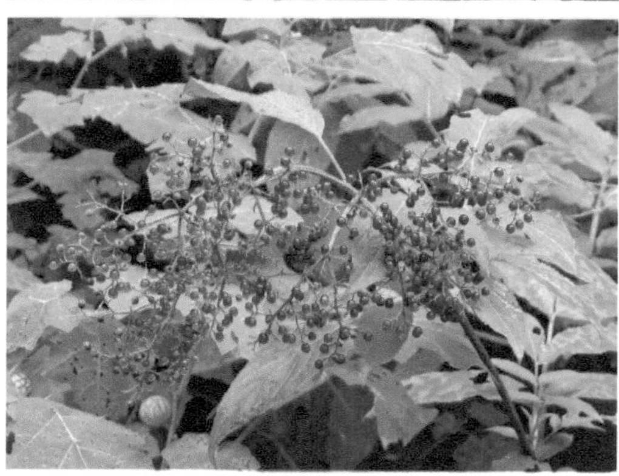

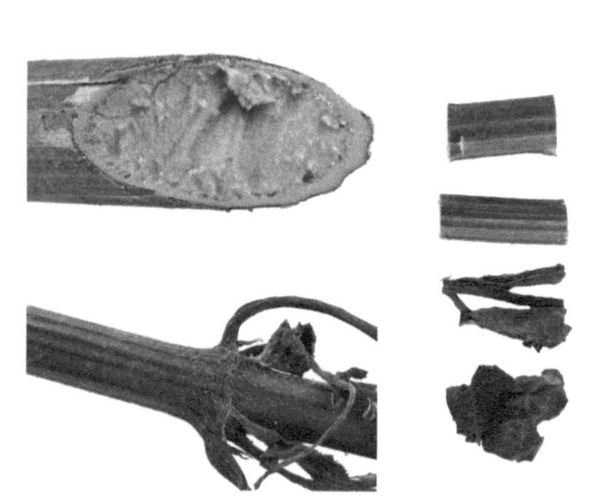

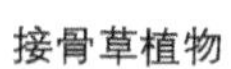
接骨草植物

走马风药材

走马胎

【壮文名】Gofunghlwed
【瑶文名】Nziaamh buerng
【拉丁名】ARDISIAE GIGANTIFOLIAE RADIX ET RHIZOMA

【药材别名】血枫、山鼠、山猪药、走马风。

【基原】本品为紫金牛科（Myrsinaceae）植物走马胎*Ardisia gigantifolia* Stapf的干燥根及根茎。

【采收加工】全年均可采收，洗净，除去须根，干燥。

【形态特征】大灌木或亚灌木。直立茎粗壮，通常无分枝，幼嫩部分被微柔毛，以后无毛。叶通常簇生于茎顶端，叶片膜质，椭圆形至倒卵状披针形，基部楔形，下延至叶柄成狭翅，边缘具密啮蚀状细齿，齿具小尖头；叶柄具波状狭翅。由多个亚伞形花序组成大型金字塔状或总状圆锥花序；花瓣白色或粉红色，卵形，具疏腺点。果球形，直径约6毫米，红色，无毛，具纵肋，多少具腺点。花期4～6月（有时2～3月），果期11～12月（有时2～6月）。

【分布】分布于云南、广西、广东、江西、福建等。

【生境】生于山间疏、密林下或阴湿的地方，海拔1300米以下。

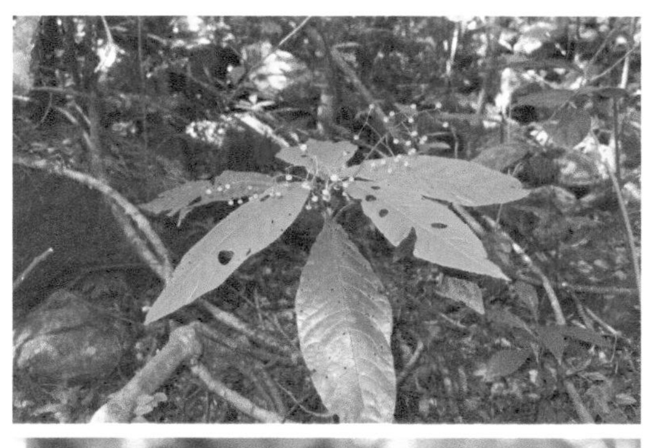
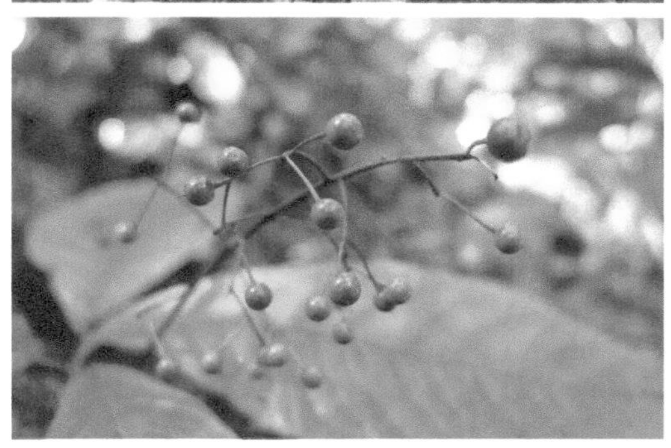

走马胎植物

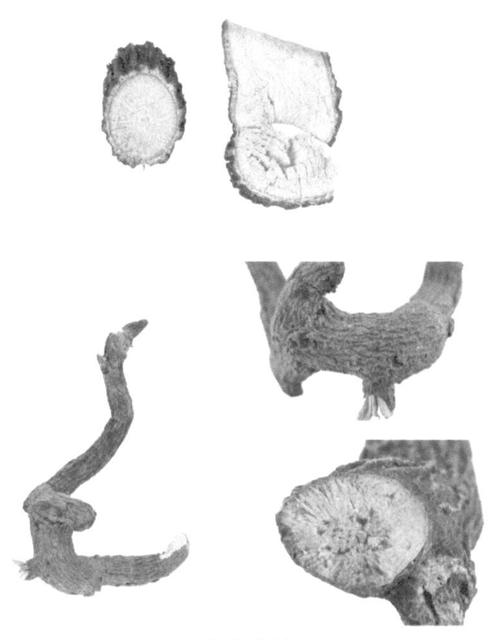

走马胎药材

芙蓉叶

【壮文名】Sabaizbeih

【拉丁名】FOLIUM HIBISCI

【药材别名】地芙蓉、芙蓉、山芙蓉、胡李花、三变花。

【基原】本品为锦葵科（Malvaceae）植物木芙蓉*Hibiscus mutabilis* L.的干燥叶。

【采收加工】夏、秋季采收，干燥。

【形态特征】落叶灌木或小乔木。小枝、叶柄、花梗和花萼均密被星状毛与直毛相混的细茸毛。叶卵状心形，具钝圆锯齿，上面疏被星状毛和细点，下面密被星状细茸毛，掌状脉5～11条。花单生于枝端叶腋；花萼钟形、卵形，先端渐尖；花冠初白色或淡红色，后深红色；花瓣5枚，近圆形，基部具髯毛；花柱5分枝，疏被柔毛，柱头头状。蒴果扁球形，被淡黄色刚毛和绵毛，果爿5瓣。花期8～10月。

【分布】栽培于辽宁、江苏、浙江、广东、广西、贵州、云南等。

【生境】生于路旁、庭院。多为栽培。

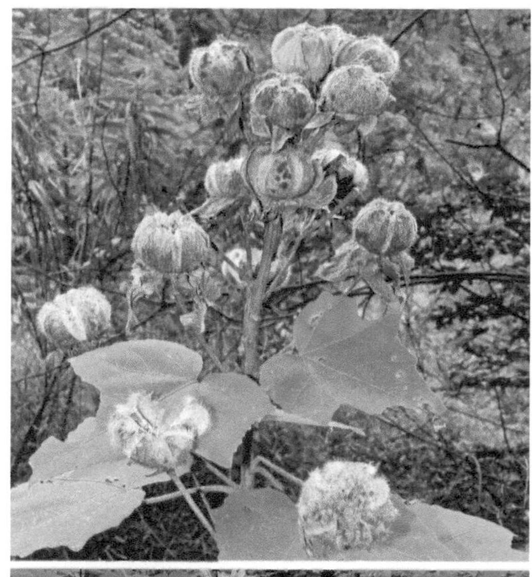

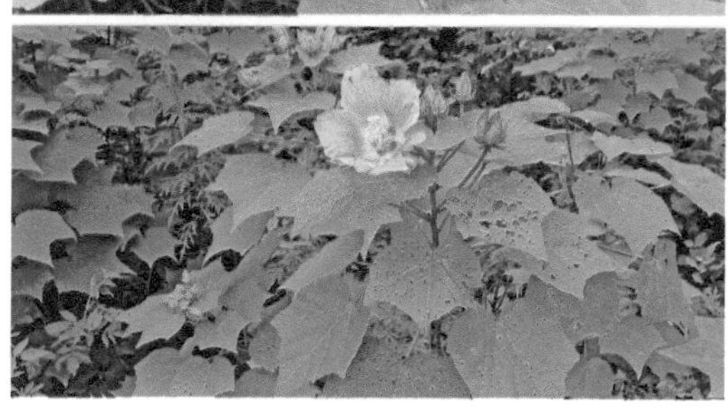

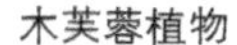

木芙蓉植物

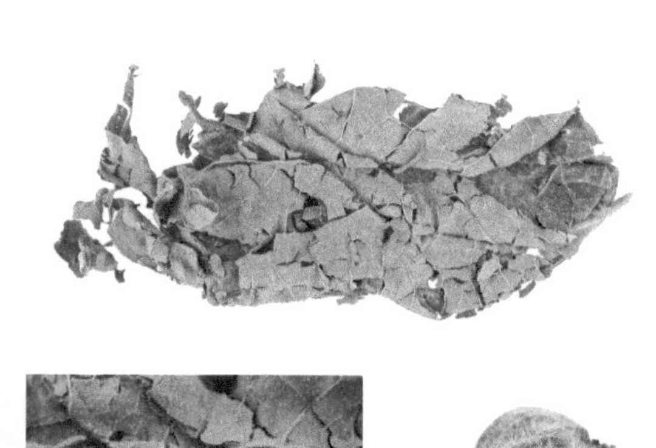

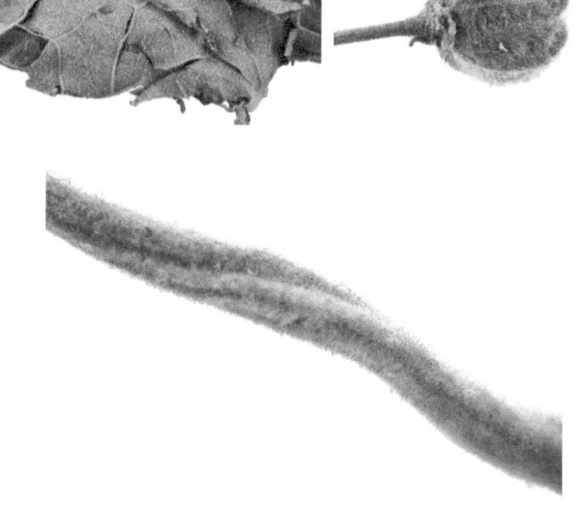

芙蓉叶药材

苍耳草

【壮文名】Cijdouxbox
【拉丁名】HERBA XANTHII

【药材别名】痴头婆、白痴头婆、痴头猛。

【基原】本品为菊科（Compositae）植物苍耳*Xanthium strumarium* L.的干燥全草。

【采收加工】夏、秋季枝叶茂盛，花未开时采割，干燥。

【形态特征】一年生草本。茎直立，不分枝或少有分枝，下部圆柱形，被灰白色糙伏毛。叶三角状卵形或心形，近全缘，有基出脉3条，侧脉弧形，直达叶缘。雄性的头状花序球形；雌性的头状花序椭圆形，内层总苞片结合成囊状，宽卵形或椭圆形，绿色、淡黄绿色或有时带红褐色，在瘦果成熟时变坚硬，外面有疏生的具钩状的刺，刺极细而直；喙坚硬，锥形，上端略呈镰刀状。瘦果2个，倒卵球形。花期7～8月，果期9～10月。

【分布】分布于我国东北、华北、华东、华南、西北和西南地区。

【生境】生于平原、丘陵、低山、荒野路边、田边。

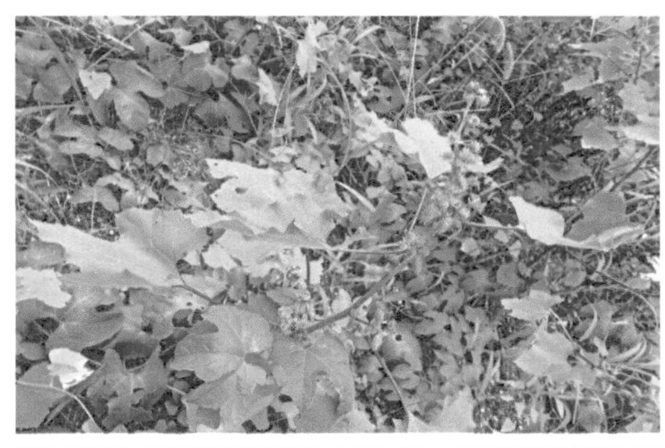
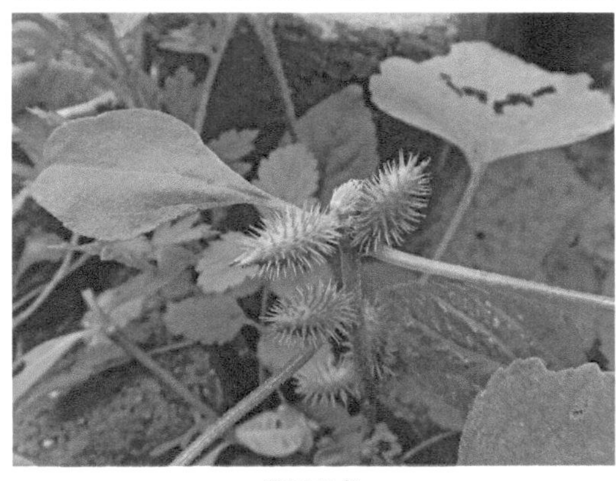

苍耳植物

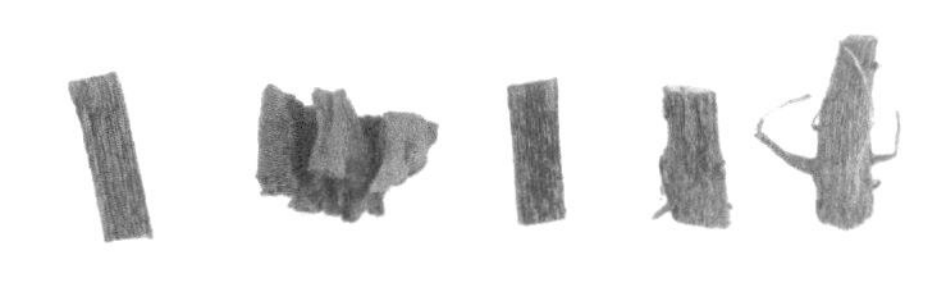
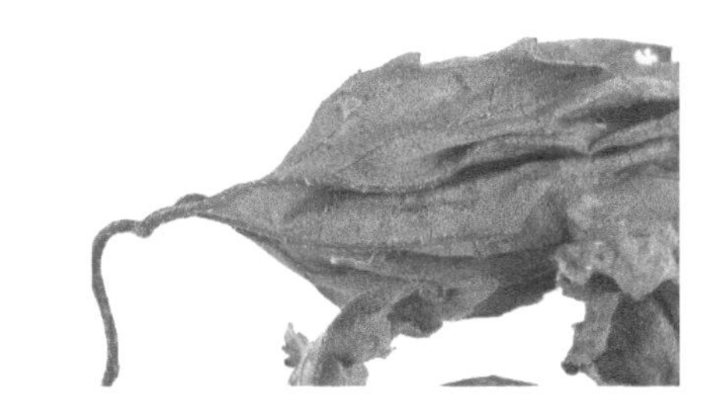
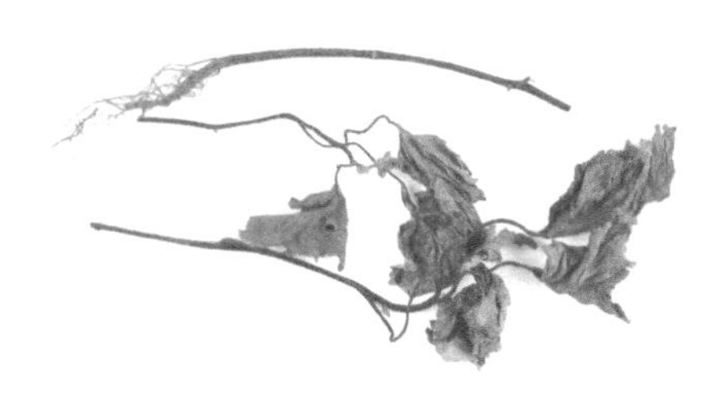

苍耳草药材

苎麻根 【壮文名】Gobanh 【拉丁名】RADIX BOEHMERIAE

【药材别名】家苎麻、白麻、圆麻。

【基原】本品为荨麻科（Urticaceae）植物苎麻*Boehmeria nivea*（L.）Gaudich.的干燥根及根茎。

【采收加工】冬季至翌年春季采挖，除去泥沙，干燥。

【形态特征】亚灌木或灌木。茎上部与叶柄均密被开展的长硬毛和近开展、贴伏的短糙毛。叶互生；叶片草质，边缘在基部之上有锯齿，上面稍粗糙，疏被短伏毛，下面密被雪白色毡毛；托叶分生，钻状披针形，背面被毛。雄花花被片4枚，狭椭圆形，合生至中部，顶端急尖，外面有疏柔毛；雄蕊4枚。雌花花被椭圆形，顶端有2～3枚小齿，外面有短柔毛，果期菱状倒披针形；柱头丝状。瘦果近球形，光滑，基部突缩成细柄。花期8～10月。

【分布】分布于云南、广西、广东、四川等。

【生境】生于山谷林边或草坡，海拔200～1700米。

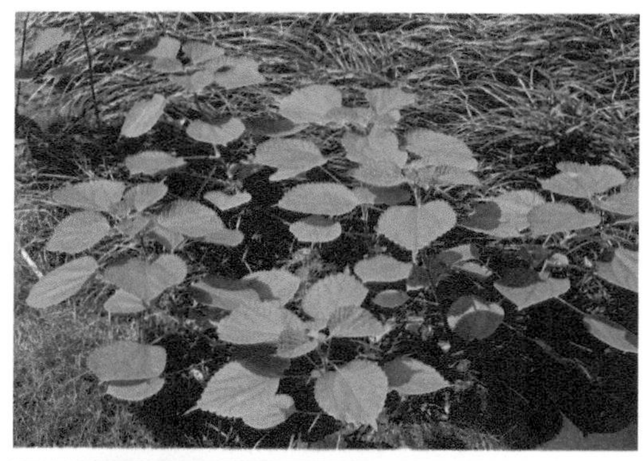

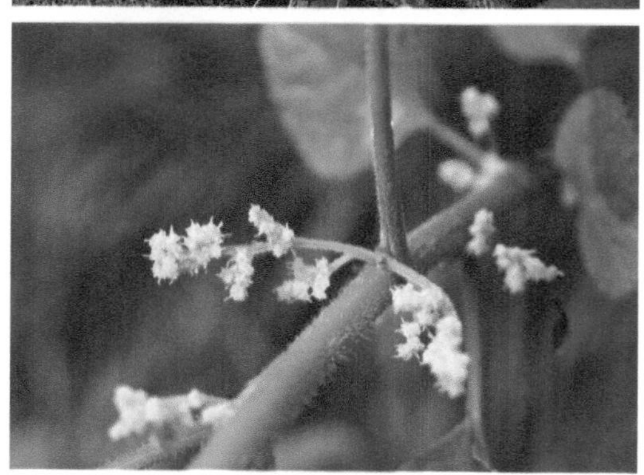

苎麻植物

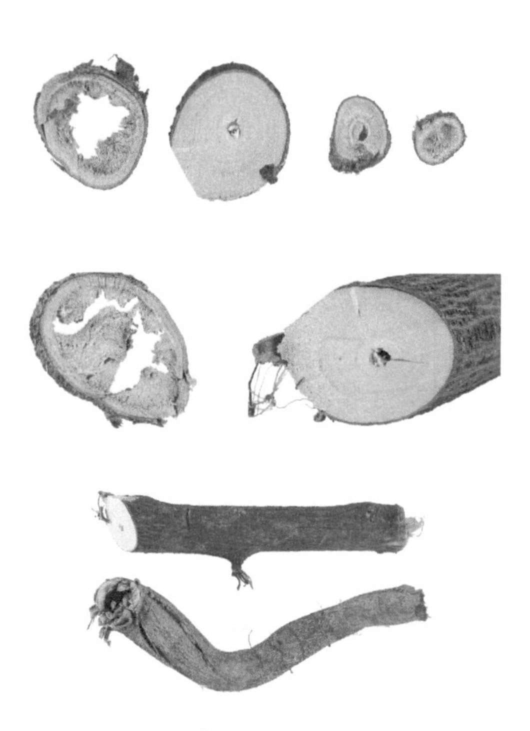

苎麻根药材

苏木

【壮文名】Gosoqmoeg
【拉丁名】SAPPAN LIGNUM

【药材别名】红苏木、苏方。

【基原】本品为豆科（Leguminosae）植物苏木*Caesalpinia sappan* L.的干燥心材。

【采收加工】多于秋季采伐，除去白色边材，干燥。

【形态特征】小乔木。具疏刺，除老枝、叶下面和荚果外，多少被细柔毛；枝上的皮孔密而显著。二回羽状复叶长30～45厘米；羽片7～13对，对生；小叶10～17对，紧靠，无柄，小叶片纸质，先端微缺，基部歪斜。圆锥花序顶生或腋生；萼片5枚；花瓣黄色，阔倒卵形，最上面一片基部带粉红色，具柄。荚果木质，稍扁压，近长圆形至长圆状倒卵形，基部稍狭，先端斜向截平，上角有外弯或上翘的硬喙，不开裂，红棕色，有光泽。花期5～10月，果期7月至翌年3月。

【分布】栽培于云南、贵州、四川、广西、广东、福建、台湾等。

【生境】生于路旁、沟边。多为栽培。

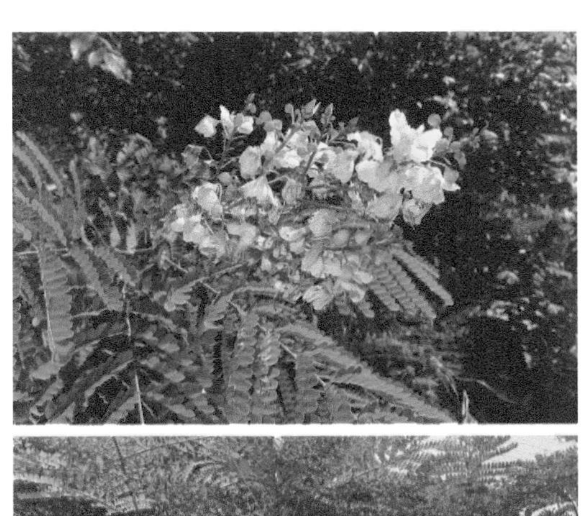

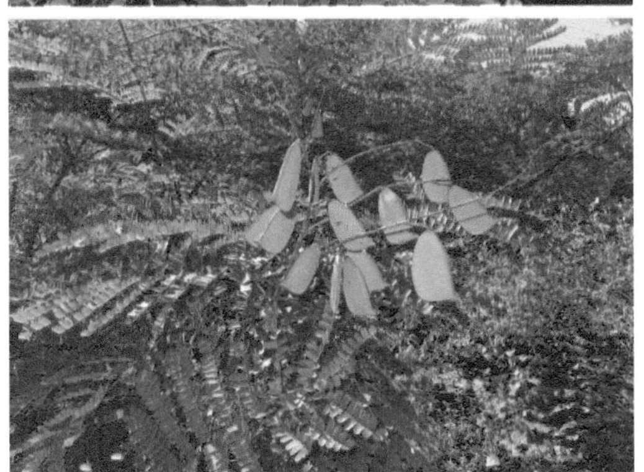

苏木植物

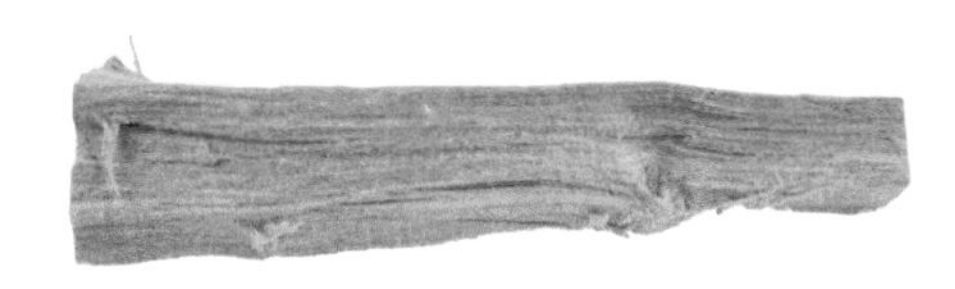

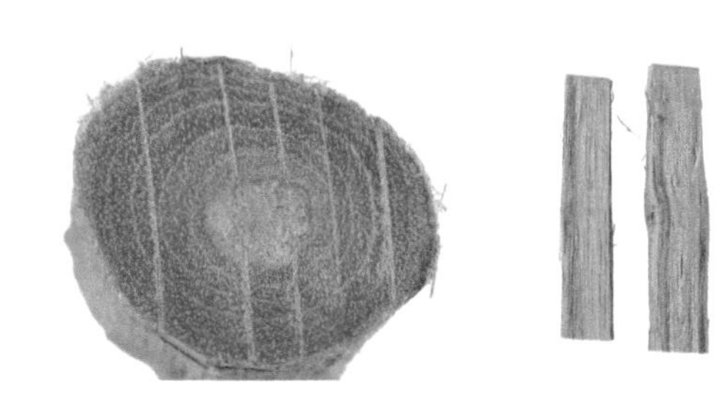

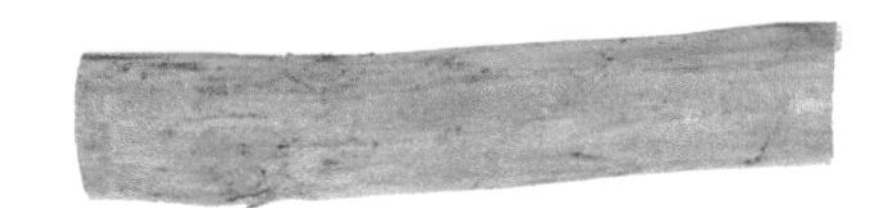

苏木药材

杜仲

【壮文名】Goducung

【拉丁名】EUCOMMIAE CORTEX

【药材别名】丝棉树、丝棉皮、玉丝皮。

【基原】本品为杜仲科（Eucommiaceae）植物杜仲*Eucommia ulmoides* Oliv.的干燥树皮。

【采收加工】4～6月剥取，刮去粗皮，堆置“发汗”至内皮呈紫褐色，晒干。

【形态特征】落叶乔木。树皮灰褐色，粗糙，内含橡胶，折断拉开有多数细丝。嫩枝有黄褐色毛，不久变秃净，老枝有明显的皮孔。叶椭圆形、卵形或矩圆形，薄革质，边缘有锯齿；叶柄上面有槽。花生于当年枝基部。翅果扁平，长椭圆形，先端2裂，基部楔形，周围具薄翅；坚果位于中央，稍凸起，与果梗相接处有关节。花期3～5月，果期6～11月。

【分布】分布于陕西、甘肃、四川、云南、贵州、湖南、浙江等，全国各地广泛栽培。

【生境】生于低山、谷地或低坡的疏林，海拔300～500米。

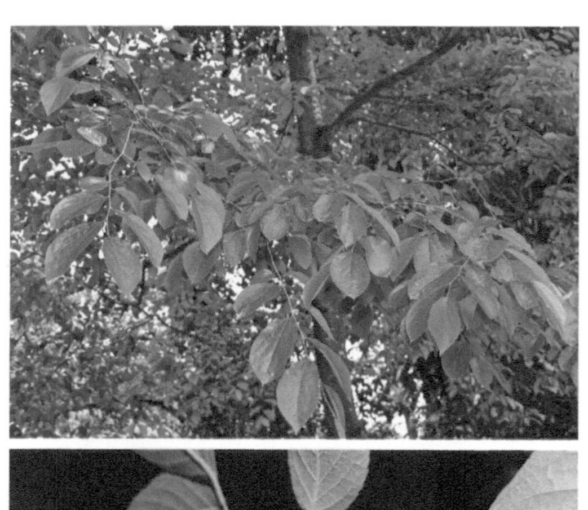

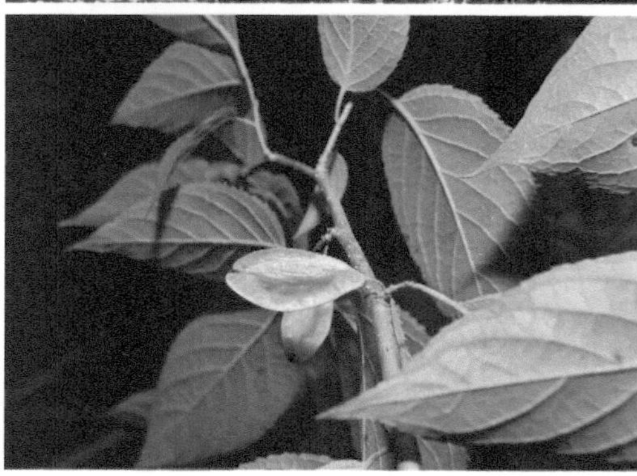

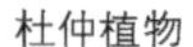

杜仲植物

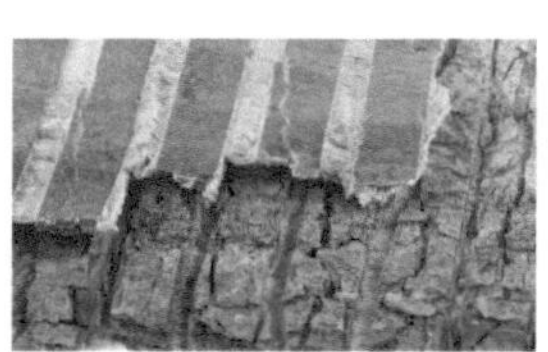

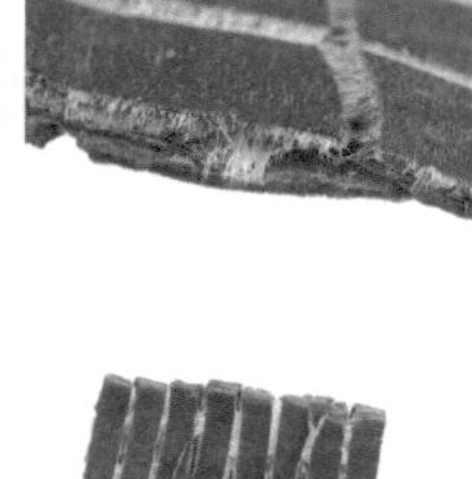

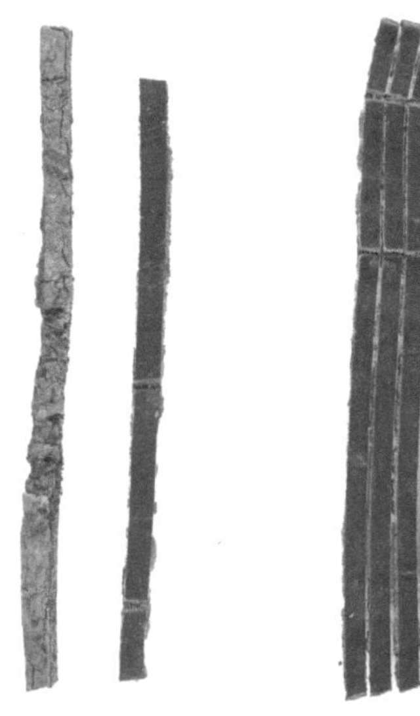

杜仲药材

杠板归

【壮文名】Gangzngwd

【拉丁名】HERBA POLYGONI PERFOLIATI

【药材别名】扛板归、蛇倒退、犁头刺、河白草、蚂蚱簕、急解素、老虎脷。

【基原】本品为蓼科（Polygonaceae）植物扛板归*Persicaria perfoliata*（L.）H. Gross的干燥地上部分。

【采收加工】夏季花开时采割，干燥。

【形态特征】一年生草本。茎攀缘，多分枝，具纵棱，沿棱具稀疏的倒生皮刺。叶三角形；叶柄与叶片近等长，具倒生皮刺，盾状着生于叶片的近基部；托叶鞘叶状，草质，绿色，圆形或近圆形，穿叶。总状花序，短穗状，不分枝，顶生或腋生；苞片卵圆形，每苞片内具花2～4朵；花被5深裂，白色或淡红色，花被片椭圆形，果时增大，肉质，深蓝色。瘦果球形，黑色，有光泽，包于宿存花被内。花期6～8月，果期7～10月。

【分布】分布于黑龙江、河北、甘肃、广东、广西、云南等。

【生境】生于田边、路旁、山谷湿地，海拔80～2300米。

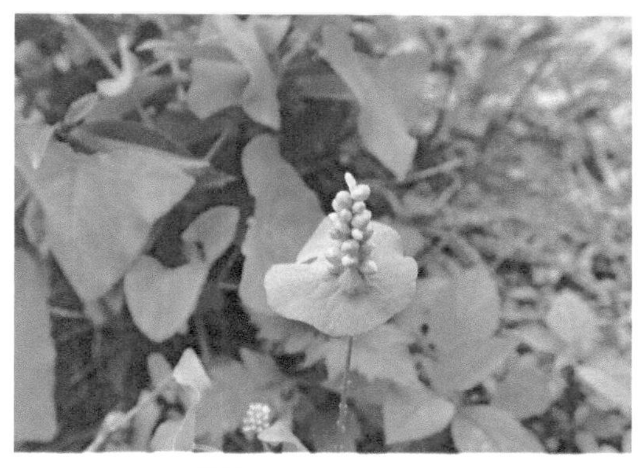

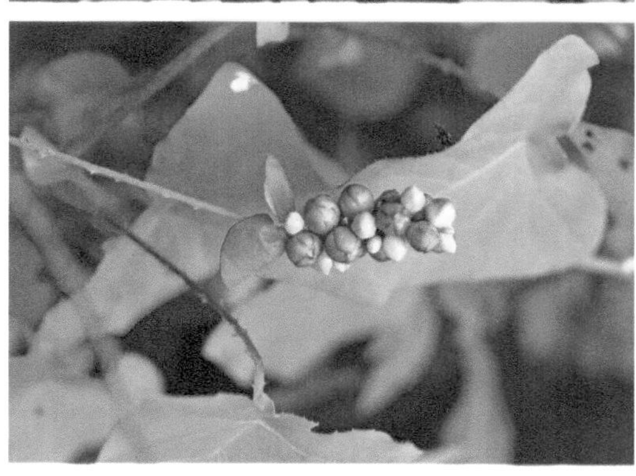

扛板归植物

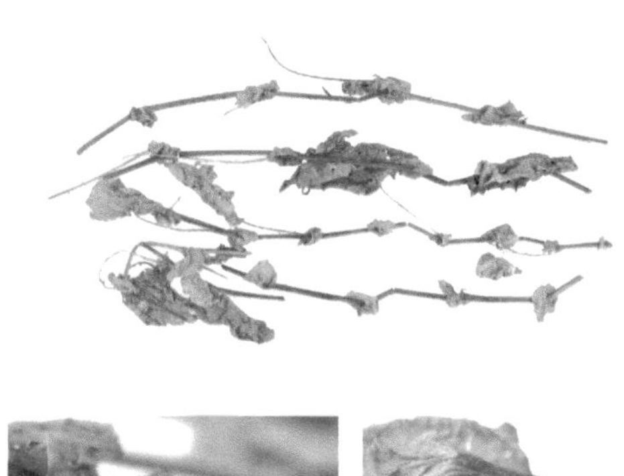

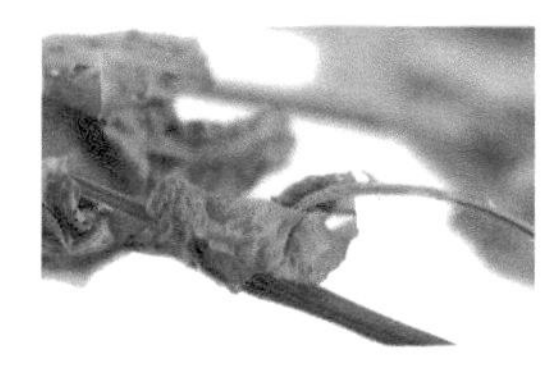

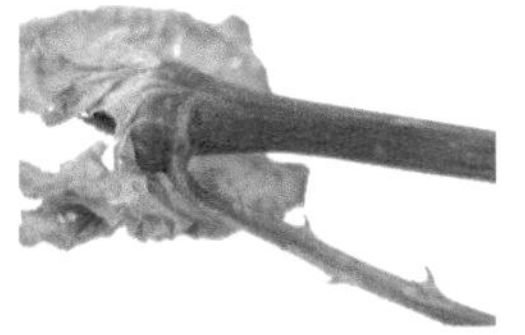

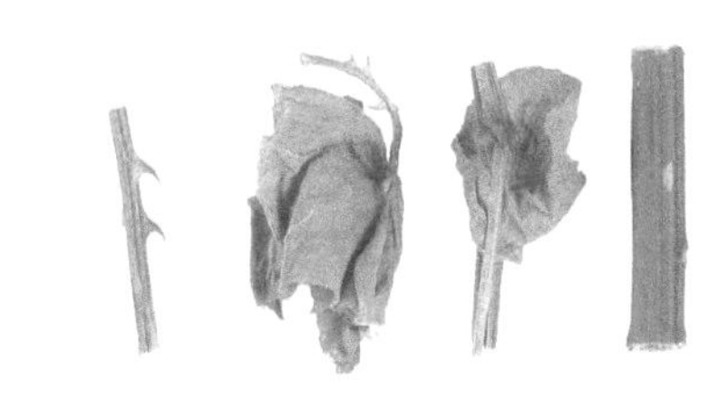

杠板归药材

杧果叶

【壮文名】Mbawmangzgoj

【拉丁名】FOLIUM MANGIFERAE

【药材别名】芒果叶。

【基原】本品为漆树科（Anacardiaceae）植物杧果*Mangifera indica* L.的干燥叶。

【采收加工】全年均可采收，干燥。

【形态特征】常绿大乔木。树皮灰褐色，小枝褐色，无毛。叶薄革质，常集生于枝顶，边缘皱波状，无毛，叶面略具光泽，叶柄上面具槽，基部膨大。圆锥花序，被灰黄色微柔毛，分枝开展；花小，杂性，黄色或淡黄色。核果大，肾形，扁压，成熟时黄色；中果皮肉质，肥厚，鲜黄色，味甜；果核坚硬。

【分布】分布于云南、广西、广东、福建、台湾等，全国各地广泛栽培。

【生境】生于山坡、河谷或旷野的林中，海拔200～1350米。

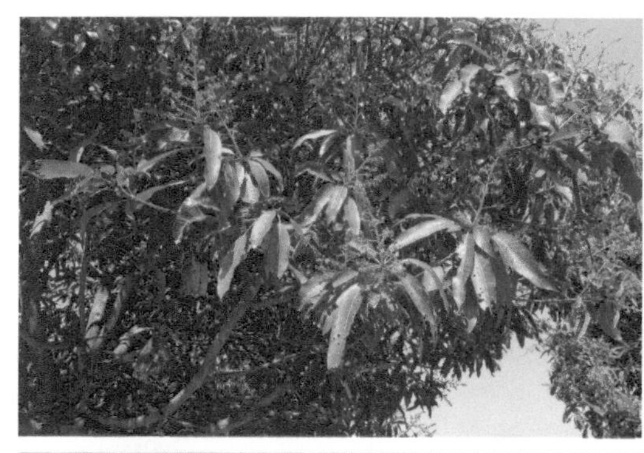

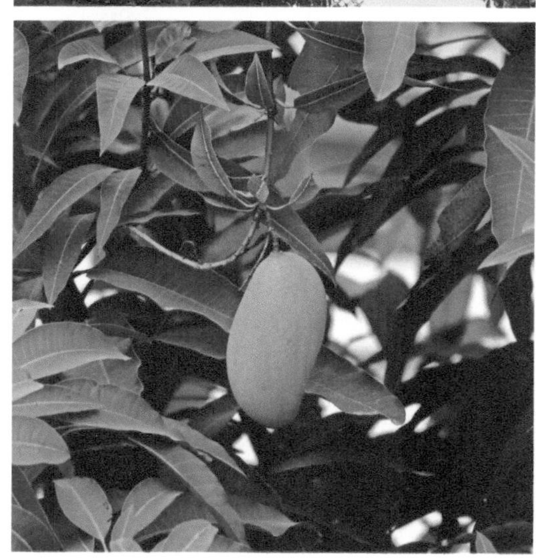

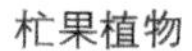

杧果植物

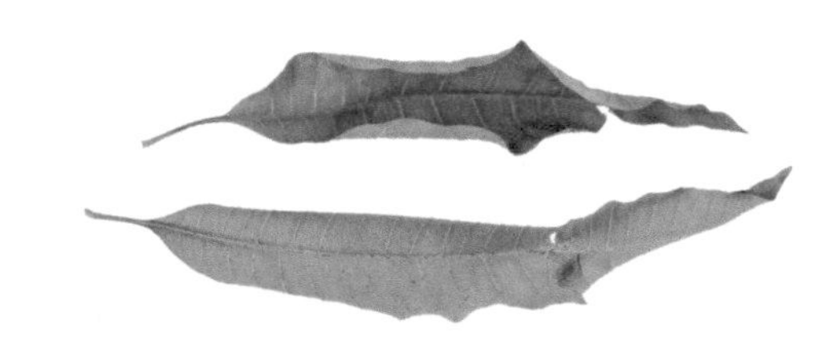

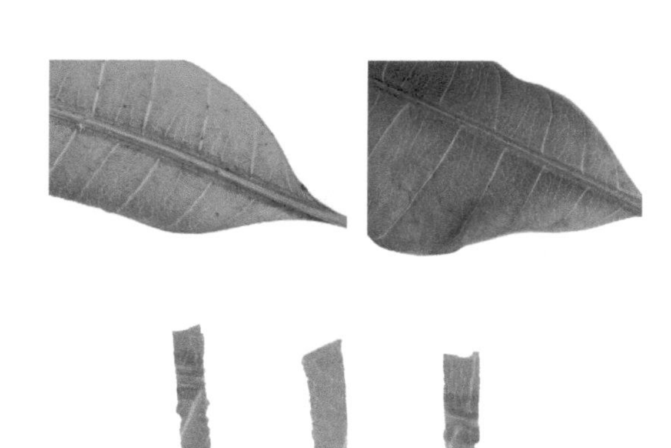

杧果叶药材

两面针 【壮文名】Gocaengloj 【拉丁名】RADIX ZENTHOXYLI

【药材别名】入地金牛、两边针、单面针、胡椒簕、入山虎。

【基原】本品为芸香科（Rutaceae）植物两面针*Zanthoxylum nitidum*（Roxb.）DC.的干燥根。

【采收加工】全年均可采挖，洗净，切片或段，干燥。

【形态特征】木质藤本，幼株为直立灌木。茎、枝、叶轴下面和小叶中脉两面均着生钩状皮刺。单数羽状复叶，对生，革质，卵形至卵状矩圆形，无毛或疏被短柔毛，上面稍有光泽。雌雄异株，伞房状圆锥花序，腋生；花4 基数；花瓣淡黄绿色，萼片宽卵形。蓇葖果成熟时紫红色。种子圆珠状。花期3～5月，果期9～11月。

【分布】分布于台湾、福建、广东、海南、广西、贵州、云南等。

【生境】生于山地、丘陵、平地的疏林、灌丛、荒山草坡，海拔800米以下。

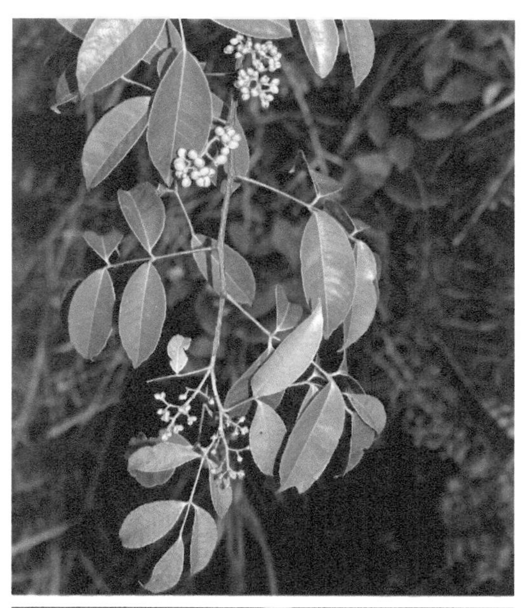

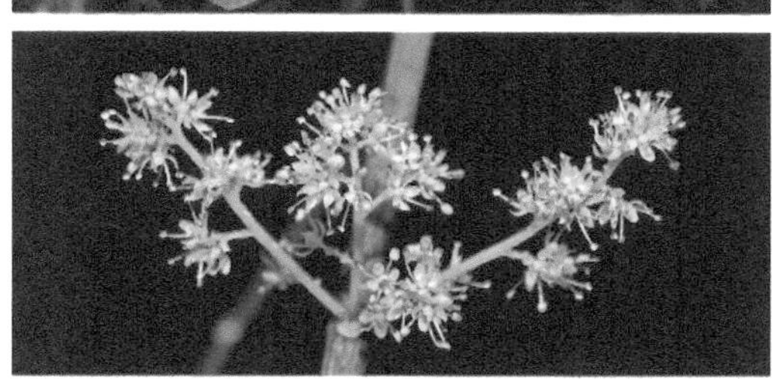

两面针植物

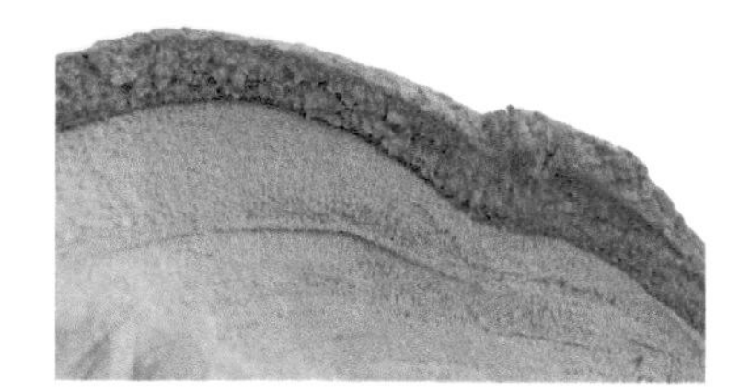

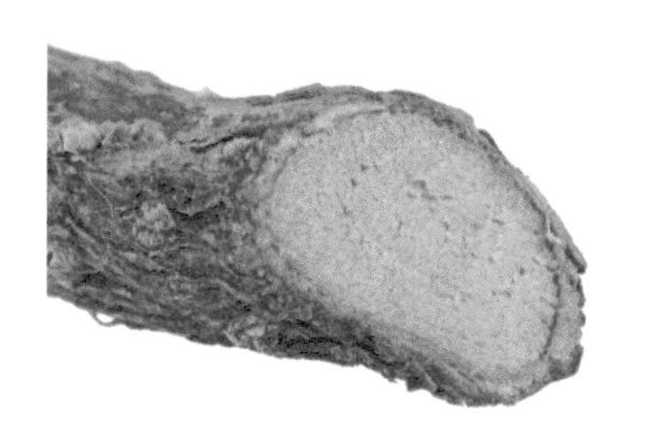

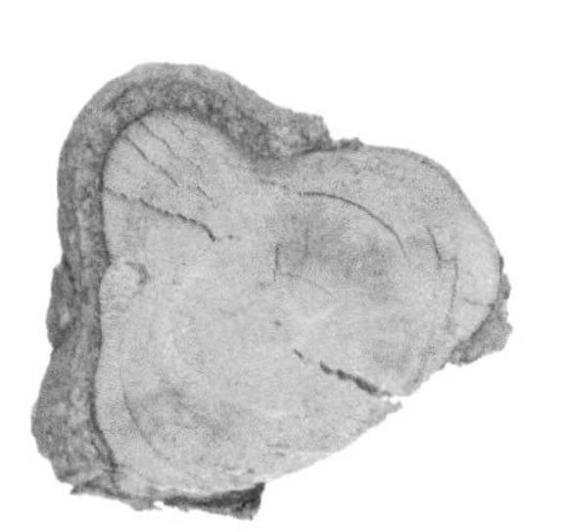

两面针药材

连钱草

【壮文名】Byaekun

【瑶文名】Nzunx deic buerng

【拉丁名】HERBA GLECHOMAE LONGITUBAE

【药材别名】遍地香、地钱儿、钹儿草、铜钱草、白耳莫。

【基原】本品为唇形科（Labiatae）植物活血丹*Glechoma longituba*（Nakai）Kuprian.的干燥地上部分。

【采收加工】春至秋季采收，除去杂质，晒干。

【形态特征】多年生草本。具匍匐茎，上升，逐节生根。茎四棱形，基部通常呈淡紫红色。叶草质，叶片心形或近肾形；边缘具圆齿或粗锯齿状圆齿，下面常带紫色。轮伞花序通常具2朵花，稀具4～6朵花；花萼管状；花冠淡蓝色、蓝色至紫色，下唇具深色斑点。成熟小坚果深褐色，长圆状卵形。花期4～5月，果期5～6月。

【分布】除青海、甘肃、新疆及西藏外，全国各地均有分布。

【生境】生于林缘、疏林、草地、溪边等阴湿处，海拔50～2000米。

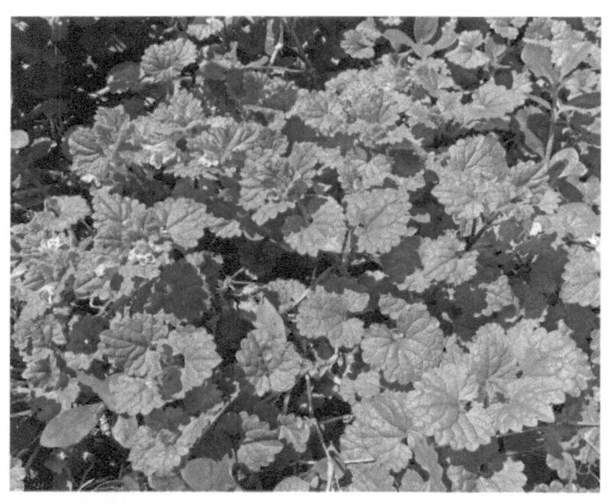

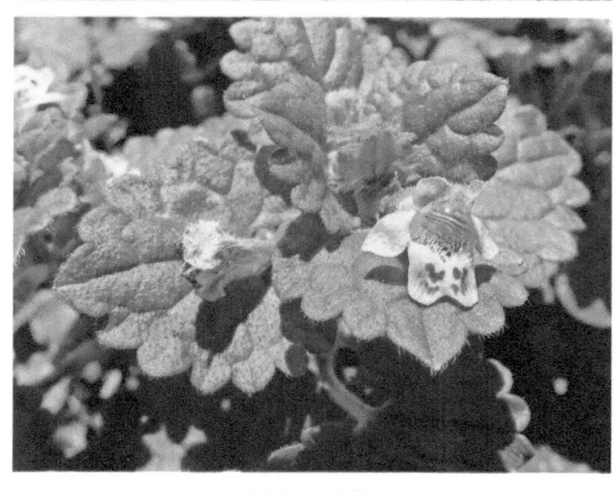

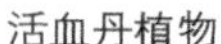

活血丹植物

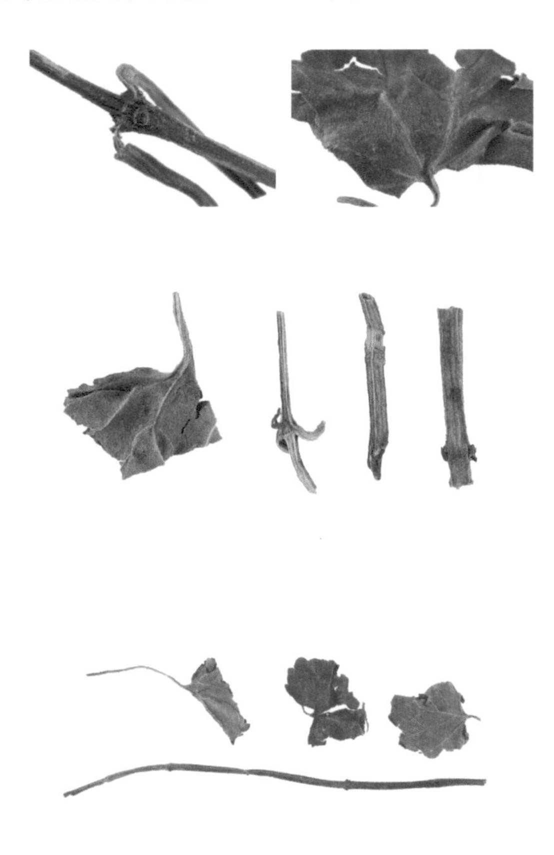

连钱草药材

旱田草 【壮文名】Hazriengbya 【拉丁名】LINDERNIAE RUELLIOIDES HERBA

【药材别名】定经草、小号虎舌癀、虎舌蜈蚣草、田素馨。

【基原】本品为玄参科（Scrophulariaceae）植物旱田草*Lindernia ruellioides*（Colsm.）Pennell的干燥全草。

【采收加工】夏、秋季采收，除去泥沙，干燥。

【形态特征】一年生草本。常分枝而长蔓，节上生根。叶柄前端渐宽而连于叶片，基部多少抱茎；叶片边缘除基部外密生整齐而急尖的细锯齿，但无芒刺，两面有粗涩的短毛或近于无毛。花为顶生的总状花序，有花2～10朵；花冠紫红色，上唇直立，2裂，下唇开展，3裂，裂片几相等，或中间稍大；前方2枚雄蕊不育，后方2枚能育，但无附属物；花柱有宽而扁的柱头。蒴果圆柱形，向顶端渐尖，比宿萼长约2倍。种子椭圆形，褐色。花期6～9月，果期7～11月。

【分布】分布于台湾、湖北、湖南、广东、广西、贵州等。

【生境】生于草地、平原、山谷及林下。

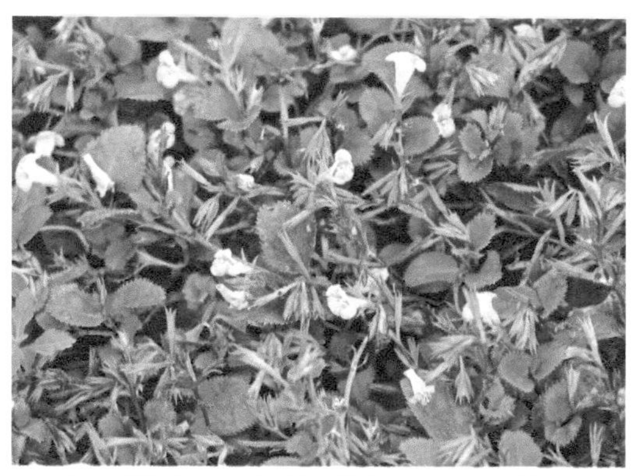

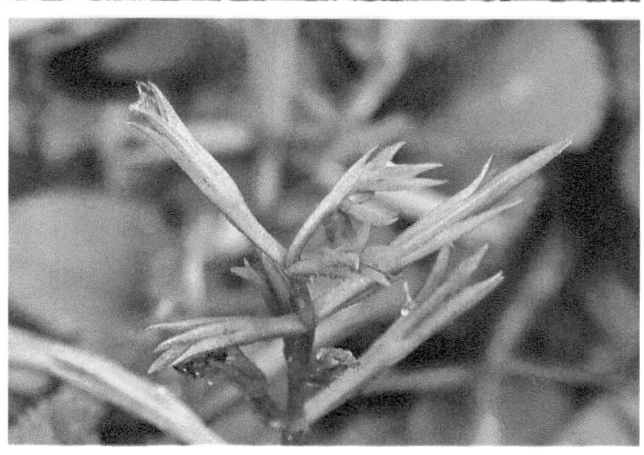

旱田草植物

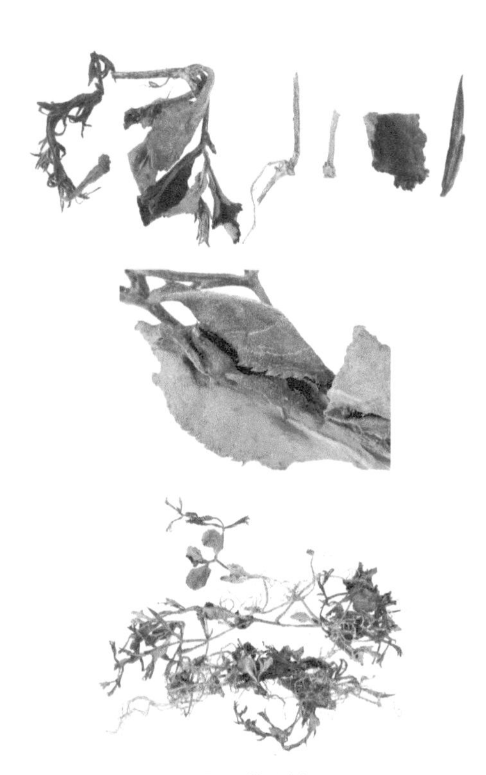

旱田草药材

岗松

【壮文名】Nyasaujbaet
【瑶文名】Puotc ndau zongh
【拉丁名】BAECKEAE FOLIUM

【药材别名】扫把枝、铁扫把、羊脷木。

【基原】本品为桃金娘科（Myrtaceae）植物岗松*Baeckea frutescens* L.带有花果的干燥叶。

【采收加工】夏季花开时将叶及花、果捋下，阴干。

【形态特征】灌木，有时为小乔木。嫩枝纤细，多分枝。叶小，无柄，或有短柄，叶片狭线形或线形，长5～10毫米，宽1毫米，先端尖，上面有沟，下面凸起，有透明油腺点，干后褐色，中脉1条，无侧脉。花小，白色，单生于叶腋内。蒴果小，长约2毫米。花期夏、秋季。

【分布】分布于福建、广东、广西、江西等。

【生境】生于低丘缓坡、荒山草坡或灌丛中。

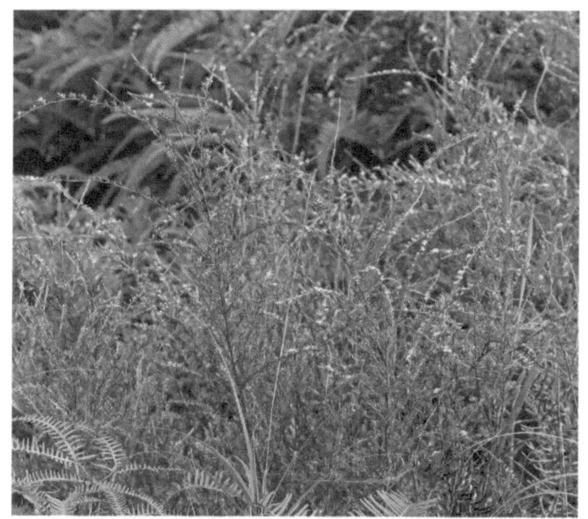
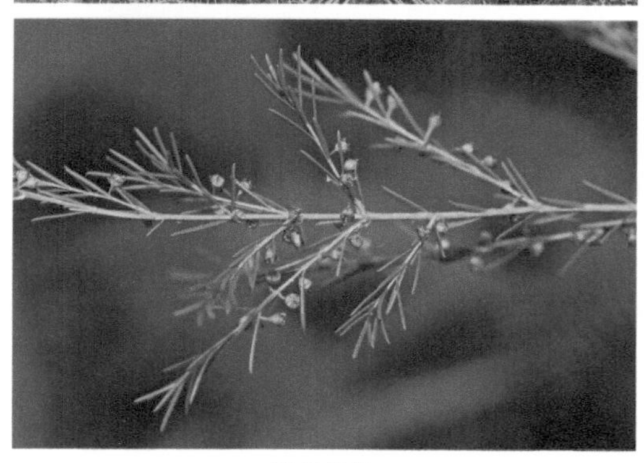

岗松植物

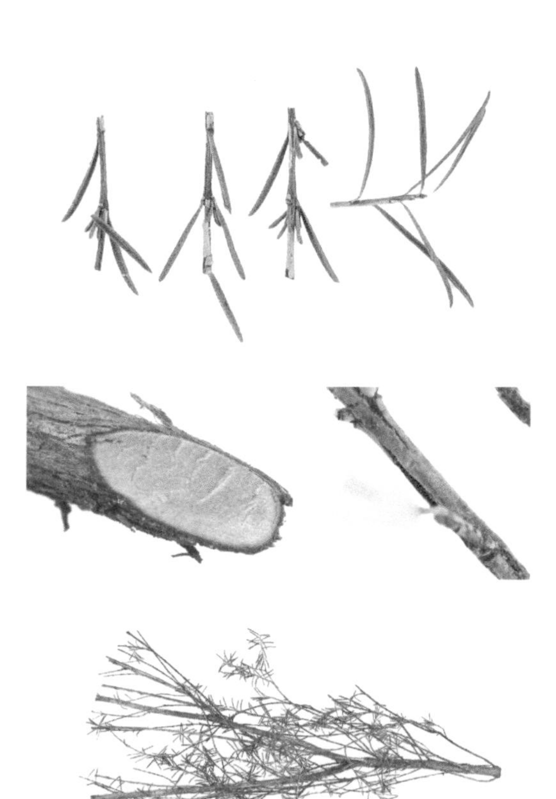

岗松药材

岗梅

【壮文名】Laekcaengh
【瑶文名】Bace jiaiv ndiangx
【拉丁名】ILICIS ASPRELLAE RADIX

【药材别名】点称星、称星树、土甘草、山梅根、假青梅、白点秤、天星木。

【基原】本品为冬青科（Aquifoliaceae）植物秤星树*Ilex asprella*（Hook. et Arn.）Champ. ex Benth.的干燥根。

【采收加工】全年均可采挖，洗净，切片、段或劈成小块，干燥。

【形态特征】落叶灌木。具长枝及短枝，无毛。叶卵形或卵状椭圆形，先端尾尖，基部钝或圆，具锯齿。雄花序具2～3朵花，呈束状或单生于叶腋；花萼4～5裂；花瓣白色，近圆形，基部合生。雌花单生于叶腋或鳞片腋内；花4～6基数；花萼4～6深裂；花瓣近圆形。果球形，成熟时黑色。花期3月，果期4～10月。

【分布】分布于浙江、湖南、广东、广西、香港等。

【生境】生于山地疏林或路旁灌丛，海拔400～1000米。

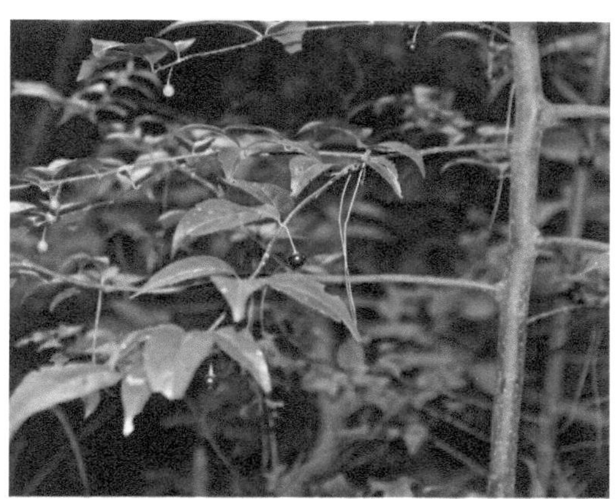

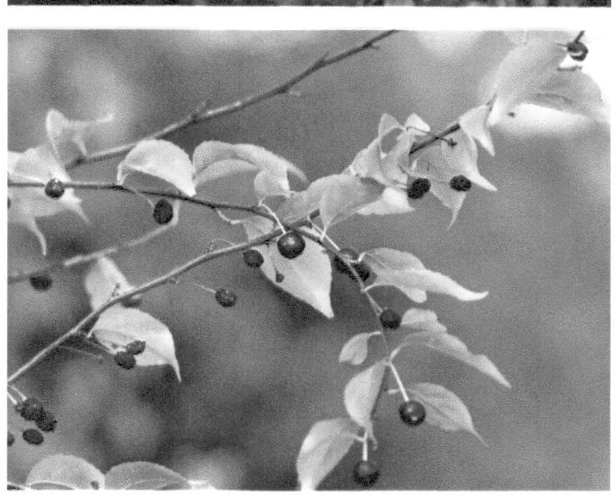

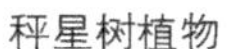
秤星树植物

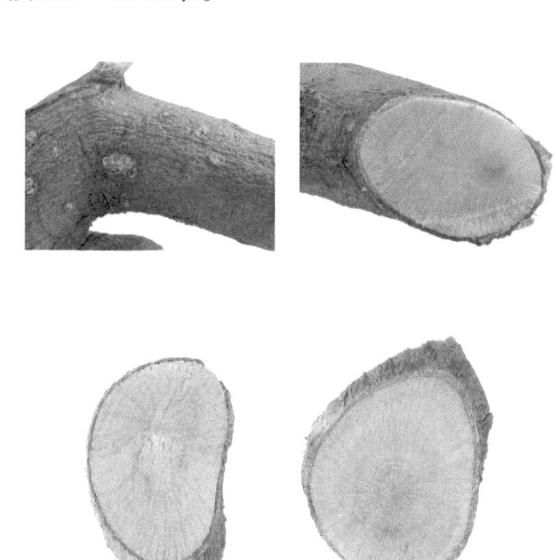

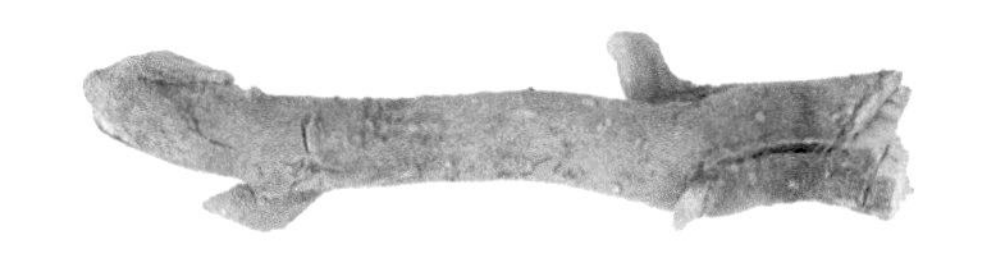

岗梅药材

何首乌

【壮文名】Maenzgya
【拉丁名】POLYGONI MULIPTIFLORI RADIX

【药材别名】交藤、夜合、地精、陈知白、马肝。

【基原】本品为蓼科（Polygonaceae）植物何首乌*Polygonum multiflorum* Thunb.的干燥块根。

【采收加工】秋、冬季叶枯萎时采挖，削去两端，洗净，个大的切成块，干燥。

【形态特征】多年生草本。块根肥厚，长椭圆形，黑褐色。茎缠绕，多分枝，具纵棱，无毛，微粗糙，下部木质化。叶卵形或长卵形，顶端渐尖，基部心形或近心形，两面粗糙，边缘全缘；托叶鞘膜质，偏斜，无毛。花序圆锥状，顶生或腋生；花被5深裂，白色或淡绿色，花被片椭圆形，大小不相等，外面3枚较大，背部具翅，果时增大，花被果时外形近圆形。瘦果卵形，具3棱，黑褐色，有光泽，包于宿存花被内。花期8～9月，果期9～10月。

【分布】分布于我国华东、华中、华南地区。

【生境】生于山谷灌丛、山坡林下、沟边石隙，海拔200～3000米。

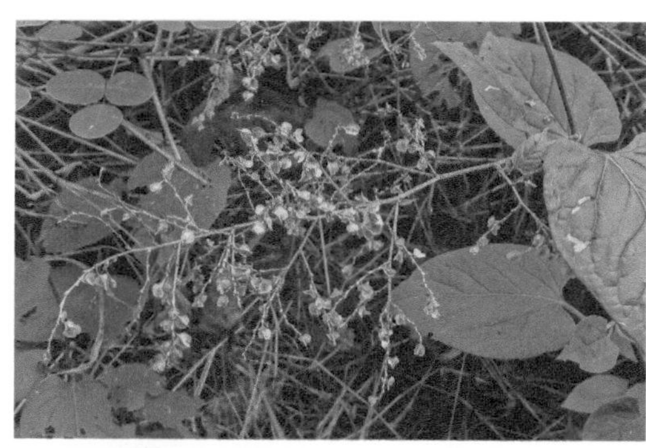

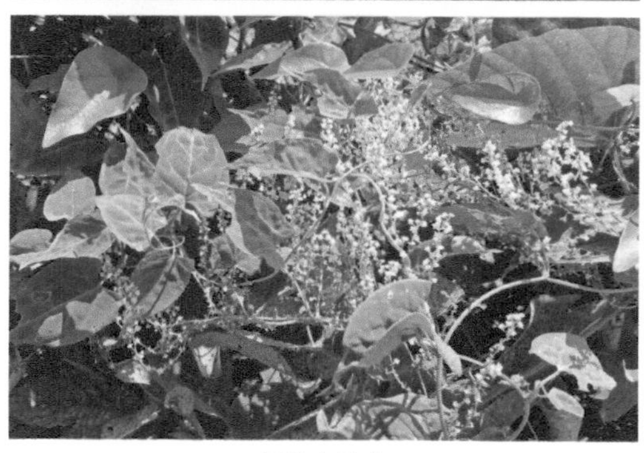

何首乌植物

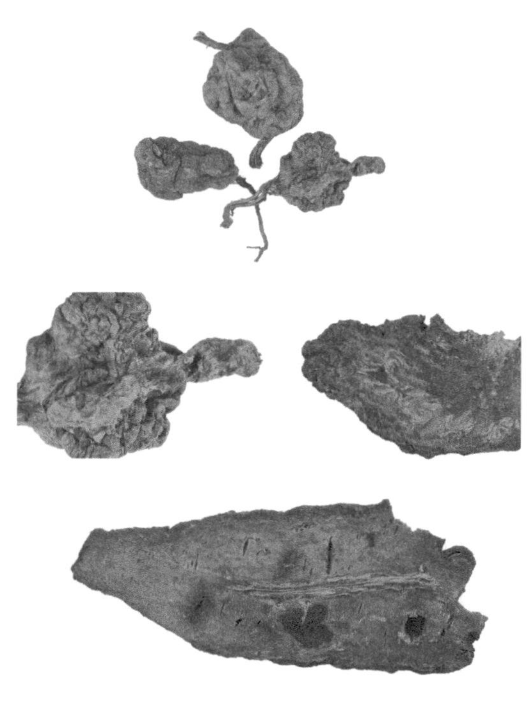

何首乌药材

伸筋草

【壮文名】Goyietnyinz
【拉丁名】LYCOPODII HERBA

【药材别名】过山龙、 宽筋藤 、玉柏。

【基原】本品为石松科（ Lycopodiaceae ）植物石松*Lycopodium japonicum* Thunb.的干燥全草。

【采收加工】夏、秋季茎叶茂盛时采收，除去杂质，晒干。

【形态特征】多年生草本。匍匐茎地上生，细长横走，绿色，被稀疏的叶；侧枝直立，多回二叉分枝，稀疏，扁压状。叶螺旋状排列，密集，上斜。孢子囊穗集生于总柄，总柄上苞片螺旋状稀疏着生，薄草质，形状如叶片；孢子囊穗不等位着生，直立，圆柱形，具有小柄；孢子叶阔卵形，先端急尖，具芒状长尖头，边缘膜质，啮蚀状，纸质；孢子囊生于孢子叶腋，略外露，圆肾形，黄色。

【分布】我国除东北、华北地区外的其他地区均有分布。

【生境】生于林下、灌丛下、草坡、路边或岩石上，海拔100～3300米。

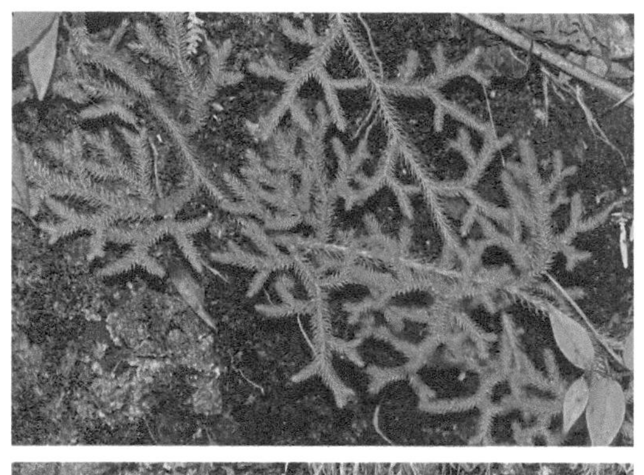

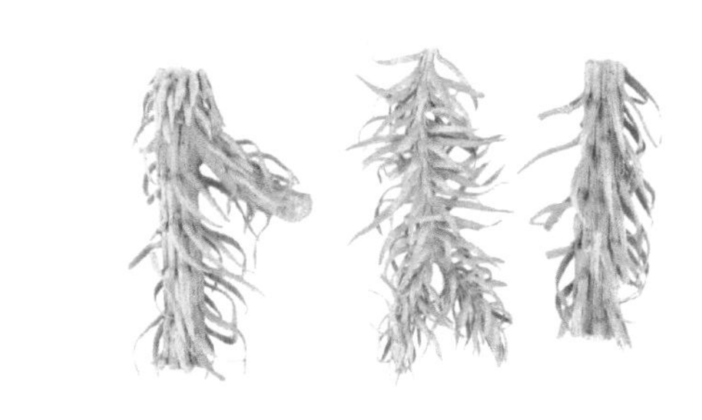

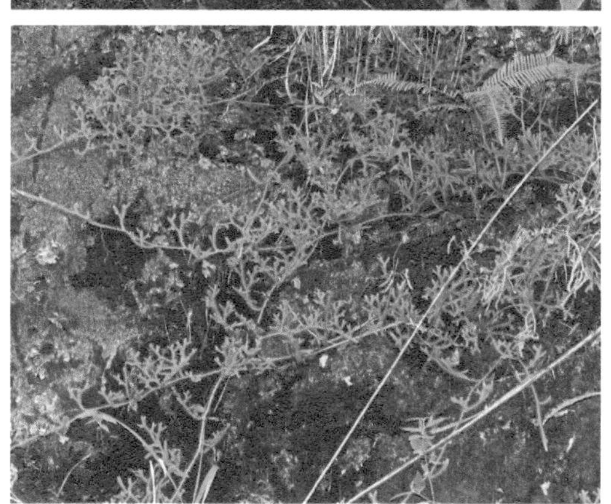

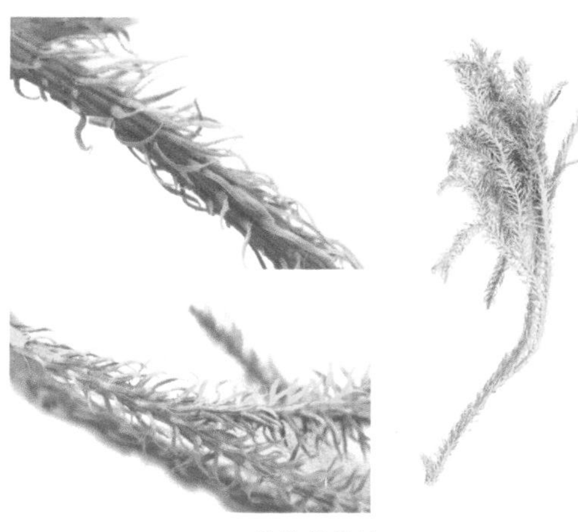

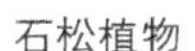

石松植物

伸筋草药材

佛手 【壮文名】Makfuzsouj 【拉丁名】CITRI SARCODACTYLIS FRUCTUS

【药材别名】十指柑、五指柑、五指香橼、蜜罗柑、飞穰、佛手柑。

【基原】本品为芸香科（Rutaceae）植物佛手*Citrus medica* var. *sarcodactylis*（Noot.）Swingle的干燥果实。

【采收加工】秋季果实尚未变黄时采收，纵切成薄片，晒干或低温干燥。

【形态特征】常绿灌木或小乔木。茎叶基有长约6厘米的硬锐刺，新枝三棱形。单叶互生，长椭圆形，有透明油点。花多在叶腋间生出，常数朵成束，其中雄花较多，部分为两性花，花冠5瓣，白色微带紫晕。各器官形态与香橼难以区别，但子房在花柱脱落后即行分裂，在果的发育过程中形成手指状肉条，果皮甚厚，通常无种子。花期4～5月，果期10～11月。

【分布】栽培于长江以南地区。

【生境】生于路边、庭院、田间。多为栽培。

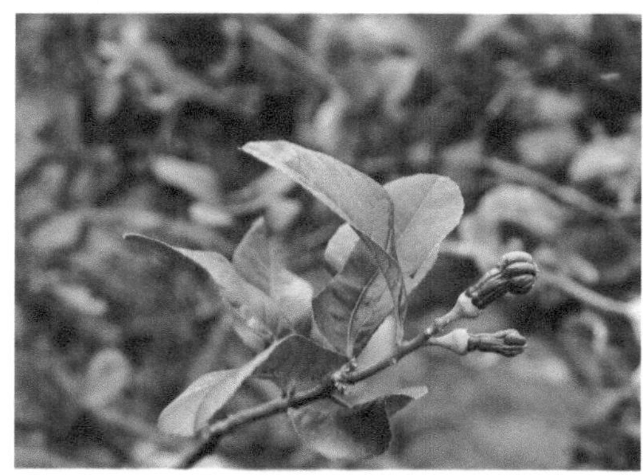

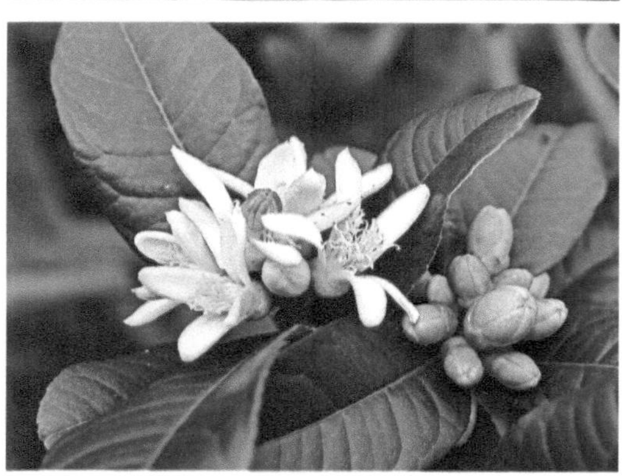

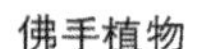

佛手植物

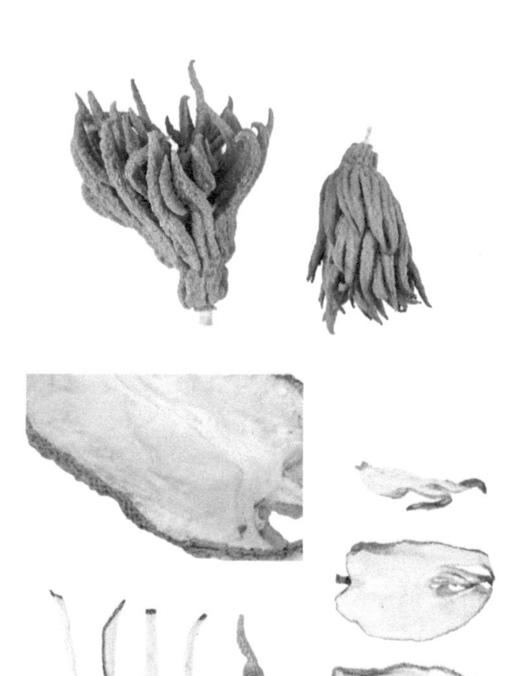

佛手药材

余甘子

【壮文名】Makyid
【拉丁名】FRUCTUS PHYLLANTHI

【药材别名】油甘、牛甘果、滇橄榄。

【基原】本品为大戟科（Euphorbiaceae）植物余甘子*Phyllanthus emblica* L.的干燥成熟果实。

【采收加工】冬季至翌年春季果实成熟时采收，除去杂质，干燥。

【形态特征】乔木。树皮浅褐色；枝条具纵细条纹，被黄褐色短柔毛。叶片纸质至革质，二列，线状长圆形，顶端截平或钝圆，有锐尖头或微凹，基部浅心形而稍偏斜，边缘略背卷；托叶三角形，褐红色，边缘有睫毛。多朵雄花和1朵雌花或全为雄花组成腋生的聚伞花序；萼片6枚。蒴果核果状，圆球形，直径1.0～1.3厘米，外果皮肉质，绿白色或淡黄白色，内果皮硬壳质。花期4～6月，果期7～9月。

【分布】分布于江西、广东、海南、广西、四川、贵州、云南等。

【生境】生于山地疏林、灌丛、荒地或山沟向阳处，海拔200～2300米。

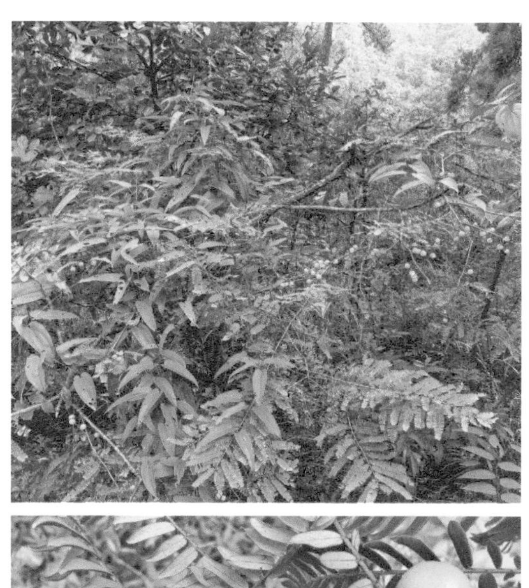

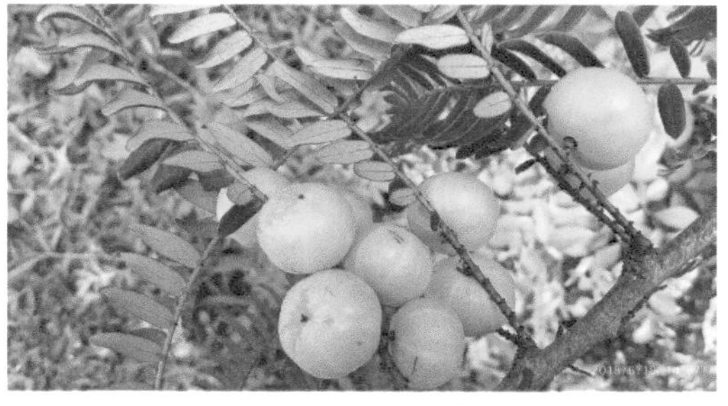

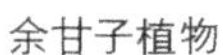

余甘子植物

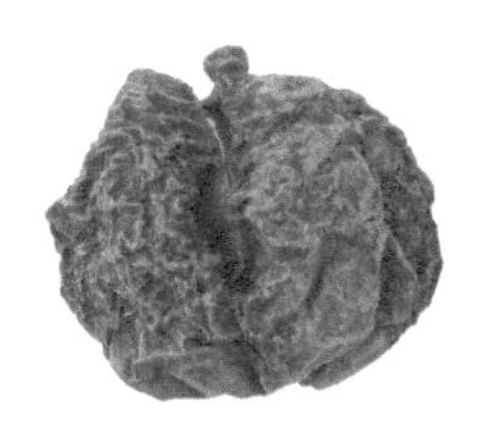

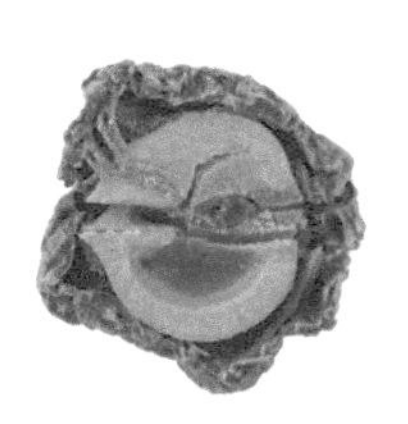

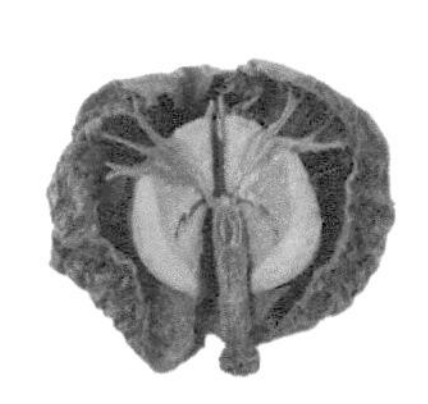

余甘子药材

灵香草

【壮文名】Nyahom
【瑶文名】Hungh cuv
【拉丁名】LYSIMACHIAE FOENI–GRAECI HERBA

【药材别名】零陵草、广零陵香、驱蛔虫草、满山香、熏衣草。

【基原】本品为报春花科（Primulaceae）植物灵香草*Lysimachia foenum-graecum* Hance的干燥地上部分。

【采收加工】夏、秋季茎叶茂盛时采收，除去杂质，阴干。

【形态特征】多年生草本。全株平滑无毛，有香气。茎柔弱，直立或下部匍匐生长，具棱或狭翅。叶互生，椭圆形或卵形，顶端锐尖，基部渐狭下延，全缘或有时呈皱波状；叶柄具狭翅。花单生于茎上部叶腋；花梗柔弱；花萼5深裂达基部，裂片卵状披针形；花冠黄色，5深裂，裂片椭圆形，花丝极短。蒴果球形，灰白色。花期5月，果期8～9月。

【分布】分布于云南、广西、广东等。

【生境】生于山谷溪边或林下的腐殖质土壤中，海拔800～1700米。

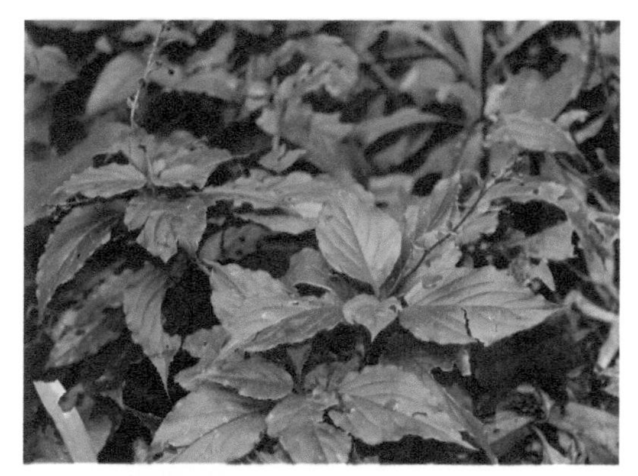

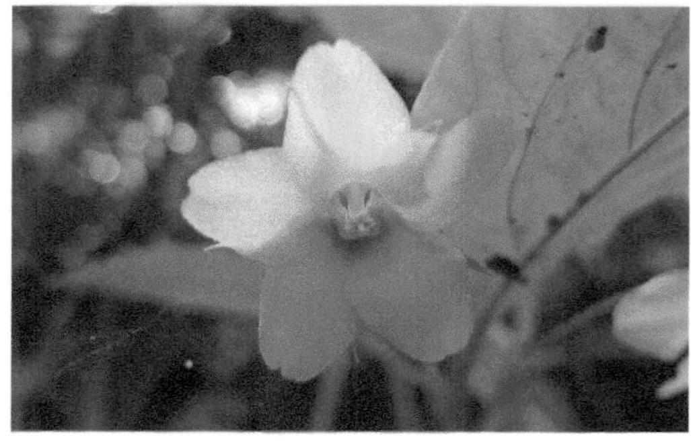

灵香草植物

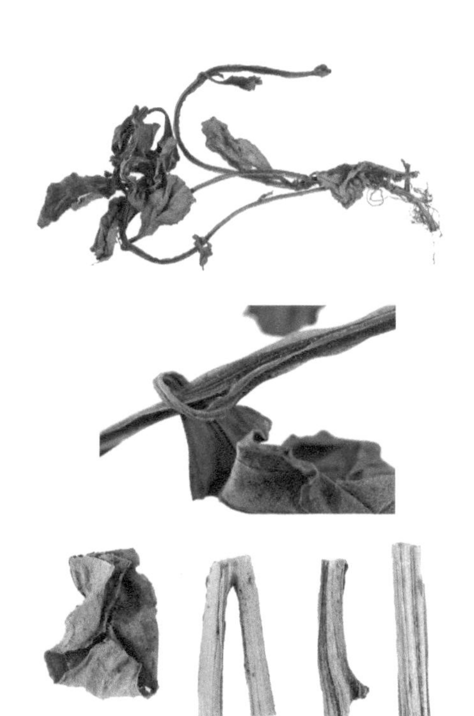

灵香草药材

陈皮

【壮文名】Naenggam
【拉丁名】CITRI RETICULATAE PERICARPIUM

【药材别名】广陈皮。

【基原】本品为芸香科（Rutaceae）植物柑橘*Citrus reticulata* Blanco 及其栽培变种的干燥成熟果皮。

【采收加工】采摘成熟果实，剥取果皮，晒干或低温干燥。

【形态特征】小乔木。分枝多，枝扩展或略下垂，刺较少。单生复叶，翼叶通常狭窄。花单生或2～3朵簇生；花萼不规则3～5浅裂；雄蕊20～25枚，花柱细长，柱头头状。果通常扁圆形至近圆球形，果皮甚薄而光滑，瓢囊7～14瓣。种子或多数或少数。花期4～5月，果期10～12月。

【分布】栽培于长江以南地区。

【生境】生于丘陵、低山地带、江河湖泊沿岸或平原。多为栽培。

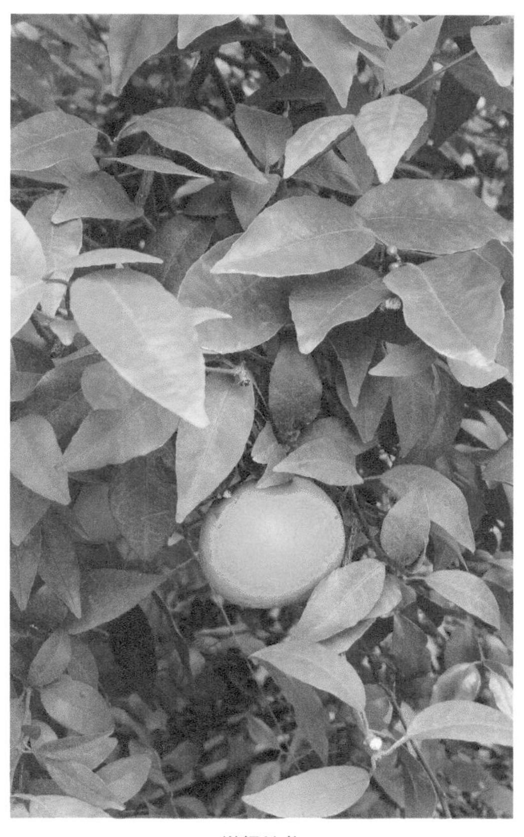

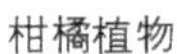

柑橘植物

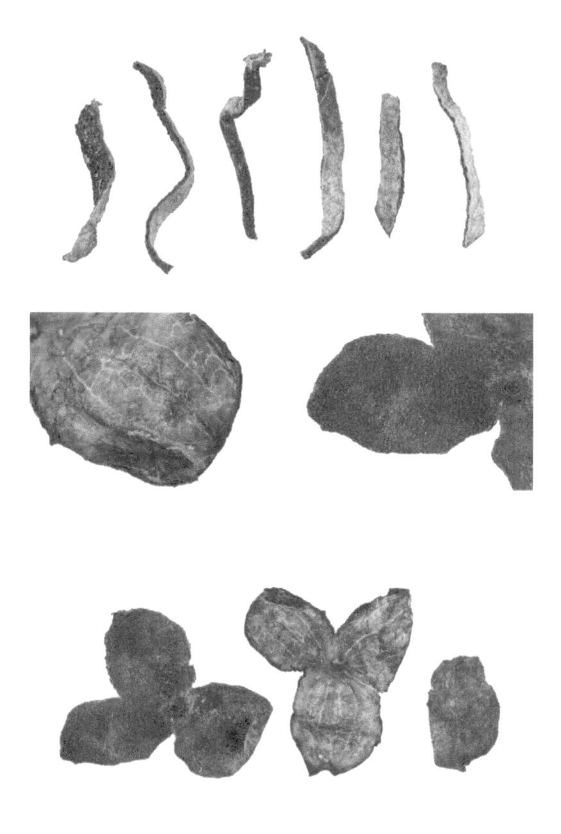

陈皮药材

鸡矢藤

【壮文名】Gaeudaekmaj
【拉丁名】HERBA PAEDERIAE

【药材别名】鸡屎藤、牛皮冻、解暑藤、狗屁藤、臭藤、皆治藤。

【基原】本品为茜草科（Rubiaceae）植物鸡屎藤*Paederia scandens* L.的干燥地上部分。

【采收加工】夏、秋季采割，阴干。

【形态特征】藤本。无毛或近无毛。叶对生，纸质或近革质，形状变化很大，两面无毛或近无毛。圆锥花序式的聚伞花序腋生和顶生，扩展，分枝对生，末次分枝上着生的花常呈蝎尾状排列；小苞片披针形，萼管陀螺形，萼檐裂片5枚，裂片三角形；花冠浅紫色，外面被粉末状柔毛，里面被茸毛，顶部5裂。果球形，成熟时近黄色，有光泽，平滑，顶部冠以宿存的萼檐裂片和花盘；小坚果无翅，浅黑色。花期5～7月。

【分布】分布于陕西、广东、海南、广西等。

【生境】生于山坡、林中、林缘灌丛中或缠绕在灌木上，海拔200～2000米。

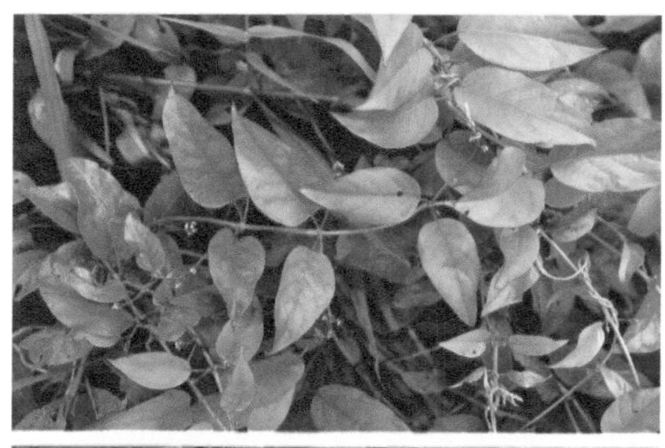

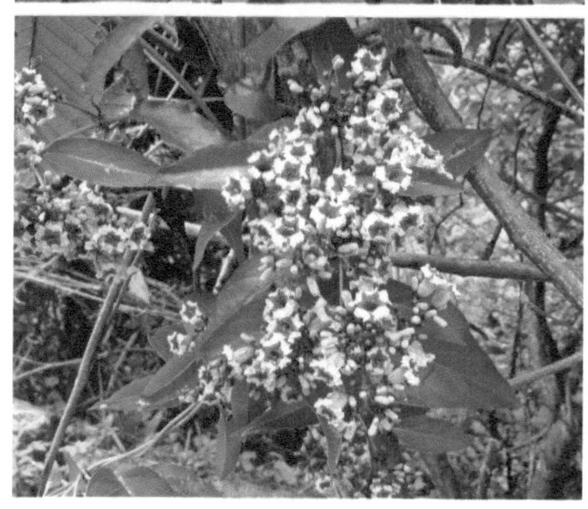

鸡屎藤植物

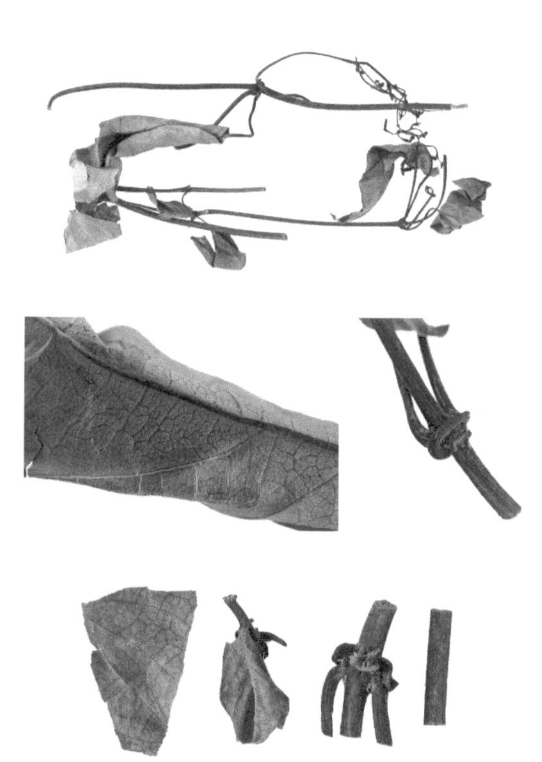

鸡矢藤药材

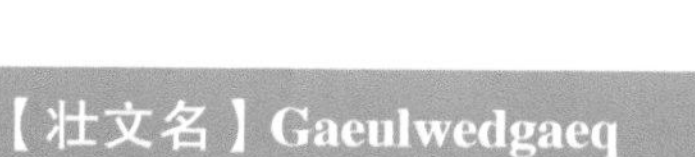

鸡血藤

【壮文名】**Gaeulwedgaeq**
【瑶文名】**Juov nzangh buerng**
【拉丁名】**SPATHOLOBI CAULS**

【药材别名】三叶鸡血藤、猪血藤。

【基原】本品为豆科（Leguminosae）植物密花豆*Spatholobus suberectus* Dunn 的干燥藤茎。

【采收加工】秋、冬季采收，除去枝叶，切片，晒干。

【形态特征】攀缘藤本，幼时呈灌木状。小叶纸质或近革质，异形，顶生的两侧对称，侧生的两侧不对称，与顶生小叶等大或稍狭，两面近无毛或略被微毛，下面脉腋间常有髯毛；小托叶钻状。圆锥花序腋生或生于小枝顶端，苞片和小苞片线形，宿存；花瓣白色，旗瓣扁圆形；翼瓣斜楔状长圆形；龙骨瓣倒卵形。荚果近镰形，密被棕色短茸毛。花期6月，果期11～12月。

【分布】分布于云南、广西、广东、福建等。

【生境】生于山地疏林、密林沟谷或灌丛，海拔800～1700米。

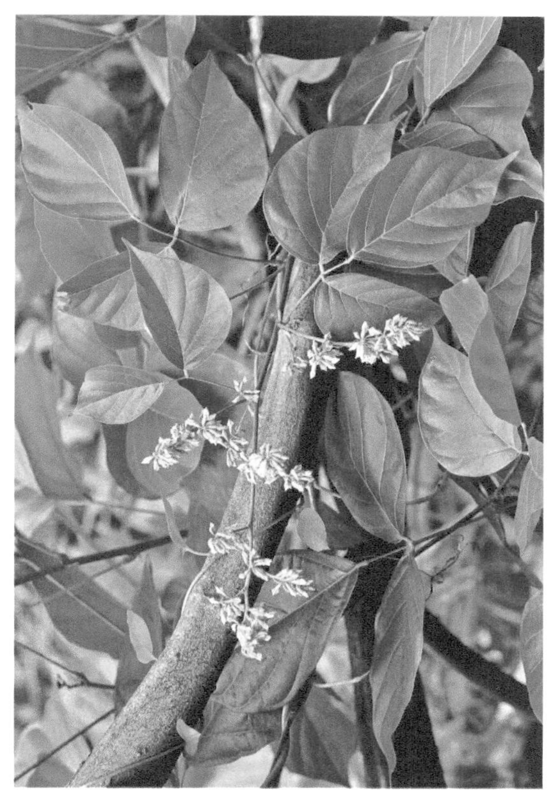

密花豆植物

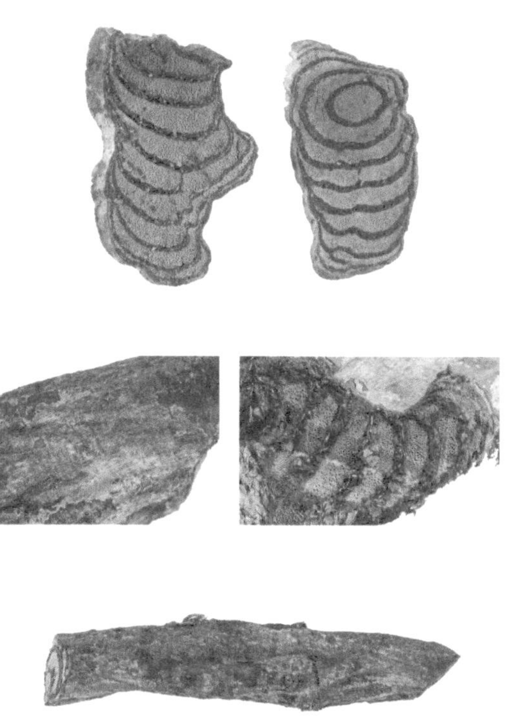

鸡血藤药材

鸡骨草 【壮文名】Gogukgaeq 【拉丁名】ABRI HERBA

【药材别名】红母鸡草、石门坎、黄食草、细叶龙鳞草、大黄草。

【基原】本品为豆科（Leguminosae）植物广州相思子*Abrus pulchellus* subsp. *cantoniensis*（Hance）Verdcourt的干燥全株。

【采收加工】全年均可采挖，除去泥沙，干燥。

【形态特征】攀缘灌木。枝细直，平滑，被白色柔毛，老时脱落。羽状复叶互生；小叶6～11对，膜质，长圆形或倒卵状长圆形，先端截形或稍凹缺，具细尖。总状花序腋生；花小，聚生于花序总轴的短枝上；花冠紫红色或淡紫色。荚果长圆形，扁平，顶端具喙，被稀疏白色糙伏毛，成熟时浅褐色，有种子4～5粒。种子黑褐色，种阜蜡黄色，明显，中间有孔，边具长圆状环。花期8月。

【分布】分布于湖南、广东、广西等。

【生境】生于疏林、灌丛或山坡，海拔约200米。

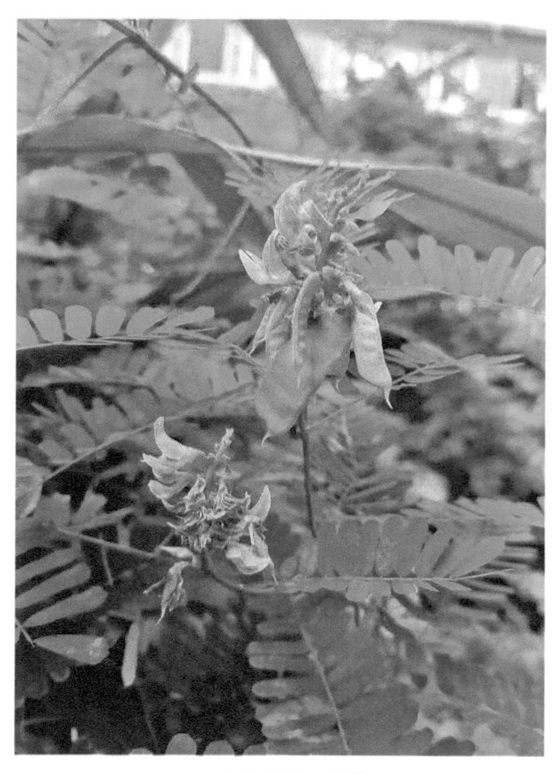
广州相思子植物

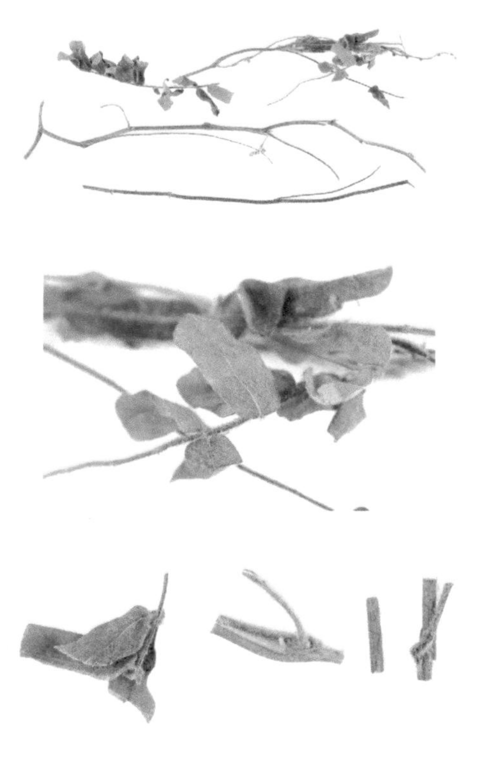
鸡骨草药材

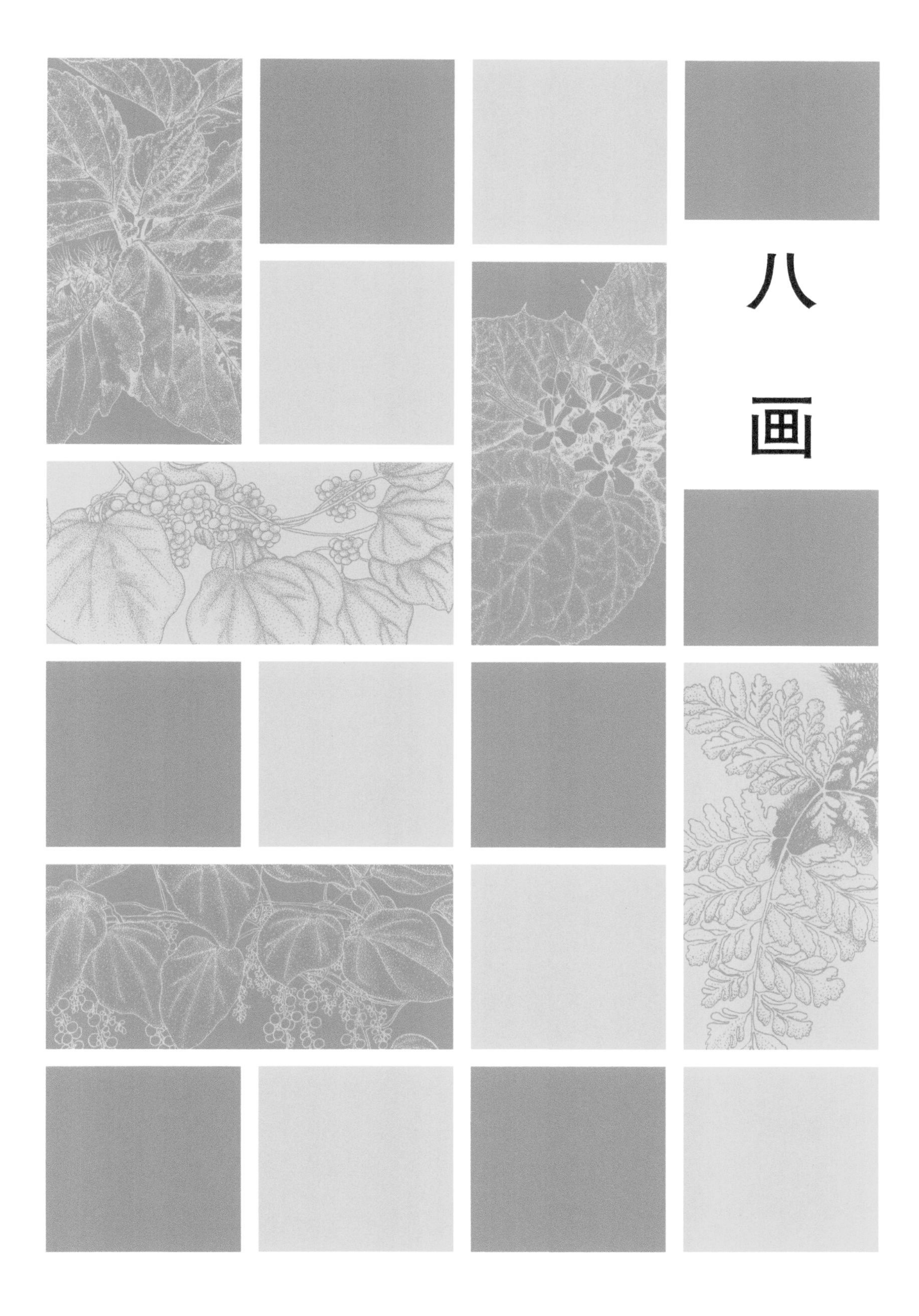

八画

青天葵 【壮文名】Go'mbawdog 【拉丁名】NERVILIAE FORDII HERBA

【药材别名】独叶莲、独脚莲、珍珠叶。

【基原】本品为兰科（Orchidaceae）植物毛唇芋兰*Nervilia fordii*（Hance）Schltr.的干燥地上部分。

【采收加工】夏、秋季采挖，洗净，晒干。

【形态特征】草本。块茎圆球形。叶1片，在花凋谢后长出，淡绿色，质地较薄，心状卵形，具约20条在叶两面隆起的粗脉，两面脉上和脉间均无毛。花葶高15～30厘米，下部具3～6枚筒状鞘；总状花序具3～5朵花；花苞片线形，反折，较子房和花梗长；花半张开；萼片和花瓣淡绿色，具紫色脉；唇瓣白色，具紫色脉，倒卵形，凹陷，内面密生长柔毛，顶部的毛尤密集成丛，基部楔形，前部3裂；侧裂片三角形，先端急尖，直立，围抱蕊柱，中裂片横的椭圆形，先端钝。花期5月。

【分布】分布于广东、香港、广西、四川等。

【生境】生于山坡或沟谷林下阴湿处，海拔220～1000米。

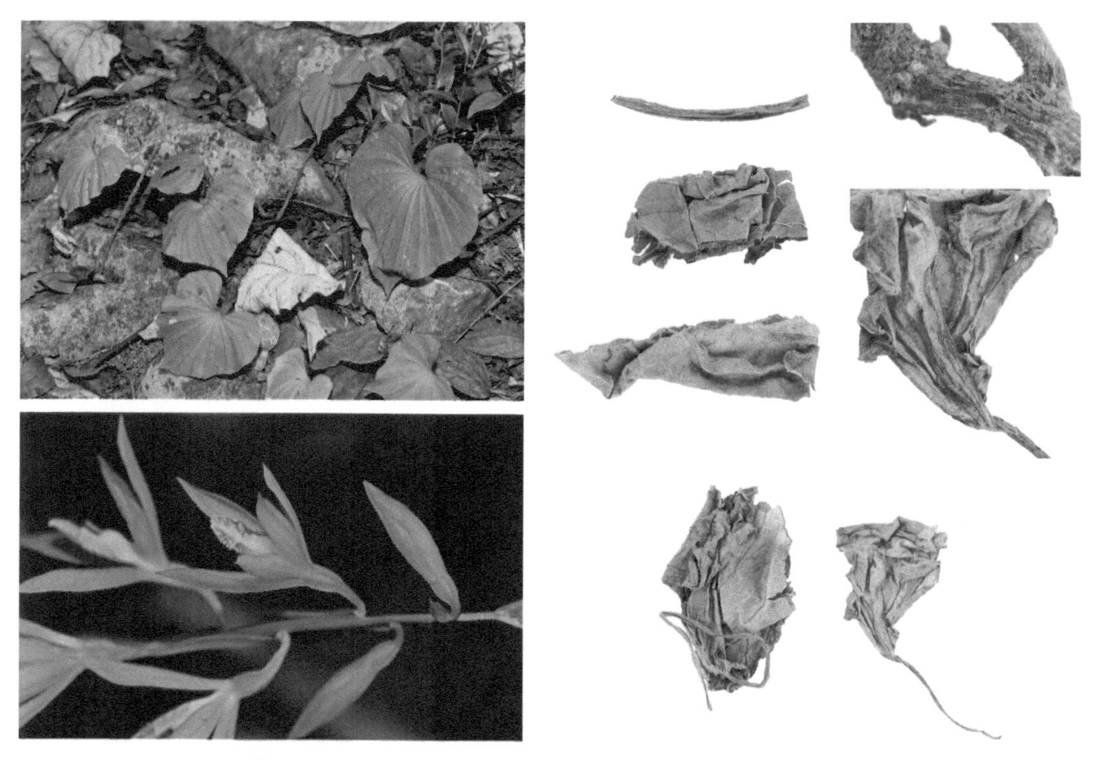

毛唇芋兰植物　　青天葵药材

青蒿 【壮文名】Ngaihseiq 【拉丁名】ARTEMISIAE ANNUAE HERBA

【药材别名】臭蒿、草蒿。

【基原】本品为菊科（Compositae）植物黄花蒿*Artemisia annua* L.的干燥地上部分。

【采收加工】秋季花盛开时采割，除去老茎，阴干。

【形态特征】一年生草本。茎单生。茎、枝、叶两面及总苞片背面无毛或初叶下面微有极稀柔毛。叶两面具脱落性白色腺点及细小凹点，基部有半抱茎假托叶。头状花序球形，多数，在分枝上排成总状或复总状花序，在茎上组成开展的尖塔形圆锥花序。瘦果椭圆状卵圆形。花期、果期均为8～11月。

【分布】除海南外，全国各地均有分布。

【生境】生于荒地、山坡、林缘等，海拔1500米以下。

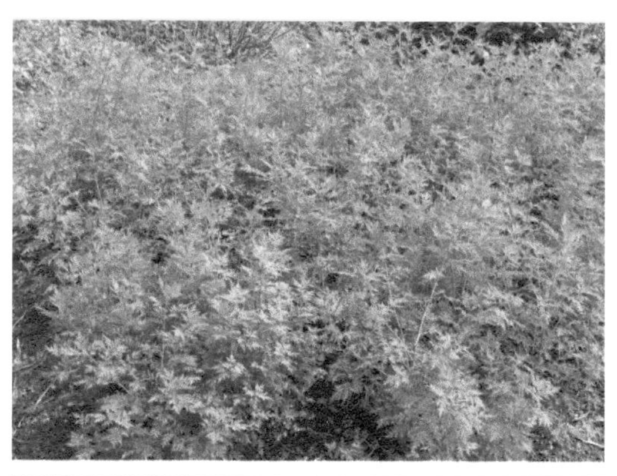

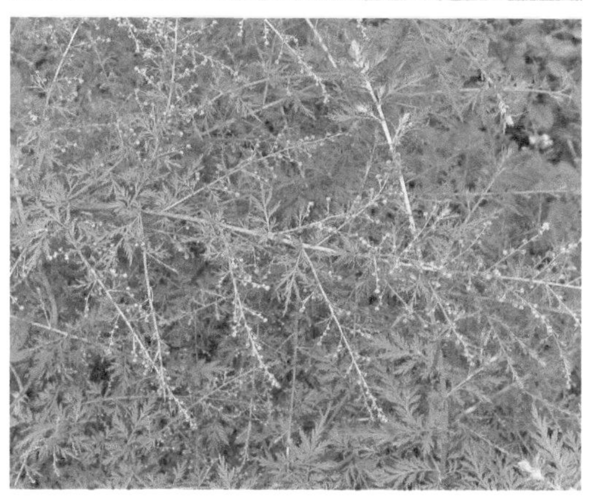

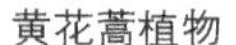

黄花蒿植物

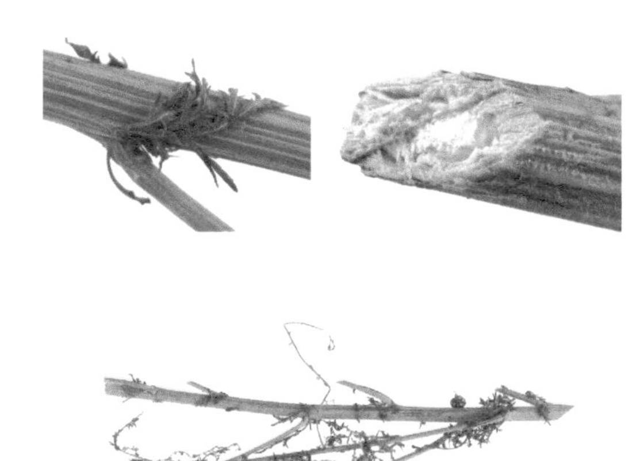

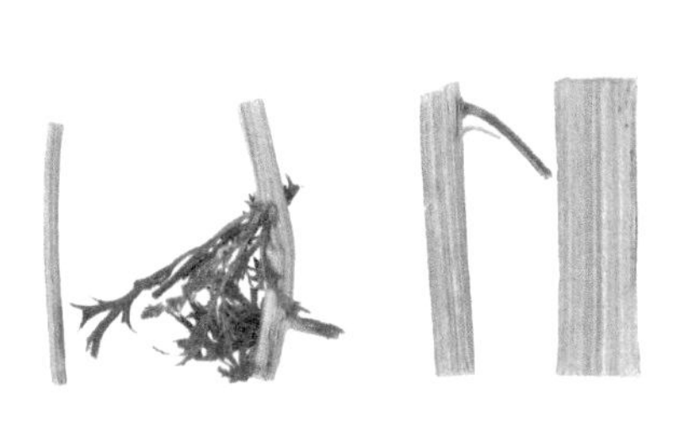

青蒿药材

茉莉花

【壮文名】Vamaedleih

【拉丁名】JASMINI SAMBACIS FLOS

【药材别名】小南强、柰花、鬘华、木梨花。

【基原】本品为木樨科（Oleaceae）植物茉莉花*Jasminum sambac*（L.）Aiton的干燥花蕾及初开的花。

【采收加工】春、夏季花开放前或花初开放时采收，干燥。

【形态特征】直立或攀缘灌木。小枝圆柱形或稍扁压状，有时中空，疏被柔毛。叶对生，单叶，叶片纸质，两端圆或钝，基部有时微心形。聚伞花序顶生，通常有花3朵，有时单花或多达5朵；花极芳香；花萼无毛或疏被短柔毛，裂片线形；花冠白色，裂片长圆形至近圆形，先端圆或钝。果球形，直径约1厘米，紫黑色。花期5～8月，果期7～9月。

【分布】广泛栽培于我国南方地区。

【生境】生于路旁、庭院、田间。多为栽培。

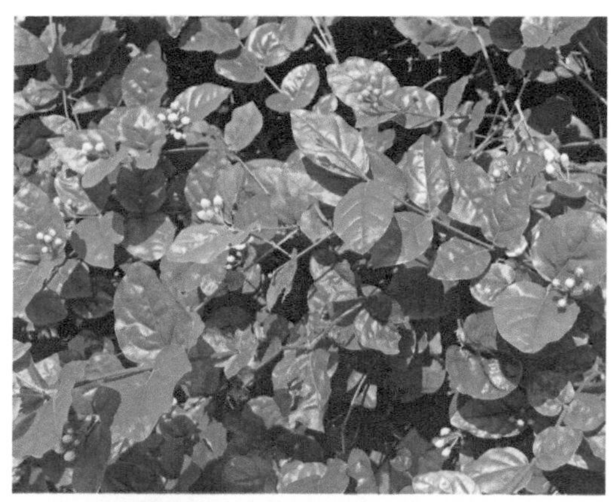

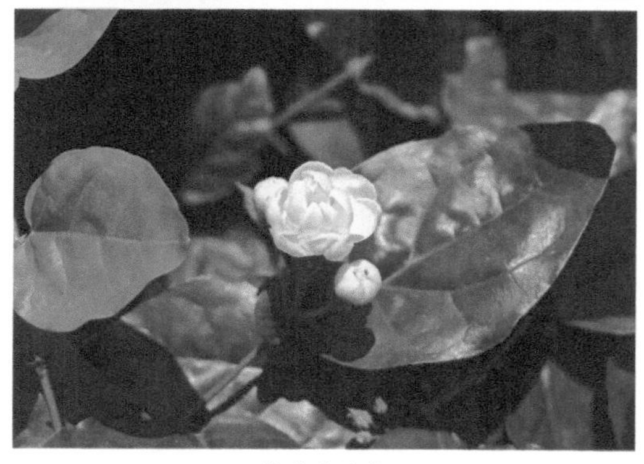

茉莉花植物

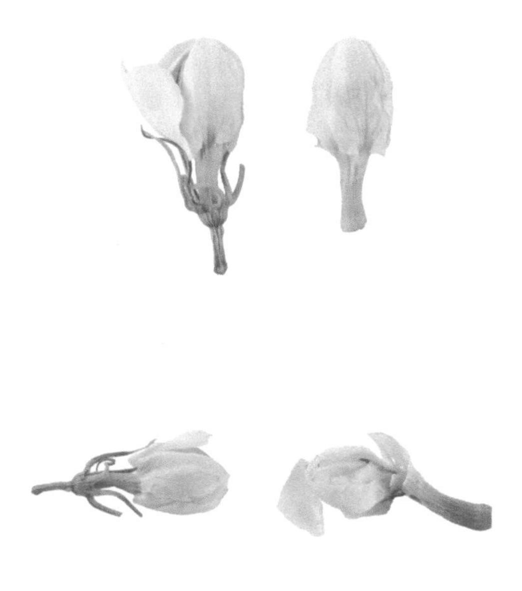

茉莉花药材

苦丁茶

【壮文名】Cazdaeng
【瑶文名】Fuv din cah
【拉丁名】ILICIS KUDINGCHAE FOLIUM

【药材别名】茶丁、富丁茶、皋卢茶。

【基原】本品为冬青科（Aquifoliaceae）植物苦丁茶*Ilex kudingcha* C. J. Tseng的干燥叶。

【采收加工】全年均可采收，除去粗梗，晒干。

【形态特征】乔木。小枝被微柔毛。叶生于1～2年生枝上，革质，边缘具粗锯齿，主脉在叶面凹陷，疏被微柔毛。果序假总状，腋生；果球形，成熟时红色，分核4个，背具网状条纹及沟，侧面多皱及洼点，内果皮石质。花期5～6月，果期9～10月。

【分布】分布于湖北、湖南、广东、广西、海南、四川、云南等。

【生境】生于密林中，海拔1000～1200米。

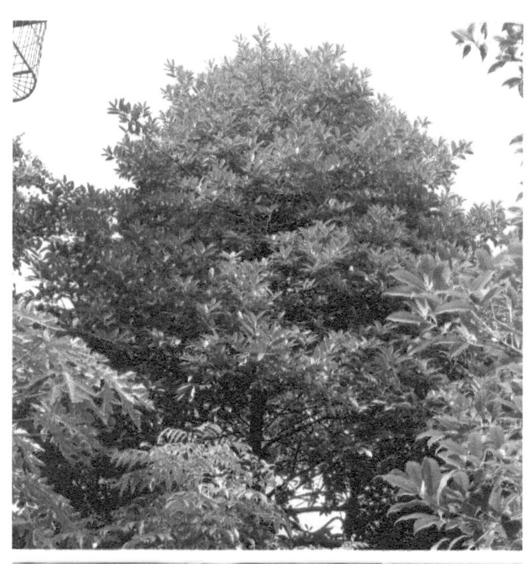

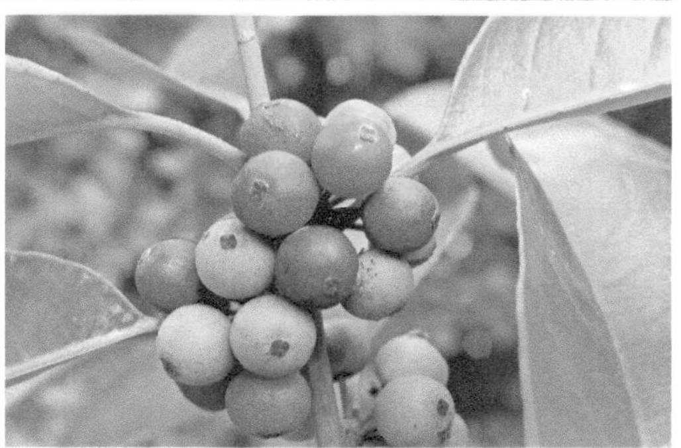

苦丁茶植物

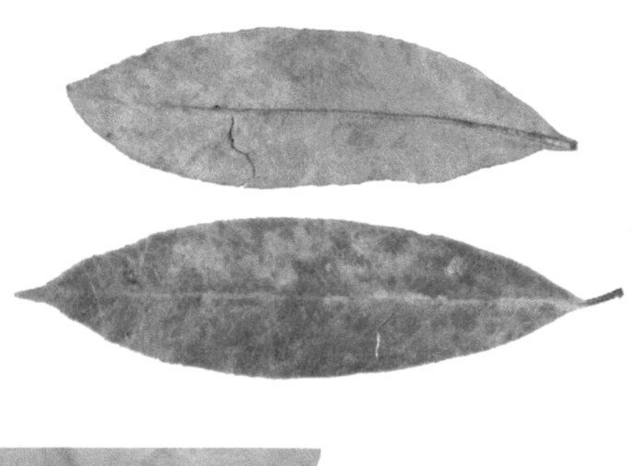

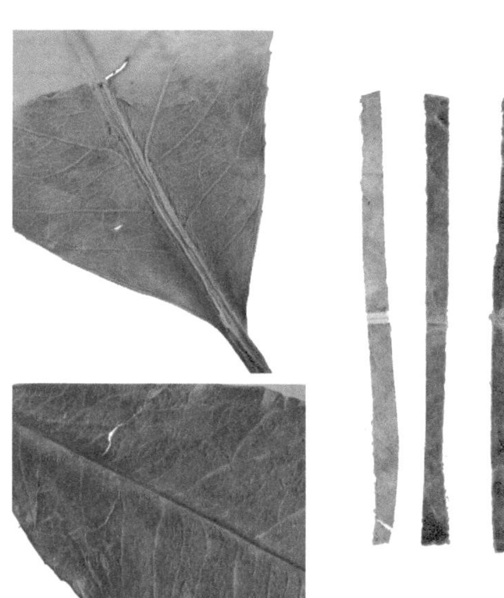

苦丁茶药材

苦瓜

【壮文名】Hawqlwghaemz

【拉丁名】MOMORDICAE CHARANTIAE FRUCTUS

【药材别名】锦荔枝、癞葡萄、凉瓜、癞瓜、花姑娘、菩达。

【基原】本品为葫芦科（Cucurbitaceae）植物苦瓜*Momordica charantia* L.的干燥将近成熟果实。

【采收加工】夏、秋季采收，切片晒干。

【形态特征】一年生攀缘草本。茎、枝被柔毛。叶片轮廓卵状肾形或近圆形，5～7深裂，叶脉掌状。雌雄同株。果实纺锤形或圆柱形，多瘤皱。种子多数，长圆形，具红色假种皮，两端各具3枚小齿，两面有刻纹。花期、果期均为5～10月。

【分布】栽培于我国南北各地。

【生境】生于路旁、田间。多为栽培。

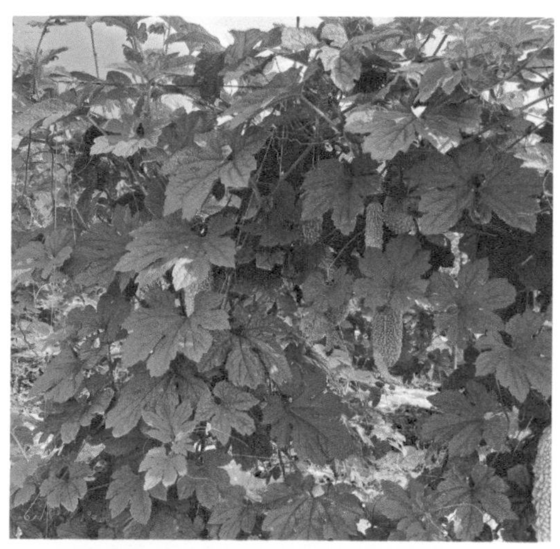

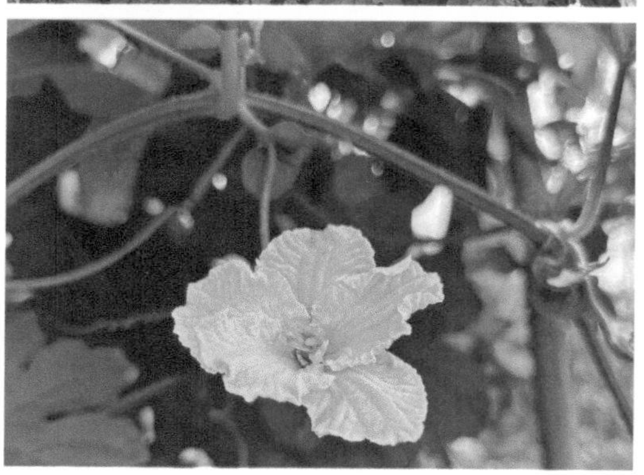

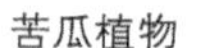

苦瓜植物

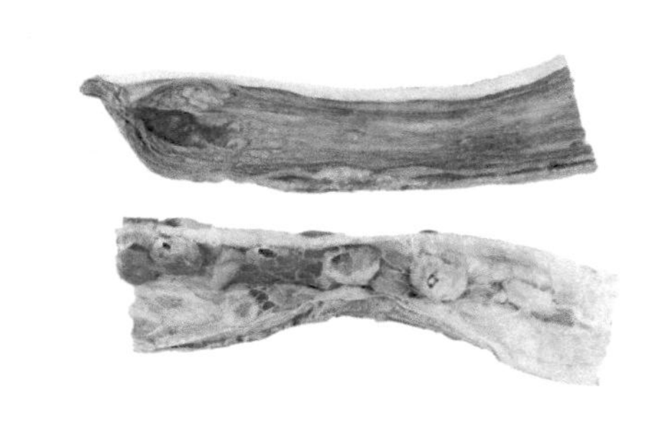

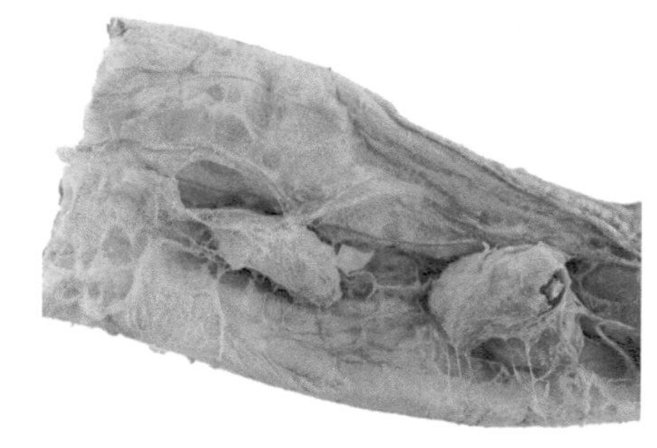

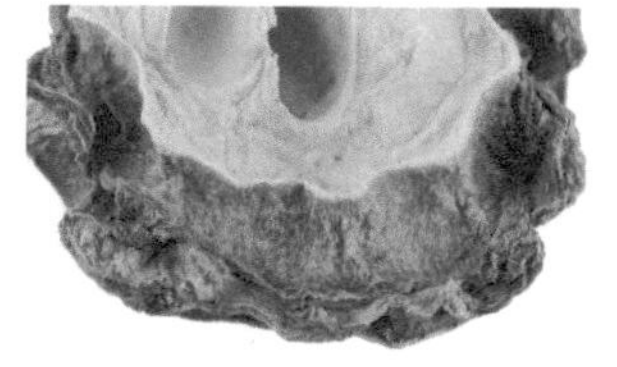

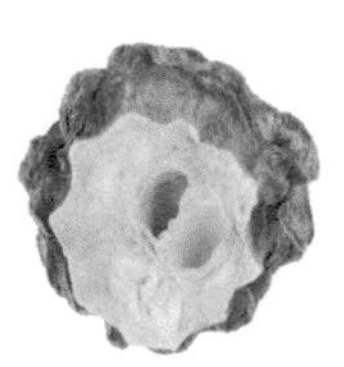

苦瓜药材

茅莓根

【壮文名】Makdumh

【拉丁名】RUBI PARVIFOII RADIX

【药材别名】蛇泡簕、三月泡、红梅消、虎波草、薅秧藨。

【基原】本品为蔷薇科（Rosaceae）植物茅莓*Rubus parvifolius* L.的干燥根。

【采收加工】冬季至翌年春季采收，除去须根及泥沙，晒干。

【形态特征】灌木。枝被柔毛和钩状皮刺；小叶3片，偶5片，上面伏生疏柔毛，下面密被灰白色茸毛，边缘有粗锯齿。伞房花序顶生或腋生，被柔毛和细刺；萼片在花果时均直立开展；花瓣粉红色至紫红色，基部具爪。果实卵球形，红色。花期5～6月，果期7～8月。

【分布】分布于我国大部分地区。

【生境】生于山坡杂木林下、向阳山谷、路旁或荒野，海拔400～2600米。

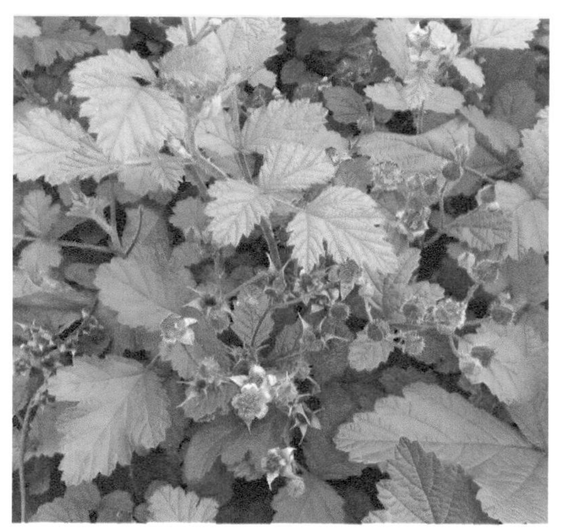

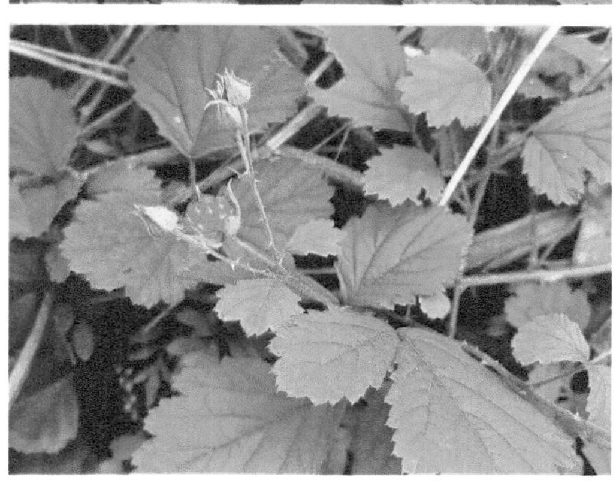

茅莓植物

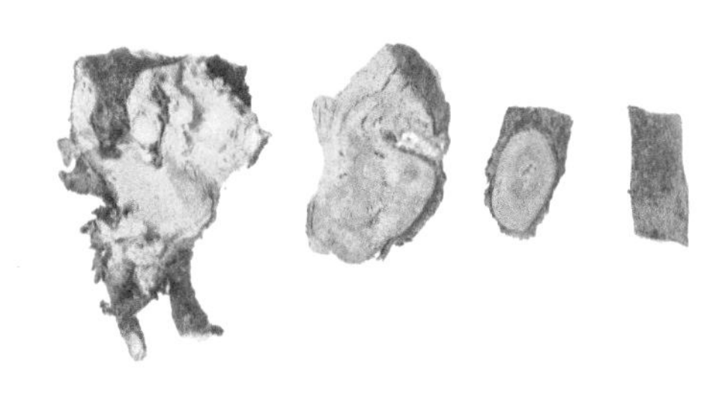

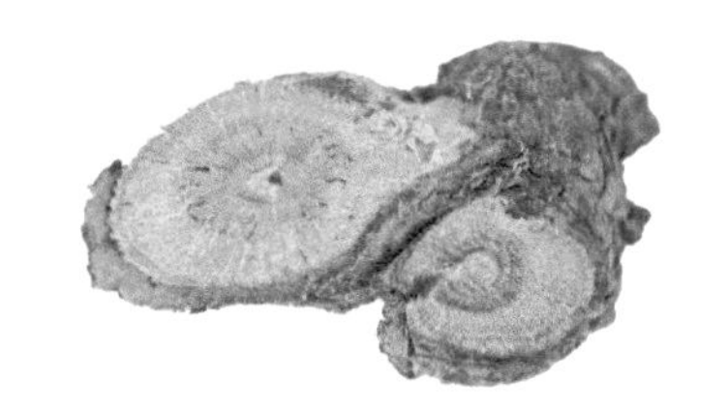

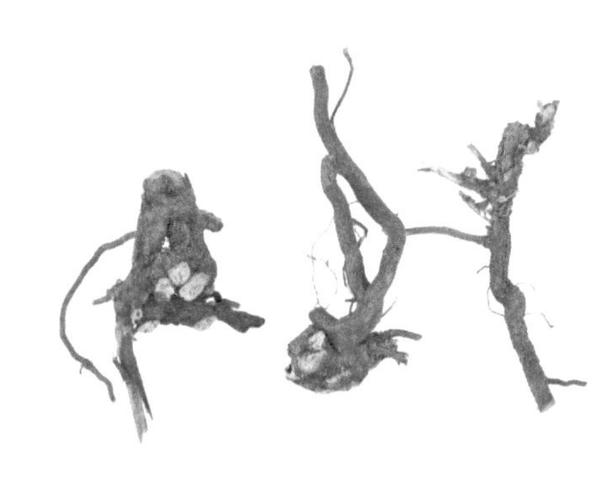

茅莓根药材

枇杷叶

【壮文名】Mbawbizbaz

【拉丁名】ERIOBOTRYAE FOLIUM

【药材别名】卢橘。

【基原】本品为蔷薇科（Rosaceae）植物枇杷*Eriobotrya japonica*（Thunb.）Lindl.的干燥叶。

【采收加工】全年均可采收，晒至七八成干时，扎成小把，再晒干。

【形态特征】乔木。小枝密被茸毛。叶片革质，上部边缘有疏锯齿，上面多皱，下面密被茸毛。圆锥花序顶生，序梗和花梗密被锈色茸毛。果实黄色或橘黄色，外有锈色柔毛。种子褐色，光亮。花期10～12月，果期5～6月。

【分布】分布于四川、湖北，我国大部分地区广泛栽培。

【生境】生于路旁、庭院、果园。多为栽培。

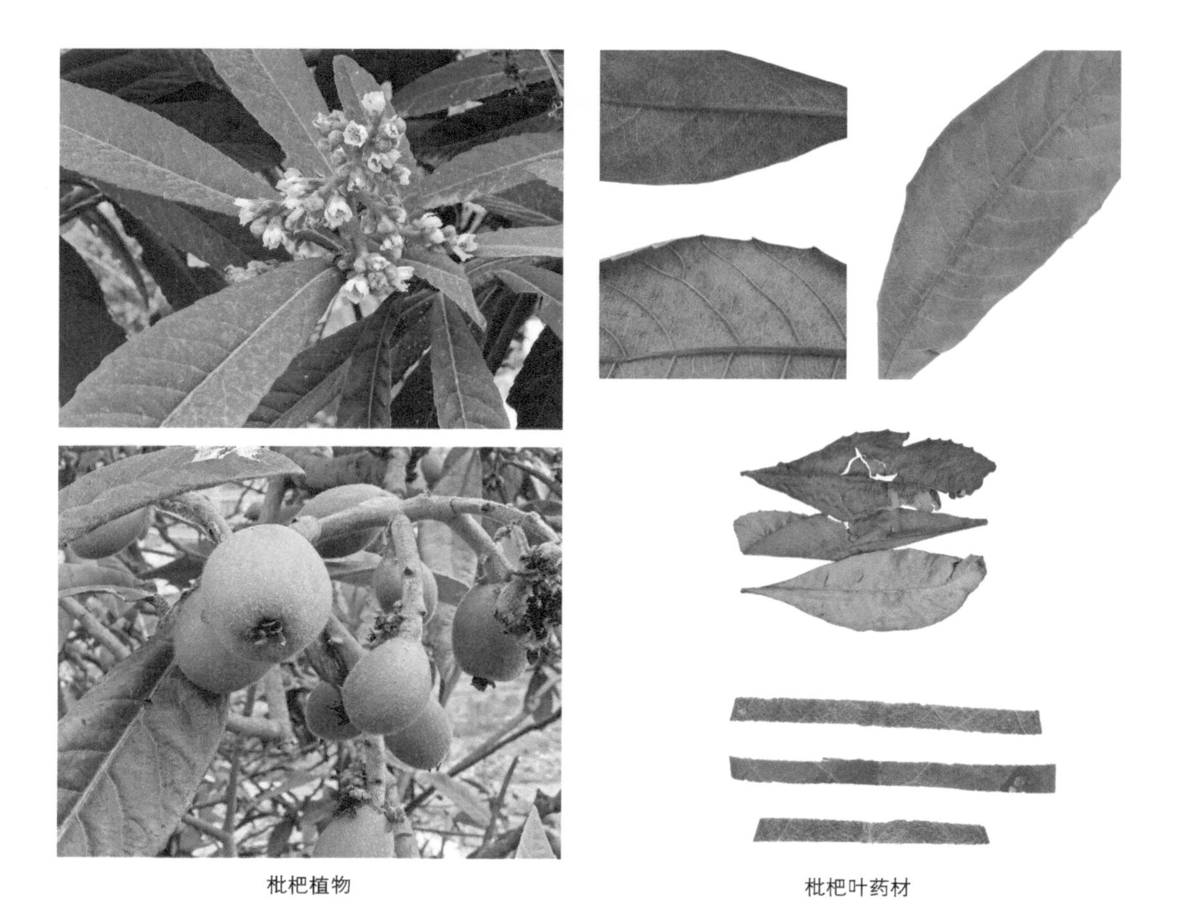

枇杷植物　　枇杷叶药材

松叶 【壮文名】Mbawcoengz 【拉丁名】FOLIUM PINAE

【药材别名】松毛。

【基原】本品为松科（Pinaceae）植物马尾松*Pinus massoniana* Lamb.的叶。

【采收加工】全年均可采收，除去杂质，鲜用或晒干。

【形态特征】乔木。树皮红褐色，下部灰褐色，裂成不规则的鳞状块片。枝条每年生长1轮，稀2轮；一年生枝淡黄褐色，无白粉。冬芽褐色，圆柱形。针叶2针一束，极稀3针一束，细柔，下垂或微下垂，两面有气孔线，边缘有细齿。球果卵圆形或圆锥状卵圆形，熟时栗褐色，种鳞张开；鳞盾菱形，微隆起或平，横脊微明显，鳞脐微凹，无刺，稀生于干燥环境时有极短的刺。种子卵圆形。花期4～5月，球果翌年10～12月成熟。

【分布】分布于江苏、湖北、广东、广西、贵州等。

【生境】常生成次生单纯林或组成针阔混交林，海拔1500米以下。

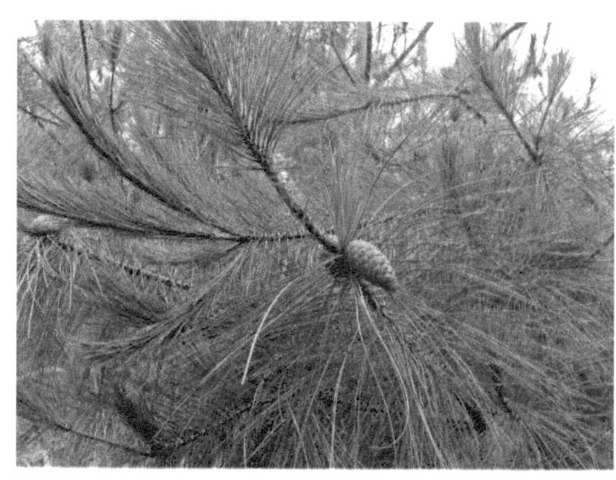

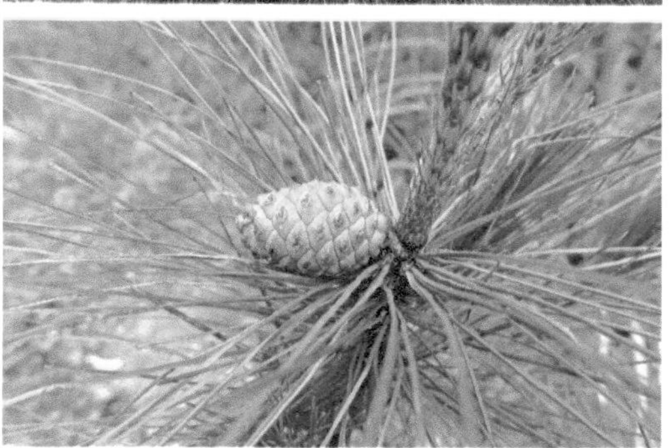

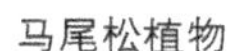

马尾松植物

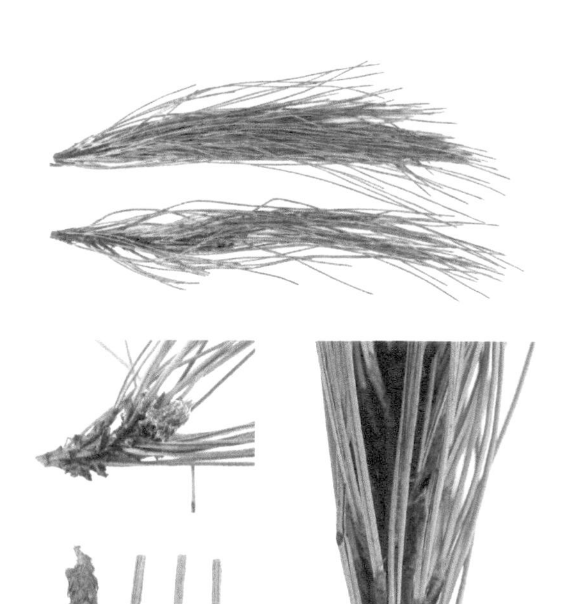

松叶药材

刺苋　【壮文名】Byaekroemoen　【拉丁名】AMARANTHI HERBA

【药材别名】野苋菜、野刺苋、假苋菜、猪母刺、白刺苋。

【基原】本品为苋科（Amaranthaceae）植物刺苋*Amaranthus spinosus* L.的干燥全草。

【采收加工】全年均可采收，洗净，晒干。

【形态特征】草本。茎绿色或带紫色。叶片全缘；叶柄旁有2根刺。圆锥花序腋生及顶生；苞片常变成尖锐直刺；柱头3枚，有时2枚。胞果包裹在宿存花被片内。种子近球形，黑色或带棕黑色。花期、果期均为7～11月。

【分布】分布于我国大部分地区。

【生境】生于旷地或园圃中。

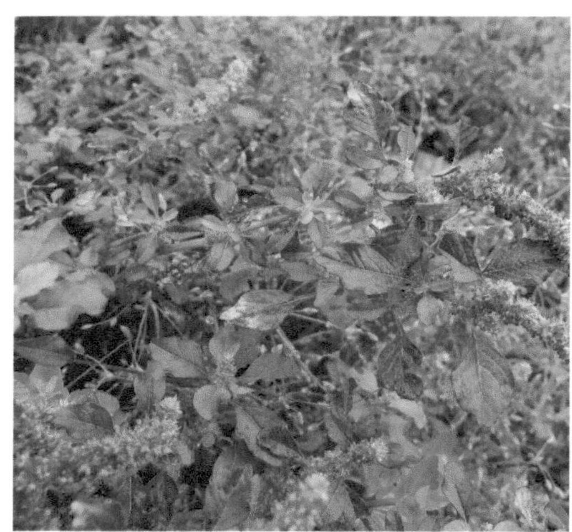

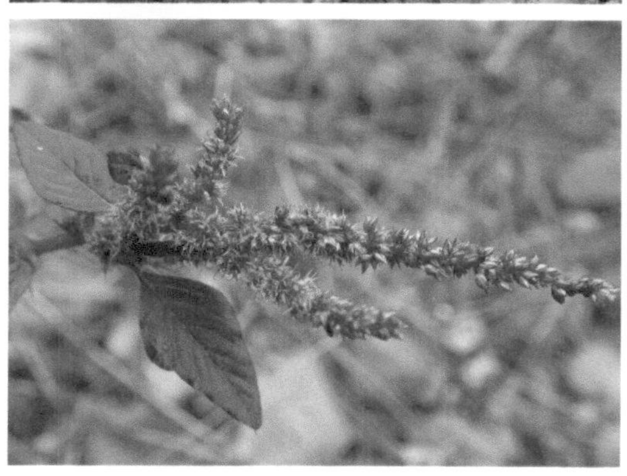

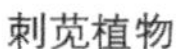

刺苋植物

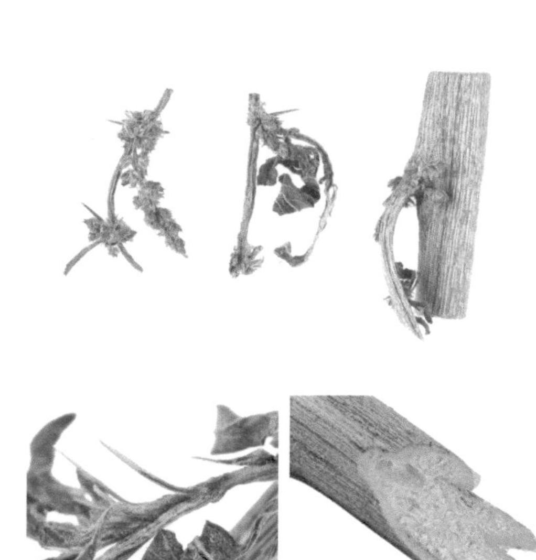

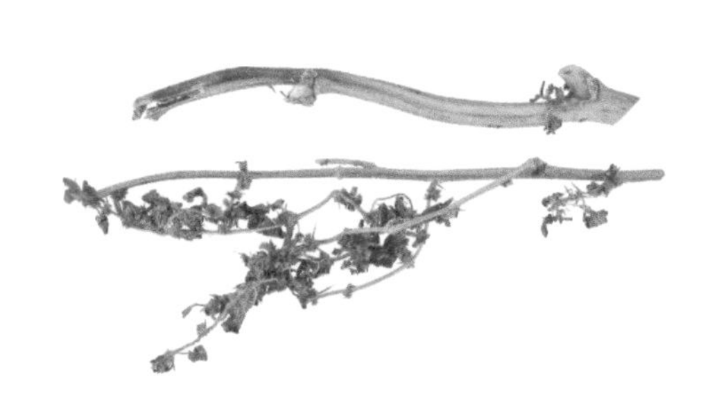

刺苋药材

虎杖

【壮文名】Godiengangh
【瑶文名】Hunghlinhngongc
【拉丁名】POLYGONI CUSPIDATI RHIZOMA ET RADIX

【药材别名】苦杖、大虫杖、斑杖、酸杖。

【基原】本品为蓼科（Polygonaceae）植物虎杖*Reynoutria japonica* Houtt.的干燥根茎及根。

【采收加工】春、秋季采挖，除去须根，洗净，趁鲜切短段或厚片，干燥。

【形态特征】多年生草本。根状茎粗壮，横走。茎直立，空心，具明显的纵棱，无毛，散生红色或紫红色斑点。叶宽卵形或卵状椭圆形，近革质，顶端渐尖，基部宽楔形、截形或近圆形，边缘全缘，疏生小凸起；托叶鞘膜质，偏斜，褐色，具纵脉，无毛，顶端截形，无缘毛，常破裂，早落。花单性，雌雄异株，花序圆锥状；花被5深裂，淡绿色。瘦果卵形，具3棱，黑褐色，有光泽，包于宿存花被内。花期8～9月，果期9～10月。

【分布】分布于我国华东、华中、华南地区，以及陕西、甘肃等。

【生境】生于山坡灌丛、山谷、路旁、田边湿地，海拔140～2000米。

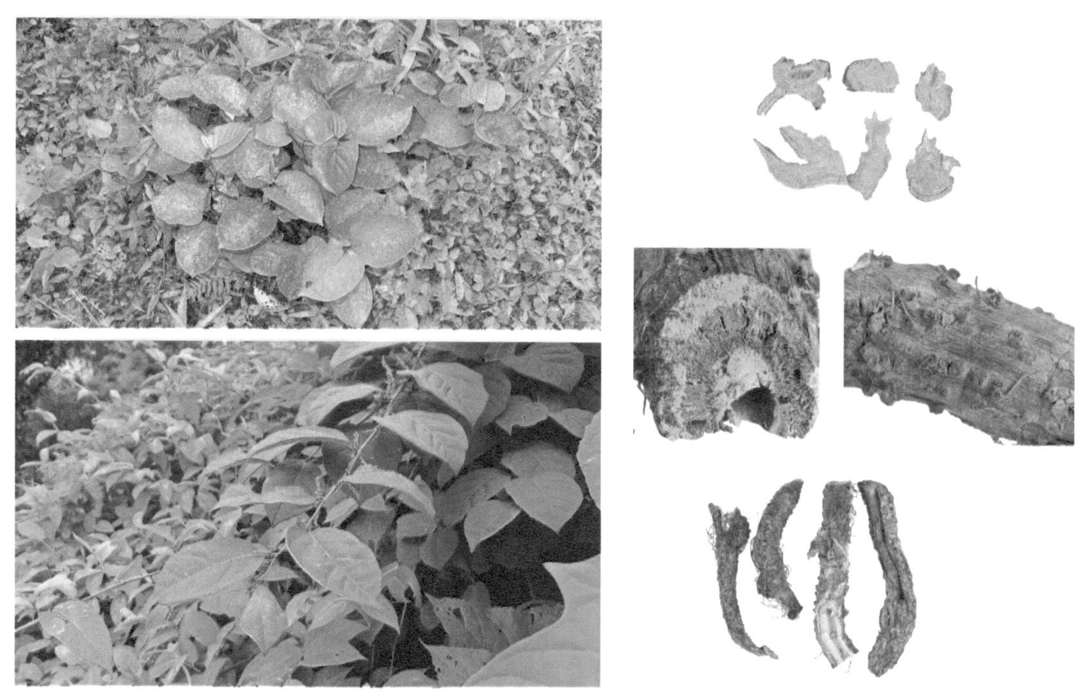

虎杖植物　　虎杖药材

肾茶

【壮文名】Gomumhmeuz

【拉丁名】CLERODEMRANTHI SPICATI HERBA

【药材别名】猫须草、猫须公、牙努秒。

【基原】本品为唇形科（Lamiaceae）植物肾茶*Orthosiphon aristatus*（Blume）Miq的干燥地上部分。

【采收加工】秋季采收，除去杂质，晒干。

【形态特征】多年生草本。茎直立，四棱形，具浅槽及细条纹，被倒向短柔毛。叶卵形、菱状卵形或卵状长圆形，基部宽楔形至截状楔形，边缘具粗锯齿或疏圆齿，齿端具小突尖；轮伞花序，在主茎及侧枝顶端组成具总梗的总状花序；花梗与序轴密被短柔毛。花萼二唇形，边缘均具短睫毛，上唇明显外翻，下唇向前伸。花冠浅紫色或白色，在上唇上疏布锈色腺点。小坚果卵形，深褐色，具皱纹。花期、果期均为5～11月。

【分布】分布于广东、海南、广西、云南、台湾、福建等。

【生境】生于林下潮湿处，多为栽培，海拔1050米以下。

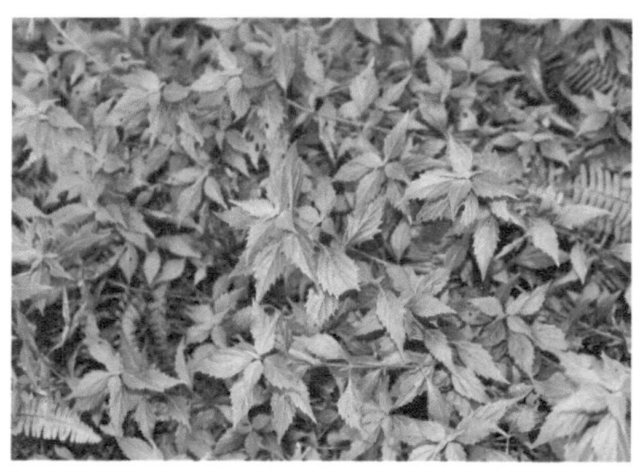

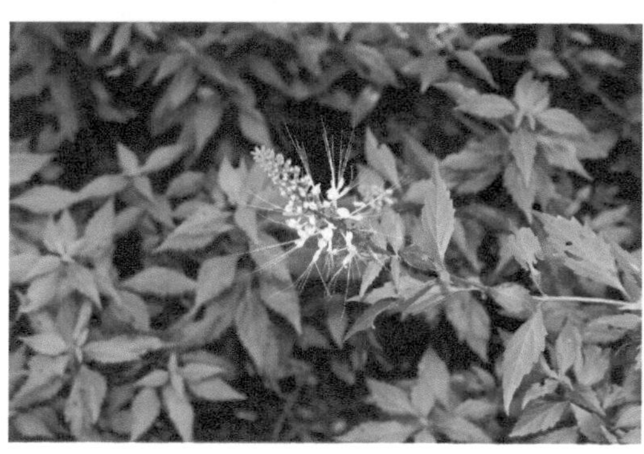

肾茶植物

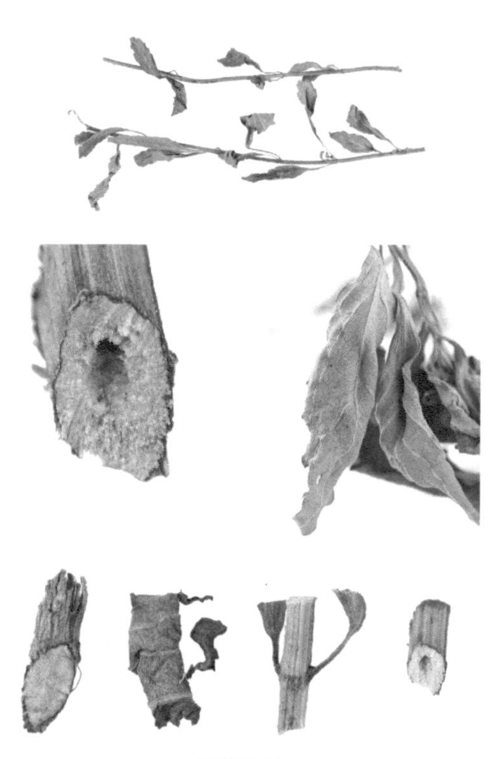

肾茶药材

肾蕨 【壮文名】Gutrongh 【拉丁名】NEPHROLEPIDIS RHIZOMA

【药材别名】圆羊齿、蜈蚣草、篦子草、石黄皮、天鹅抱蛋、石蛋果。

【基原】本品为肾蕨科（Nephrolepidaceae）植物肾蕨*Nephrolepis auriculata*（Linn.）Trimen的地下块茎。

【采收加工】全年均可采收，晒干或鲜用。

【形态特征】草本。根状茎直立，被蓬松的淡棕色长钻形鳞片。叶簇生；叶片线状披针形或狭披针形，一回羽状，羽片多数，互生，常密集而呈覆瓦状排列。孢子囊群成一行位于主脉两侧；囊群盖肾形，褐棕色，边缘色较淡，无毛。

【分布】分布于浙江、湖南、广东、广西等。

【生境】生于溪边林下，海拔30～1500米。

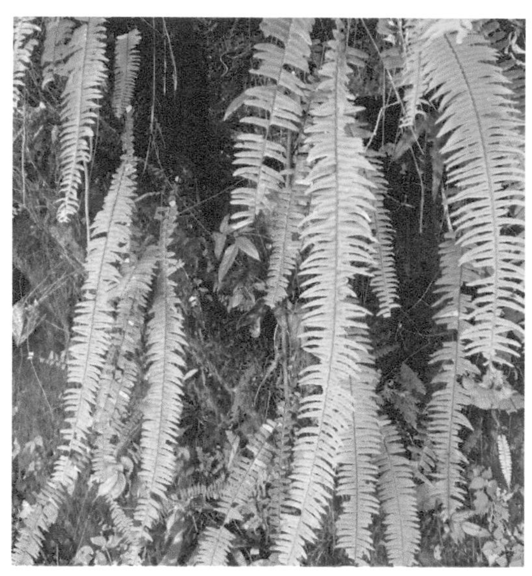

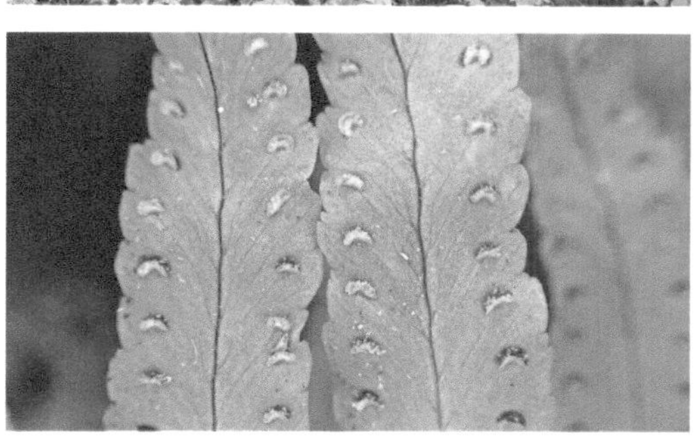

肾蕨植物

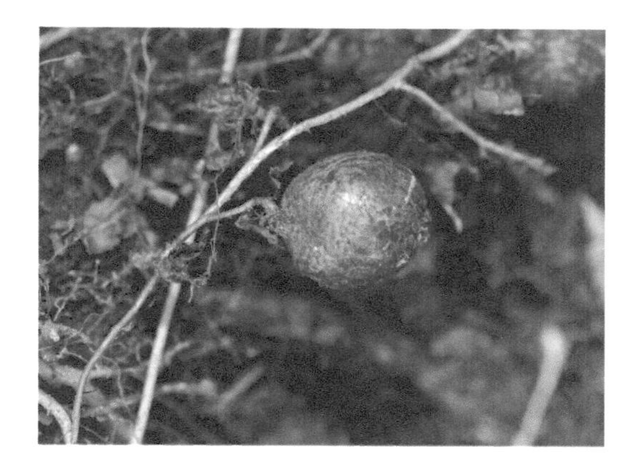

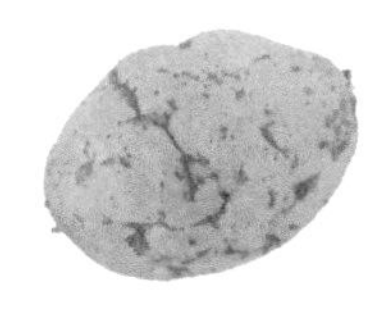

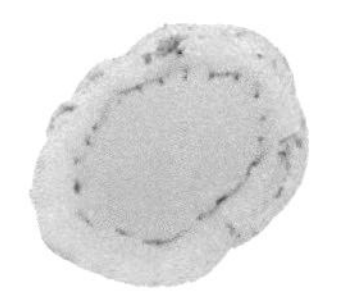

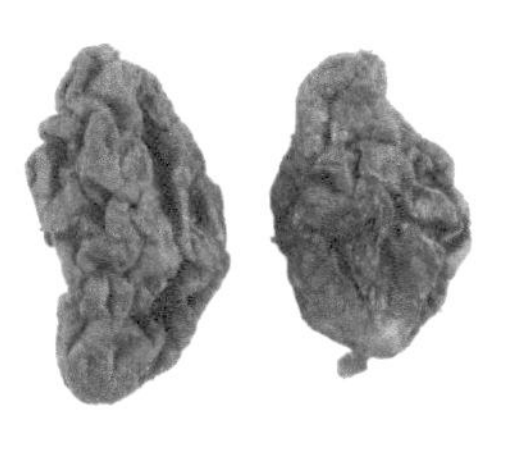

肾蕨药材

岩黄连

【壮文名】Ngumxlienz

【拉丁名】HERBA CORYDALIS SAXICOLAE

【药材别名】岩胡。

【基原】本品为罂粟科（Papaveraceae）植物石生黄堇*Corydalis saxicola* Bunting的干燥全草。

【采收加工】秋后采挖，除去泥沙，切段，干燥。

【形态特征】多年生草本。具粗大主根和单头至多头的根茎。茎分枝或不分枝；枝条与叶对生，花葶状。基生叶，具长柄，一回至二回羽状全裂，小羽片不等大2～3裂或边缘具粗圆齿。总状花序，多花，先密集，后疏离；花金黄色，平展；柱头二叉状分裂。蒴果线形，下弯，长约2.5厘米，具种子1列。

【分布】分布于浙江、湖北、陕西、四川、云南、贵州、广西等。

【生境】生于石灰岩缝隙中，海拔600～1690米。

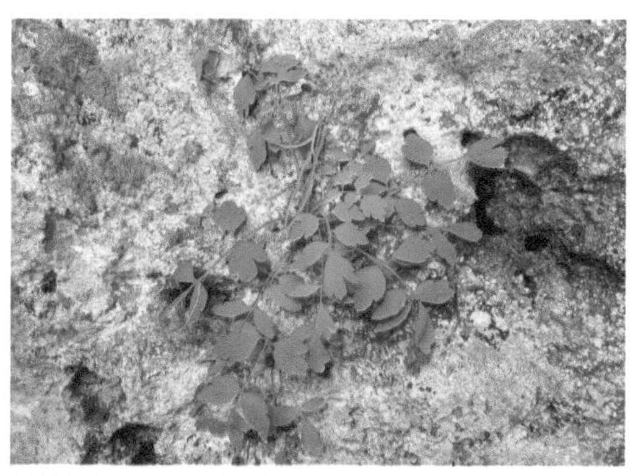

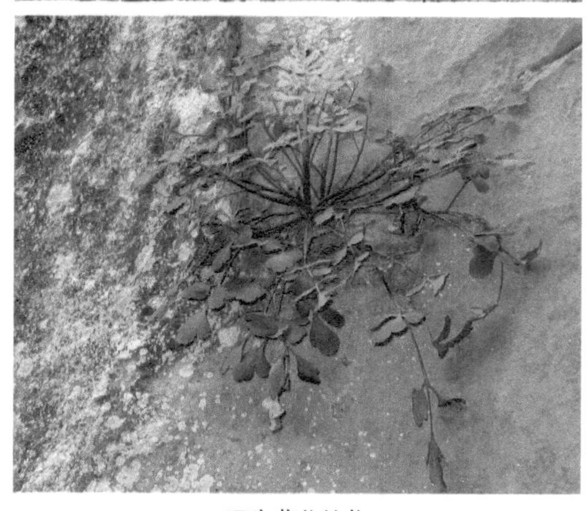

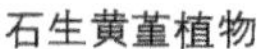

石生黄堇植物

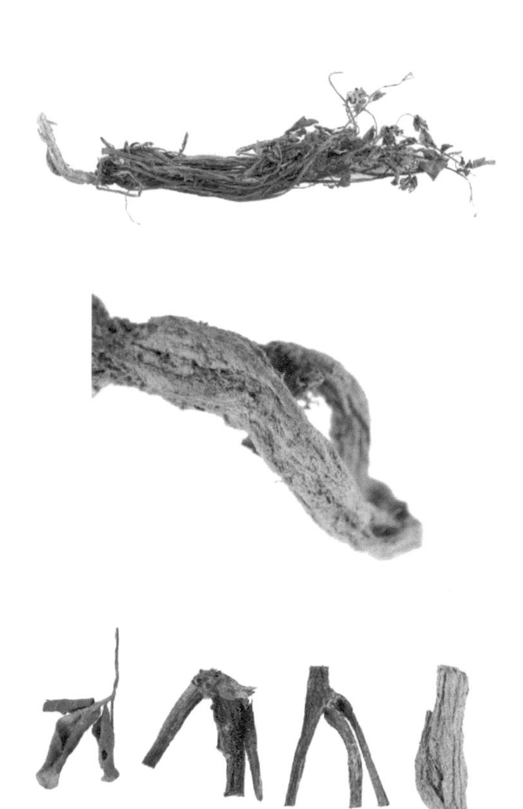

岩黄连药材

罗汉果 【壮文名】Maklozhan 【拉丁名】FRUCTUS MOMORDICAE

【药材别名】拉汉果、假苦瓜。

【基原】本品为葫芦科（Cucurbitaceae）植物罗汉果*Siraitia grosvenorii*（Swingle）C. Jeffrey ex A. M. Lu et Z. Y. Zhang的干燥果实。

【采收加工】秋季果实由嫩绿色变深绿色时采收，晾数天后，低温干燥。

【形态特征】攀缘草本。茎、枝稍粗壮，有棱沟，初被黄褐色柔毛和黑色疣状腺鳞，后毛渐脱落变近无毛。叶片膜质，卵状心形、三角状卵形或阔卵状心形，边缘微波状，由于小脉伸出而有小齿，有缘毛；卷须稍粗壮，二歧，在分叉点上下同时旋卷。花冠黄色，被黑色腺点，裂片5枚。果实球形或长圆球形，初时密生黄褐色茸毛和混生黑色腺鳞，老后渐脱落而仅在果梗着生处残存一圈茸毛，果皮较薄，干后易脆。花期5～7月，果期7～9月。

【分布】分布于广西、贵州、湖南、广东、江西等。

【生境】生于山坡林下及河边湿地、灌丛，海拔400～1400米。

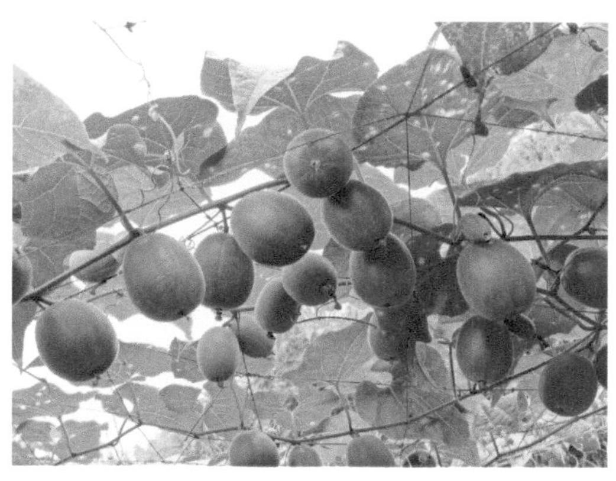

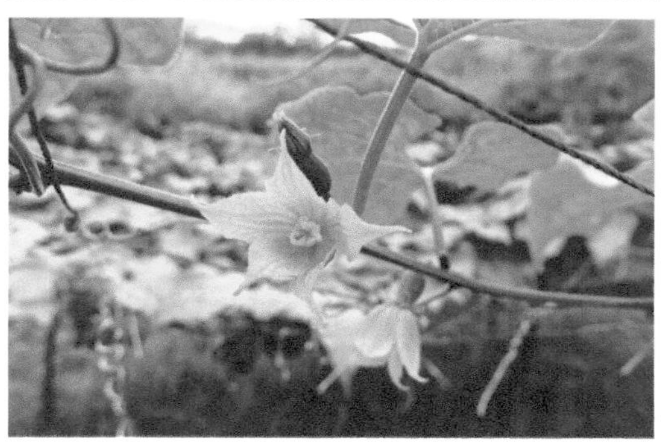

罗汉果植物

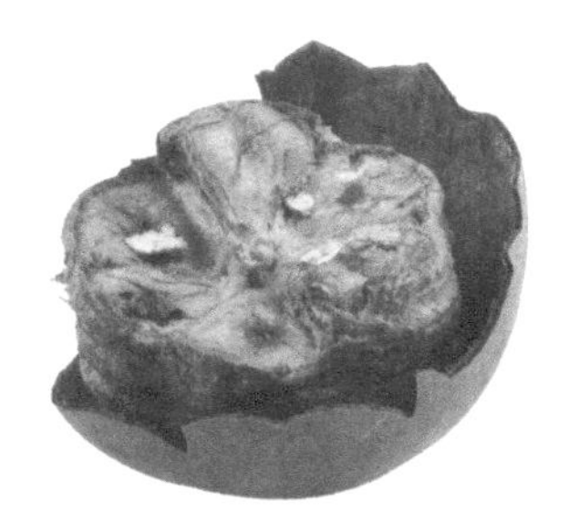

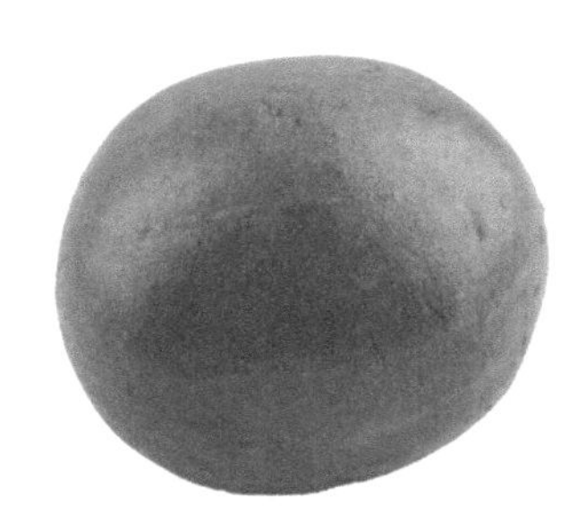

罗汉果药材

罗汉茶

【壮文名】Cazlozhan
【拉丁名】ENGELHARDIAE ROXBURGHIANAE FOLIUM

【药材别名】黄榉、土厚朴。

【基原】本品为胡桃科（Juglandaceae）植物黄杞*Engelhardia roxburghiana* Wall. 的干燥叶。

【采收加工】夏、秋季采收，除去杂质，晒干。

【形态特征】乔木。偶数羽状复叶，小叶2～10片，全缘，叶片椭圆状披针形至长椭圆形，基部偏斜，先端渐尖或短渐尖。果实坚果状，球形，无毛。花期2～8月，果期全年。

【分布】分布于福建、广东、广西、贵州等。

【生境】生于阔叶混交林、干燥陡坡，海拔200～1500米。

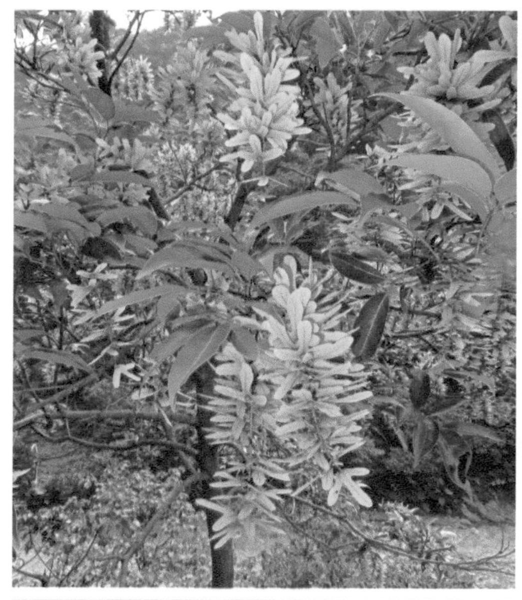

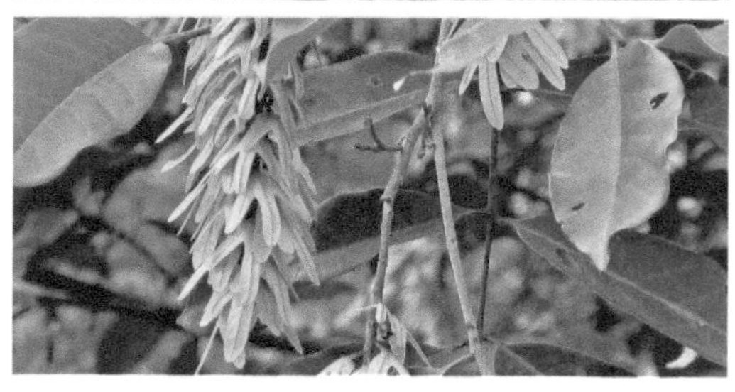

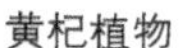
黄杞植物

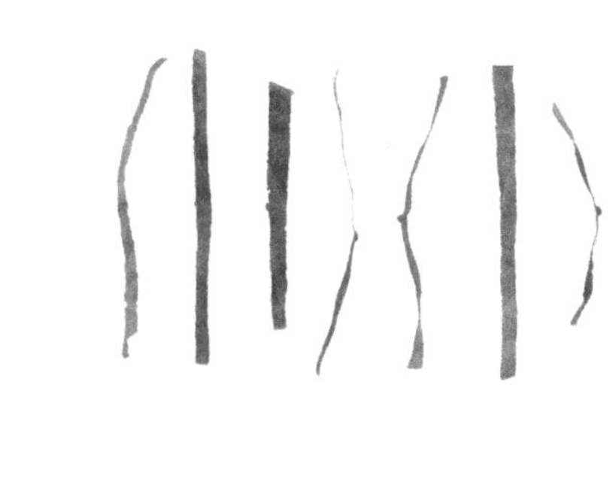

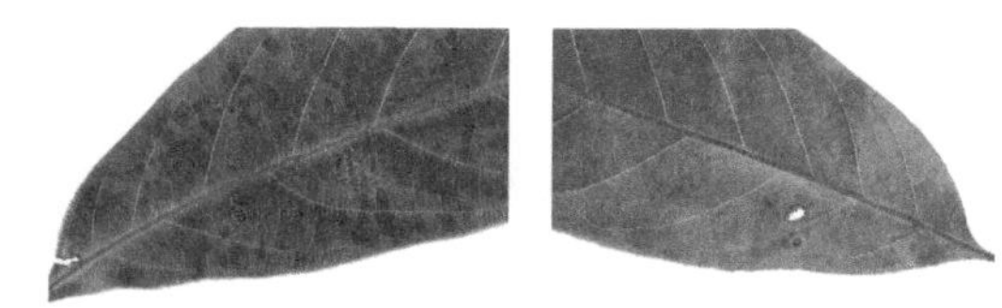

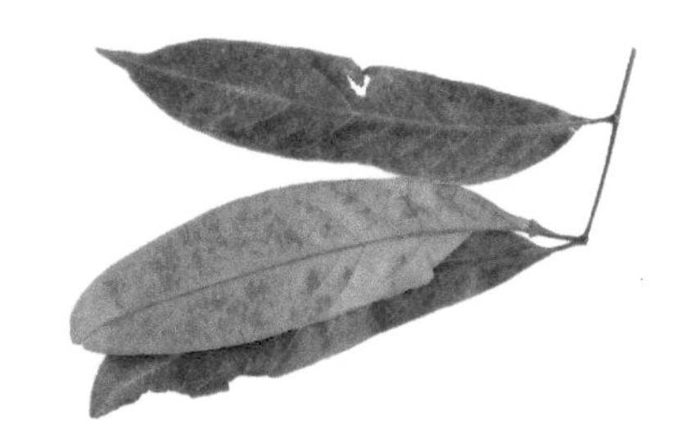

罗汉茶药材

垂盆草

【壮文名】Nyafaengzbengj
【拉丁名】SEDI HERBA

【药材别名】狗牙半支、石指甲、半支莲、养鸡草、狗牙齿、三叶佛甲草。

【基原】本品为景天科（Crassulaceae）植物垂盆草*Sedum sarmentosum* Bunge的干燥全草。

【采收加工】夏、秋季采收，除去杂质，干燥。

【形态特征】多年生草本。不育枝及花茎细，匍匐而节上生根。3叶轮生，叶倒披针形至长圆形，先端近急尖，基部急狭。聚伞花序，有3～5分枝，花少，花无梗；萼片5枚，先端钝；花瓣5枚，黄色；雄蕊10枚，较花瓣短；鳞片10枚，楔状四方形；心皮5片，长圆形，略叉开，有长花柱。种子卵形。花期5～7月，果期8月。

【分布】分布于福建、贵州、四川、湖北、广西等。

【生境】生于山坡阳处或石上，海拔1600米以下。

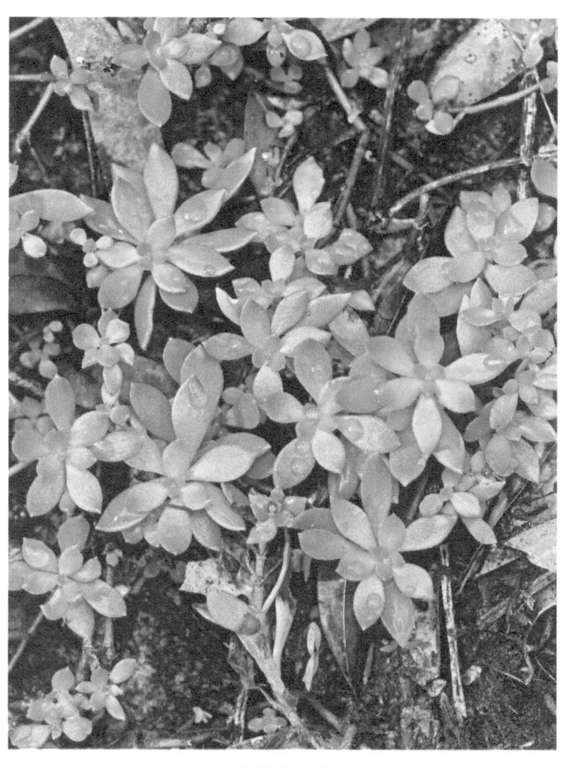

垂盆草植物

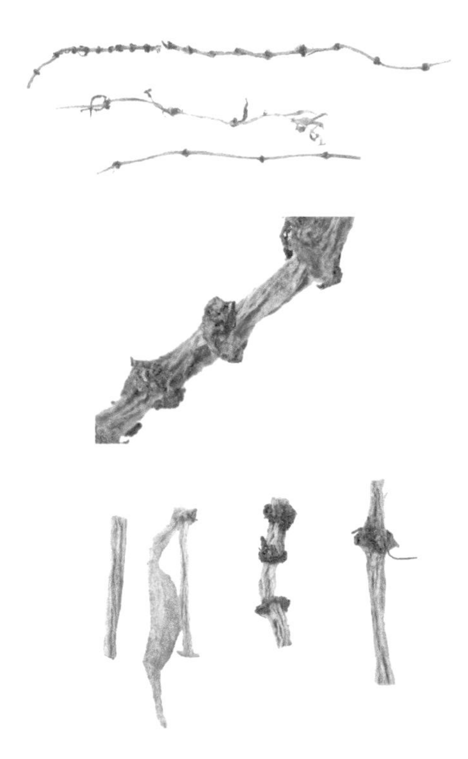

垂盆草药材

佩兰 【壮文名】Gobeilanz 【拉丁名】EUPATORII HERBA

【药材别名】兰草、泽兰、圆梗泽兰、省头草。

【基原】本品为菊科（Compositae）植物佩兰*Eupatorium fortunei* Turcz.的干燥地上部分。

【采收加工】夏、秋季分两次采割，除去杂质，晒干。

【形态特征】多年生草本。根茎横走，淡红褐色。茎直立，绿色或红紫色，全部茎枝被稀疏的短柔毛。中部茎叶较大，3全裂或3深裂；全部茎叶两面光滑，无毛无腺点，羽状脉，边缘有粗齿或不规则的细齿。头状花序多数在茎顶及枝端排成复伞房花序；总苞钟状，总苞片2～3层，覆瓦状排列；全部苞片紫红色，外面无毛无腺点，顶端钝。花白色或带微红色，花冠长约5毫米，外面无腺点。瘦果黑褐色，长椭圆柱形，5棱，无毛无腺点；冠毛白色。花期、果期均为7～11月。

【分布】分布于山东、江苏、贵州、广西等。

【生境】生于路旁、沟边。多为栽培。

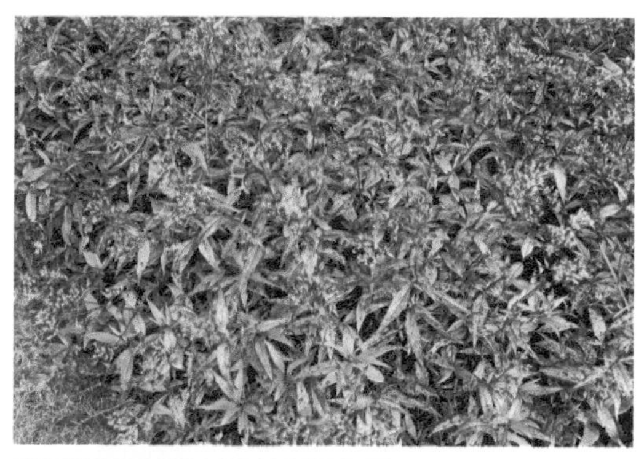

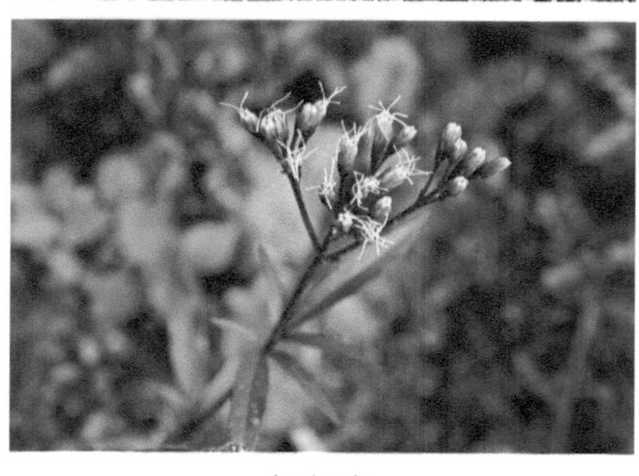

佩兰植物

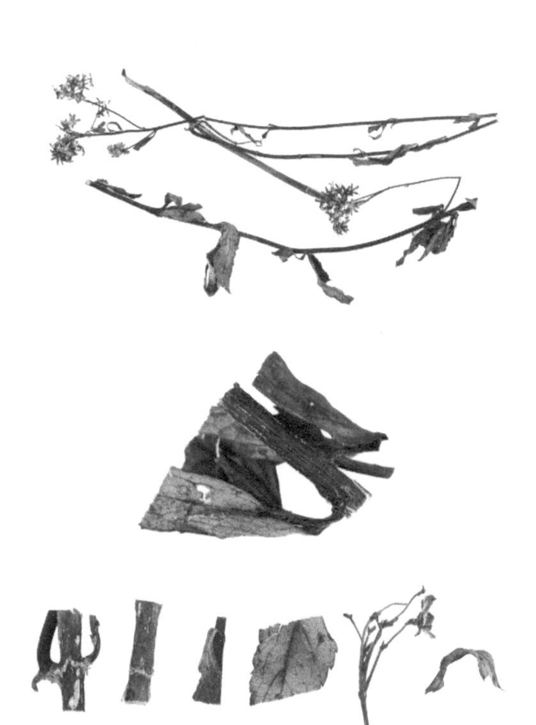

佩兰药材

金花茶叶

【壮文名】Cazvahenj
【拉丁名】CAMELLIAE PETELOTII FOLIUM

【药材别名】山茶花、多瓣山茶。

【基原】本品为山茶科（Theaceae）植物金花茶*Camellia petelotii*（Merr.）Sealy的干燥叶。

【采收加工】全年均可采收，晒干。

【形态特征】灌木。嫩枝无毛。叶革质，长圆形、披针形，或倒披针形，先端尾状渐尖，基部楔形，上面深绿色、发亮、无毛，下面浅绿色、无毛、有黑腺点，边缘有细锯齿。花黄色，腋生，单生；苞片5枚，散生，阔卵形，宿存；萼片5枚，卵圆形至圆形；花瓣8～12枚，近圆形，基部略相连生，边缘有睫毛。蒴果扁三角球形，3瓣裂，有宿存苞片及萼片。花期11～12月。

【分布】分布于广西。

【生境】生于河谷或沿溪的森林，海拔100～900米。

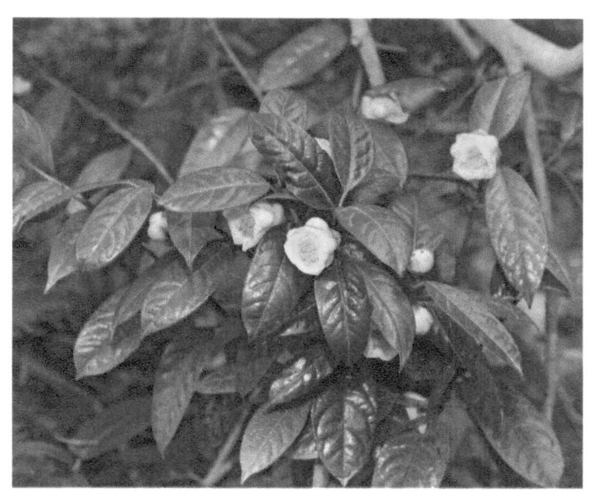

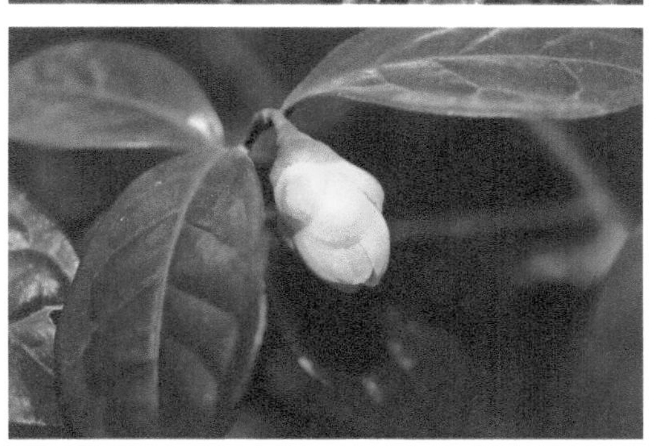

金花茶植物

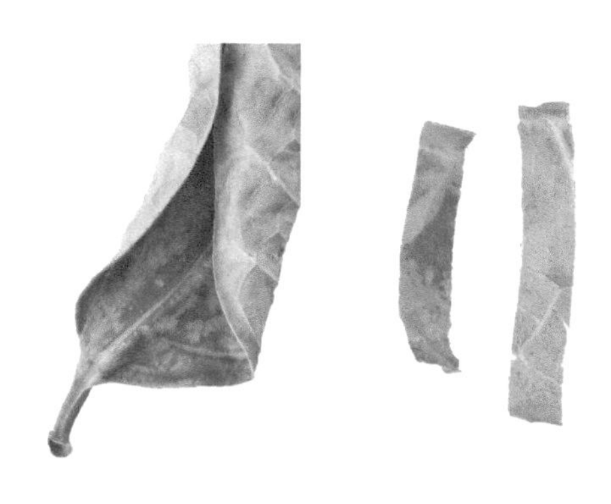

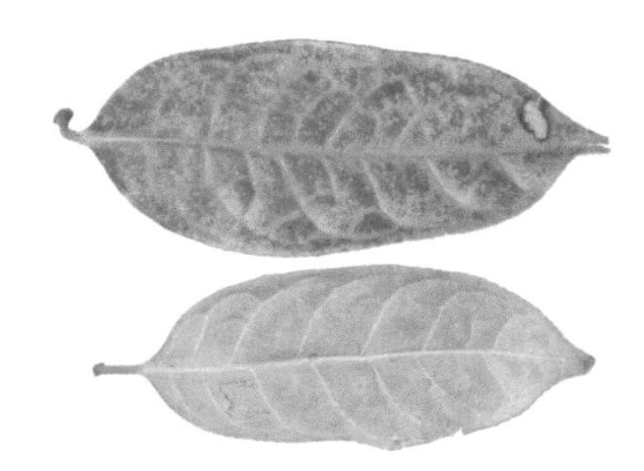

金花茶叶药材

金纽扣

【壮文名】Gonougaet

【拉丁名】SPILANTHIS HERBA

【药材别名】金纽头、金吊纽、金扣、金纽刺。

【基原】本品为菊科（Compositae）植物金纽扣*Acmella paniculata*（Wall. ex. DC.）R. K. Jansen的干燥全草。

【采收加工】全年均可采收，除去泥沙，干燥。

【形态特征】一年生草本。茎直立或斜升，多分枝，带紫红色，有明显的纵条纹，被短柔毛或近无毛。叶卵形、宽卵圆形，全缘，波状或具波状钝锯齿。头状花序单生，或呈圆锥状排列，卵圆形；总苞片约8枚，2层，绿色；花黄色，雌花舌状，顶端3浅裂；两性花花冠管状。瘦果长圆形，稍扁压，有白色的软骨质边缘，上端稍厚，有疣状腺体及疏微毛，边缘有缘毛，顶端有1～2个不等长的细芒。花期、果期均为4～11月。

【分布】分布于云南、广东、广西、台湾等。

【生境】生于田边、沟边、荒地、路旁及林缘，海拔800～1900米。

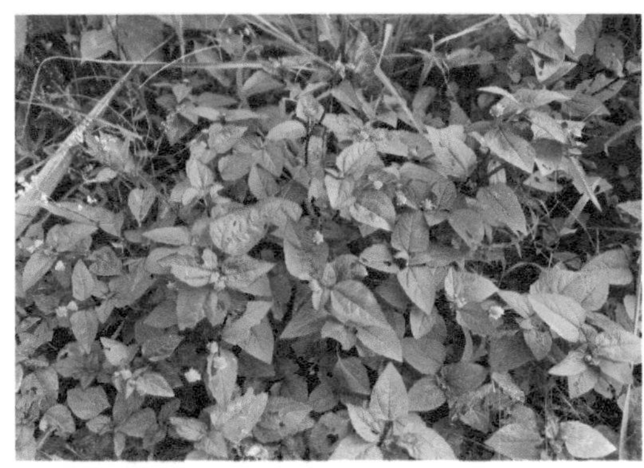

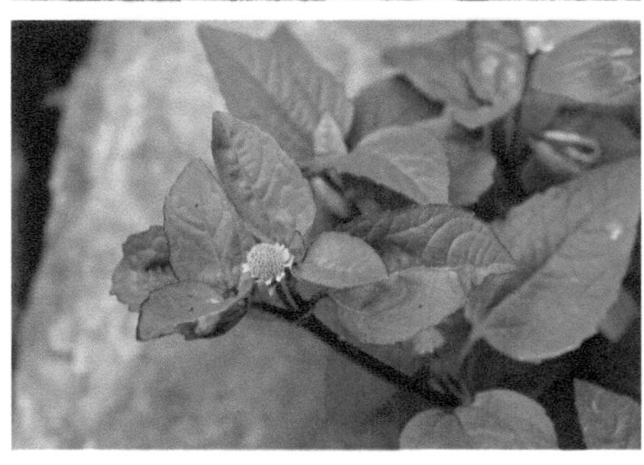

金纽扣植物

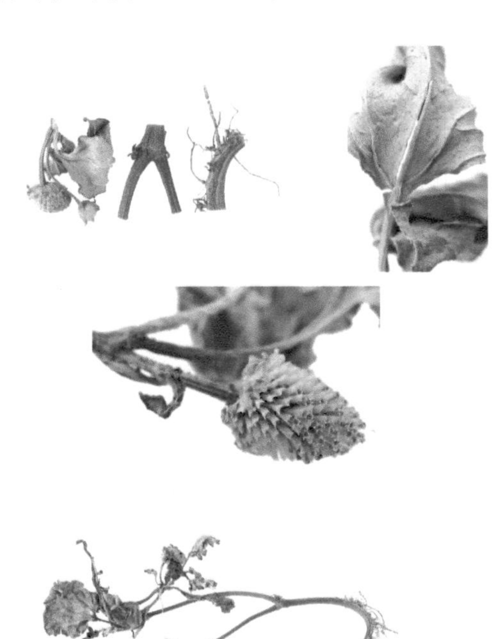

金纽扣药材

金樱子　【壮文名】Makvengj　【拉丁名】ROSAE LAEVIGATAE FRUCTUS

【药材别名】刺梨子、山石榴、山鸡头子。

【基原】本品为蔷薇科（Rosaceae）植物金樱子*Rosa laevigata* Michx.的干燥成熟果实。

【采收加工】10～11月果实成熟变红时采收，干燥，除去毛刺。

【形态特征】常绿攀缘灌木。小枝粗壮，散生扁弯皮刺。小叶革质，通常3片，稀5片；小叶片边缘有锐锯齿；托叶离生或基部与叶柄合生，披针形，边缘有细齿，齿尖有腺体，早落。花单生于叶腋，直径5～7厘米；花瓣白色。果梨形、倒卵形，稀近球形，紫褐色，外面密被刺毛，果梗长约3厘米，萼片宿存。花期4～6月，果期7～11月。

【分布】分布于陕西、浙江、湖北、广东、广西、福建、四川、贵州等。

【生境】生于向阳的山野、田边、溪畔灌木丛中，海拔200～1600米。

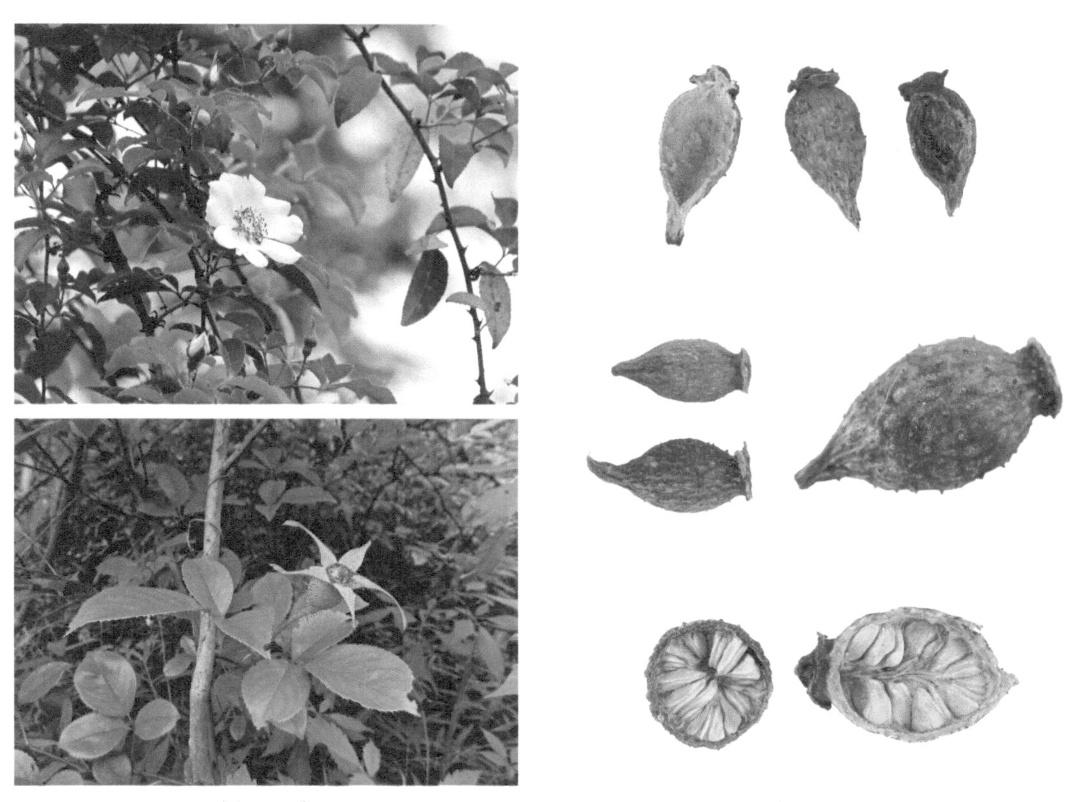

金樱子植物　　金樱子药材

肿节风

【壮文名】Galoemq
【瑶文名】Juov nyaatv buerng
【拉丁名】SARCANDRAE HERBA

【药材别名】接骨金粟兰、九节茶、九节花、九节风、竹节茶、接骨莲。

【基原】本品为金粟兰科（Chloranthaceae）植物草珊瑚*Sarcandra glabra*（Thunb.）Nakai 的干燥全株。

【采收加工】夏、秋季采收，除去杂质，干燥。

【形态特征】常绿半灌木。茎与枝均有膨大的节。叶革质，边缘具粗锐锯齿，齿尖有一腺体，两面均无毛；托叶钻形。穗状花序顶生，通常分枝，多少成圆锥花序状；苞片三角形；花黄绿色。核果球形，成熟时亮红色。花期6月，果期8～10月。

【分布】分布于安徽、台湾、广东、广西等。

【生境】生于山坡、沟谷林下阴湿处，海拔420～1500米。

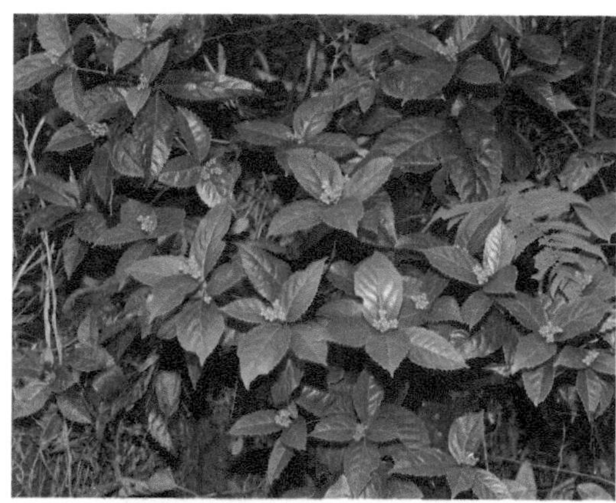

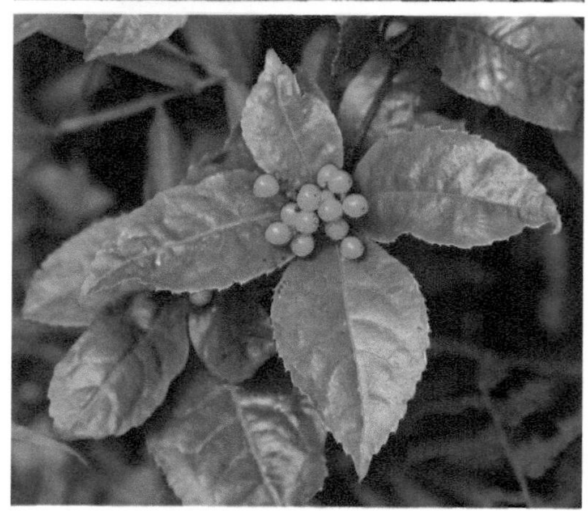

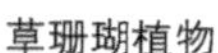

草珊瑚植物

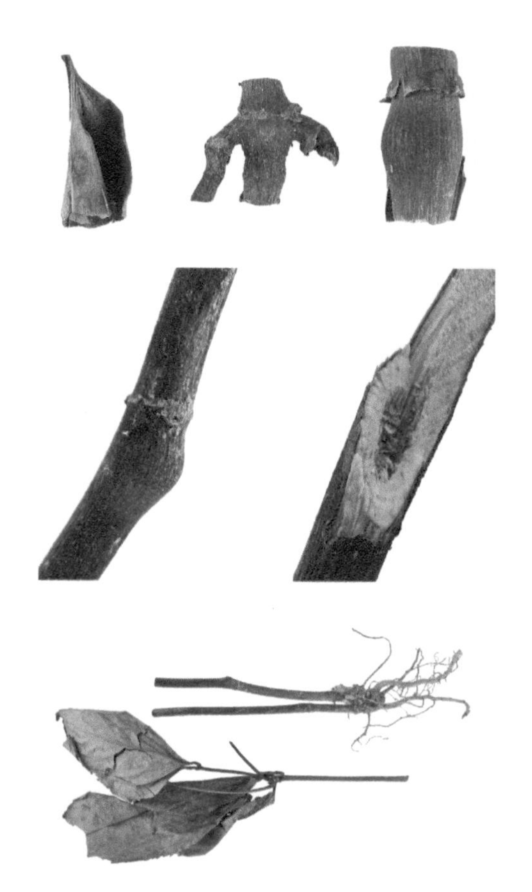

肿节风药材

狗仔花

【壮文名】**Yokloegma**
【瑶文名】**Guh dorn biangh**
【拉丁名】**VERNONIAE PATULAE HERBA**

【药材别名】展叶斑鸠菊、狗仔菜、大叶咸虾花。

【基原】本品为菊科（Compositae）植物咸虾花*Cyanthillium patulum*（Aiton）H. Robinson的干燥全草。

【采收加工】夏、秋季采收，除去杂质，切段，晒干。

【形态特征】一年生粗壮草本。茎直立，多分枝，枝圆柱形，具明显条纹，被灰色短柔毛，具腺。头状花序通常2～3个生于枝顶端；总苞扁球状，基部圆形，多少凹入；总苞片4～5层，绿色；花淡红紫色，花冠管状，向上稍扩大，裂片线状披针形，顶端尖，外面被疏微毛和腺。瘦果近圆柱状，具4～5条棱。花期7月至翌年5月。

【分布】分布于福建、台湾、广东、广西、贵州、云南等。

【生境】生于荒坡旷野、田边、路旁。

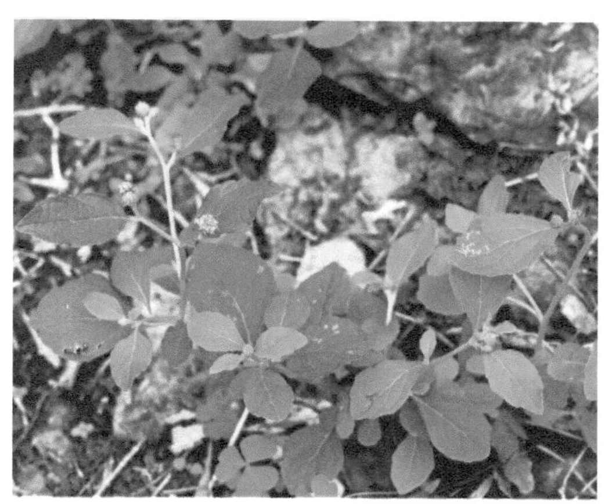

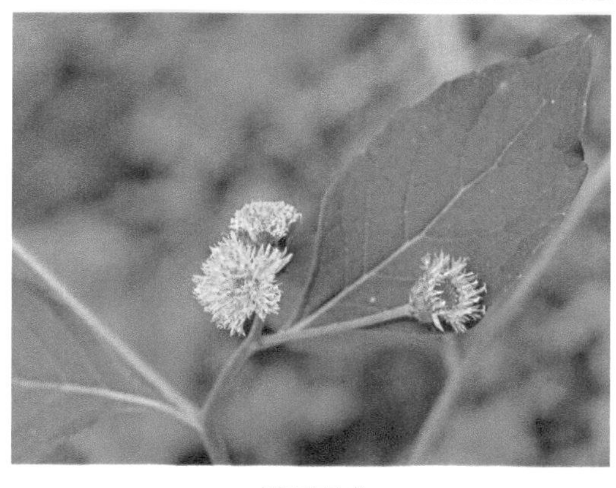

咸虾花植物

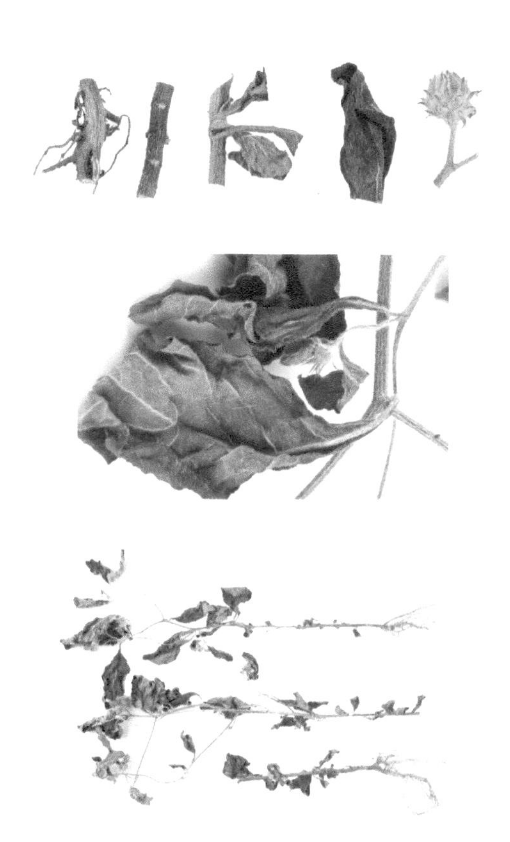

狗仔花药材

狗肝菜

【壮文名】Gobahcim

【拉丁名】HERBA DICLIPTERAE CHINENSIS

【药材别名】猪肝菜、羊肝菜、青蛇仔、野青仔、小青、六角英。

【基原】本品为爵床科（Acanthaceae）植物狗肝菜*Dicliptera chinensis*（L.）Juss.的干燥全草。

【采收加工】夏、秋季采挖，洗净，干燥。

【形态特征】草本。茎外倾或上升，具6条钝棱和浅沟，节常膨大呈膝曲状，近无毛或节处被疏柔毛。叶卵状椭圆形，纸质，深绿色，两面近无毛或上面脉上被疏柔毛。花序腋生或顶生，由3～4个聚伞花序组成；花冠淡紫红色，外面被柔毛，二唇形，上唇阔卵状近圆形，全缘，有紫红色斑点，下唇长圆形，3浅裂。蒴果被柔毛，开裂时由蒴底弹起，具种子4粒。花期9月至翌年1月，果期11月至翌年2月。

【分布】分布于福建、广东、广西、云南、贵州等。

【生境】生于疏林下、溪边、路旁，海拔1800米以下。

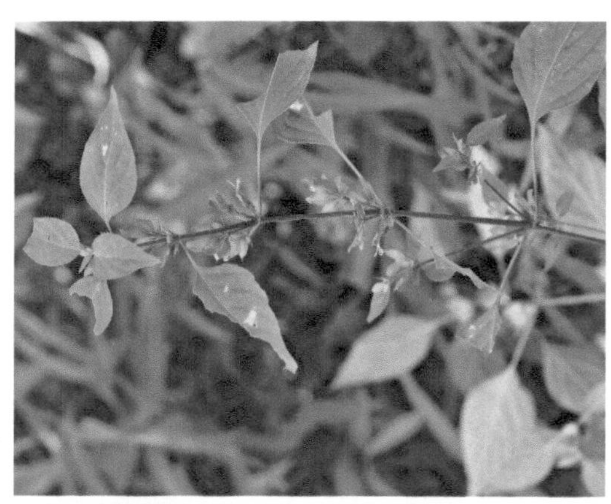

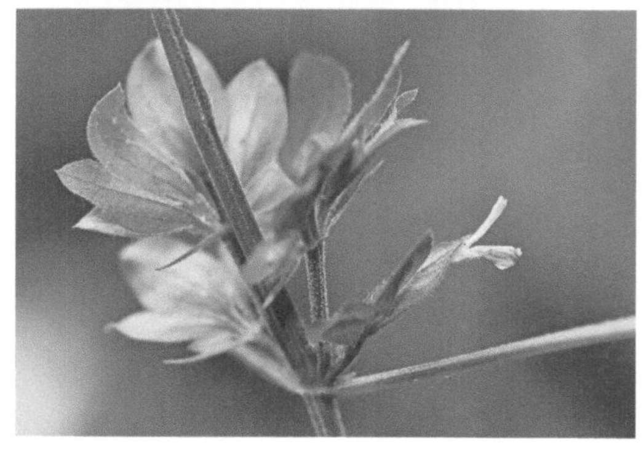

狗肝菜植物

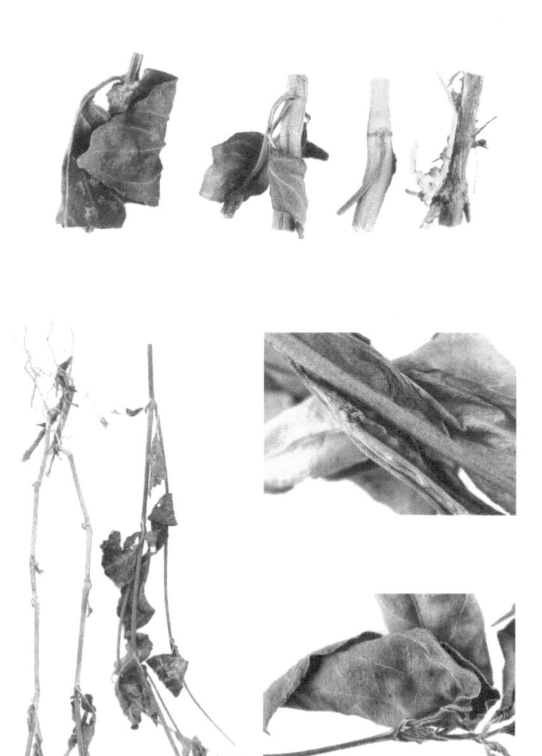

狗肝菜药材

夜香牛

【壮文名】Nyafaetlang
【拉丁名】VEMONIAE CINEREAE HERBA

【药材别名】伤寒草、消山虎、假咸虾花、寄色草、小花夜香牛。

【基原】本品为菊科（Compositae）植物夜香牛*Cyanthillium cinereum*（L.）H. Rob.的干燥全草。

【采收加工】夏、秋季采收，除去杂质，晒干。

【形态特征】一年生或多年生草本。根垂直，多少木质，分枝，具纤维状根。茎直立，具条纹，被灰色贴生短柔毛，具腺。下部和中部叶具柄，菱状卵形，边缘有具小尖的疏锯齿。头状花序多数，在茎枝端排列成伞房状圆锥花序；花序梗具线形小苞片或无苞片，被密短柔毛；总苞钟状，总苞片4层；花淡红紫色，花冠管状。瘦果圆柱形，顶端截形，基部缩小，被密短毛和腺点；冠毛白色，2层。花期全年。

【分布】分布于浙江、湖南、广东、广西、云南、四川等。

【生境】生于山坡旷野、荒地、田边、路旁。

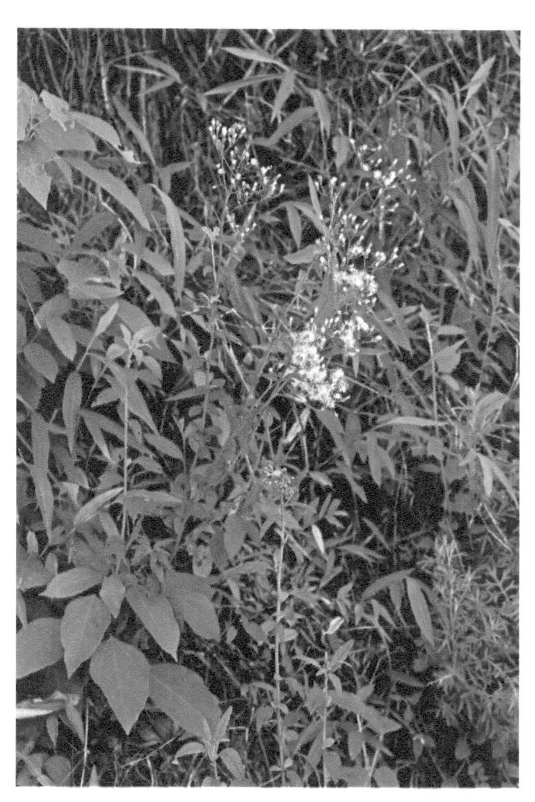
夜香牛植物

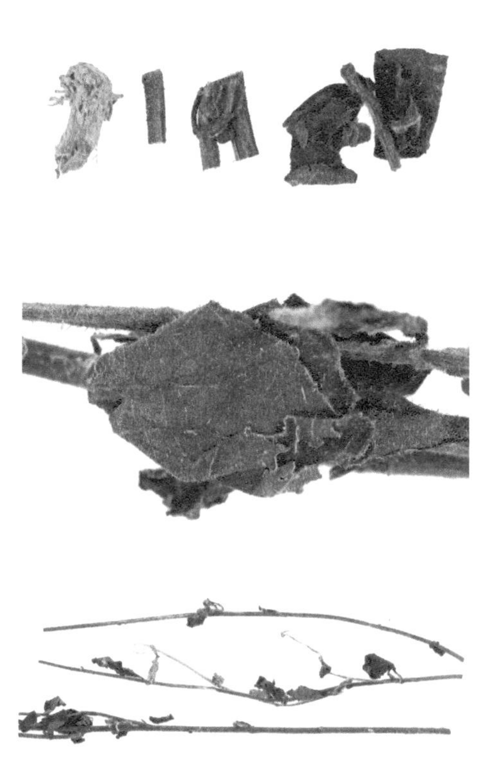
夜香牛药材

泽泻 【壮文名】Gocwzse 【拉丁名】ALISMATIS RHIZOMA

【药材别名】水泽、如意花、车苦菜、天鹅蛋、天秃、一枝花。

【基原】本品为泽泻科（Alismataceae）植物泽泻*Alisma plantago-aquatica* L.的干燥块茎。

【采收加工】冬季茎叶开始枯萎时采挖，洗净，干燥，除去须根和粗皮。

【形态特征】多年生水生或沼生草本。沉水叶条形或披针形；挺水叶宽披针形、椭圆形至卵形，基部宽楔形、浅心形，叶脉通常5条。花序3～8轮分枝，每轮分枝3～9枚；花两性；外轮花被片广卵形，通常具7条脉，内轮花被片近圆形，远大于外轮，边缘具不规则粗齿，白色、粉红色或浅紫色；心皮17～23枚。瘦果椭圆球形，背部具1～2条不明显浅沟，果喙自腹侧伸出，喙基部凸起，膜质。种子紫褐色，具凸起。花期、果期均为5～10月。

【分布】分布于黑龙江、河北、新疆、云南、广西等。

【生境】生于湖泊、河湾、溪流、水塘中。

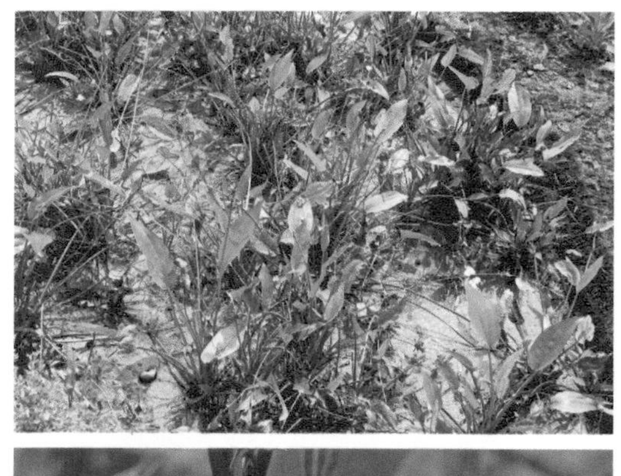

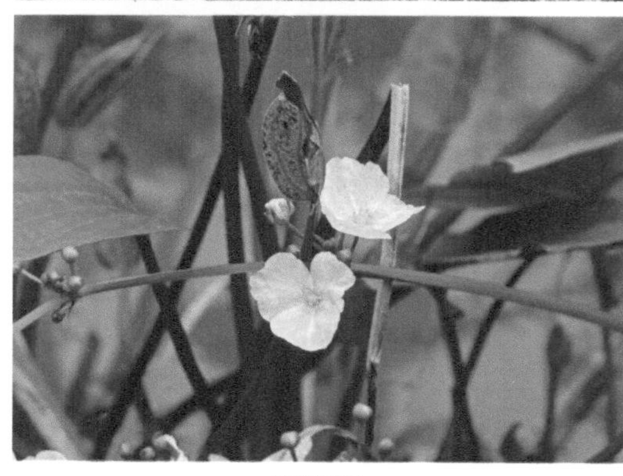

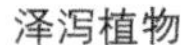

泽泻植物

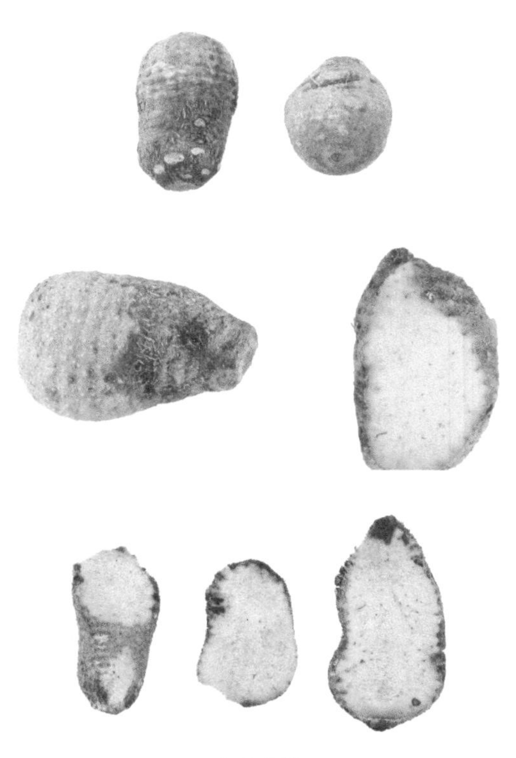

泽泻药材

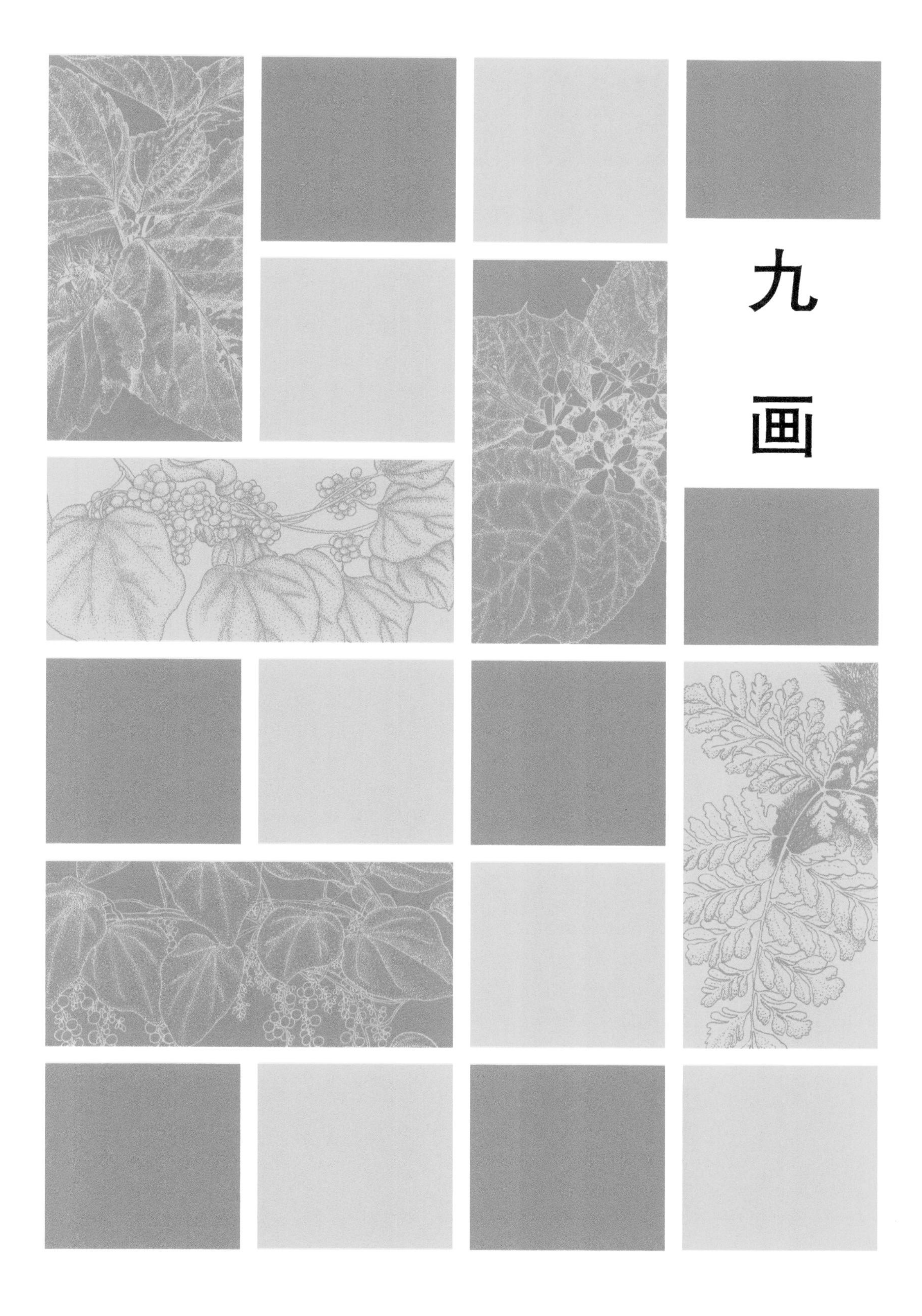

九画

草豆蔻

【壮文名】Makga

【拉丁名】ALPINIAE HAINANENSIS SENEN

【药材别名】豆蔻、漏蔻、草果、豆蔻子、草蔻、大草蔻、偶子、草蔻仁。

【基原】本品为姜科（Zingiberaceae）植物海南山姜 *Alpinia hainanensis* K. Schumann的干燥近成熟种子。

【采收加工】夏、秋季采收，晒至九成干，或用水略烫，晒至半干，除去果皮，取出种子团，晒干。

【形态特征】多年生草本。株高达3米。叶片线状披针形，两边不对称，边缘被毛；叶舌外被粗毛。总状花序顶生，直立，花序轴淡绿色，被粗毛；小苞片乳白色；花萼钟状；花冠管长约8毫米，花冠裂片边缘稍内卷，具缘毛；唇瓣三角状卵形，顶端微2裂，具自中央向边缘放射的彩色条纹。果球形，直径约3厘米，熟时金黄色。花期4～6月，果期5～8月。

【分布】分布于广东、广西等。

【生境】生于山地疏或密林中。

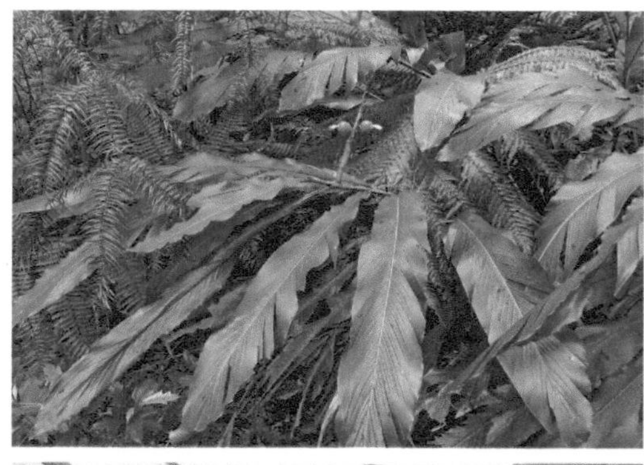

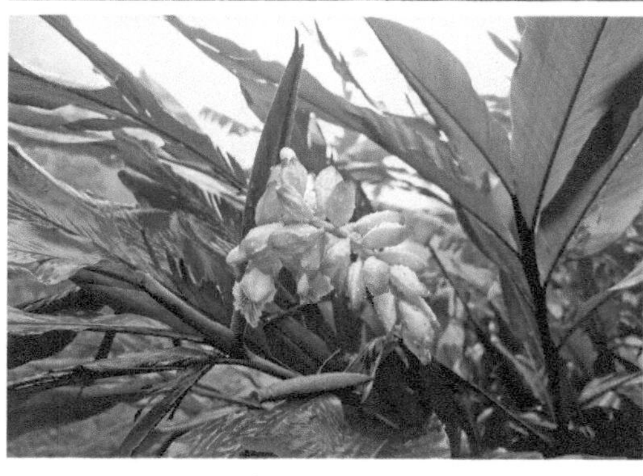

海南山姜植物

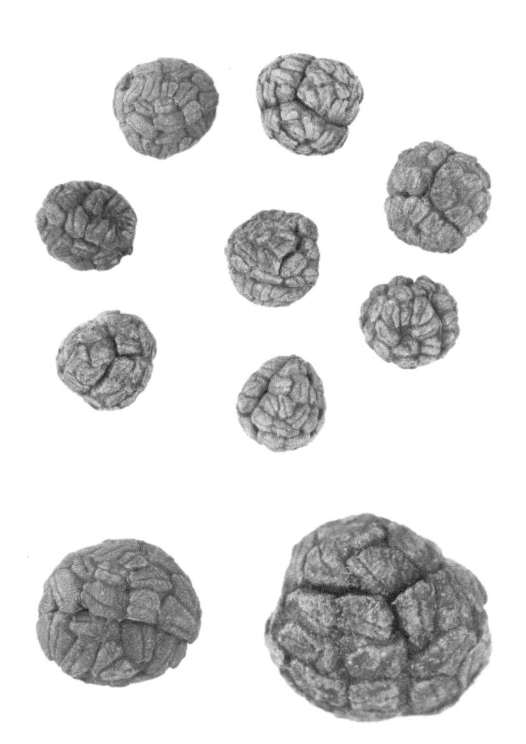

草豆蔻药材

草果 【壮文名】Makhaeuq 【拉丁名】TSAOKO FRUCTUS

【药材别名】野姜、独叶台、四合红。

【基原】本品为姜科（Zingiberaceae）植物草果*Amomum tsaoko* Crevost et Lem.的干燥成熟果实。

【采收加工】秋季果实成熟时采收，除去杂质，晒干或低温干燥。

【形态特征】多年生草本。茎丛生。全株有辛香气，地下部分略似生姜。叶片长椭圆形或长圆形，边缘干膜质，两面光滑无毛。穗状花序不分枝；花冠红色，裂片长圆形；唇瓣椭圆形，顶端微齿裂。蒴果密生，成熟时红色，干后褐色，不开裂，长圆球形或长椭圆球形，无毛，顶端具宿存花柱残迹，干后具皱缩的纵线条。花期4～6月，果期9～12月。

【分布】分布于云南、广西、贵州等。

【生境】栽培或野生于疏林下，海拔1100～1800米。

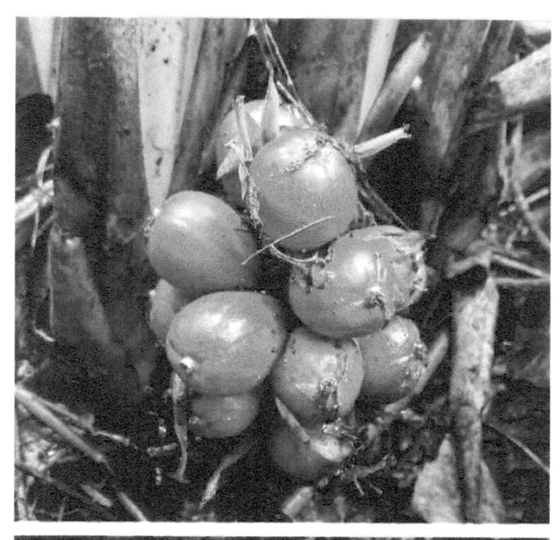
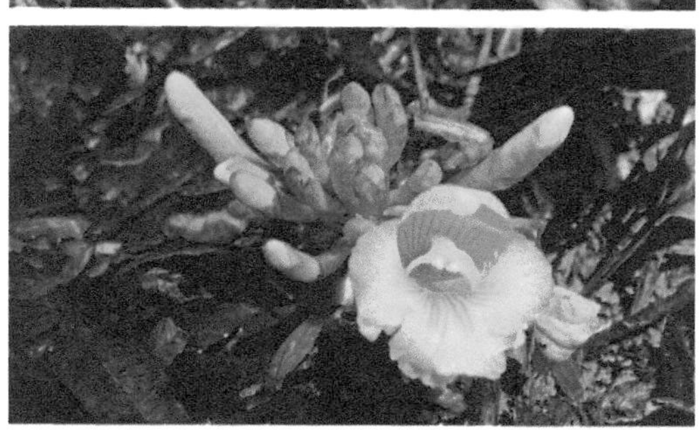

草果植物

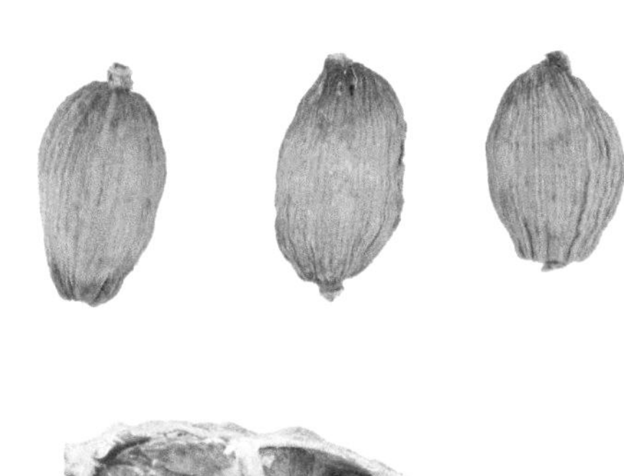
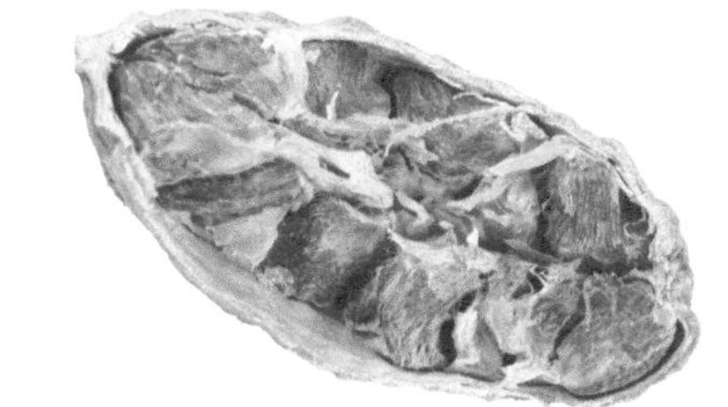
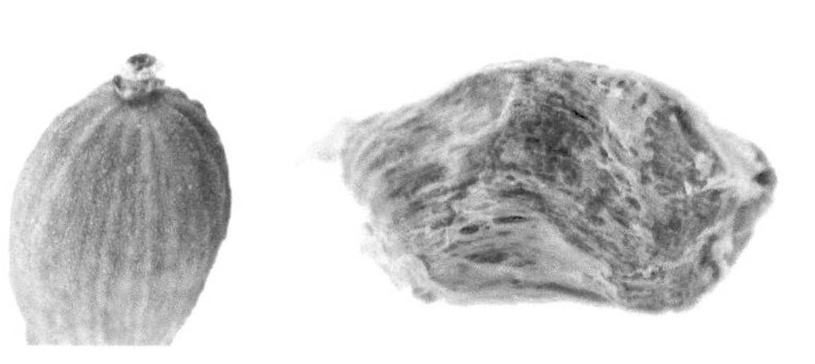

草果药材

南山楂

【壮文名】Sanhcah'iq

【拉丁名】CRATAEGI CUNEATAE FRUCTUS

【药材别名】山梨、毛枣子、猴楂、大红子、浮萍果。

【基原】本品为蔷薇科（Rosaceae）植物野山楂*Crataegus cuneata* Sieb. et Zucc. 的干燥成熟果实。

【采收加工】秋季果实成熟时采收，置沸水中略烫后干燥或直接干燥。

【形态特征】落叶灌木。分枝密，通常具细刺。叶片宽倒卵形至倒卵状长圆形，边缘有不规则重锯齿，顶端常有3浅裂片或稀5～7浅裂片；托叶大形，草质，镰刀状，边缘有齿。伞房花序，具花5～7朵，总花梗和花梗均被柔毛；苞片草质，披针形，条裂或有锯齿；花直径约1.5厘米；萼筒钟状；花瓣白色；雄蕊20枚；花药红色；花柱4～5枚，基部被茸毛。果实近球形或扁球形，红色或黄色，常具有宿存反折萼片或1片苞片；小核4～5个，内面两侧平滑。花期5～6月，果期9～11月。

【分布】分布于河南、江苏、浙江、广东、广西、福建等。

【生境】生于山谷、多石湿地或山地灌木丛中，海拔250～2000米。

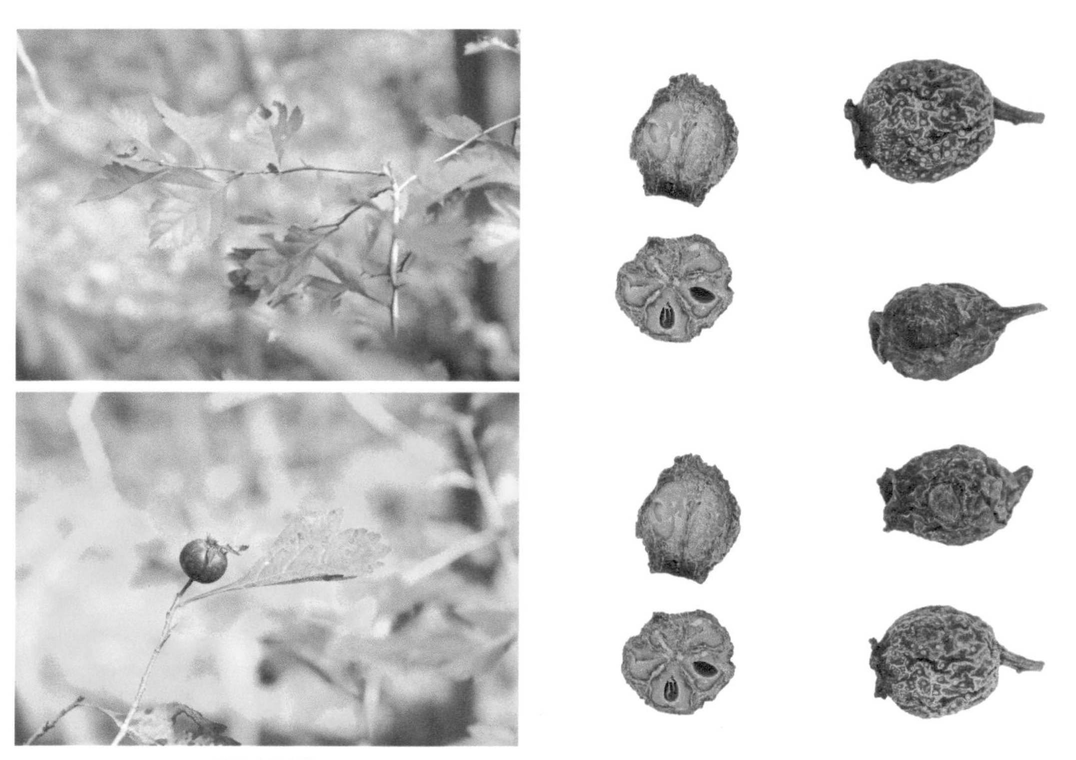

野山楂植物

南山楂药材

南板蓝根

【壮文名】Gohungh
【拉丁名】RHIZOMA ET RADIX BAPHICACANTHIS CUSIAE

【药材别名】马蓝、南板蓝。

【基原】本品为爵床科（Acanthaceae）植物板蓝*Strobilanthes cusia*（Nees）Kuntze的干燥根茎及根。

【采收加工】夏、秋季采挖，除去地上茎，洗净，干燥。

【形态特征】草本。幼嫩部分和花序均被锈色、鳞片状毛，叶边缘有锯齿，无毛，干时黑色；侧脉两面均凸起。穗状花序直立；苞片对生。蒴果无毛。种子卵形，长约3.5毫米。花期11月。

【分布】分布于广东、海南、香港、台湾、广西等。

【生境】生于林下或溪旁阴湿地。

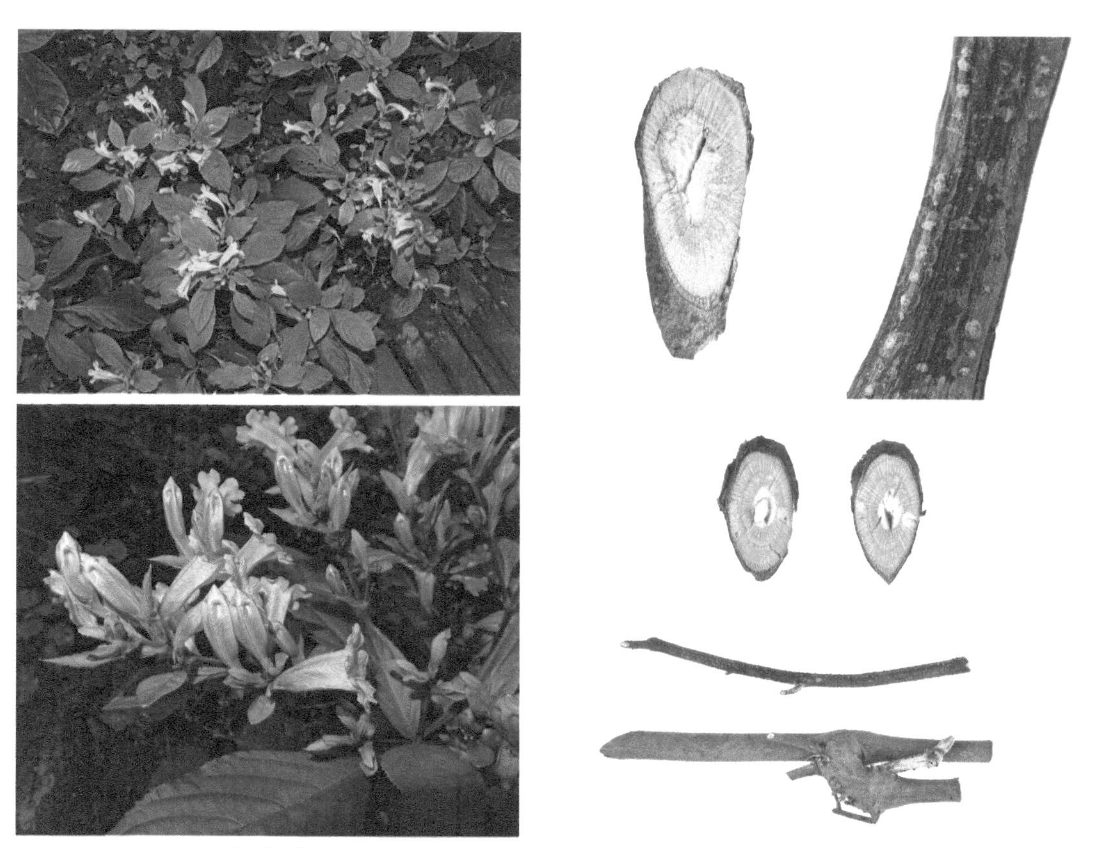

板蓝植物　　南板蓝根药材

南蛇簕

【壮文名】Gaeuoenmeuz
【瑶文名】Nnaamh nangh buerng
【拉丁名】CAESALPINIAE MINACIS CAULIS

【药材别名】老鸦枕头、猫爪簕、苦石莲、广石莲、青蛇子。

【基原】本品为豆科（Leguminosae）植物喙荚鹰叶刺*Guilandina minax*（Hance）G. P. Lewis的干燥茎。

【采收加工】全年均可采收，切片，晒干。

【形态特征】有刺藤本。各部均被短柔毛。二回羽状复叶；托叶锥状而硬；羽片5～8对；小叶6～12对。总状花序或圆锥花序顶生；苞片卵状披针形；萼片5枚，密生黄色茸毛；花瓣5枚，白色，有紫色斑点，倒卵形。荚果长圆球形，先端圆钝而有喙，果瓣表面密生针状刺，有种子4～8粒。花期4～5月，果期7月。

【分布】分布于广东、广西、云南、贵州、四川等，福建有栽培。

【生境】生于山沟、溪旁或灌丛，海拔400～1500米。

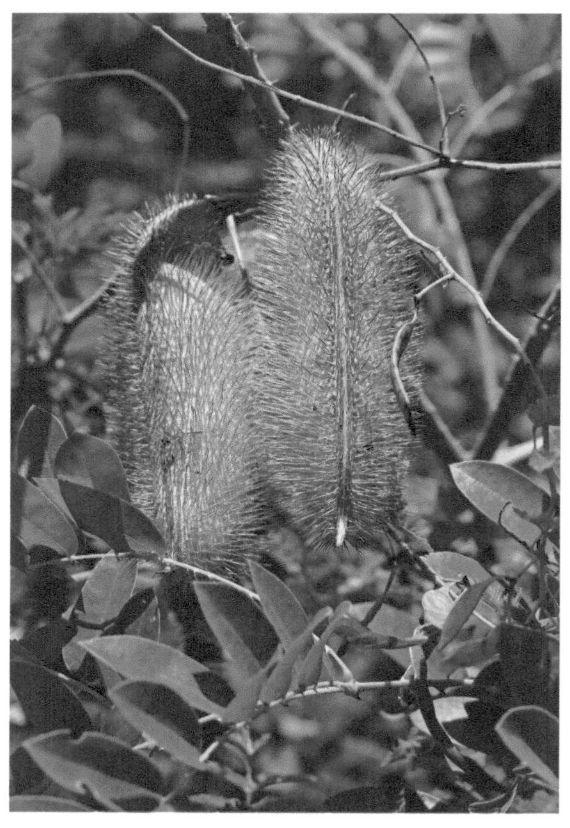

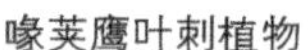
喙荚鹰叶刺植物

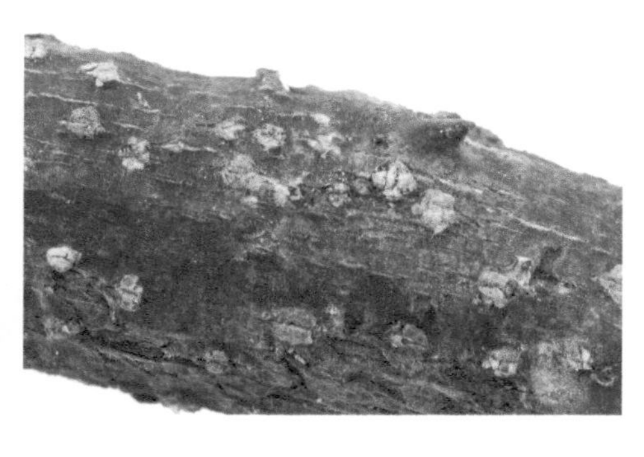

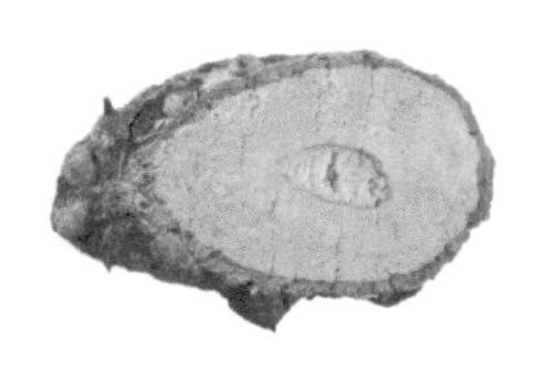

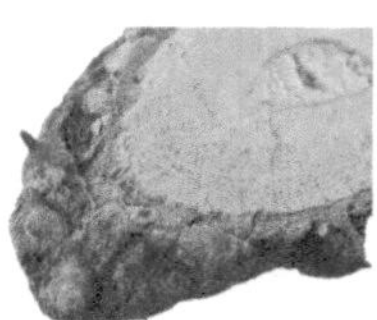

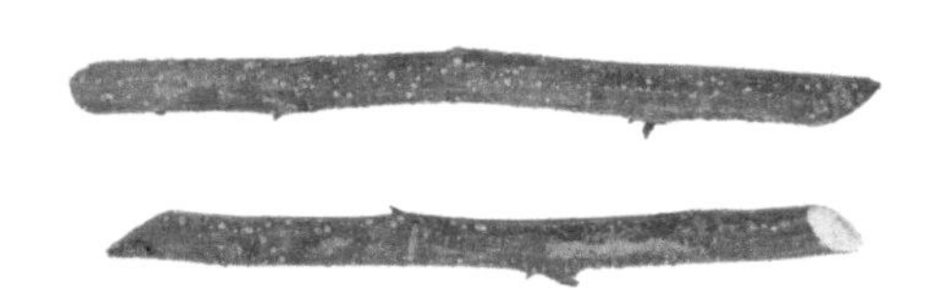

南蛇簕药材

柚叶

【壮文名】Makbug

【拉丁名】CITRI MAXIMA FOLIUM

【药材别名】气柑、朱栾、文旦、柚子。

【基原】本品为芸香科（Rutaceae）植物柚*Citrus maxima*（Burm.）Merr.的干燥叶。

【采收加工】全年均可采收，除去杂质，阴干。

【形态特征】乔木。嫩枝、叶背、花梗、花萼及子房均被柔毛，嫩枝扁且有棱。叶质颇厚，色浓绿。总状花序，有时兼有腋生单花；花蕾淡紫红色，稀乳白色；花萼不规则3～5浅裂。果圆球形、扁圆球形、梨形或阔圆锥状，淡黄色或黄绿色，杂交种有朱红色的，果皮甚厚或薄，海绵质，油胞大，凸起，果心实但松软，瓢囊10～15瓣或多至19瓣，汁胞白色、粉红色或鲜红色，少有带乳黄色。花期4～5月，果期9～12月。

【分布】栽培于长江以南地区。

【生境】生于路旁、庭院。多为栽培。

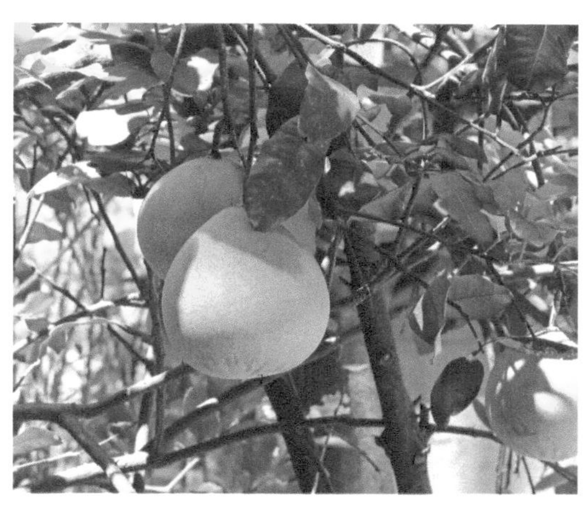

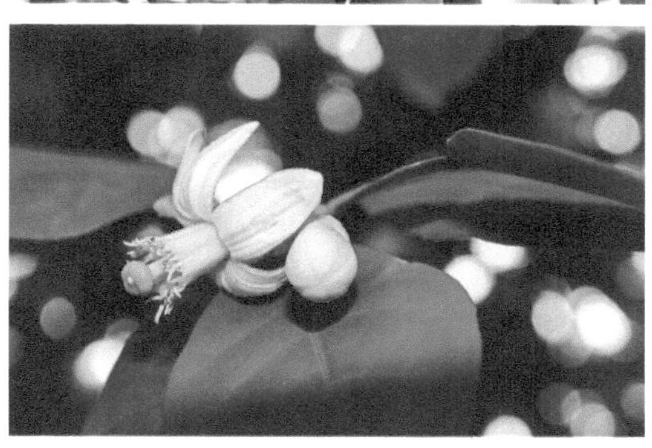

柚植物

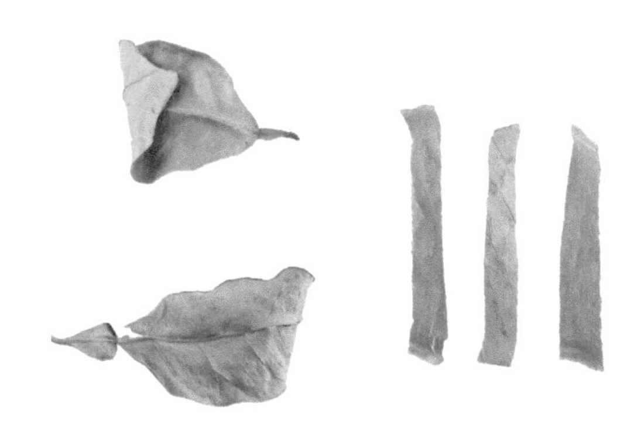

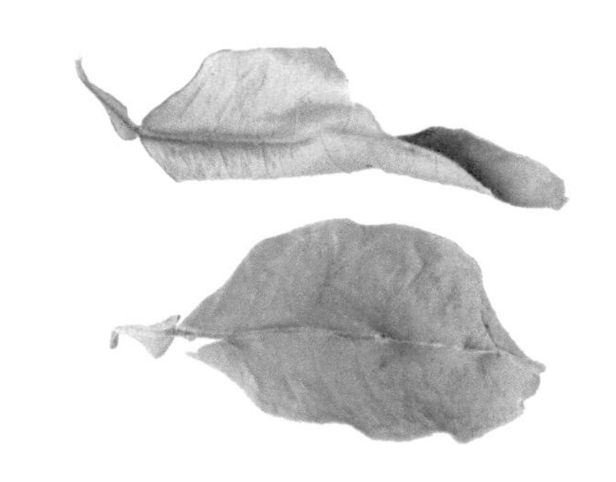

柚叶药材

栀子 【壮文名】Faenzgaehhenj 【拉丁名】GARDENIAE FRUCTUS

【药材别名】木丹、鲜支、卮子、山栀子、枝子、小卮子、黄鸡子。

【基原】本品为茜草科（Rubiaceae）植物栀子*Gardenia jasminoides* J. Ellis的干燥成熟果实。

【采收加工】9～11月果实成熟呈红黄色时采收，除去果梗及杂质，蒸至上汽或置沸水中略烫，取出，干燥。

【形态特征】灌木。嫩枝常被短毛，枝圆柱形，灰色。叶对生，革质；托叶膜质。花芳香，通常单朵生于枝顶，萼檐管形，膨大，顶部5～8裂，通常6裂，裂片披针形或线状披针形，结果时增长，宿存；花冠白色或乳黄色，高脚碟状，喉部有疏柔毛，冠管狭圆筒形。果卵形、近球形、椭圆球形或长圆球形，黄色或橙红色，有翅状纵棱5～9条。花期3～7月，果期5月至翌年2月。

【分布】分布于山东、湖南、广东、广西等。

【生境】生于旷野、丘陵、山谷、山坡、溪边的灌木丛或林中，海拔10～1500米。

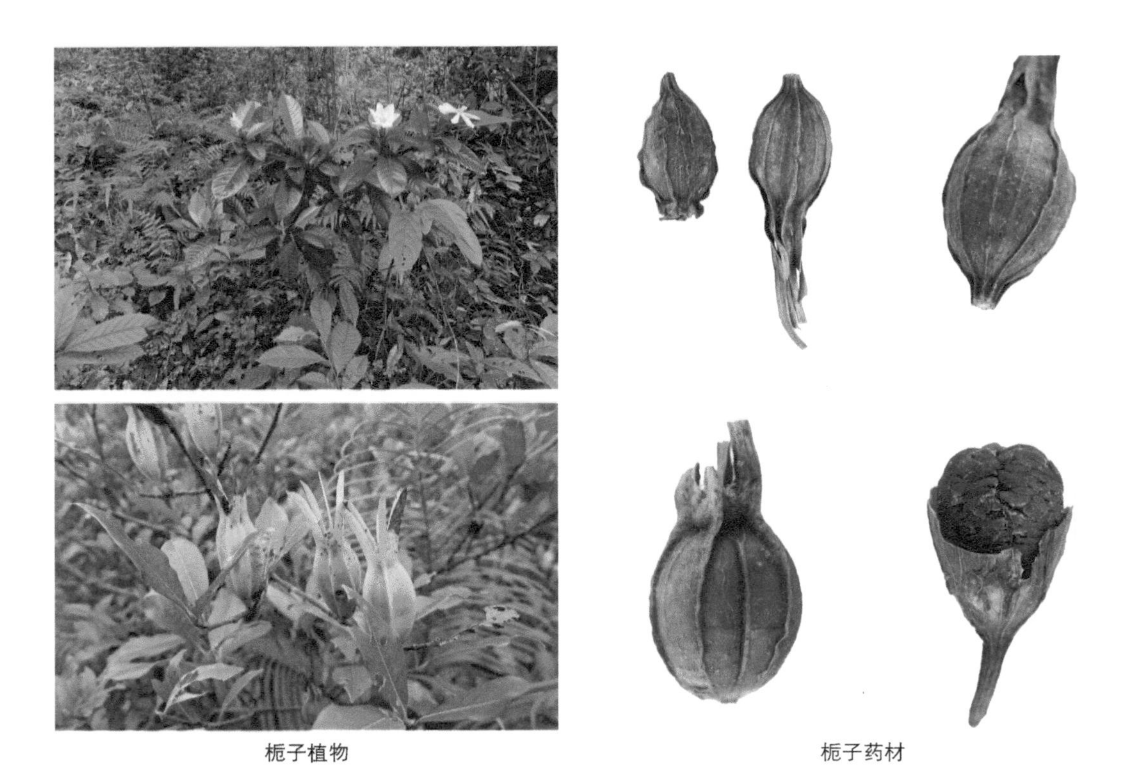

栀子植物　　栀子药材

柿叶

【壮文名】Mbawndae

【拉丁名】KAKI FOLIUM

【药材别名】柿子、朱果。

【基原】本品为柿树科（Ebenaceae）植物柿*Diospyros kaki* Thunb.的干燥叶。

【采收加工】夏、秋季采收，除去杂质，晒干。

【形态特征】乔木。树皮鳞片状开裂。叶椭圆状卵形、矩圆状卵形或倒卵形，下面淡绿色，有褐色柔毛。花雌雄异株或同株，雄花成短聚伞花序，雌花单生于叶腋；花萼4深裂，果熟时增大；花冠白色，4裂，有毛。浆果卵圆形或扁球形，直径3.5～8.0厘米，橙黄色或鲜黄色，花萼宿存。

【分布】分布于长江流域，全国各地多有栽培。

【生境】生于路旁、庭院、菜地。多为栽培。

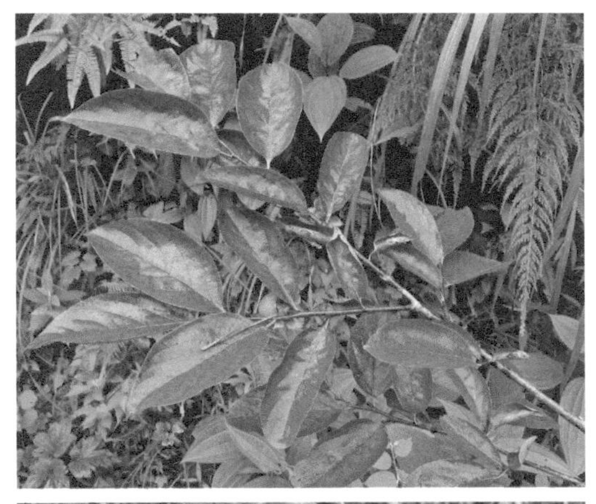

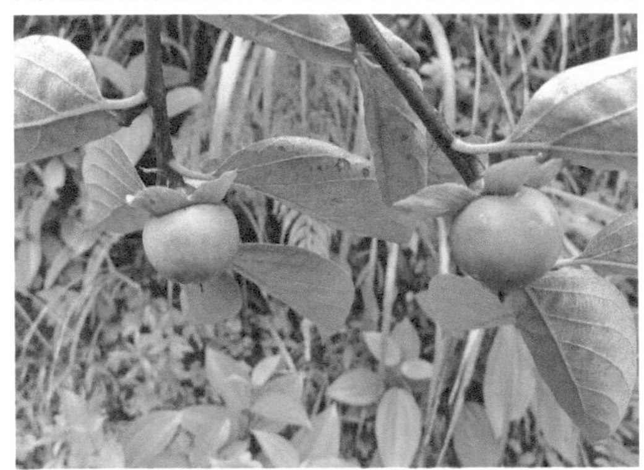

柿植物

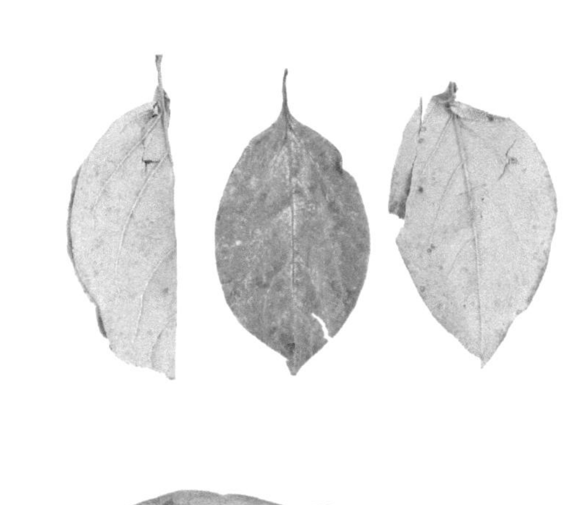

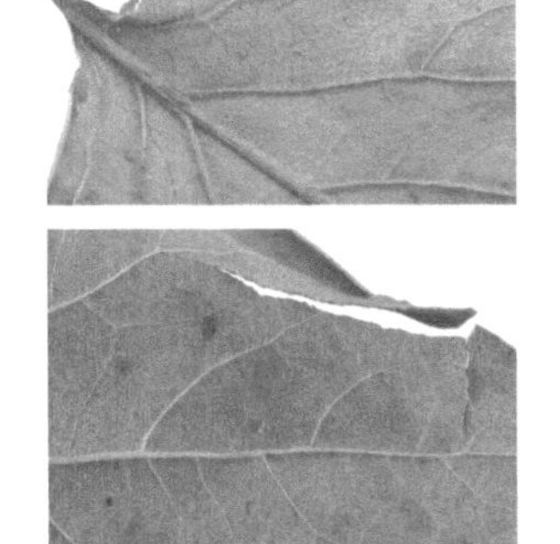

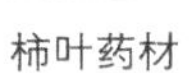

柿叶药材

威灵仙

【壮文名】Raglingzsien
【瑶文名】Gieqv juov ngungh
【拉丁名】CLEMATIDIS RADIX ET RHIZOMA

【药材别名】九盖草、狼尾巴花、九节草、山鞭草、草玉梅、黑九牛。

【基原】本品为毛茛科（Ranunculaceae）植物威灵仙*Clematis chinensis* Osbeck的干燥根和根茎。

【采收加工】秋季采挖，除去泥沙，晒干。

【形态特征】木质藤本。干后变黑色。茎、小枝近无毛或疏生短柔毛。一回羽状复叶，有5片小叶，有时有3片或7片；小叶片纸质。常为圆锥状聚伞花序，多花，腋生或顶生；花直径1～2厘米；萼片4（5）枚，开展，白色，长圆形或长圆状倒卵形。瘦果扁，3～7个，宿存花柱长2～5厘米。花期6～9月，果期8～11月。

【分布】分布于安徽、广东、海南、广西、陕西等。

【生境】生于山坡、灌木丛或溪边，海拔140～1500米。

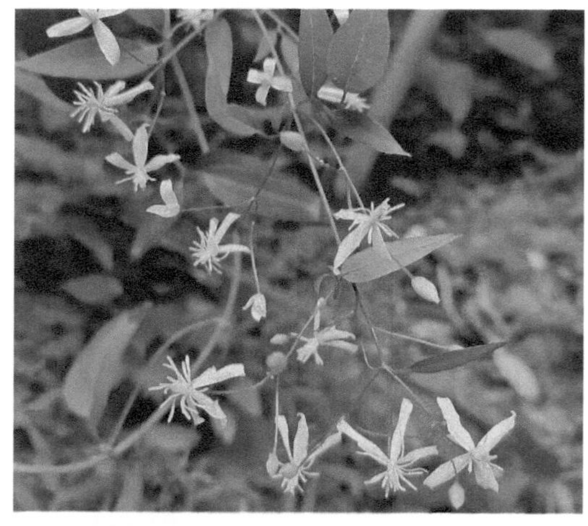

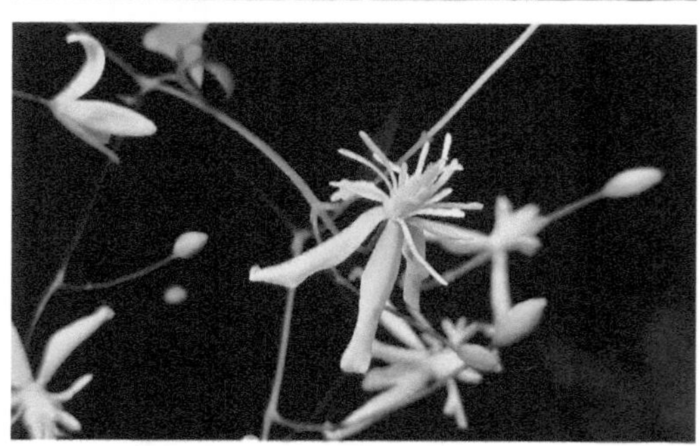

威灵仙植物

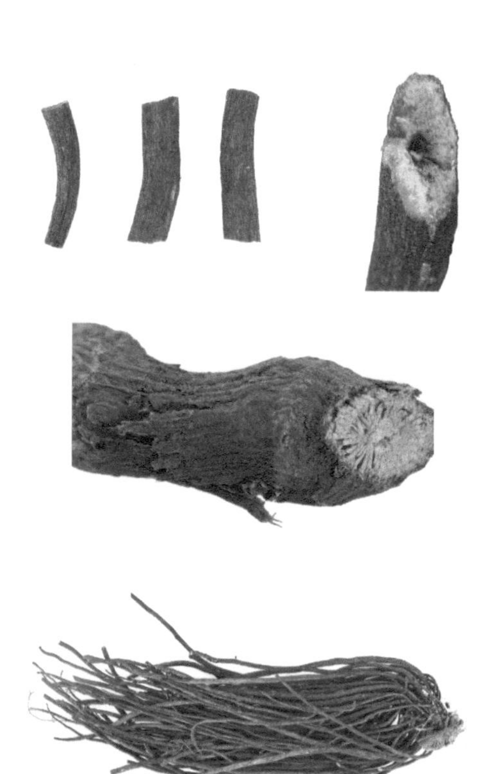

威灵仙药材

鸦胆子 【壮文名】Gorenh'iq 【拉丁名】BRUCEAE FRUCTUS

【药材别名】苦参子、老鸦胆。

【基原】本品为苦木科（Simaroubaceae）植物鸦胆子*Brucea javanica*（L.）Merr.的干燥成熟果实。

【采收加工】秋季果实成熟时采收，除去杂质，晒干。

【形态特征】灌木或小乔木。全株均被黄色柔毛。单数羽状复叶，互生；小叶5～11片，通常7片，基部宽楔形而常偏斜，顶端短渐尖，边缘有粗锯齿。圆锥花序腋生；雌雄异株；花小，暗紫色；萼4裂，裂片卵形；花瓣4枚，长椭圆状披针形。核果椭圆球形，黑色，具凸起的网纹。花期夏季，果期8～10月。

【分布】分布于福建、台湾、广东、广西、海南、贵州、云南等。

【生境】生于旷野、山麓灌丛或疏林中，海拔950～1000米。

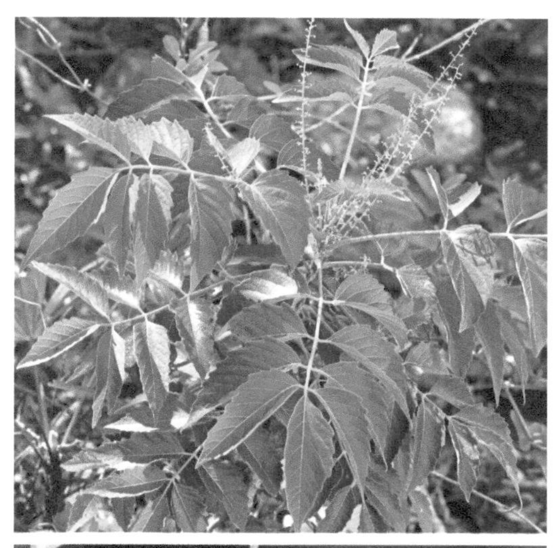
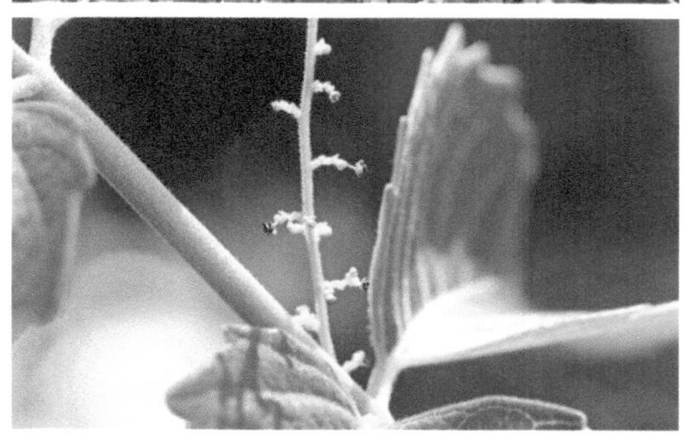

鸦胆子植物

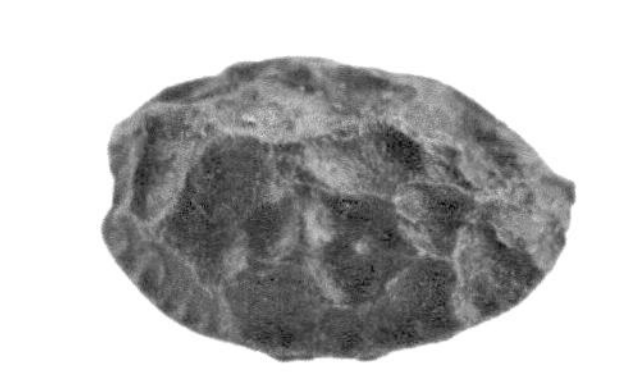
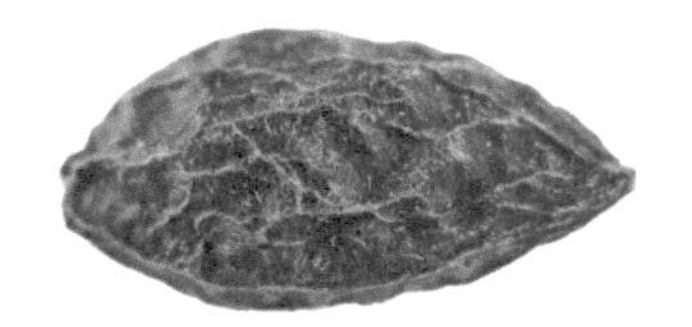
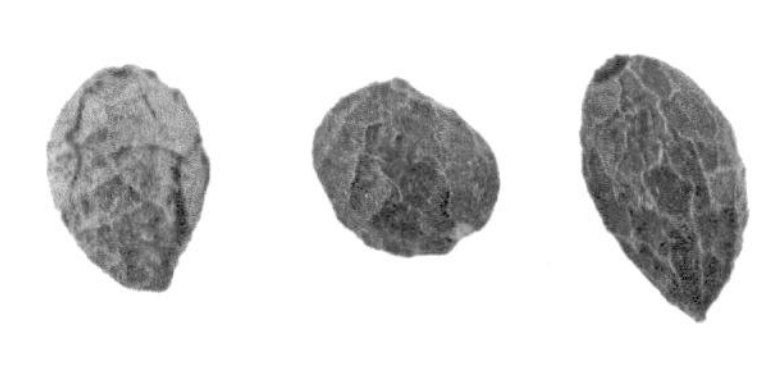

鸦胆子药材

韭菜

【壮文名】Coenggep
【拉丁名】ALLII TUBEROSI HERBA

【药材别名】扁菜。

【基原】本品为百合科（Liliaceae）植物韭*Allium tuberosum* Rottler ex Spreng.的全草。

【采收加工】全年均可采收，除去杂质，晒干或鲜用。

【形态特征】草本。具根状茎。鳞茎狭圆锥形，簇生；鳞茎外皮黄褐色，网状纤维质。叶基生，条形，扁平。花葶圆柱形；总苞2裂，比花序短，宿存；伞形花序簇生状或球状，多花；花白色或微带红色；花被片6枚；子房倒圆锥状球形，具3条圆棱，外壁具细的疣状凸起。花期、果期均为7～9月。

【分布】广泛栽培于全国各地。

【生境】生于路旁、庭院、菜地。多为栽培。

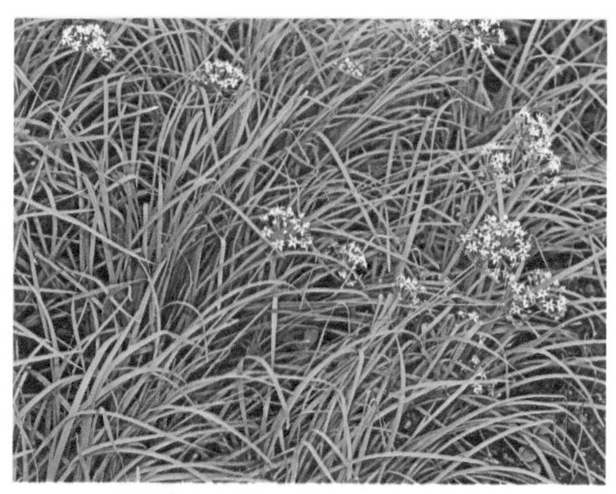

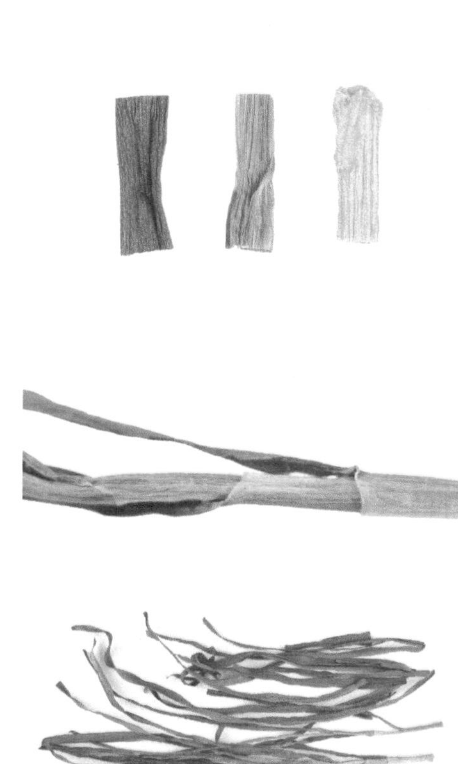

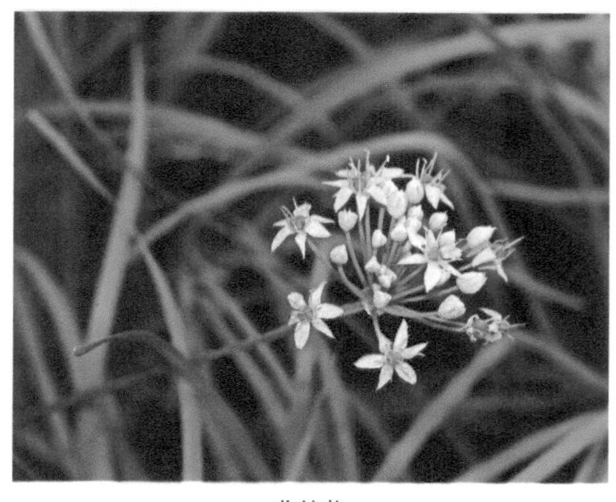

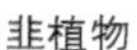

韭植物

韭菜药材

香茅

【壮文名】Gocazhaz
【拉丁名】CYMBOPOGONIS CITRATI HERBA

【药材别名】大风茅、柠檬茅、香巴茅、风茅。

【基原】本品为禾本科（Gramineae）植物柠檬草*Cymbopogon citratus*（D. C.）Stapf.的干燥全草。

【采收加工】全年均可采收，除去杂质，阴干。

【形态特征】多年生密丛型具香味草本。秆粗壮，节下被白色蜡粉。叶鞘无毛，不向外反卷，内面浅绿色；叶舌质厚，顶端长渐尖，平滑或边缘粗糙。伪圆锥花序具多次复合分枝，疏散，分枝细长，顶端下垂；总状花序不等长。无柄小穗线状披针形；第一颖背部扁平或下凹成槽，无脉，上部具窄翼，边缘有短纤毛；第二外稃狭小，先端具2枚微齿，无芒。花期、果期均为夏季，少见有开花者。

【分布】广泛栽培于我国热带地区。

【生境】生于路旁、庭院。均为栽培。

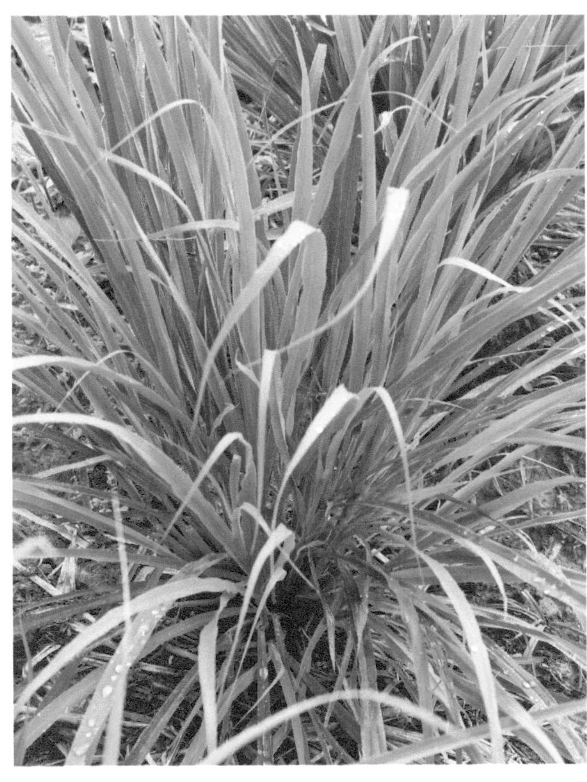

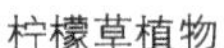

柠檬草植物

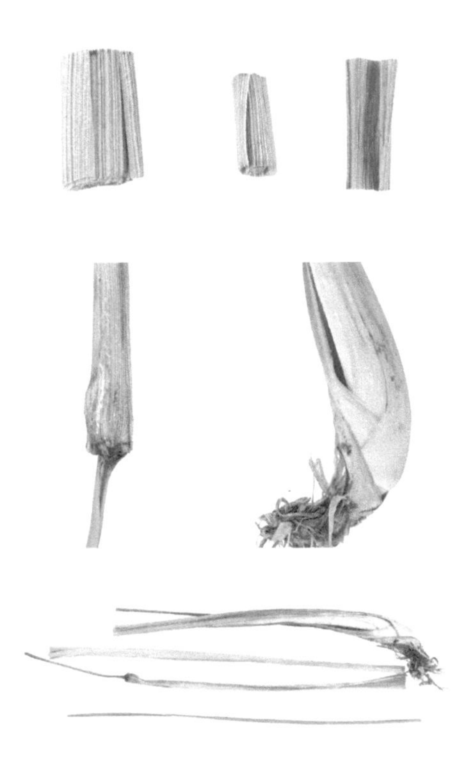

香茅药材

鬼画符

【壮文名】Meizbijnding
【拉丁名】HERBA BREYNIAE

【药材别名】黑面叶、鬼划符、暗鬼木、青凡木、铁甲将军、夜兰茶。

【基原】本品为大戟科（Euphorbiaceae）植物黑面神 *Breynia fruticosa*（L.）Hook. f. 的干燥根。

【采收加工】全年均可采挖，洗净，干燥。

【形态特征】灌木。茎皮灰褐色；枝条上部常呈扁压状；全株均无毛。叶片革质，托叶三角状披针形。花小，单生或2～4朵簇生于叶腋内，雌花位于小枝上部，雄花位于小枝的下部；雄花花萼陀螺状，顶端6齿裂；雄蕊3枚，合生呈柱状；雌花花萼钟状，6浅裂，萼片近相等，顶端近截形。蒴果圆球状，有宿存的花萼。

【分布】分布于浙江、广东、海南、广西、四川、云南等。

【生境】散生于山坡、平地旷野灌木丛或林缘，海拔100～1000米。

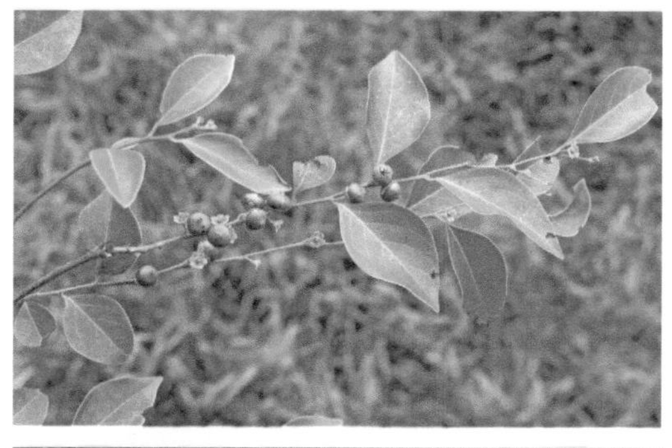

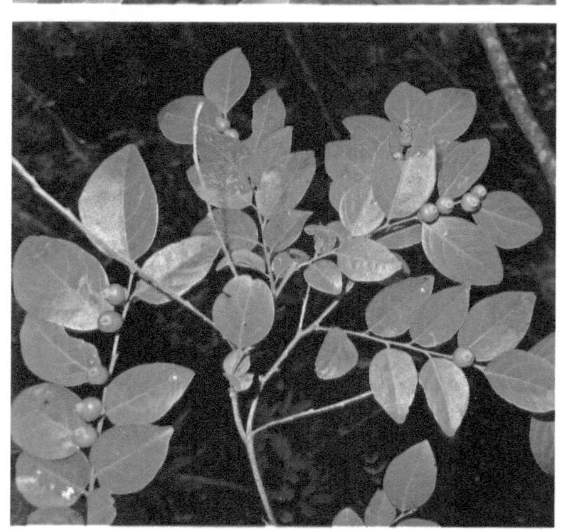

黑面神植物

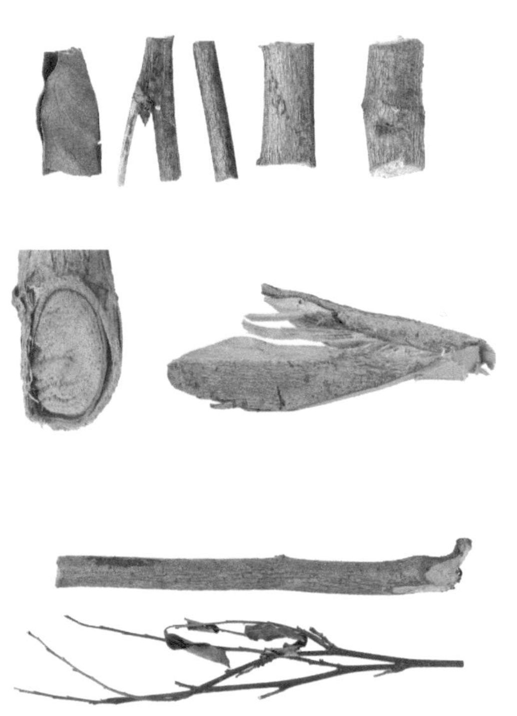

鬼画符药材

鬼针草 【壮文名】Nyagemzbuh 【拉丁名】BIDENTIS HERBA

【药材别名】金杯银盏、金盏银盆、盲肠草。

【基原】本品为菊科（Compositae）植物鬼针草*Bidens pilosa* L.的干燥全草。

【采收加工】夏、秋季间采收，晒干。

【形态特征】一年生草本。茎直立，无毛或上部被极疏柔毛。茎下部叶3裂或不裂，花前枯萎，小叶3片，有锯齿；上部叶3裂或不裂，线状披针形。头状花序；无舌状花，盘花筒状，冠檐5齿裂。瘦果熟时黑色，线形，具棱，上部具稀疏瘤突及刚毛，顶端具芒刺3～4枚，具倒刺毛。

【分布】分布于我国华东、华中、华南和西南地区。

【生境】生于村旁、路边及荒地。

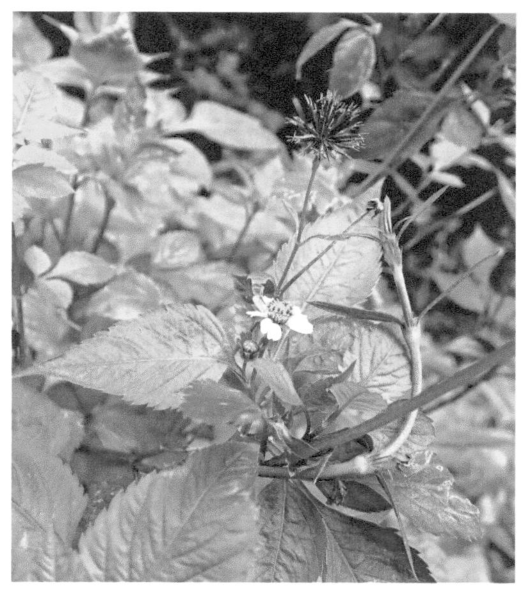

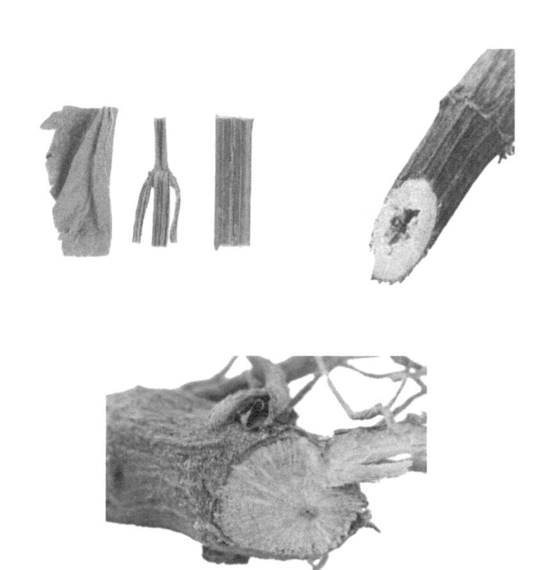

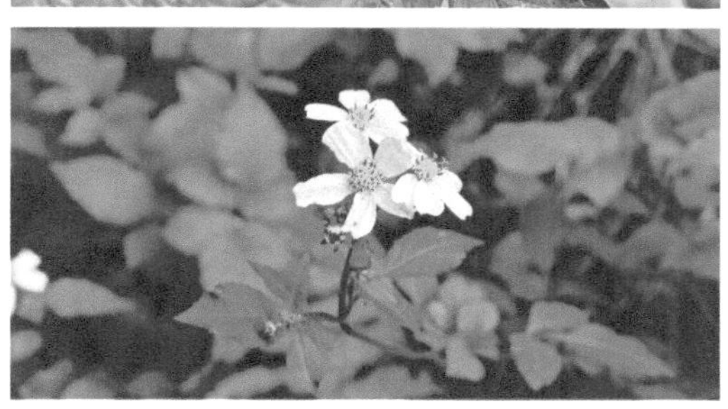

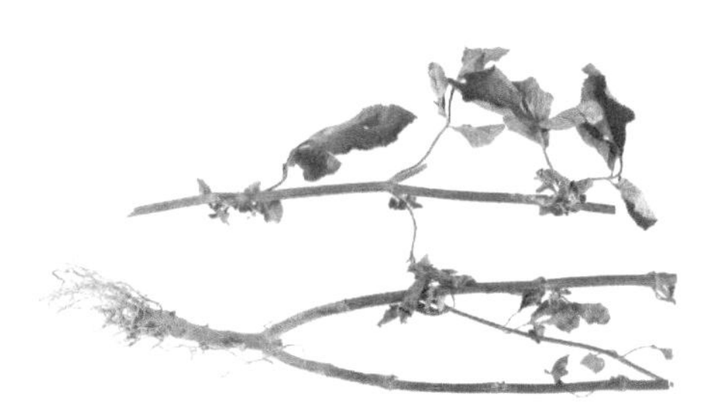

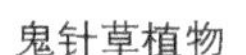

鬼针草植物

鬼针草药材

胜红蓟

【壮文名】Govahaeu

【拉丁名】AGERATI CONYZOIDIS HERBA

【药材别名】白毛苦、毛射香、咸虾花、白花草、白花香草、白花臭草。

【基原】本品为菊科（Compositae）植物藿香蓟*Ageratum conyzoides* L.的全草。

【采收加工】夏、秋季采收，洗净，鲜用或晒干。

【形态特征】一年生草本。无明显主根。叶对生。头状花序4～18个在茎顶排成紧密的伞房状花序；花冠外面无毛或顶端有尘状微柔毛，檐部5裂，淡紫色。瘦果黑褐色，5棱，有白色稀疏细柔毛；冠毛膜片5个或6个，长圆形，顶端急狭或渐狭成长或短芒状，或部分膜片顶端截形而无芒状渐尖。花期、果期均为全年。

【分布】分布于广东、广西、云南、四川、江西等。

【生境】生于山谷、山坡林下或林缘、河边、山坡草地、田边、荒地。

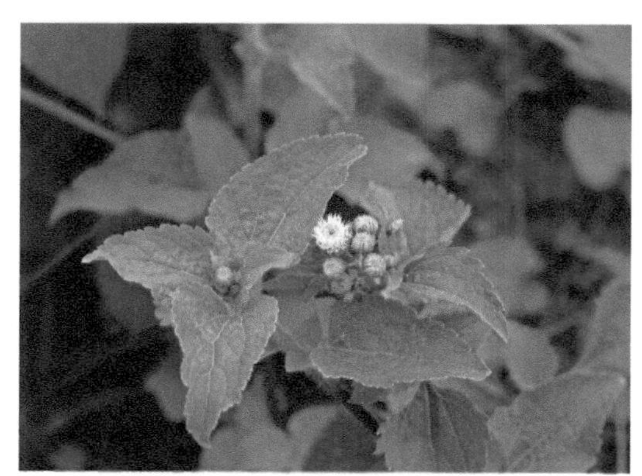

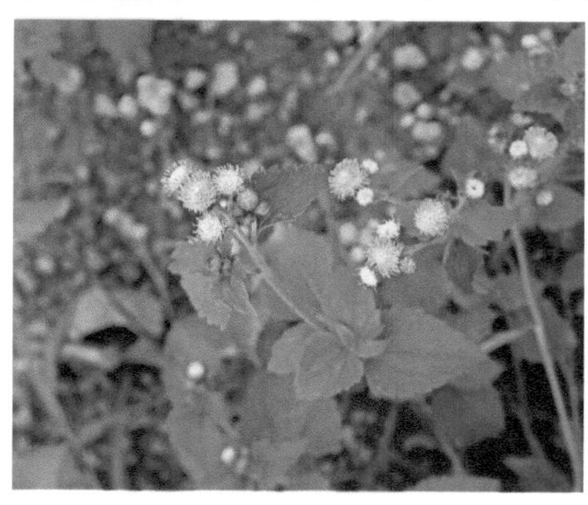

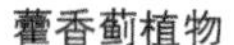

藿香蓟植物

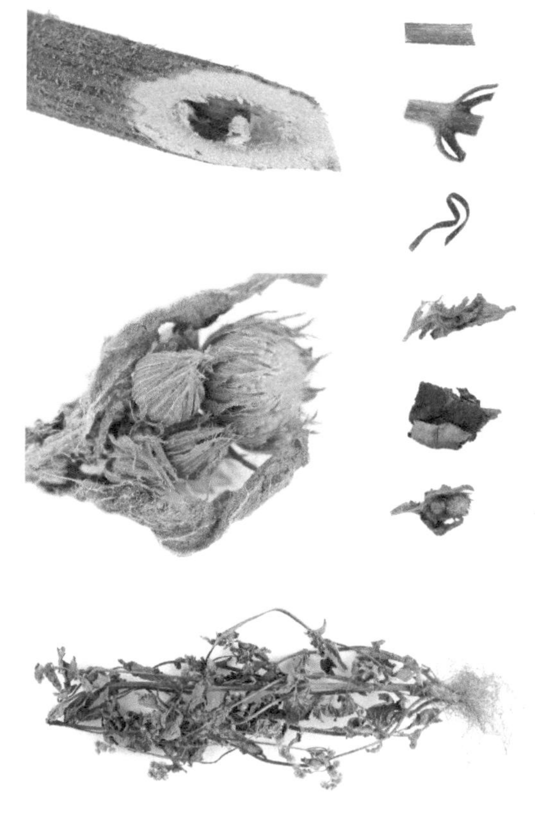

胜红蓟药材

狮子尾　【壮文名】Gogamhsih　【拉丁名】RHAPHIDOPHORAE HONGKONGENSIS HEEBA

【药材别名】麒麟尾、龟背竹、麒麟叶。

【基原】本品为天南星科（Araceae）植物狮子尾*Rhaphidophora hongkongensis* Schott的干燥全株。

【采收加工】全年均可采收，切段，晒干。

【形态特征】附生藤本，匍匐于地面、石上或攀缘于树上。茎稍肉质，粗壮，圆柱形。叶片纸质或亚革质。花序顶生或腋生；佛焰苞绿色至淡黄色，卵形，渐尖，蕾时席卷，花时脱落；肉穗花序圆柱形，向上略狭，顶钝，粉绿色或淡黄色。浆果黄绿色。花期4～8月，果翌年成熟。

【分布】分布于福建、广东、广西、贵州、云南等。

【生境】常攀附于热带沟谷雨林内的树干上或石崖上，海拔80～2000米。

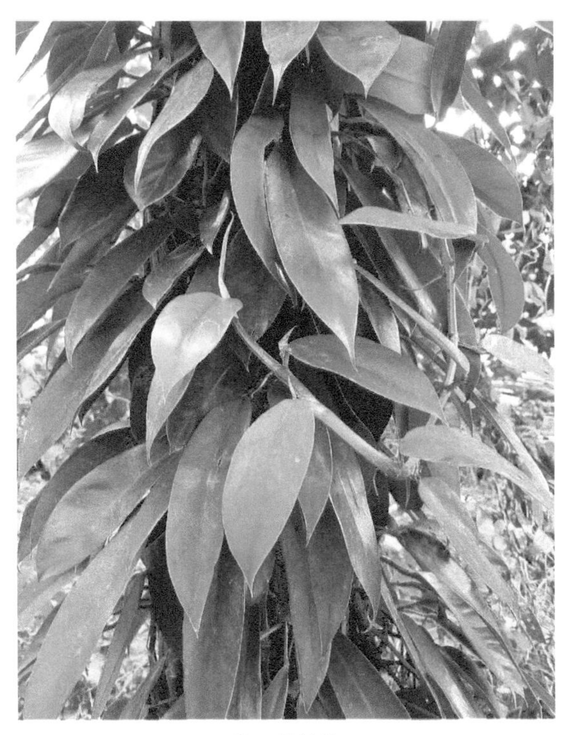

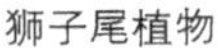

狮子尾植物

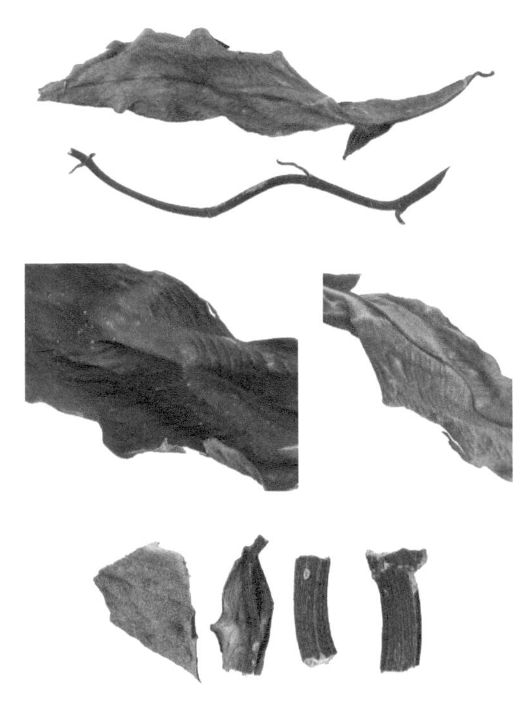

狮子尾药材

姜黄 【壮文名】Hinghenj 【拉丁名】CURCUMAE LONGAE RHIZOMA

【药材别名】黄姜、毛姜黄、宝鼎香、黄丝郁金。

【基原】本品为姜科（Zingiberaceae）植物姜黄*Curcuma longa* L.的干燥根茎。

【采收加工】冬季茎叶枯萎时采挖，洗净，煮或蒸至透心，晒干，除去须根。

【形态特征】多年生草本。植株高达1.5米。根茎发达，成丛，分枝多，椭圆形或圆柱状，橙黄色，极香；根粗壮，末端膨大呈块根。叶每株5～7片，绿色，两面均无毛。花葶由叶鞘内抽出；穗状花序圆柱状；苞片卵形或长圆形，淡绿色，顶端钝，上部无花的较狭，顶端尖，开展，白色，边缘染淡红色晕；花冠淡黄色，上部膨大；唇瓣倒卵形，淡黄色，中部深黄色。花期8月。

【分布】分布于台湾、福建、广东、广西、云南、西藏等。

【生境】生于平原、山间草地或灌木丛中。多为栽培。

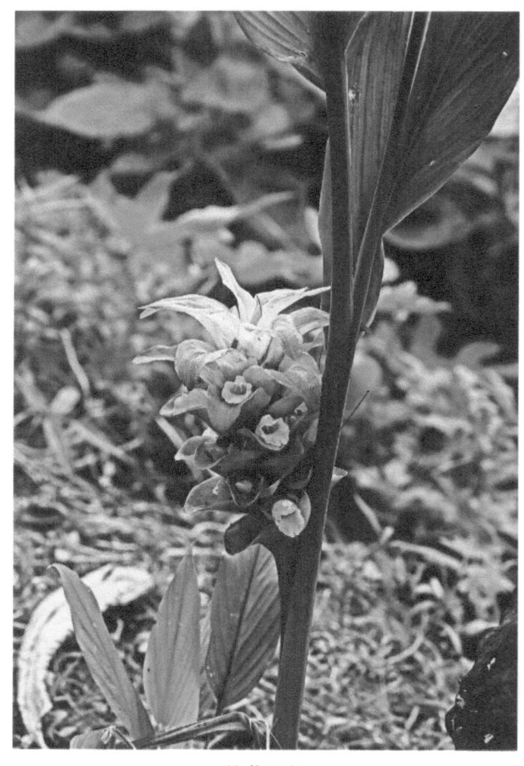

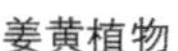

姜黄植物

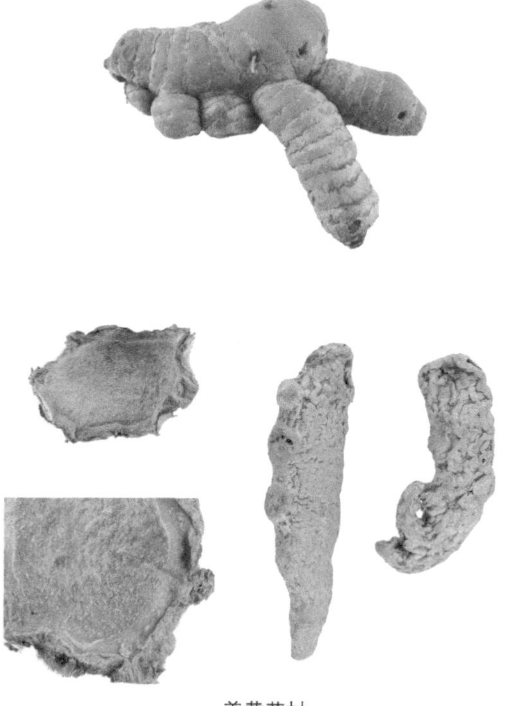

姜黄药材

迷迭香

【壮文名】**Mizdezyangh**

【拉丁名】**HERBA ROSMARINI**

【药材别名】艾菊、海洋之露。

【基原】本品为唇形科（Lamiaceae）植物迷迭香*Rosmarinus officinalis* L.的干燥嫩茎叶。

【采收加工】4～11月割取绿色未木质化的茎叶，干燥。

【形态特征】灌木。茎及老枝圆柱形，幼枝四棱形，密被白色星状细茸毛。叶片线形。花近无梗，对生；花萼卵状钟形，二唇形；雄蕊2枚发育，着生于花冠下唇的下方；花柱细长，远超过雄蕊，先端具不相等2浅裂，裂片钻形，后裂片短；花盘平顶，具相等的裂片；子房裂片与花盘裂片互生。花期11月。

【分布】栽培于我国南方地区。

【生境】生于园圃中。均为栽培。

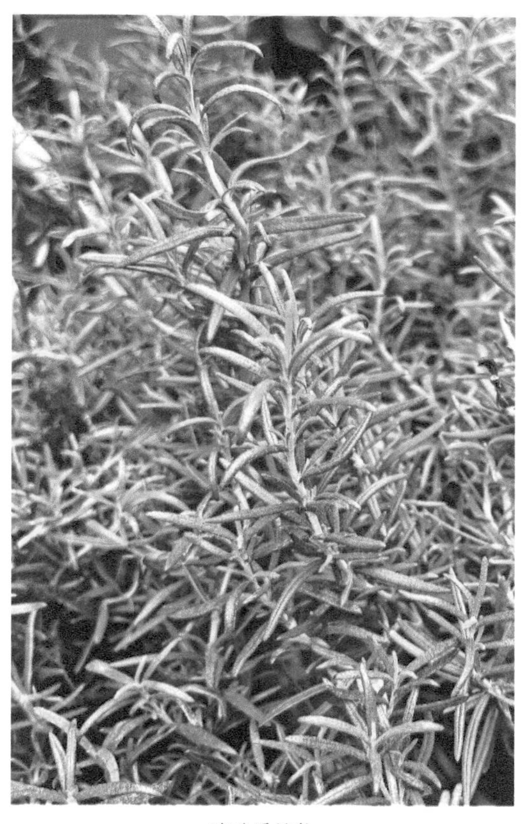

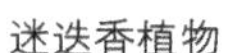

迷迭香植物

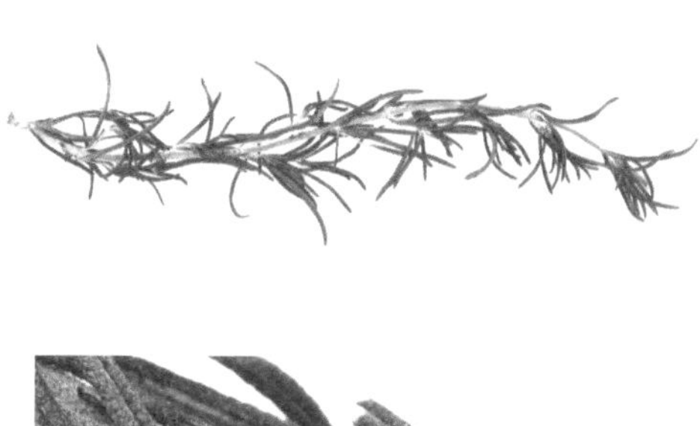

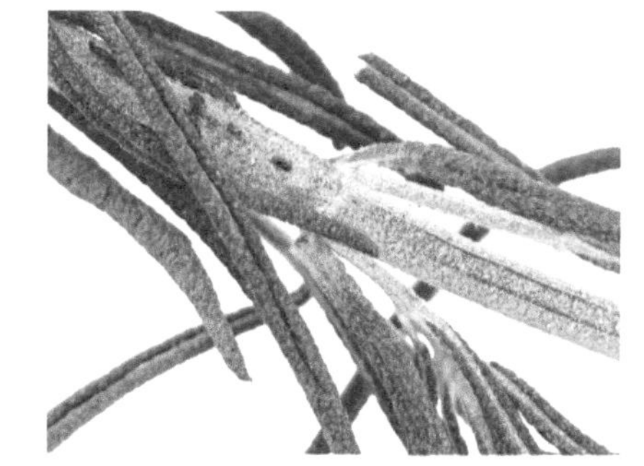

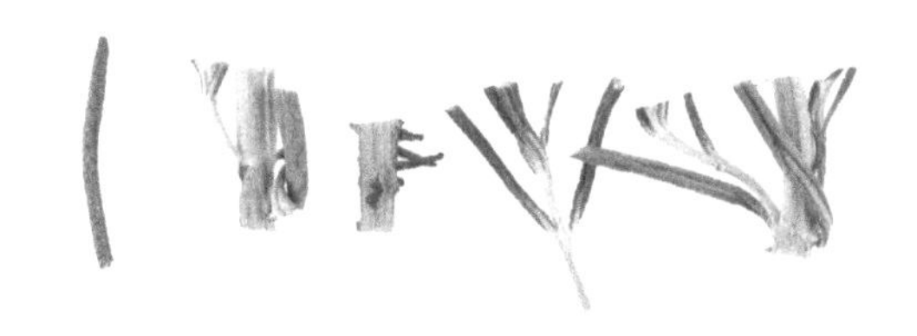

迷迭香药材

穿心莲 【壮文名】Nyafaenzlenz 【拉丁名】HERBA ANDROGRAPHIS

【药材别名】榄核莲、一见喜、斩舌剑、苦草、苦胆草、四方草。

【基原】本品为爵床科（Acanthaceae）植物穿心莲*Andrographis paniculata*（Burm. f.）Nees的干燥地上部分。

【采收加工】秋初茎叶茂盛时采割，干燥。

【形态特征】一年生草本。茎四棱形，下部多分枝，节膨大。叶卵状矩圆形至矩圆状披针形；花序轴上叶较小。总状花序顶生和腋生，集成大型圆锥花序；苞片和小苞片微小；花萼裂片三角状披针形，有腺毛和微毛；花冠白色，小，下唇带紫色斑纹。蒴果扁，中有一沟，疏生腺毛。

【分布】栽培于福建、广东、海南、广西、云南等。

【生境】生于路旁、林下。多为栽培。

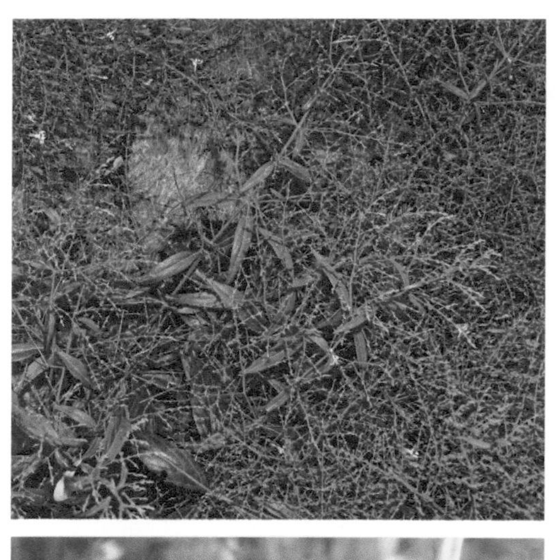

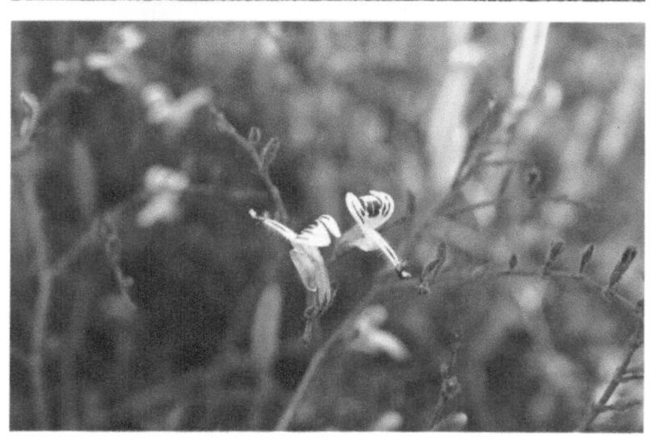

穿心莲植物

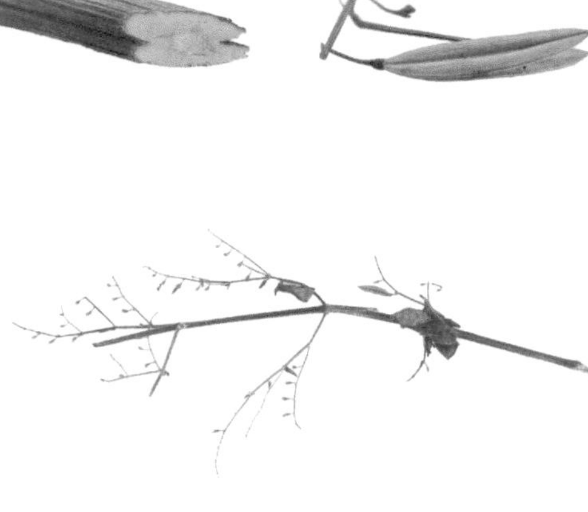

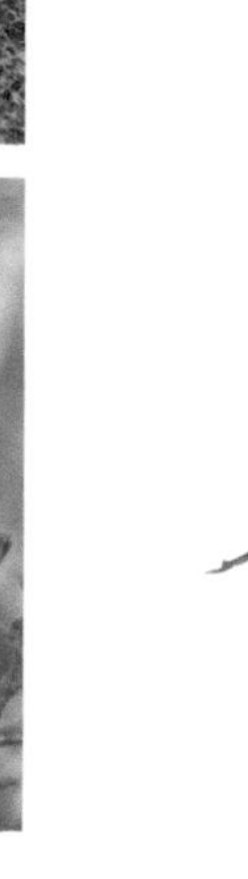

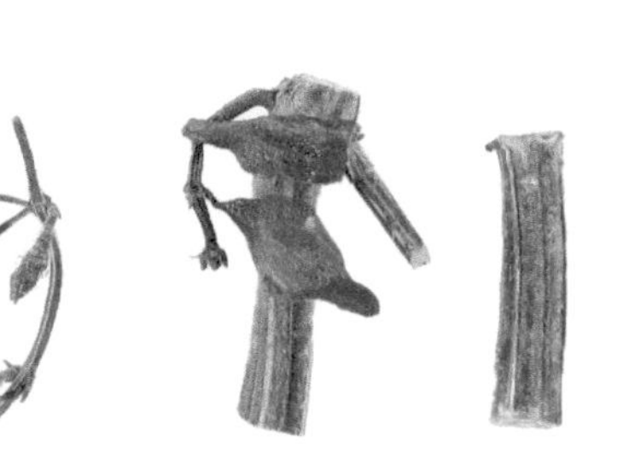

穿心莲药材

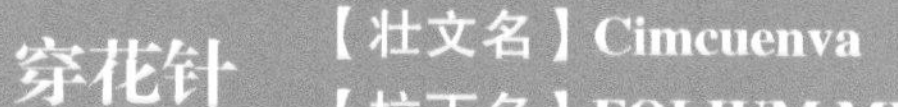

穿花针

【壮文名】Cimcuenva

【拉丁名】FOLIUM MURRAYAE EUCHRESTIFOLIAE

【药材别名】山黄皮。

【基原】本品为芸香科（Rutaceae）植物豆叶九里香*Murraya euchrestifolia* Hayata的干燥叶或带嫩枝。

【采收加工】夏、秋季采收，除去杂质，阴干。

【形态特征】小乔木。奇数羽状复叶，小叶5～9片，小叶卵形，稀兼有披针形，叶面深绿色，有光泽，近革质，全缘。伞房状聚伞花序近于平顶；萼片及花瓣均4枚；萼片淡黄绿色，卵形；花瓣倒卵状椭圆形，散生油点。果圆球形，直径10～15毫米，鲜红色或暗红色。花期4～5月或6～7月，果期11～12月。

【分布】分布于台湾、广东、海南、广西、贵州等。

【生境】生于丘陵山地灌木或阔叶林中，海拔1400米以下。

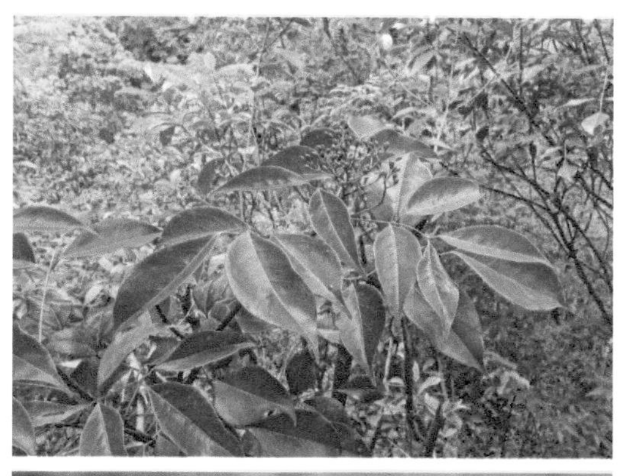

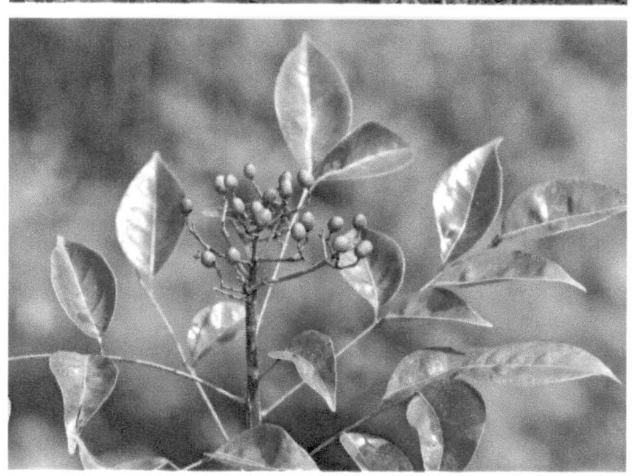

豆叶九里香植物

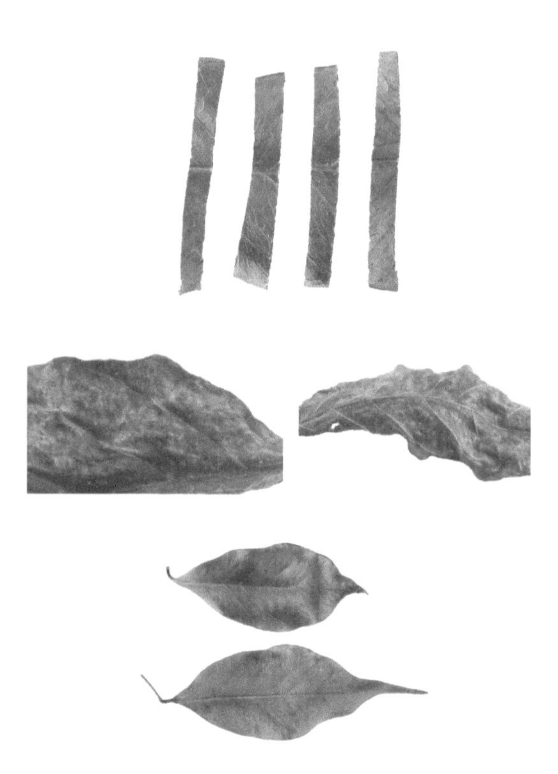

穿花针药材

扁担藤

【壮文名】Gaeubanz
【瑶文名】Mbeihm bungv buerng
【拉丁名】TETRASTIGMAE PLANICAULIS CAULIS

【药材别名】扁藤、大芦藤、铁带藤、过江扁龙、扁骨风、腰带藤、羊带风。

【基原】本品为葡萄科（Vitaceae）植物扁担藤*Tetrastigma planicaule*（Hook. f.）Gagnep.的干燥藤茎。

【采收加工】秋、冬季采收，洗净，切片，晒干。

【形态特征】木质大藤本。茎扁压，深褐色。小枝圆柱形或微扁，有纵棱纹，无毛。卷须不分枝，相隔2节间断与叶对生。叶为掌状5小叶复叶。花序腋生；萼浅碟形，齿不明显，外面被乳突状毛；花瓣4枚，卵状三角形。果实近球形，多肉质。花期4～6月，果期8～12月。

【分布】分布于福建、广东、广西、贵州、云南、西藏等。

【生境】生于山谷林或山坡岩石缝，海拔100～2100米。

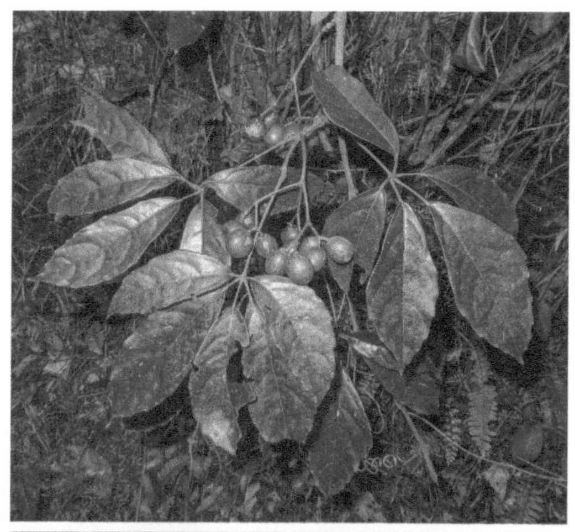

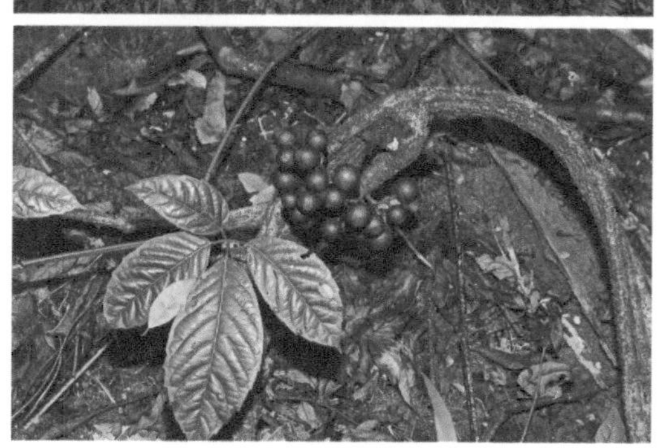

扁担藤植物

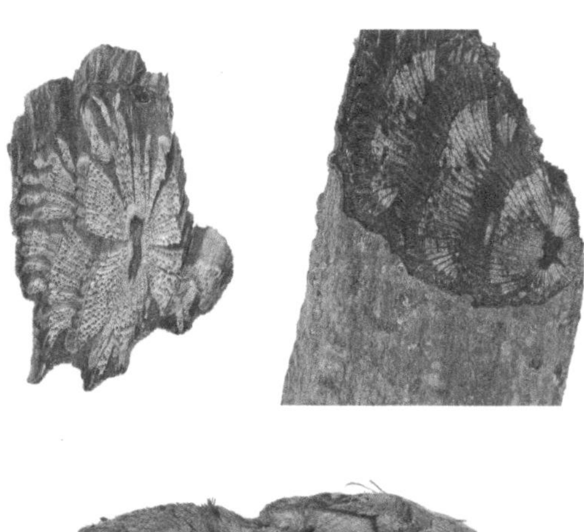

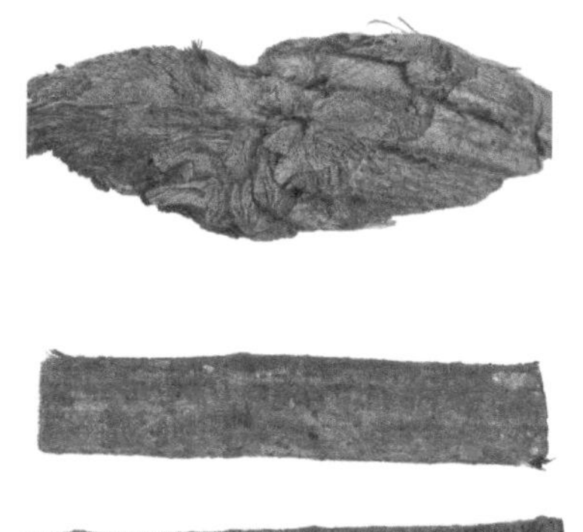

扁担藤药材

扁桃叶　【壮文名】Mbawmakgai　【拉丁名】MANGIFERAE PERSICIFORMIS FOLIUM

【药材别名】唛咖、酸果、天桃木、唛介、桃叶杧果。

【基原】本品为漆树科（Anacardiaceae）植物天桃木*Mangifera persiciforma* C. Y. Wu & T. L. Ming 的叶。

【采收加工】夏、秋季采收，晒干或鲜用。

【形态特征】常绿乔木。枝圆柱形，具条纹。叶薄革质，边缘皱波状。圆锥花序顶生，单生或2～3条簇生；花黄绿色；萼片4～5枚；花瓣4～5枚，长圆状披针形；花盘垫状，4～5裂；子房球形。果桃形，略扁压，果肉较薄，果核大，斜卵形或菱状卵形，扁压，具斜向凹槽，灰白色。种子近肾形，一端较大，子叶不裂。

【分布】分布于云南、贵州、广西等。

【生境】生于路旁、庭院。多为栽培。

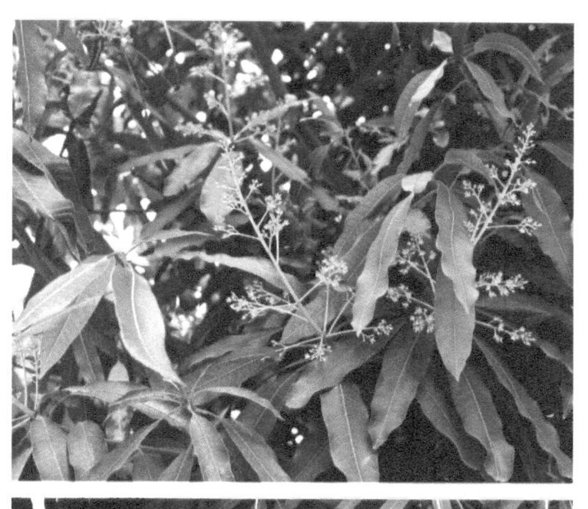

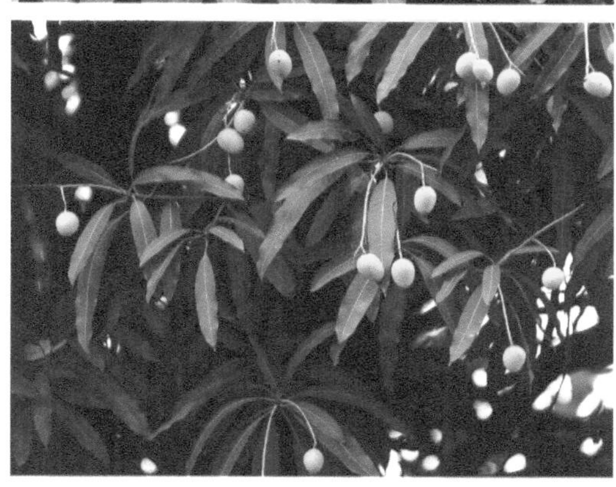

天桃木植物

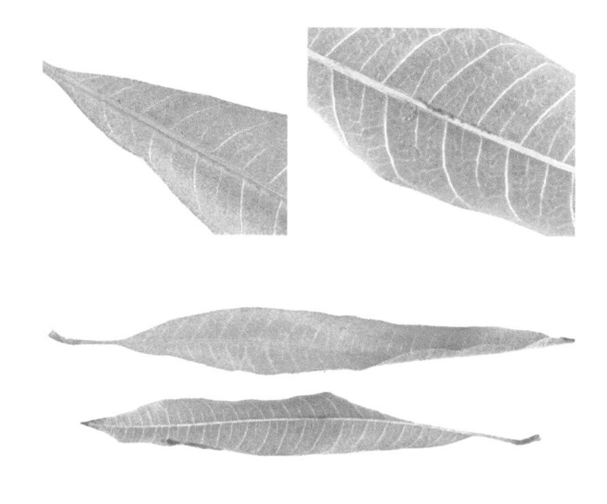

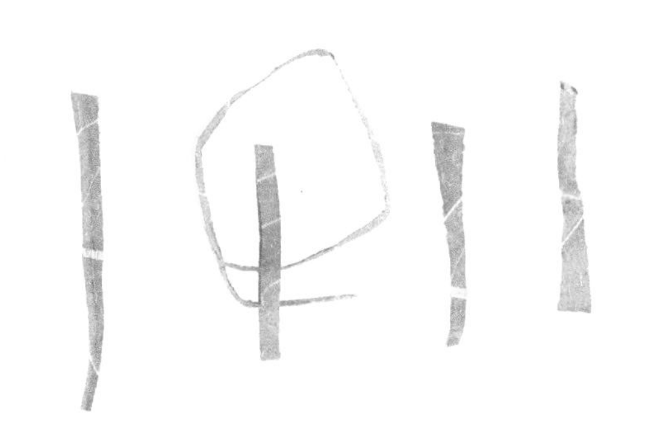

扁桃叶药材

络石藤

【瑶文名】Bah zingh buerng
【拉丁名】TRACHELOSPERMI HERBA

【药材别名】石鲮、石龙藤、悬石、耐冬、云花、云丹云英、羊角藤。

【基原】本品为夹竹桃科（Apocynaceae）植物络石*Trachelospermum jasminoides*（Lindl.）Lem.的干燥带叶藤茎。

【采收加工】冬季至次年春季采收，除去杂质，晒干。

【形态特征】常绿木质藤本。具乳汁。茎圆柱形，有皮孔；小枝被黄色柔毛，老时渐无毛。叶革质或近革质。二歧聚伞花序腋生或顶生，花多朵组成圆锥状；花白色，芳香。蓇葖果双生，叉开，无毛，线状披针形，向先端渐尖。花期3～7月，果期7～12月。

【分布】分布于山东、广东、广西、云南等。

【生境】生于山野、溪边、路旁、林缘或杂木林，常缠绕于树上或攀缘于墙壁上、岩石上，海拔200～1300米。

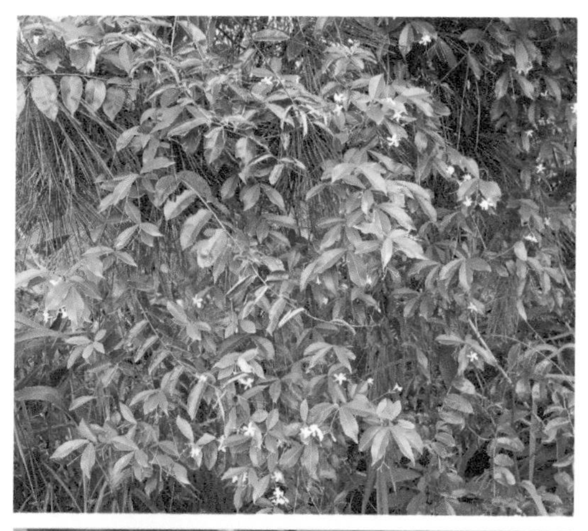

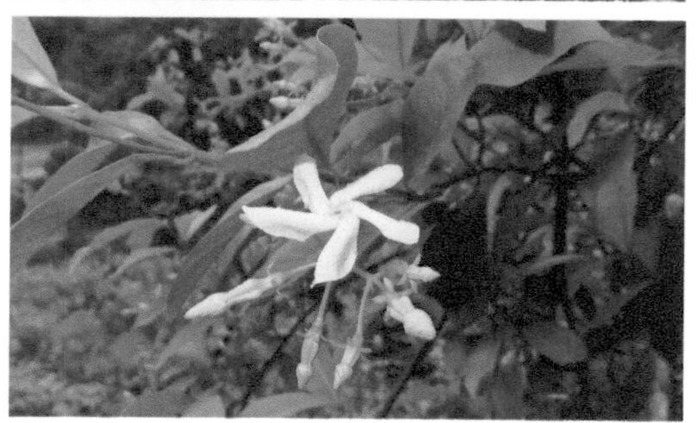

络石植物

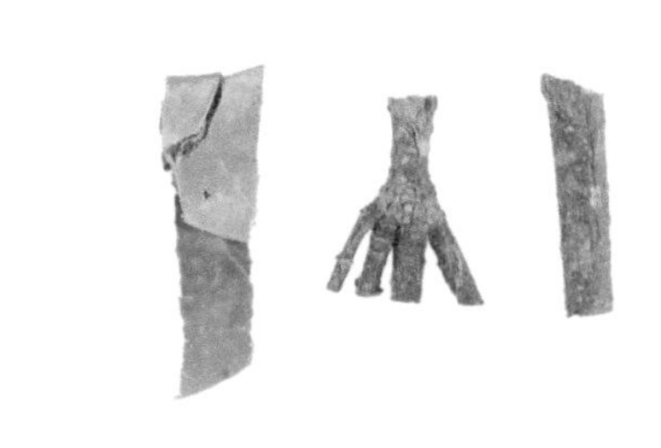

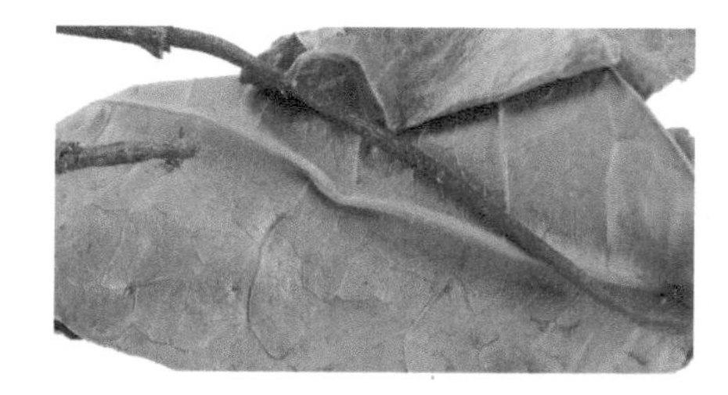

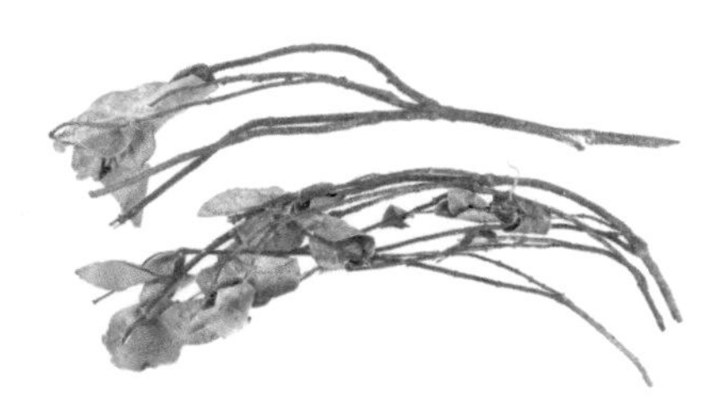

络石藤药材

绞股蓝

【壮文名】Gocaetmbaw

【瑶文名】Siec normh daamv

【拉丁名】GYNOSTEMMAE HERBA

【药材别名】七叶胆、小苦药、公罗锅底。

【基原】本品为葫芦科（Cucurbitaceae）植物绞股蓝*Gynostemma pentaphyllum*（Thunb.）Makino的干燥全草。

【采收加工】夏、秋季采收，除去杂质，洗净，扎成小把，晒干。

【形态特征】草质攀缘植物。茎细弱，具分枝，具纵棱及槽。叶膜质或纸质，鸟足状，具3～9片小叶。卷须纤细，二歧。花萼筒极短，5裂，裂片三角形；花冠淡绿色或白色，5深裂，裂片卵状披针形。果实肉质不裂，球形，成熟后黑色，光滑无毛，内含倒垂种子2粒。花期3～11月，果期4～12月。

【分布】分布于陕西南部和长江以南地区。

【生境】生于山谷密林、山坡疏林、灌丛中或路旁草丛，海拔300～3200米。

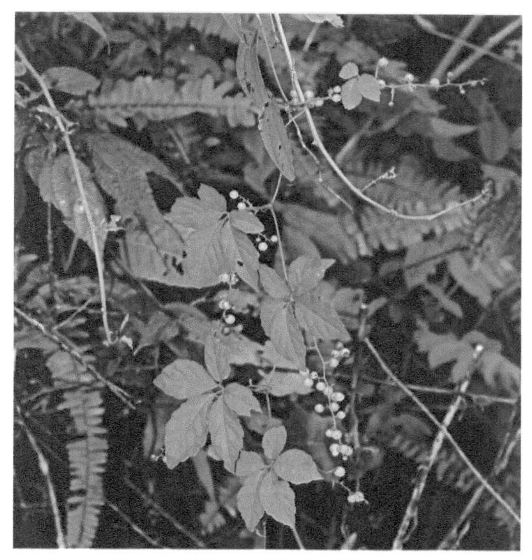

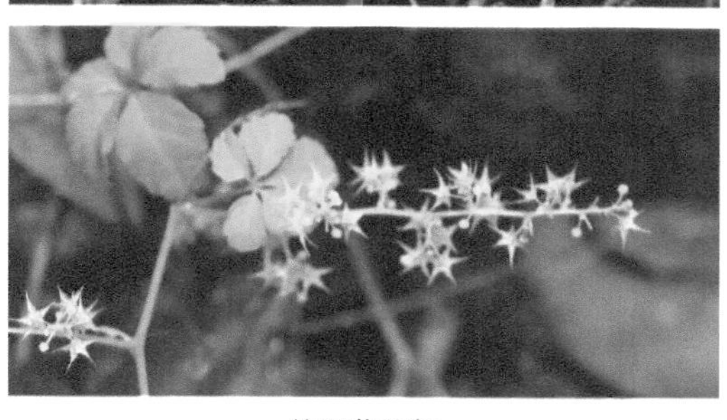

绞股蓝植物

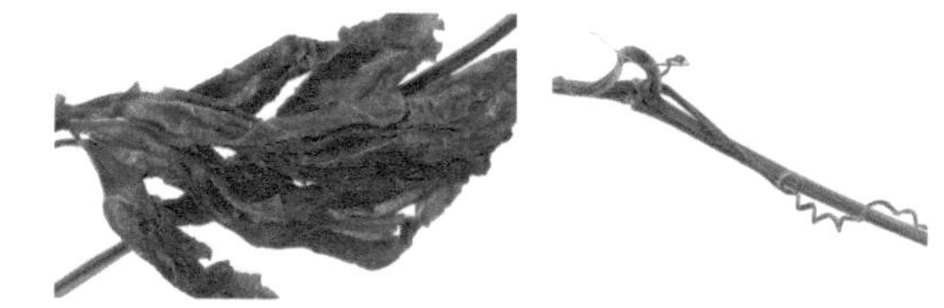

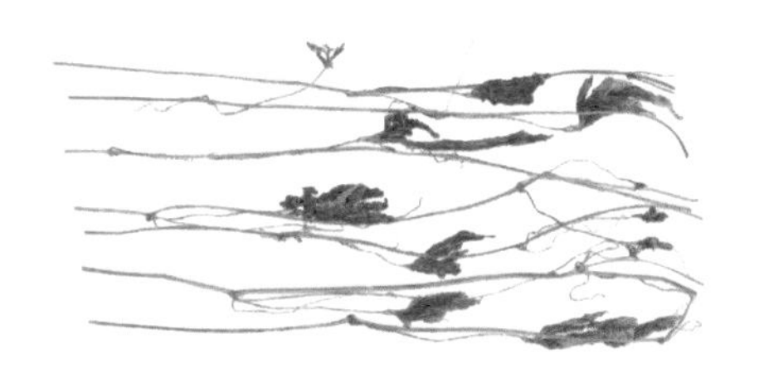

绞股蓝药材

SHI HUA

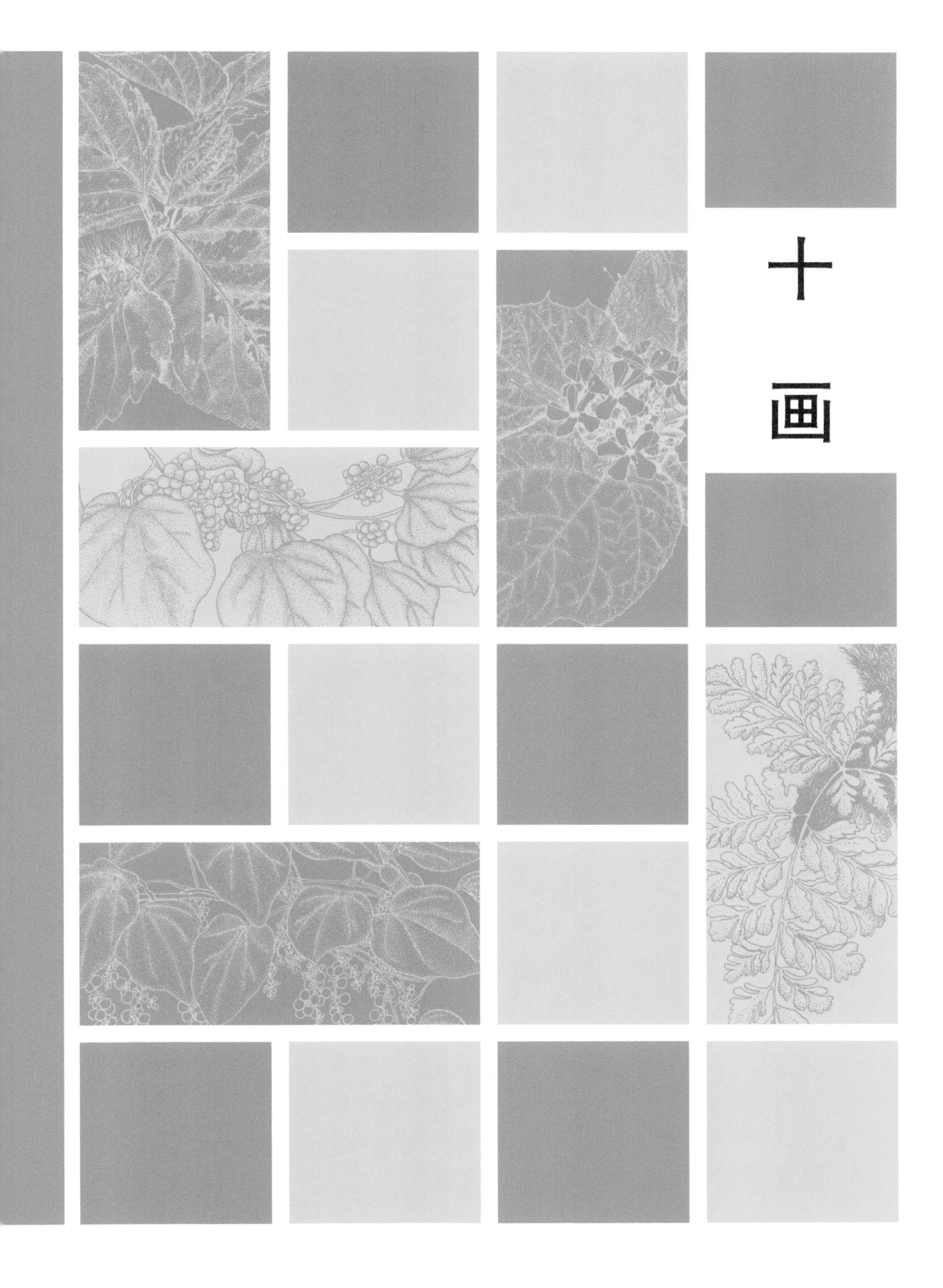

十画

荷莲豆草

【壮文名】Rumliengz

【拉丁名】DRYMARIAE CORDATAE HERBA

【药材别名】荷莲豆菜、野雪豆、月亮草、除风草、水蓝青、水冰片、野豌豆。

【基原】本品为石竹科（Caryophyllaceae）植物荷莲豆草*Drymaria cordata*（Linn.）Schult.的全草。

【采收加工】夏、秋季采收，除去杂质，晒干或鲜用。

【形态特征】一年生草本。根纤细。茎匍匐，丛生，纤细，无毛，基部分枝，节常生不定根。叶片卵状心形，顶端凸尖，具基出脉3～5条；叶柄短；托叶数片，白色，刚毛状。聚伞花序顶生；花瓣白色，倒卵状楔形。蒴果卵形，3瓣裂。花期4～10月，果期6～12月。

【分布】分布于浙江、海南、广西、云南、西藏等。

【生境】生于山谷、杂木林缘，海拔200～2400米。

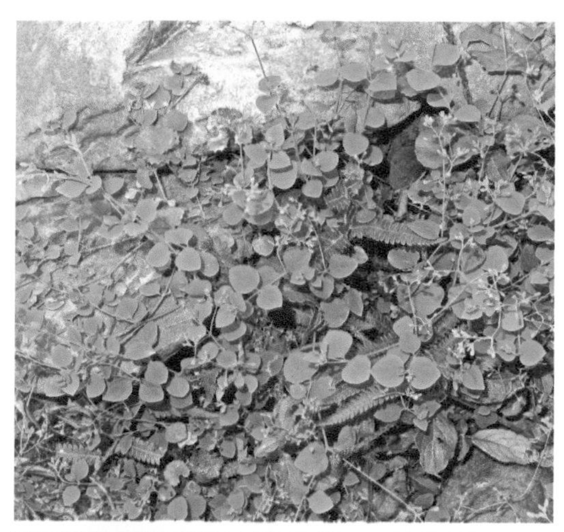

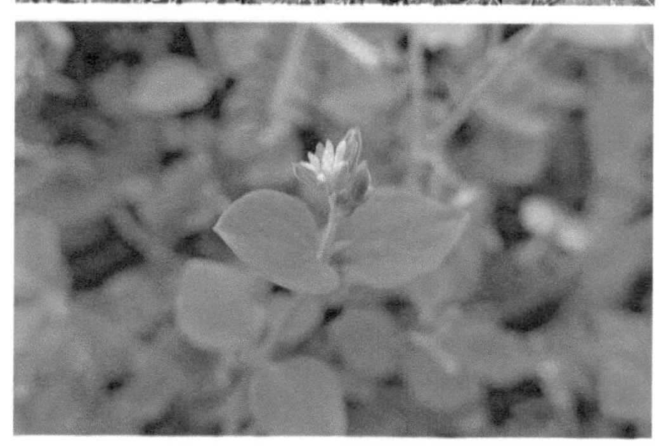

荷莲豆草植物

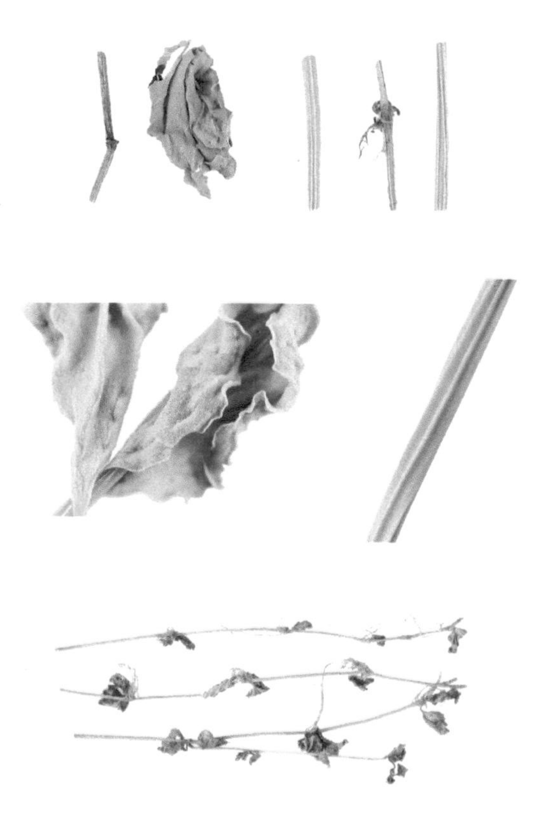

荷莲豆草药材

桃金娘根

【壮文名】Ragnim
【拉丁名】RHODOMYRTI TOMENTOSAE RADIX

【药材别名】岗稔、山稔、多莲、当梨根、山旦仔、稔子树、豆稔。

【基原】本品为桃金娘科（Myrtaceae）植物桃金娘*Rhodomyrtus tomentosa*（Aiton）Hassk.的干燥根。

【采收加工】全年均可采挖，洗净，切成短段或片、块，晒干。

【形态特征】灌木。嫩枝有灰白色柔毛。叶对生，革质，叶片椭圆形或倒卵形，先端圆或钝，常微凹入，离基三出脉，直达先端且相接合。花有长梗，常单生，紫红色；萼管倒卵形，有灰茸毛，萼裂片5枚，宿存；花瓣5枚，倒卵形；雄蕊红色；子房下位。浆果卵状壶形，成熟时紫黑色。花期4～5月。

【分布】分布于台湾、福建、广东、广西、云南、贵州、湖南等。

【生境】生于丘陵坡地，为酸性土指示植物。

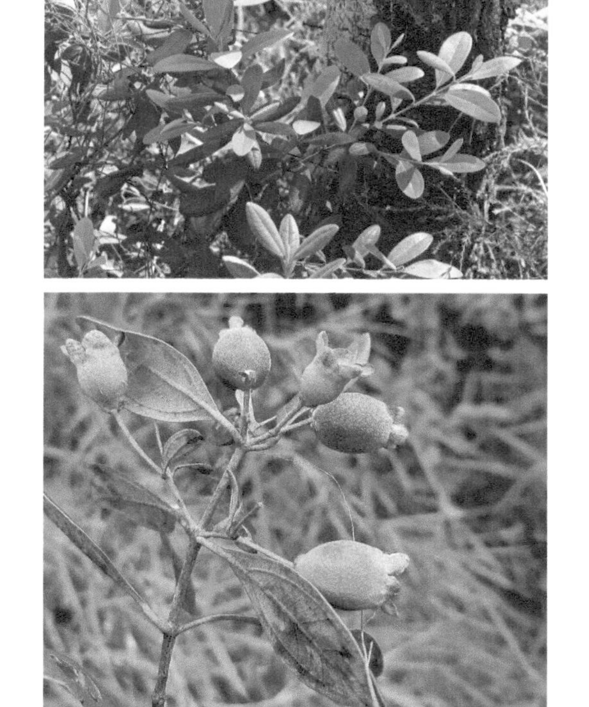

桃金娘植物

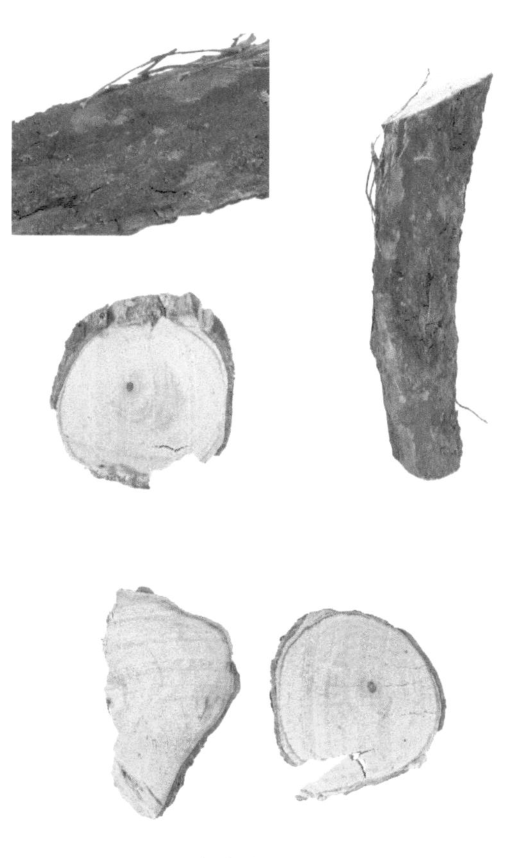

桃金娘根药材

核桃 【壮文名】Haekdouz 【拉丁名】FRUCTUS JUGLANDIS

【药材别名】胡桃、胡桃肉、万岁子。

【基原】本品为胡桃科（Juglandaceae）植物胡桃*Juglans regia* L.的干燥成熟果核。

【采收加工】秋季果实成熟时采收，除去肉质果皮，干燥。

【形态特征】乔木。树皮幼时灰绿色，老时则灰白色而具纵向浅裂。奇数羽状复叶，叶柄及叶轴幼时被极短腺毛及腺体；小叶通常5～9片，边缘全缘或在幼树上者具稀疏细锯齿。雄性葇荑花序下垂；雌性穗状花序通常具1～3（～4）朵雌花。果序短，俯垂，具1～3枚果；果近球状，直径4～6厘米。花期5月，果期10月。

【分布】分布于我国华北、西北、西南、华中、华南和华东地区。

【生境】生于山坡及丘陵地带，海拔400～1800米。

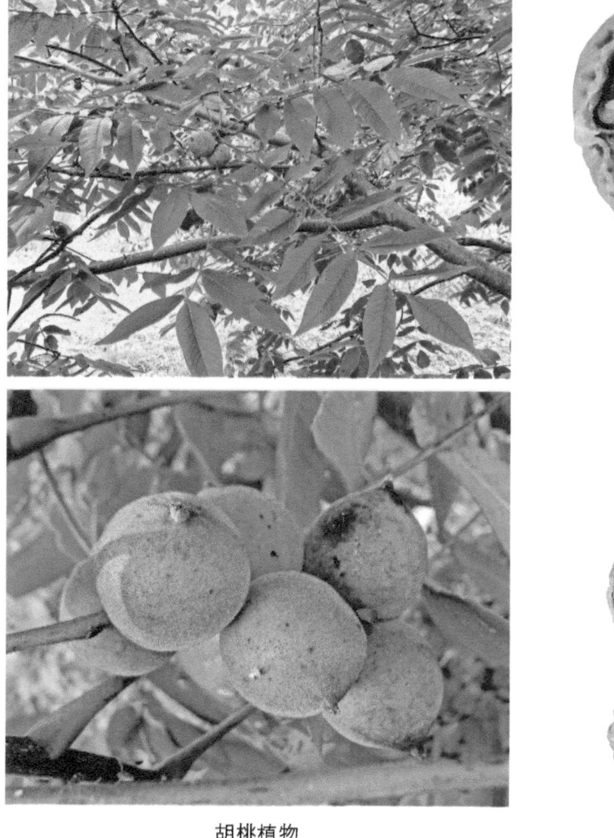

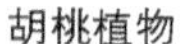

胡桃植物

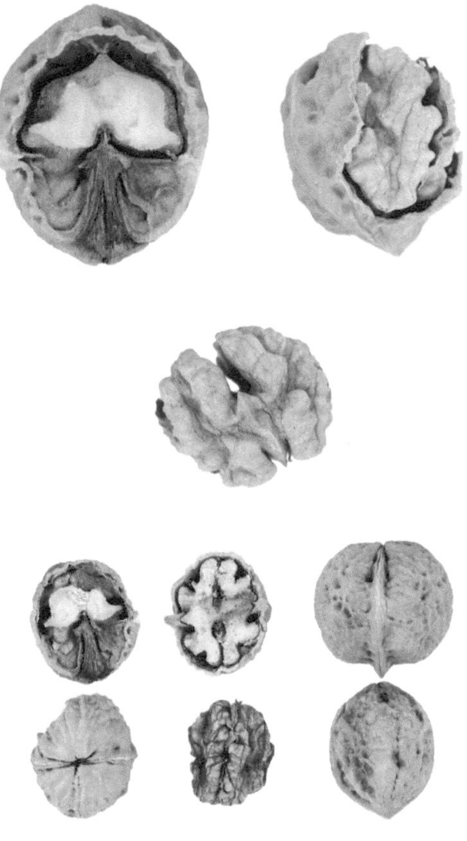

核桃药材

夏枯草 【壮文名】Nyayazgyae 【拉丁名】PRUNELLAE SPICA

【药材别名】夕句、乃东、燕面、铁色草。

【基原】本品为唇形科（Lamiaceae）植物夏枯草*Prunella vulgaris* L.的干燥果穗。

【采收加工】夏季果穗呈棕红色时采收，除去杂质，晒干。

【形态特征】多年生草木。根茎匍匐，在节上生须根。茎下部伏地，自基部多分枝，钝四棱形，具浅槽，紫红色，被稀疏的糙毛或近于无毛。茎叶卵状长圆形或卵圆形，边缘具不明显的波状齿或几近全缘，草质。轮伞花序密集组成顶生长2～4厘米的穗状花序；花萼钟形；花冠紫色、蓝紫色或红紫色。小坚果黄褐色，长圆状卵珠形。花期4～6月，果期7～10月。

【分布】分布于陕西、浙江、福建、广东、广西、云南等。

【生境】生于荒坡、草地、溪边及路旁等湿润地，海拔高可达3000米。

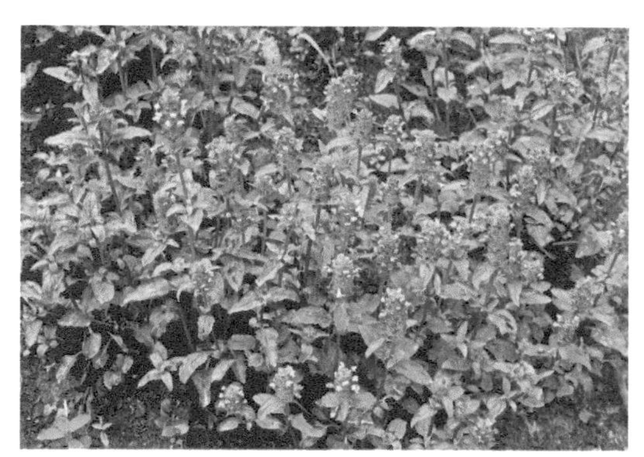

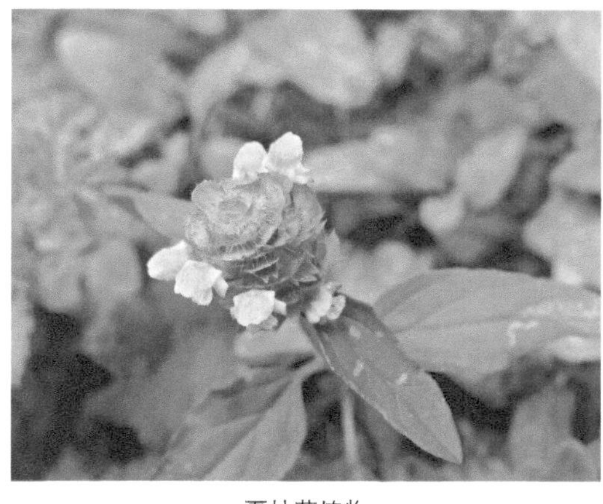

夏枯草植物

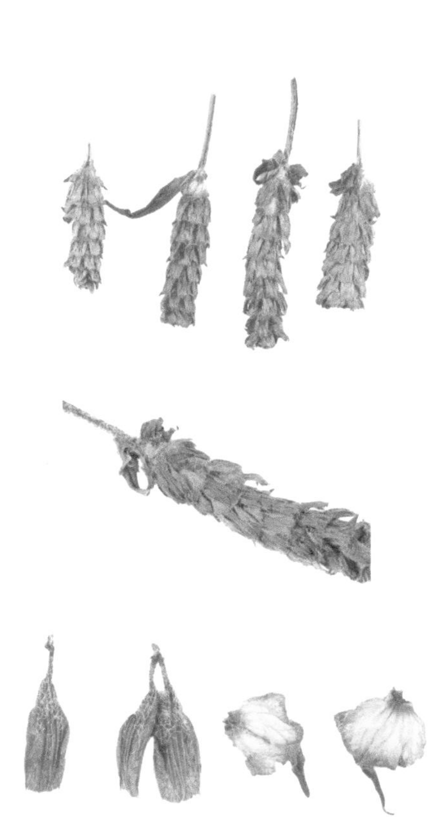

夏枯草药材

鸭跖草 【壮文名】Nyavangxbeuj 【拉丁名】COMMELINAE HERBA

【药材别名】竹节菜、鸭鹊草、耳环草、蓝花菜、翠蝴蝶、三角菜、三荚菜。

【基原】本品为鸭跖草科（Commelinaceae）植物鸭跖草*Commelina communis* L. 的干燥地上部分。

【采收加工】夏、秋季采收，晒干。

【形态特征】一年生披散草本。茎匍匐生根，多分枝。叶披针形至卵状披针形。总苞片佛焰苞状，与叶对生，折叠状，展开后为心形，顶端短急尖，基部心形；聚伞花序，下面一枝仅有花1朵，不孕；上面一枝具花3～4朵，几乎不伸出佛焰苞。蒴果椭圆球形。

【分布】分布于云南、四川、甘肃三省以东的南北各地。

【生境】生于湿地。

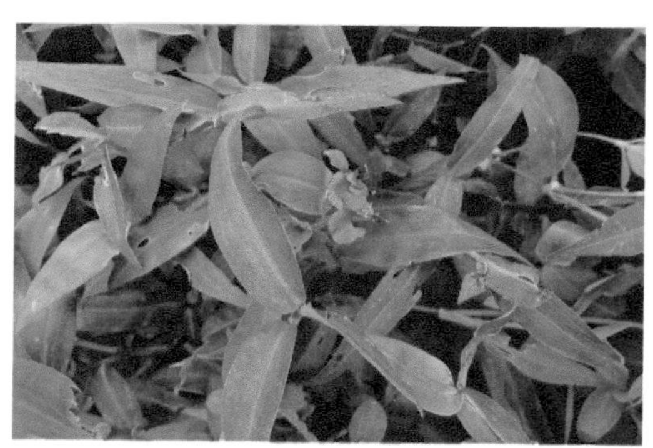

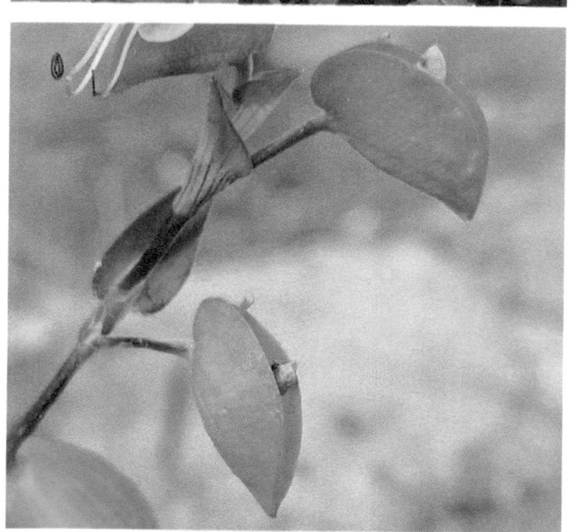

鸭跖草植物

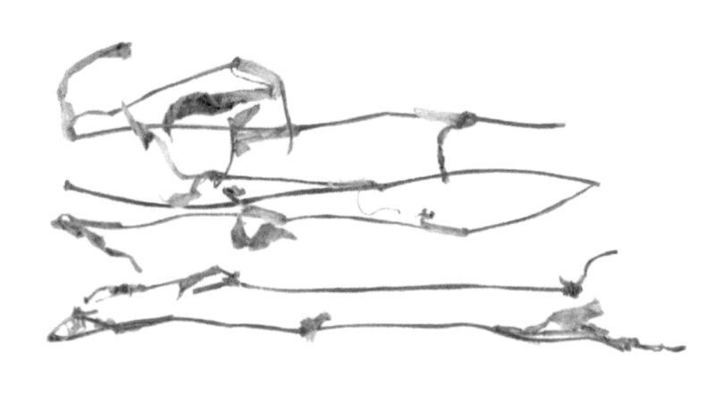

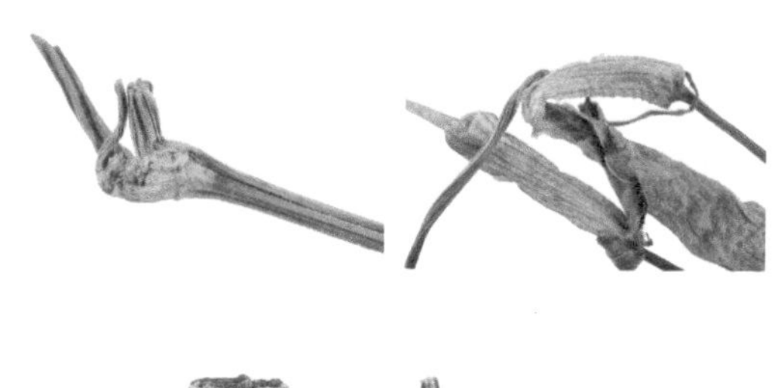

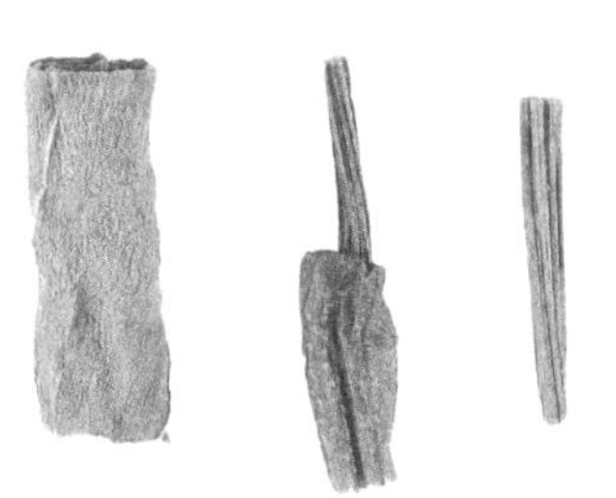

鸭跖草药材

铁包金 【壮文名】Gaeuhouznou 【拉丁名】BERCHEMIAE RADIX

【药材别名】鼠乳根、老鼠耳、鸭公青、乌龙根。

【基原】本品为鼠李科（Rhamnaceae）植物铁包金*Berchemia lineata*（L.）DC.的干燥根。

【采收加工】全年均可采挖，除去须根，洗净，干燥，或趁鲜切片，干燥。

【形态特征】藤状或矮灌木。小枝圆柱状，黄绿色，密被短柔毛。叶纸质，矩圆形或椭圆形，顶端圆形或钝，具小尖头；托叶披针形，稍长于叶柄，宿存。花白色；花瓣匙形，顶端钝。核果圆柱形，顶端钝，成熟时黑色或紫黑色，基部有宿存的花盘和萼筒。花期7～10月，果期11月。

【分布】分布于广东、广西、福建、台湾等。

【生境】生于低海拔的山野、路旁或开旷地。

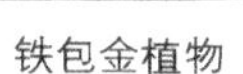

铁包金植物

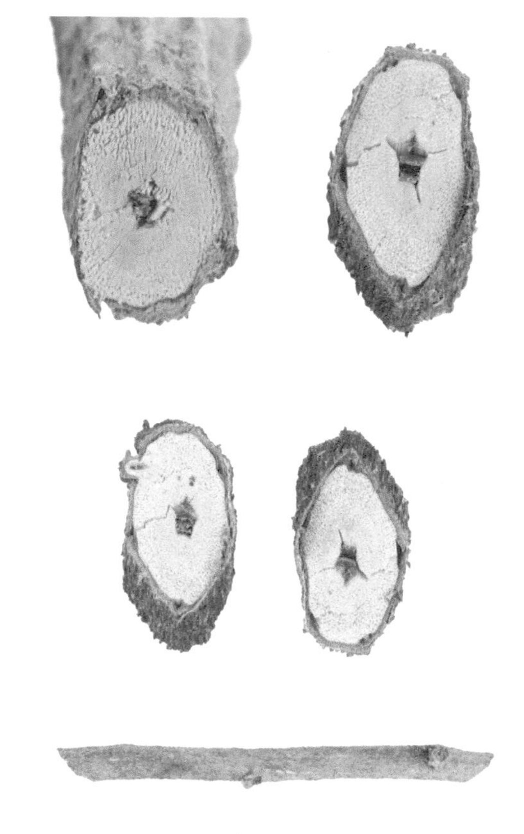

铁包金药材

铁扫帚

【壮文名】Gobaetdiet

【瑶文名】Nangh nbienqc miev

【拉丁名】LESPEDEZAE CUNEATAE HERBA

【药材别名】夜关门、苍蝇翼、铁马鞭、三叶公母草、鱼串草。

【基原】本品为豆科（Leguminosae）植物截叶铁扫帚*Lespedeza cuneata*（Dum.～Cours.）G. Don的干燥地上部分。

【采收加工】夏、秋季采收，除去杂质，扎成小把，干燥。

【形态特征】小灌木。茎直立或斜升，被毛。叶密集，柄短；小叶楔形或线状楔形，先端截形或近截形，具小刺尖，上面近无毛，下面密被伏毛。总状花序腋生，具2～4朵花；花萼狭钟形，密被伏毛，5深裂，裂片披针形；花冠淡黄色或白色。荚果宽卵形或近球形，被伏毛。花期7～8月，果期9～10月。

【分布】分布于陕西、甘肃、湖南、广东、广西等。

【生境】生于山坡路旁，海拔2500米以下。

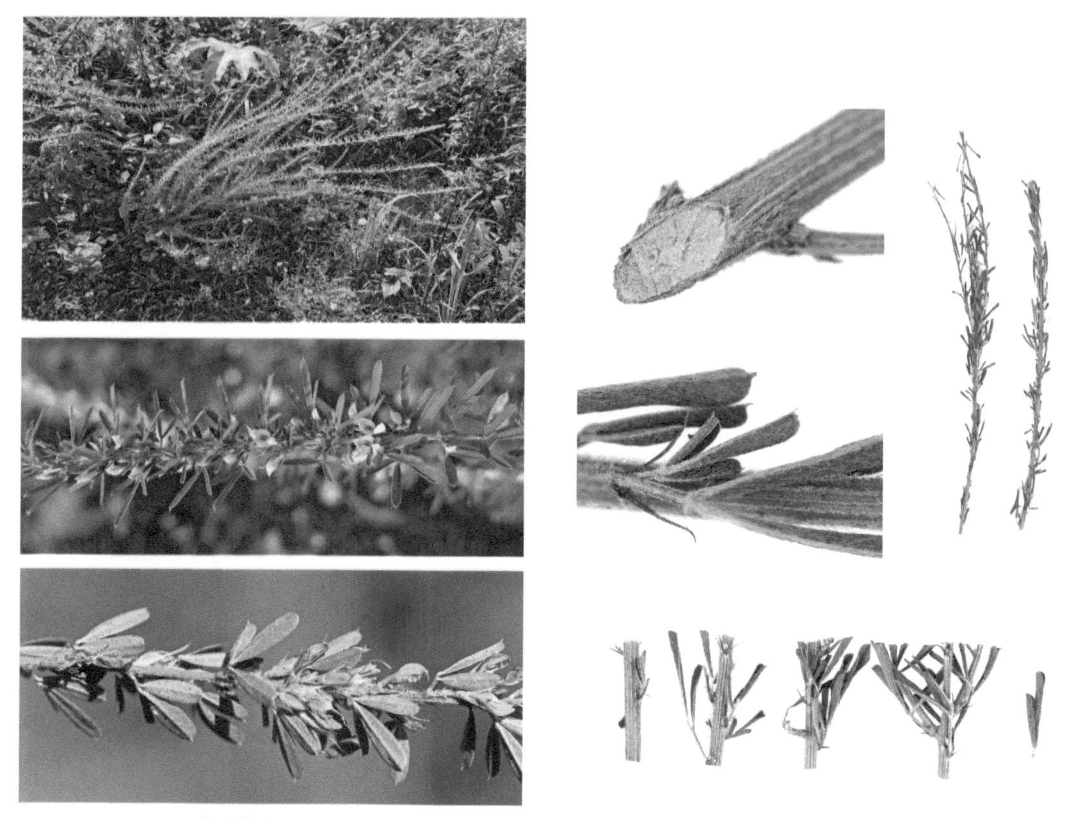

截叶铁扫帚植物　　铁扫帚药材

积雪草 【壮文名】Byaeknok 【拉丁名】HERBA CENTELLAE

【药材别名】崩大碗、马蹄草、雷公根、蚶壳草、铜钱草、落得打。

【基原】本品为伞形科（Umbelliferae）植物积雪草*Centella asiatica*（L.）Urb.的干燥全草。

【采收加工】夏、秋季采收，除去泥沙，干燥。

【形态特征】多年生草本。茎匍匐，细长，节上生根。叶片膜质至草质，圆形、肾形或马蹄形，边缘有钝锯齿，基部阔心形，两面无毛或在背面脉上疏生柔毛；掌状脉5～7条，两面隆起，脉上部分叉。伞形花序梗2～4个，聚生于叶腋；花瓣卵形，紫红色或乳白色，膜质。果实两侧扁压，圆球形，基部心形至平截形。花期、果期均为4～10月。

【分布】分布于陕西、福建、广东、广西、四川等。

【生境】生于阴湿的草地或水沟边，海拔200～1900米。

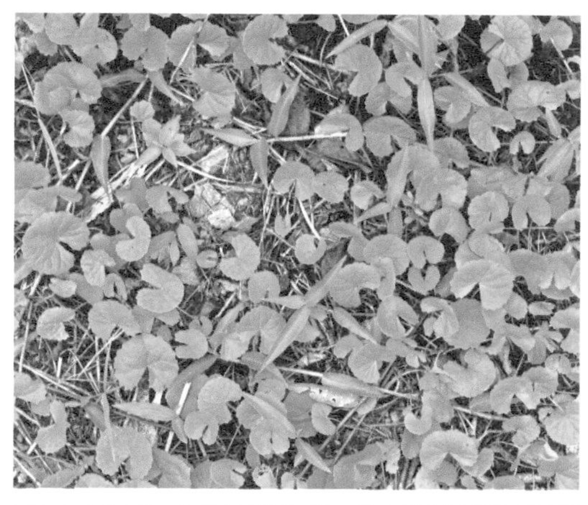

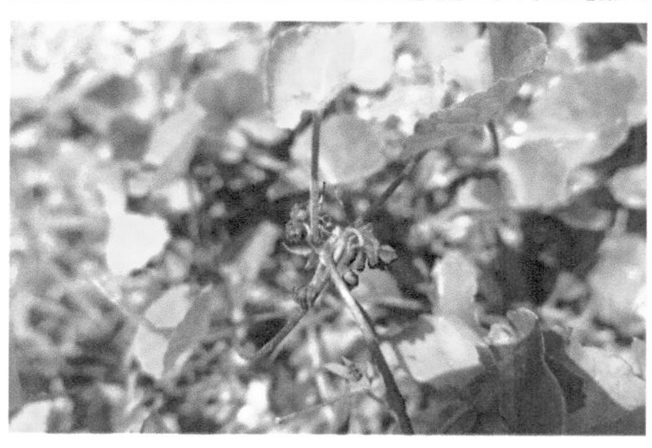

积雪草植物

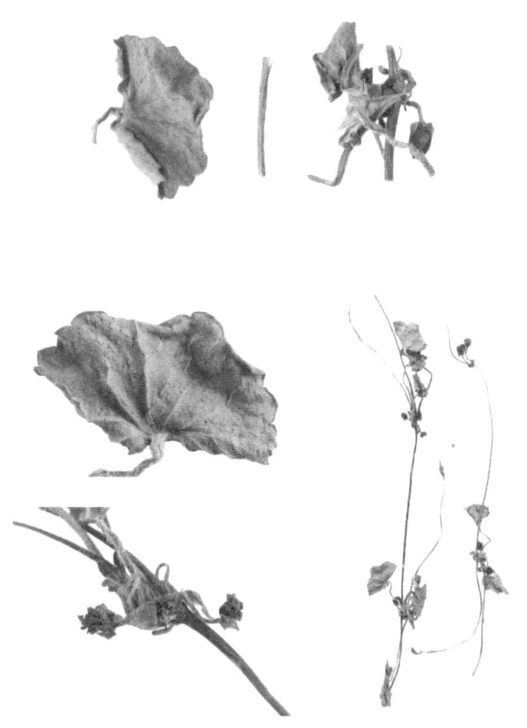

积雪草药材

笔管草 【壮文名】Godaebdoengz 【拉丁名】EQUISETI RAMISISSIMI HERBA

【药材别名】土木贼、锁眉草、笔杆草、节节草。

【基原】本品为木贼科（Equisetaceae）植物笔管草*Equisetum ramosissimum* subsp. *debile*（Roxb. ex Vauch.）Hauke的地上部分。

【采收加工】全年均可采收，晒干或鲜用。

【形态特征】多年生草本。大中型植物。根茎直立和横走，黑棕色，节和根密生黄棕色长毛或光滑无毛。地上枝多年生。枝一型，绿色，成熟主枝有分枝，但分枝常不多。主枝有脊10～20条。侧枝较硬，圆柱状，有脊8～12条，脊上有小瘤或横纹；鞘齿6～10个，披针形，较短，膜质，淡棕色，早落或宿存。孢子囊穗短棒状或椭圆形，顶端有小尖突，无柄。

【分布】分布于陕西、甘肃、广东、广西、海南、西藏等。

【生境】生于沙地、林缘等，海拔3200米以下。

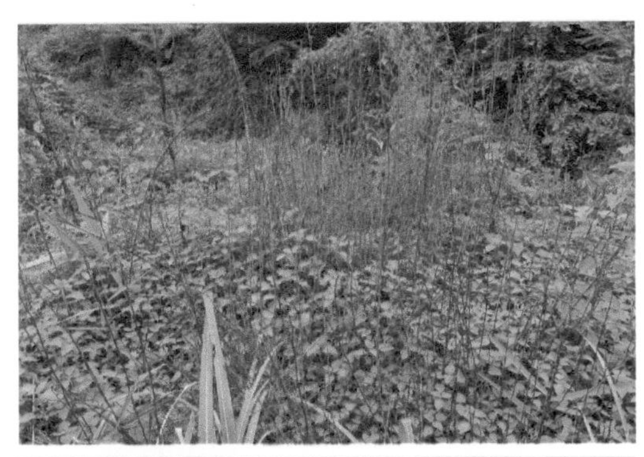

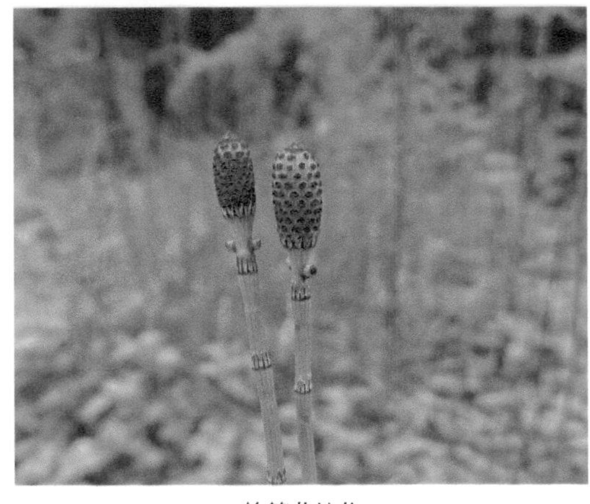

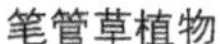

笔管草植物

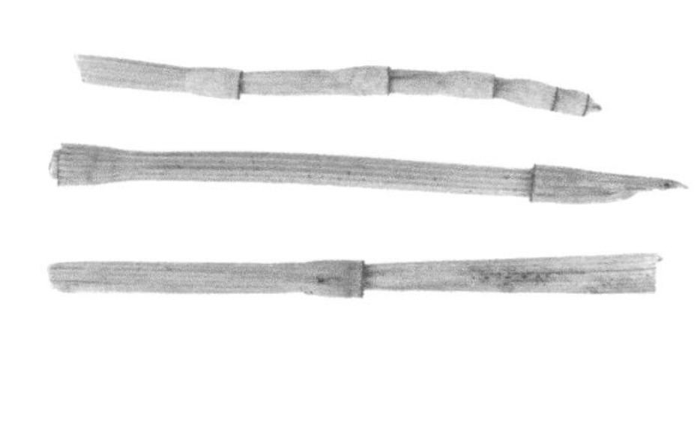

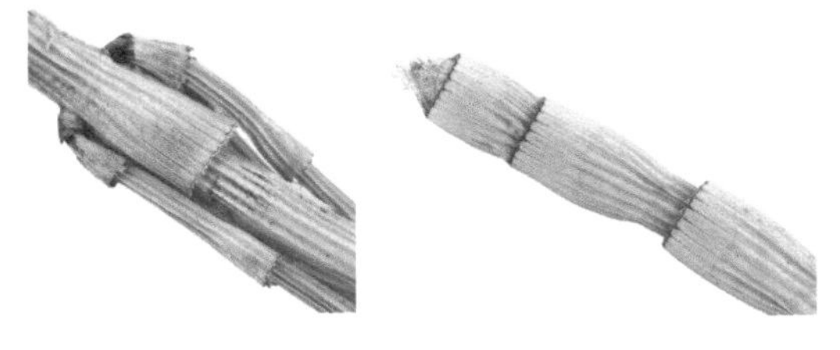

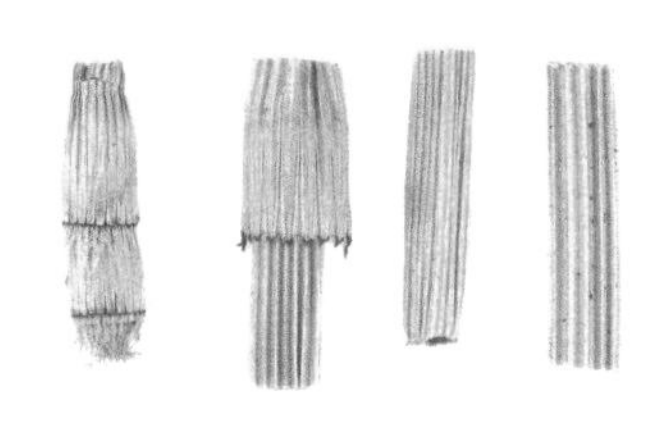

笔管草药材

倒生根

【瑶文名】Ziqc zaangc buerng
【拉丁名】ASPLENII PROLONGATI HERBA

【药材别名】长生铁角蕨。

【基原】本品为铁角蕨科（Aspleniaceae）植物长叶铁角蕨*Asplenium prolongatum* Hook.的干燥全草。

【采收加工】全年均可采收，除去杂质，洗净，晒干。

【形态特征】草本。植株高20～40厘米。根状茎短而直立，先端密被鳞片。叶簇生；叶片线状披针形，二回羽状；叶近肉质，叶轴与叶柄同色，顶端往往延长成鞭状而生根，羽轴与叶片同色，上面隆起，两侧有狭翅。孢子囊群狭线形，深棕色，每小羽片或裂片1枚，位于小羽片的中部上侧边；囊群盖狭线形，灰绿色，膜质，全缘，开向叶边，宿存。

【分布】分布于河南、台湾、福建、湖南、广东、广西、贵州、四川等。

【生境】附生于林中树干上或潮湿岩石上，海拔150～1800米。

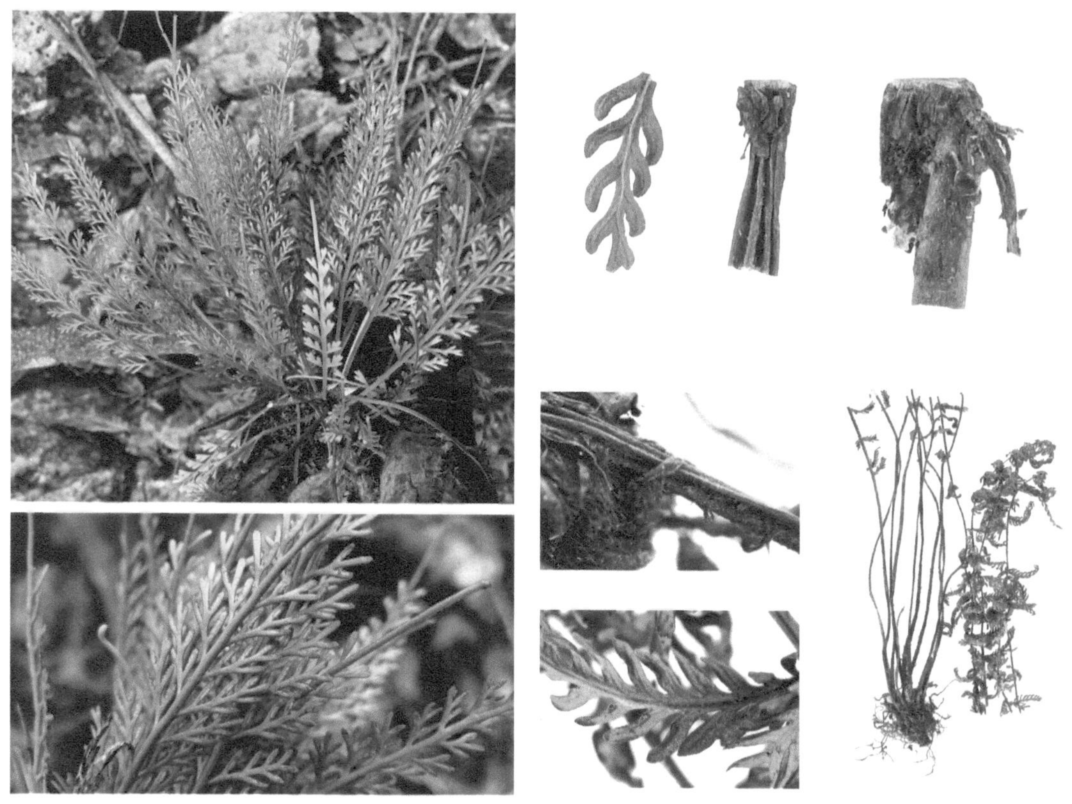

长叶铁角蕨植物

倒生根药材

倒扣草

【壮文名】Godazdauq
【瑶文名】Ngungh cietv buerng
【拉丁名】ACHYRANTHIS ASPERAE HERBA

【药材别名】倒扣簕、倒钩草、粗毛牛膝、鸡掇鼻。

【基原】本品为苋科（Amaranthaceae）植物土牛膝*Achyranthes aspera* L.的干燥全草。

【采收加工】夏、秋季花期、果期均可采挖，除去杂质，干燥。

【形态特征】多年生草本。茎四棱形，被柔毛，节部稍膨大，分枝对生。叶椭圆形或长圆形，全缘或波状，两面被柔毛。穗状花序顶生，直立，花在花后反折，花序梗密被白色柔毛；苞片披针形，小苞片2枚，刺状，基部两侧具膜质裂片；花被片披针形，花后硬化锐尖，具1条脉。胞果卵形。花期6～8月，果期10月。

【分布】分布于湖南、广东、广西、四川、贵州等。

【生境】生于山坡疏林或村庄附近空旷地，海拔800～2300米。

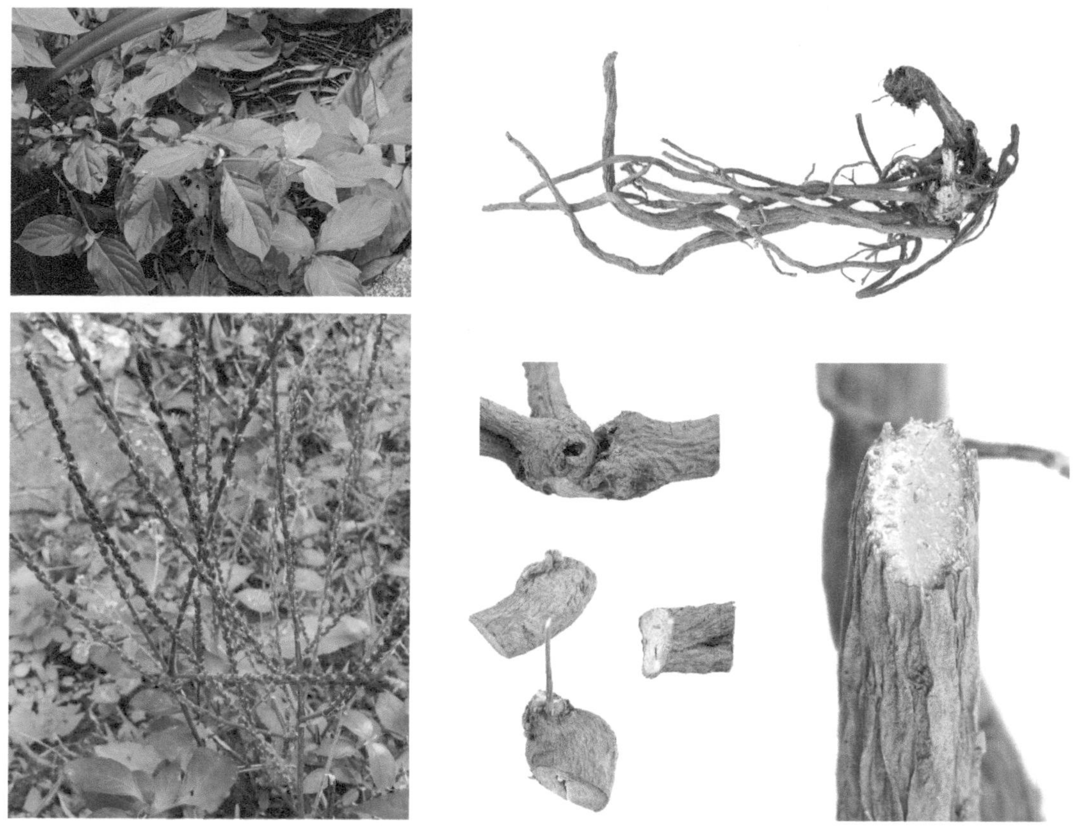

土牛膝植物

倒扣草药材

臭茉莉

【瑶文名】Guiex zingh buerng
【拉丁名】CLERODENDRI SIMPLICIS HERBA

【药材别名】山茉莉、大髻婆、过墙风、臭朱桐、臭牡丹。

【基原】本品为马鞭草科（Verbenaceae）植物臭茉莉*Clerodendrum chinense* var. *simplex*（Moldenke）S. L. Chen的全草。

【采收加工】全年均可采收，洗净，切片，晒干或鲜用。

【形态特征】灌木或乔木。叶对生。花序顶生或腋生；花萼宿存，顶端有4～5齿或为截头状；花冠管圆柱形，管口裂为二唇形或略不相等的4～5裂；雄蕊4枚；子房上位，通常为2个心皮组成。果实为核果、蒴果或浆果状核果，外果皮薄，中果皮干或肉质，内果皮多少质硬成核，核单一或可分为2个或4个。花果期5～11月。

【分布】分布于福建、台湾、广东、广西、云南等。

【生境】生于溪旁或林下。多栽培供观赏。

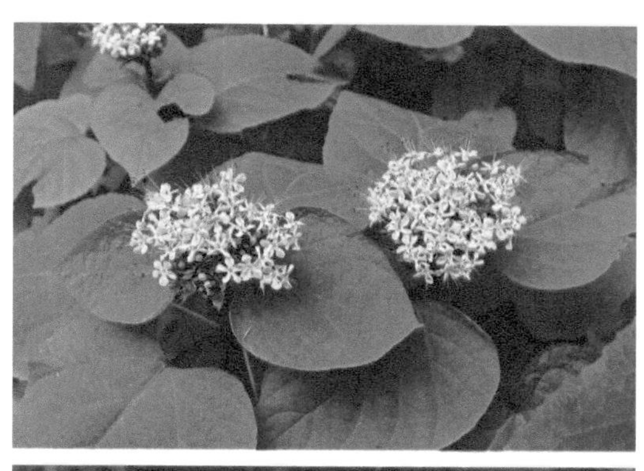

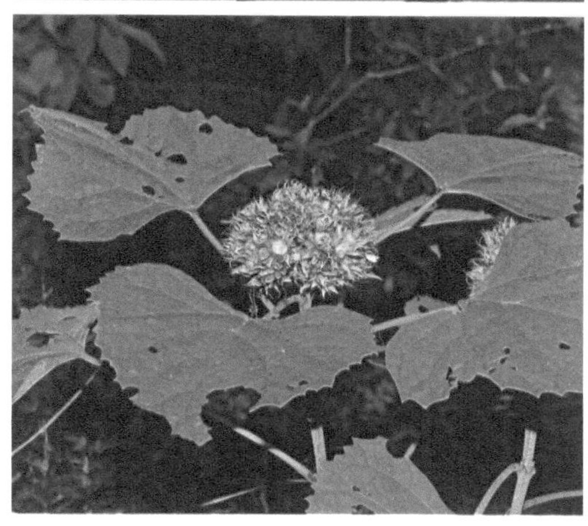

臭茉莉植物

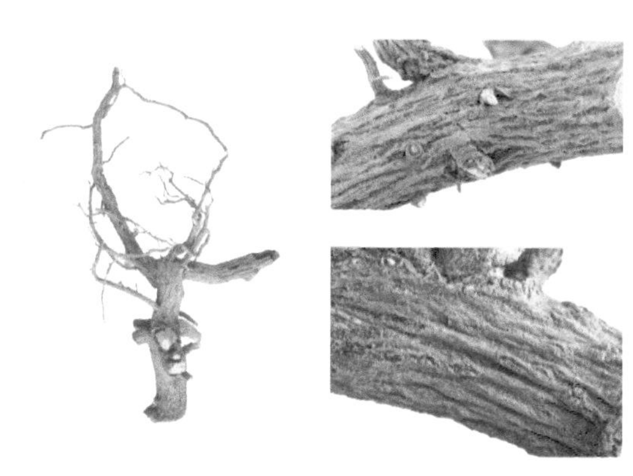

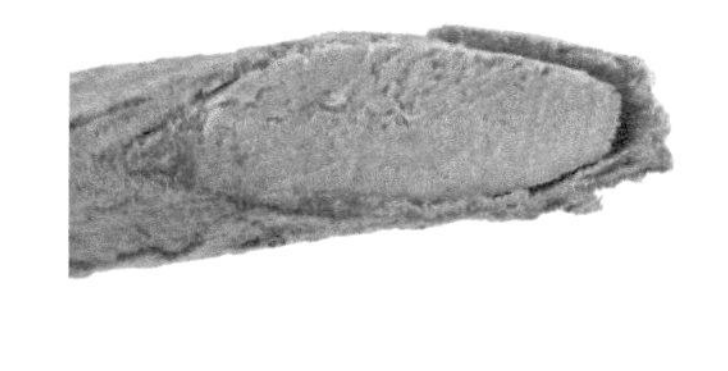

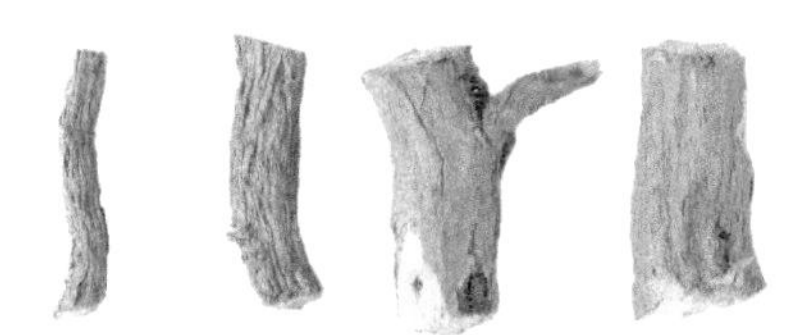

臭茉莉药材

射干 【壮文名】Goceganh 【拉丁名】BELAMCANDAE RHIZOMA

【药材别名】乌扇、扁竹、绞剪草、剪刀草、山蒲扇、野萱花、蝴蝶花。

【基原】本品为鸢尾科（Iridaceae）植物射干*Belamcanda chinensis*（L.）DC.的干燥根茎。

【采收加工】春初刚发芽或秋末茎叶枯萎时采挖，除去须根和泥沙，干燥。

【形态特征】多年生草本。根状茎为不规则的块状；须根多数，带黄色。茎实心。叶互生，嵌迭状排列，剑形，基部鞘状抱茎，顶端渐尖，无中脉。花序顶生，叉状分枝，每分枝的顶端聚生有数朵花；花橙红色，散生紫褐色的斑点；花被裂片6枚，2轮排列。蒴果倒卵形或长椭圆形，顶端无喙，成熟时室背开裂，果瓣外翻，中央有直立的果轴。花期6～8月，果期7～9月。

【分布】分布于吉林、江西、广东、广西等。

【生境】生于林缘或山坡草地，海拔2000～2200米。

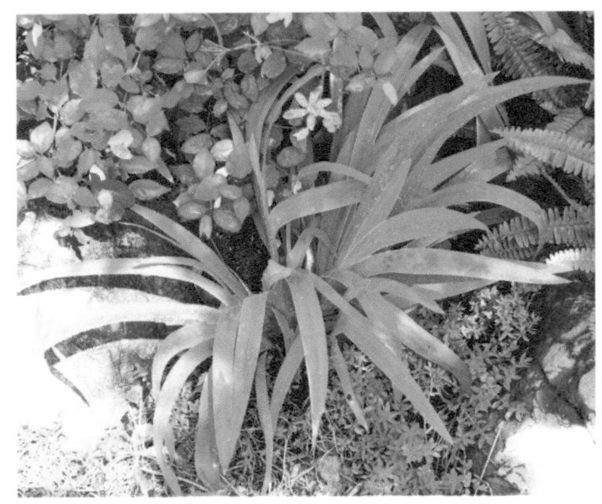

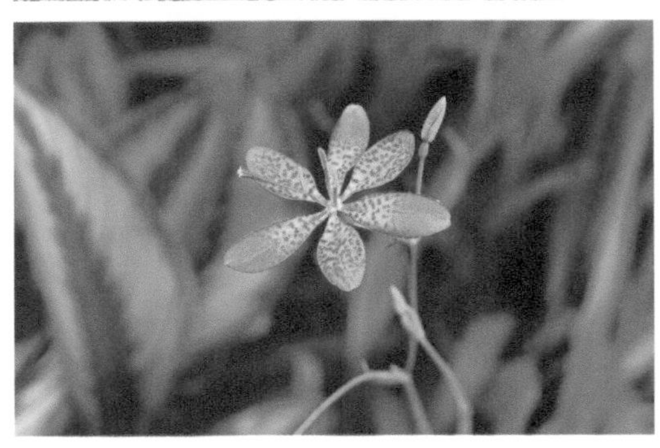

射干植物

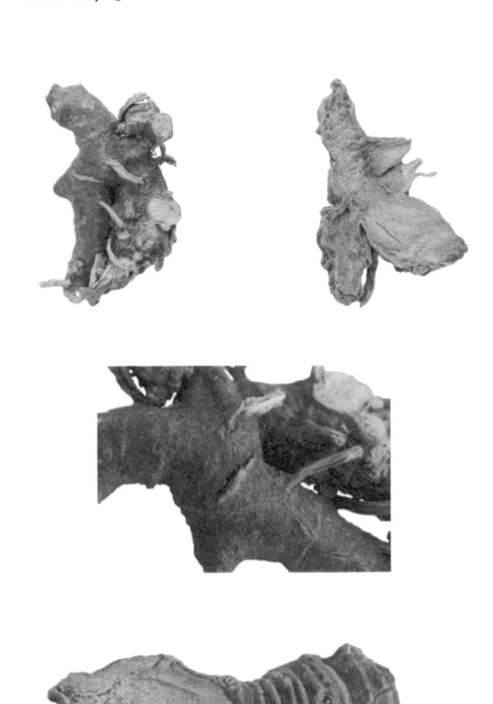

射干药材

凉粉草 【壮文名】Goliengzfaenj 【拉丁名】MESONAE CHINENSIS HERBA

【药材别名】仙人伴、仙草、仙人冻、仙人草。

【基原】本品为唇形科（Lamiaceae）植物凉粉草*Mesona chinensis* Benth.的干燥全草。

【采收加工】夏、秋季采收，除去杂质，晒干。

【形态特征】草本。直立或匍匐。分枝或少分枝，茎、枝四棱形。叶狭卵圆形至阔卵圆形或近圆形，边缘具或浅或深的锯齿。轮伞花序多数，组成间断或近连续的顶生总状花序；花萼开花时钟形，密被白色疏柔毛，脉不明显，二唇形；花冠白色或淡红色，小；雄蕊4枚；花柱远超出雄蕊之上，先端不相等2浅裂。小坚果长圆形，黑色。花期、果期均为7～10月。

【分布】分布于台湾、浙江、江西、广东、广西等。

【生境】生于水沟边及干沙地草丛。

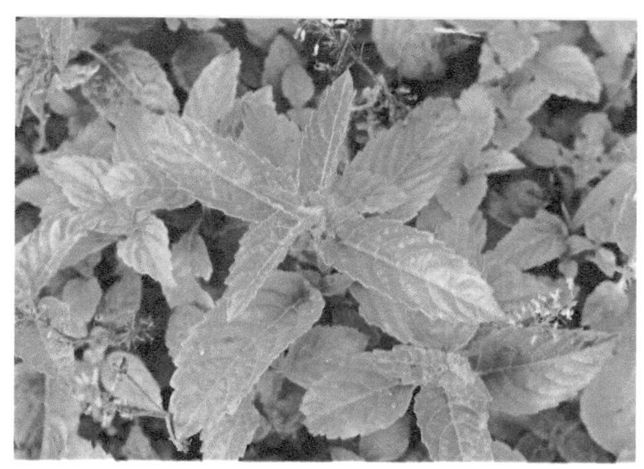

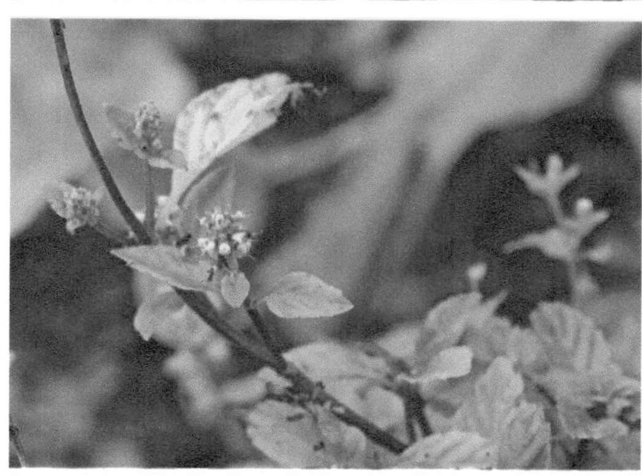

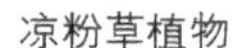

凉粉草植物

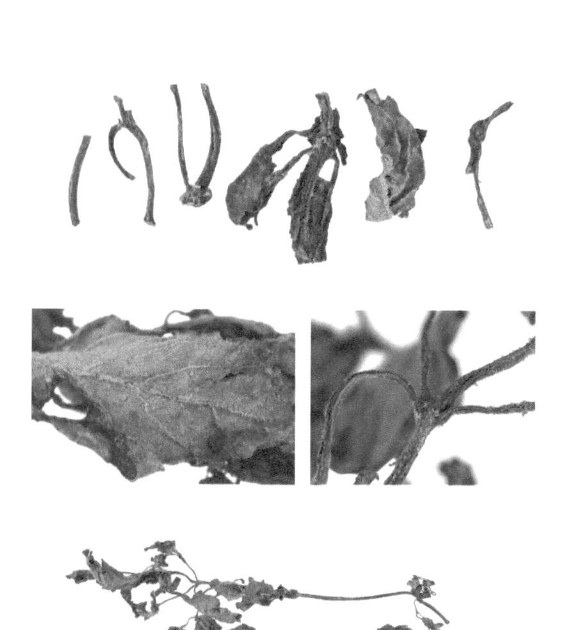

凉粉草药材

益母草

【壮文名】Ngaihmwnj
【拉丁名】LEONURI HERBA

【药材别名】益母蒿、益母艾、红花艾、坤草、茺蔚、三角胡麻、四楞子棵。

【基原】本品为唇形科（Labiatae）植物益母草*Leonurus japonicus* Houtt. 的地上部分。

【采收加工】鲜品春季幼苗期至初夏开花前期采割；干品夏季茎叶茂盛、花未开或初开时采割，直接晒干，或切段后晒干。

【形态特征】一年生或二年生草本。茎直立，钝四棱形，微具槽，有倒向糙伏毛。叶轮廓变化很大。轮伞花序腋生，具8～15朵花，轮廓为圆球形，多数远离而组成长穗状花序；小苞片刺状；花萼管状钟形；花冠粉红色至淡紫红色，冠檐二唇形，上唇直伸，内凹。小坚果长圆状三棱形，淡褐色，光滑。花期6～9月，果期9～10月。

【分布】分布于全国各地。

【生境】生于路旁、荒地等，海拔可高达3400米。

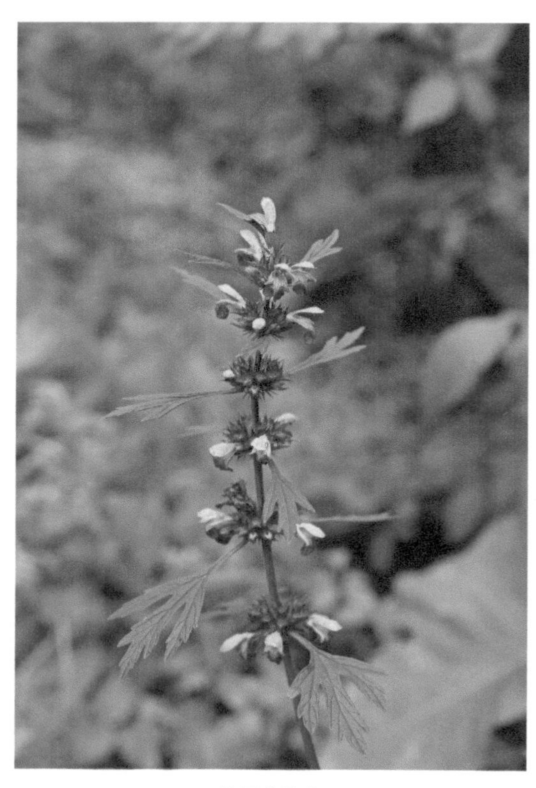

益母草植物

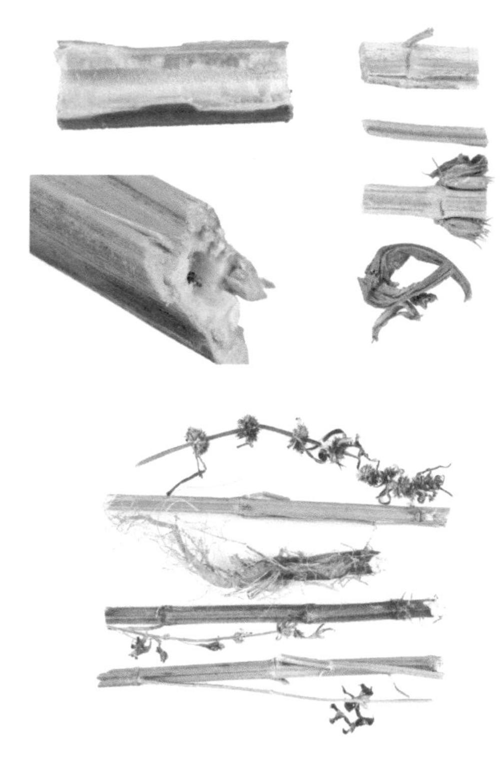

益母草药材

海金子

【壮文名】Gohaijdoengz

【瑶文名】Faauxgemh ndomh maauh

【拉丁名】PITTOSPORI PAUCIFLORI CAULIS ET RANULUS

【药材别名】满山香。

【基原】本品为海桐花科（Pittosporaceae）植物少花海桐*Pittosporum pauciflorum* Hook. et Arn.的干燥茎枝。

【采收加工】全年均可采收，切段，晒干。

【形态特征】常绿灌木。嫩枝无毛，老枝有皮孔。叶散布于嫩枝上，革质。花呈假伞形状；花梗秃净或有微毛；苞片线状披针形；萼片窄披针形，被微毛，边缘有睫毛；子房长卵形，被灰茸毛，子房柄短，有侧膜胎座3个。蒴果椭圆形或卵形，被疏毛，3片裂开，胎座位于果片中部，各有种子5～6粒。种子红色。

【分布】分布于广西、广东、江西等。

【生境】生于山地常绿林。

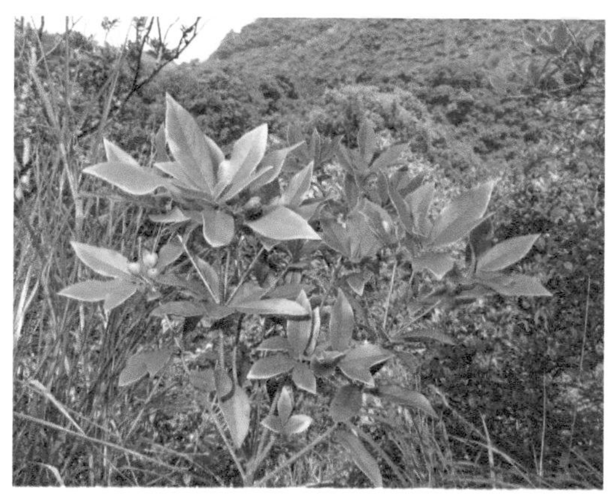

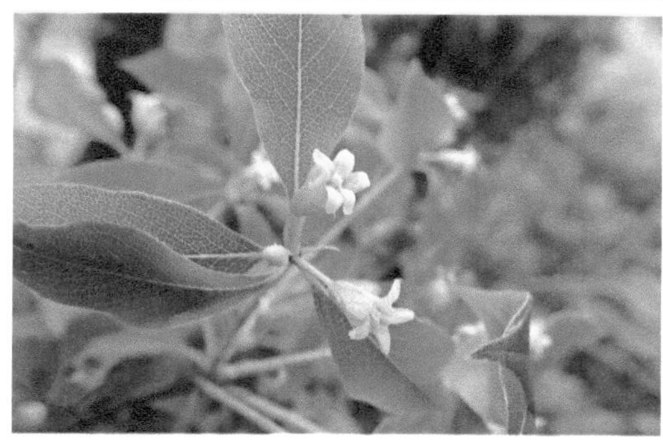

少花海桐植物

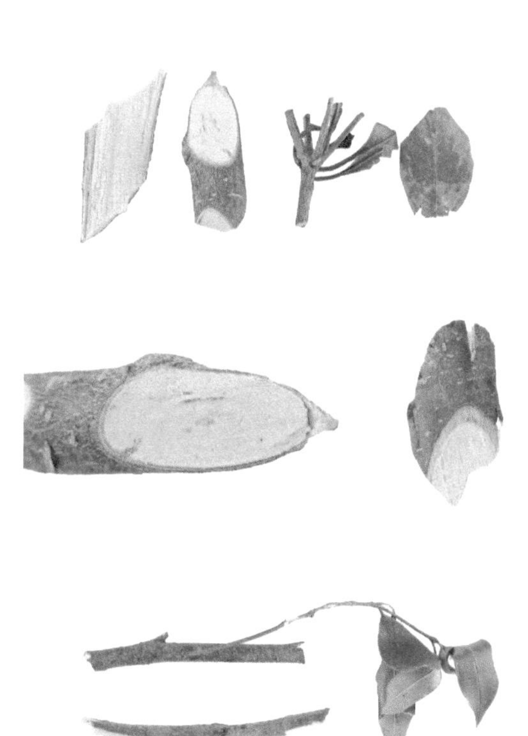

海金子药材

桑叶 【壮文名】Mbawnengznuengx 【拉丁名】MORI FOLIUM

【药材别名】铁扇子、冬桑叶、霜桑叶。

【基原】本品为桑科（Moraceae）植物桑*Morus alba* L.的干燥叶。

【采收加工】初霜后采收，除去杂质，晒干。

【形态特征】乔木或灌木。叶卵形或广卵形，先端急尖、渐尖或圆钝，基部圆形至浅心形，边缘锯齿粗钝，有时叶为各种分裂。花单性，腋生或生于芽鳞腋内，与叶同时生出；雄花序下垂，密被白色柔毛；雌花无梗，花被片倒卵形，顶端圆钝。聚花果卵状椭圆形，成熟时红色或暗紫色。花期4～5月，果期5～8月。

【分布】分布于我国华中和华北地区，全国各地均有栽培。

【生境】生于路旁、田间。多为栽培。

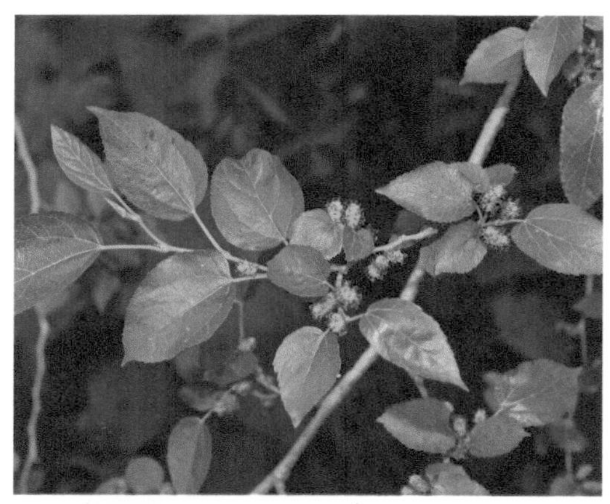

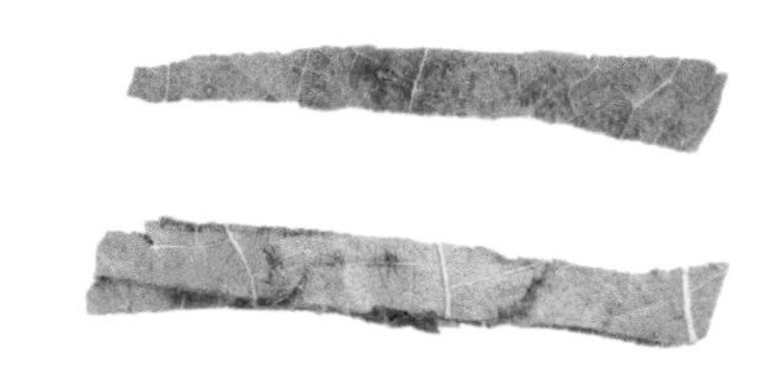

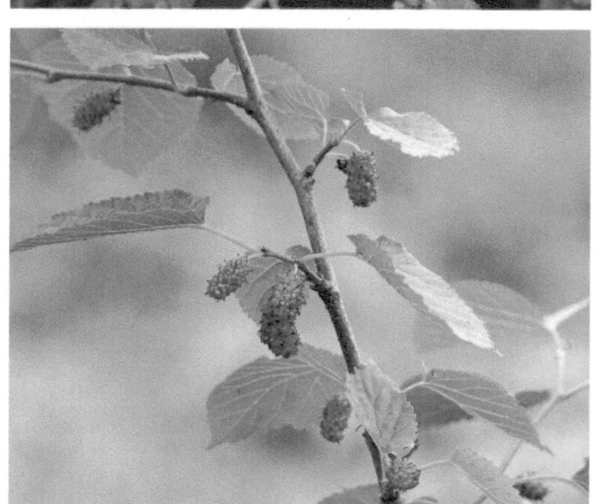

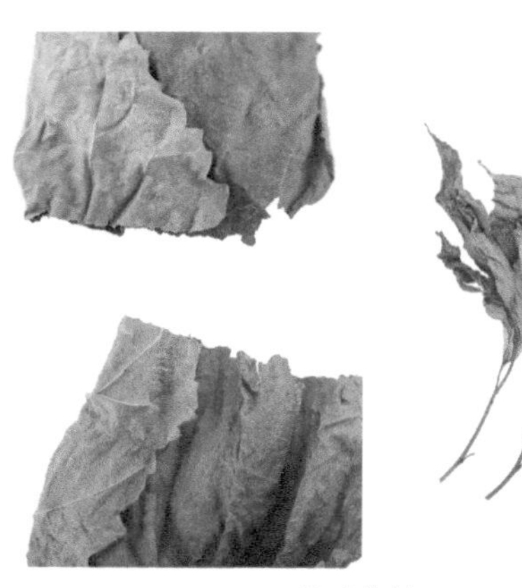

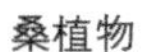

桑植物

桑叶药材

桑寄生 【壮文名】Gosiengz 【拉丁名】TAXILLI HERBA

【药材别名】寄生、桑上寄生。

【基原】本品为桑寄生科（Loranthaceae）植物川桑寄生*Taxillus sutchuenensis*（Lecomte）Danser的干燥带叶茎枝。

【采收加工】冬季至翌年春季采割，除去粗茎，切段，干燥，或蒸后干燥。

【形态特征】灌木。嫩枝、叶密被褐色或红褐色星状毛，小枝黑色，无毛，具散生皮孔。叶近对生或互生，革质。总状花序，1～3个生于小枝已落叶腋部或叶腋，具花（2～）3～4（～5）朵，密集呈伞形；花红色，花托椭圆状；副萼环状，具4齿；花冠花蕾时管状，裂片4枚，反折。果椭圆球状，两端均圆钝，黄绿色，果皮具颗粒状体，被疏毛。花期6～8月。

【分布】分布于云南、陕西、贵州、湖南、广西等。

【生境】寄生于桑树、梨树、李树等植物，海拔500～1900米。

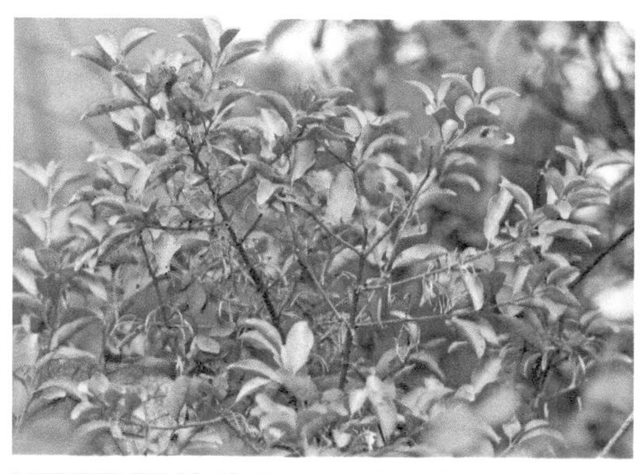

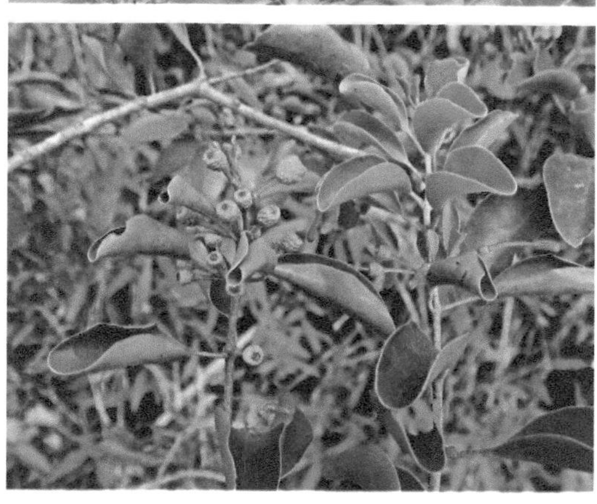

川桑寄生植物

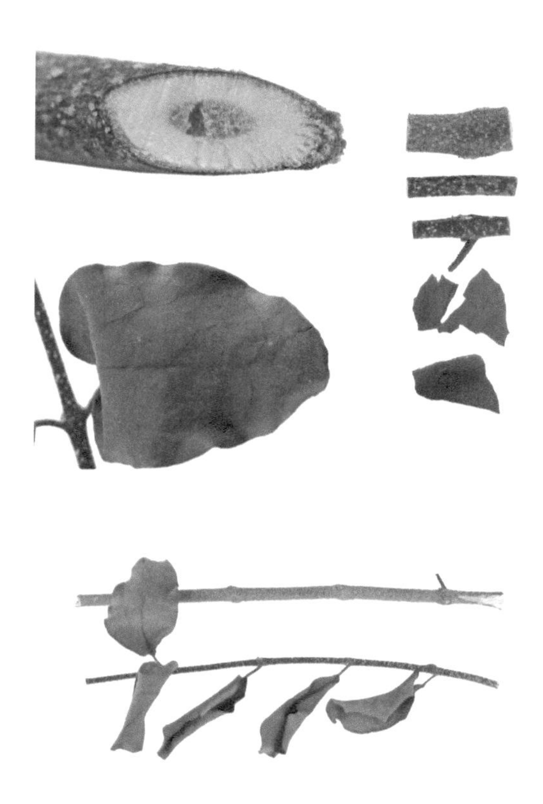

桑寄生药材

SHIYI HUA

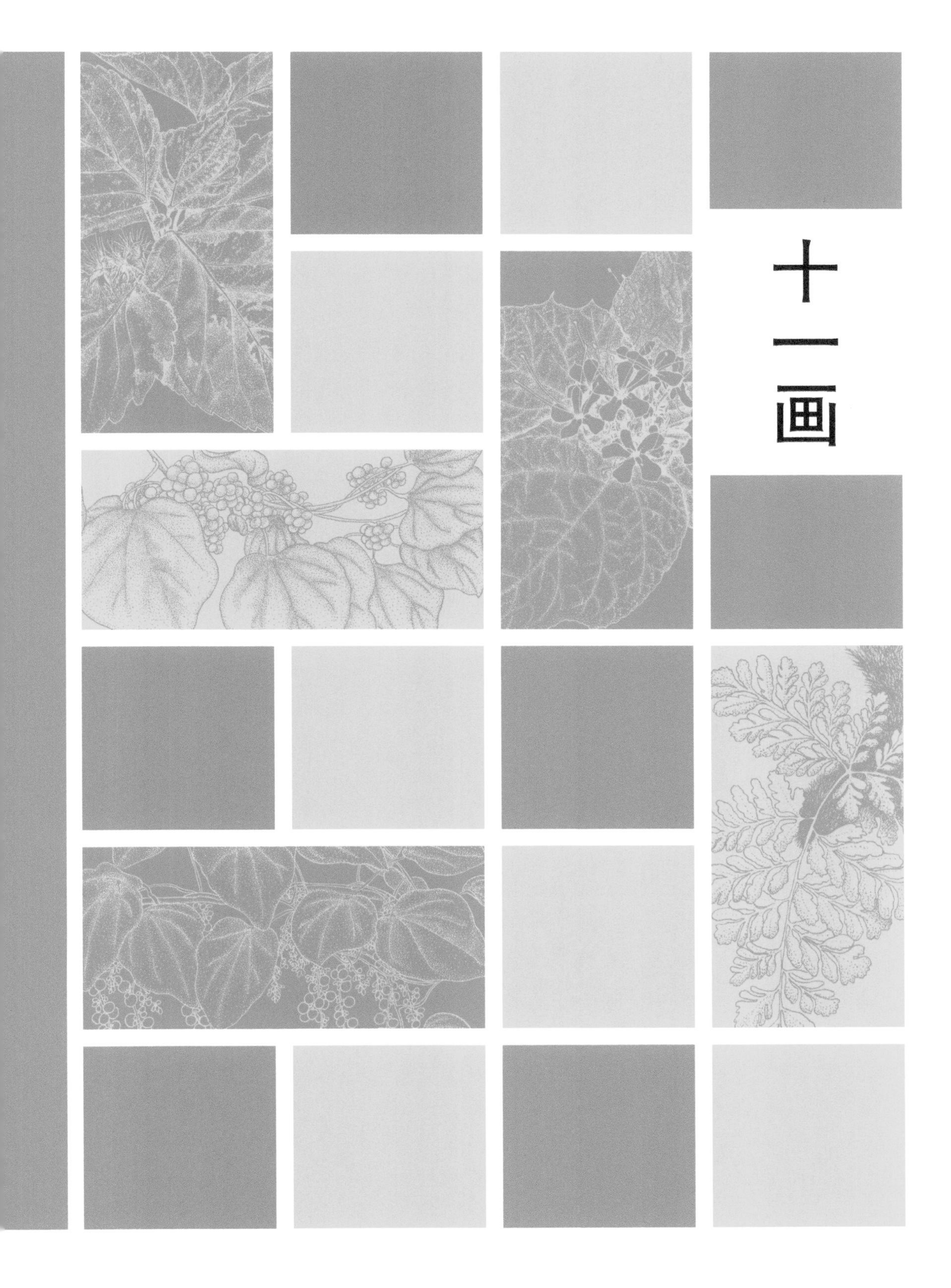

十二画

球兰

【瑶文名】Domh baeqc buix buerng

【拉丁名】HOYAE CARNOSAE HERBA

【药材别名】雪球花、金雪球、绣球花藤、玉绣球、壁梅、蜡兰、金丝叶。

【基原】本品为萝藦科（Asclepiadaceae）植物球兰*Hoya carnosa*（L. f.）R. Br.的干燥地上部分。

【采收加工】全年均可采收，除去杂质，晒干。

【形态特征】攀缘灌木。附生于树上或石上；茎节上生气根。叶对生，肉质，顶端钝，基部圆形。聚伞花序伞状，腋生，着花约30朵；花白色，直径约2厘米；花冠辐状，花冠筒短，裂片外面无毛，内面多乳头状凸起；副花冠星状，外角急尖，中脊隆起，边缘反折而成一孔隙，内角急尖，直立。蓇葖果线形，光滑。花期4～6月，果期7～8月。

【分布】分布于云南、广西、广东、福建、台湾等。

【生境】生于平原或山地，附生于树上或石上，海拔200～1200米。

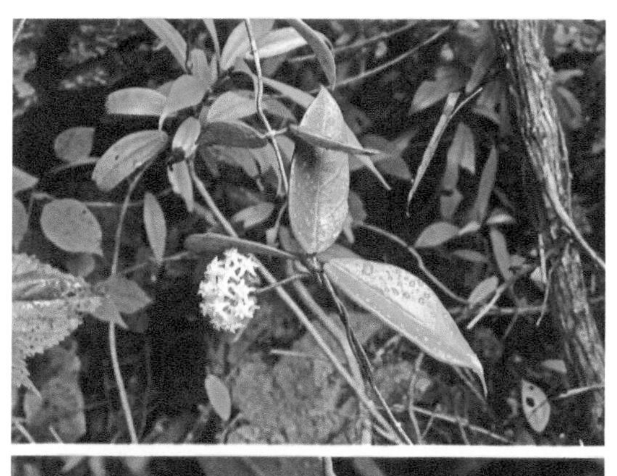

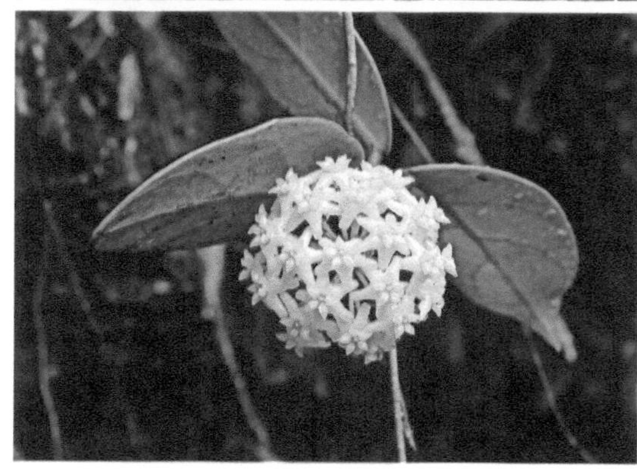

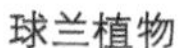

球兰植物

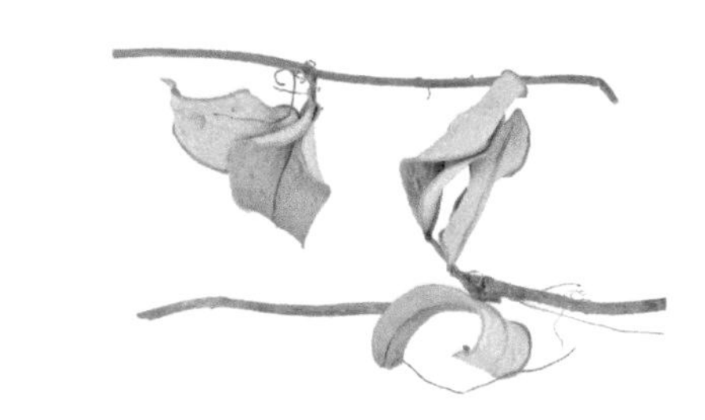

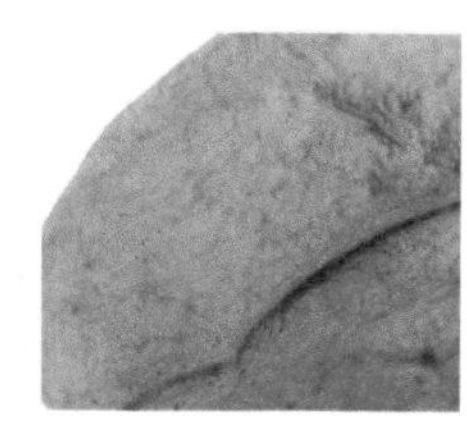

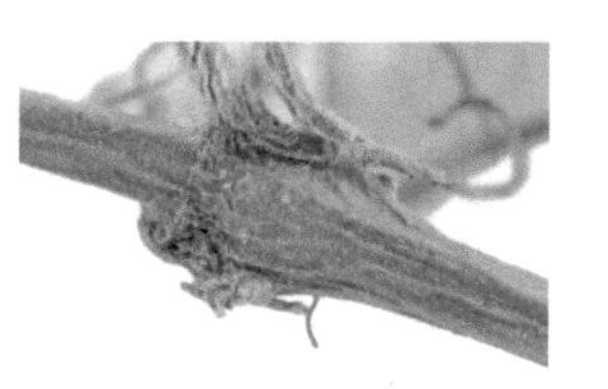

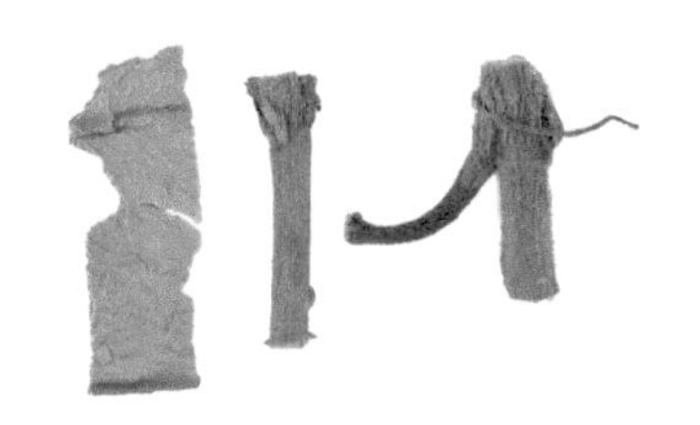

球兰药材

排钱草

【壮文名】Gaeumuengxbya
【瑶文名】Jiemh zinh buerng
【拉丁名】PHYLLODII PULCHELLI RADIX ET RHIZOMA

【药材别名】叠钱草、钱排草、龙鳞草、午时合。

【基原】本品为豆科（Leguminosae）植物排钱树*Phyllodium pulchellum*（L.）Desv.的地上部分。

【采收加工】夏、秋季采收，鲜用或切片晒干。

【形态特征】灌木。小枝被白色或灰色短柔毛。托叶三角形，密被灰黄色柔毛；小叶革质。伞形花序，花藏于叶状苞片内，叶状苞片排列成总状圆锥花序状；叶状苞片圆形，两面略被短柔毛及缘毛；花梗被短柔毛；花萼被短柔毛；花冠白色或淡黄色，翼瓣基部具耳，具瓣柄。荚果成熟时无毛或有疏短柔毛及缘毛；种子宽椭圆形或近圆形。花期7～9月，果期10～11月。

【分布】分布于福建、江西、广东、海南、广西、云南、台湾等。

【生境】生于丘陵荒地、路旁或山坡疏林，海拔160～2000米。

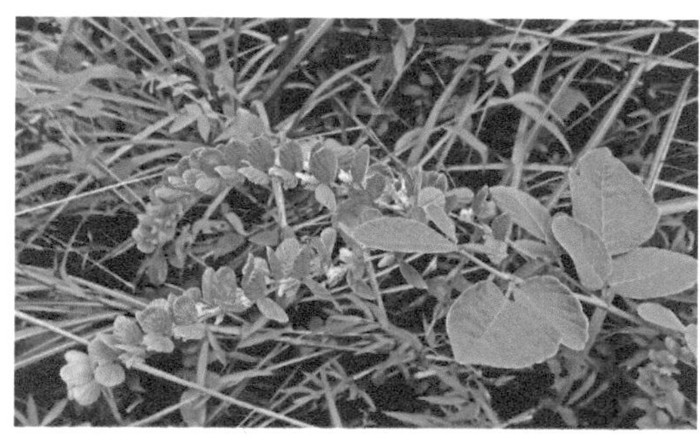
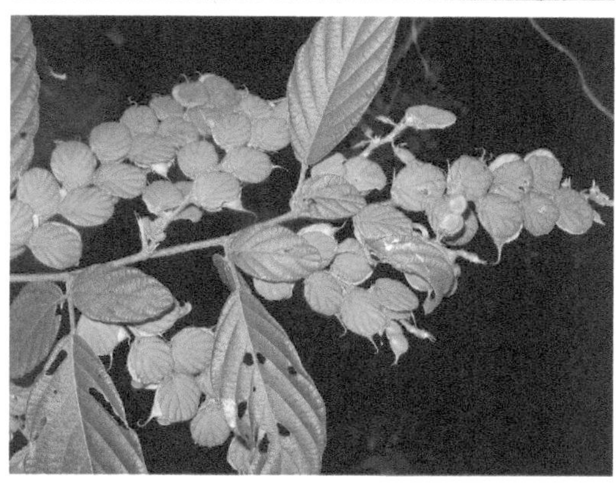

排钱树植物

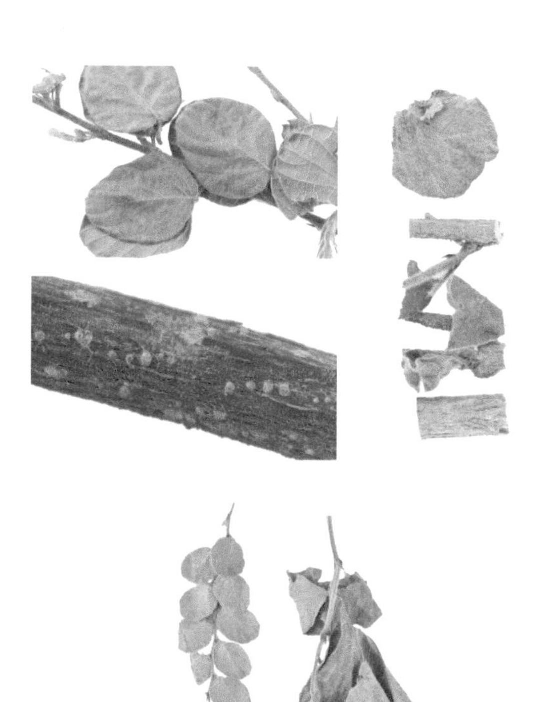

排钱草药材

黄牛木叶

【壮文名】Cazewzhenj

【拉丁名】CEATOXYLI COCHINCHINENSIS FOLIUM

【药材别名】雀笼木、黄芽木、满天红、黄丝鸡兰、海牙茶、土苏木、黄尝。

【基原】本品为金丝桃科（Hypericaceae）植物黄牛木*Cratoxylum cochinchinense*（Lour.）Blume的叶。

【采收加工】春、夏季采收，除去杂质，晒干或鲜用。

【形态特征】落叶灌木或乔木。树干下部有簇生的长枝刺。枝条对生，幼枝略扁，无毛，淡红色，节上叶柄间线痕连续或间有中断。叶片椭圆形至长椭圆形或披针形。聚伞花序腋生或腋外生及顶生，有花（1～）2～3朵；花瓣粉红色、深红色至红黄色，倒卵形。蒴果椭圆球形，棕色，无毛，被宿存的花萼包被超过2/3。花期4～5月，果期6月以后。

【分布】分布于广东、广西、云南等。

【生境】生于丘陵或山地干燥阳坡上的次生林或灌丛，海拔1240米以下。

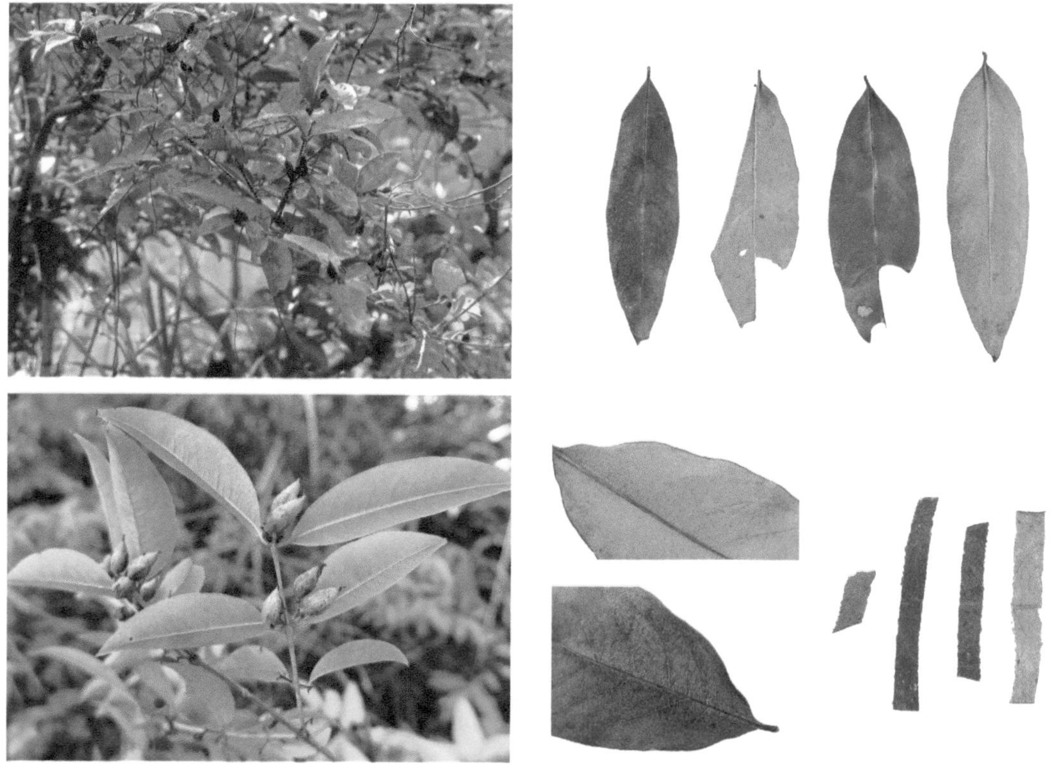

黄牛木植物　　　　黄牛木叶药材

黄皮叶

【壮文名】**Mbawgomaed**

【拉丁名】**FOLIUM CLAISENAE**

【药材别名】油皮、油梅。

【基原】本品为芸香科（Rutaceae）植物黄皮*Clausena lansium*（Lour.）Skeels的干燥叶。

【采收加工】全年均可采收，除去杂质，干燥。

【形态特征】小乔木。小枝、叶轴、花序轴散生甚多明显凸起的细油点且密被短直毛。叶有小叶5～11片，常一侧偏斜。圆锥花序顶生；花蕾圆球形，有5条稍凸起的纵脊棱；花萼裂片阔卵形；花瓣长圆形，两面被短毛或内面无毛。果球形、椭圆球形或阔卵形，淡黄色至暗黄色，被细毛，果肉乳白色，半透明，有种子1～4粒；子叶深绿色。花期4～5月，果期7～8月。

【分布】栽培于台湾、福建、广东、海南、广西等。

【生境】生于路旁、庭院。多为栽培。

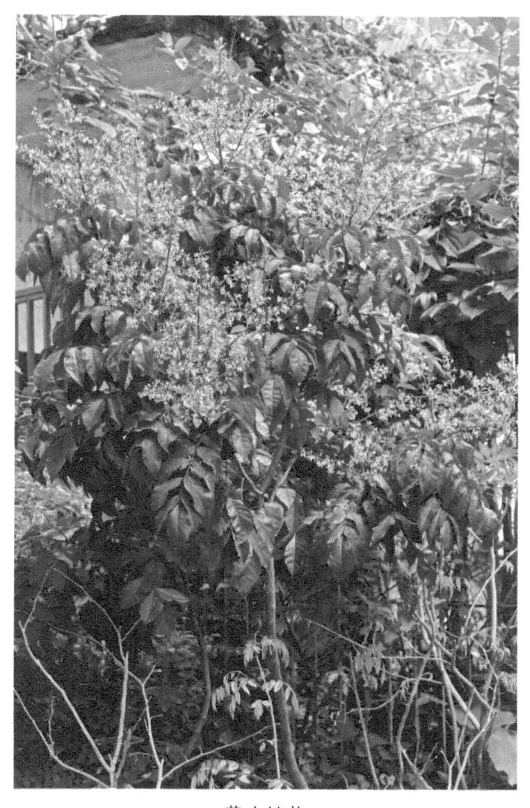

黄皮植物

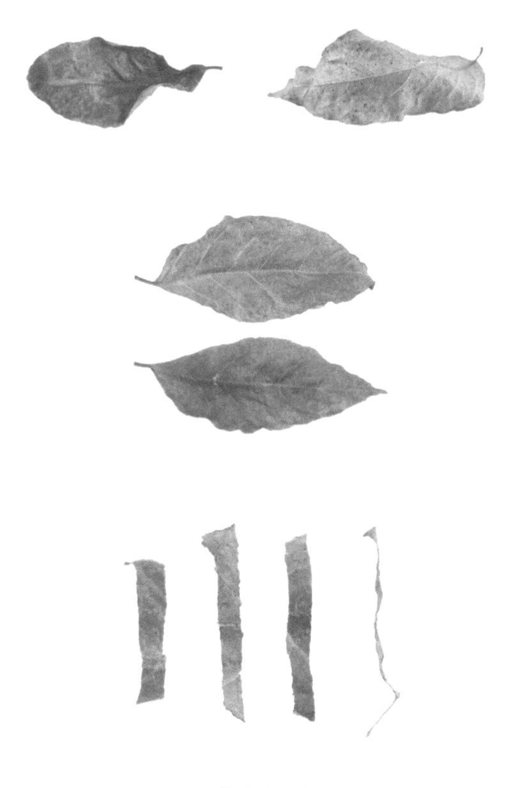

黄皮叶药材

黄花倒水莲

【壮文名】Govahenj
【瑶文名】Jaih dorn biangh
【拉丁名】POLYGALAE FALLACIS RADIX

【药材别名】黄花大远志、黄花远志、吊黄、倒吊黄花。

【基原】本品为远志科（Polygalaceae）植物黄花倒水莲*Polygala fallax* Hemsl.的干燥根。

【采收加工】全年均可采挖，洗净，除去须根，晒干。

【形态特征】灌木或小乔木。根粗壮，多分枝，表皮淡黄色。枝灰绿色，密被长而平展的短柔毛。单叶互生，叶片膜质，披针形至椭圆状披针形，全缘，上面深绿色，下面淡绿色。总状花序顶生或腋生；萼片5枚，外面3枚小，不等大，里面2枚大，花瓣状，鸡冠状附属物具柄，流苏状。蒴果阔倒心形至球形，绿黄色。花期5～8月，果期8～10月。

【分布】分布于江西、福建、湖南、广东、广西、云南等。

【生境】生于山谷林下水旁阴湿处，海拔（360～）1150～1650米。

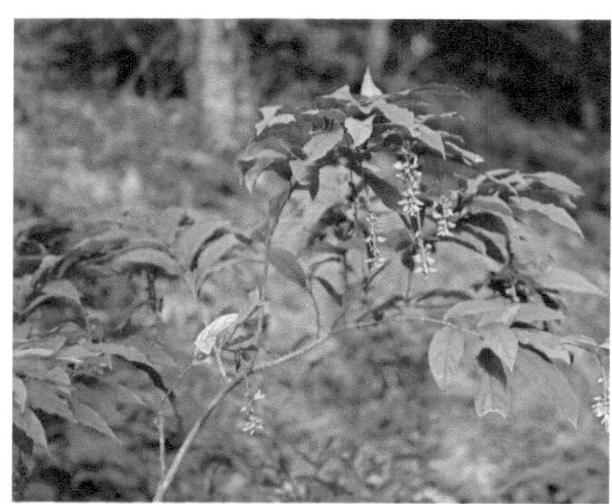

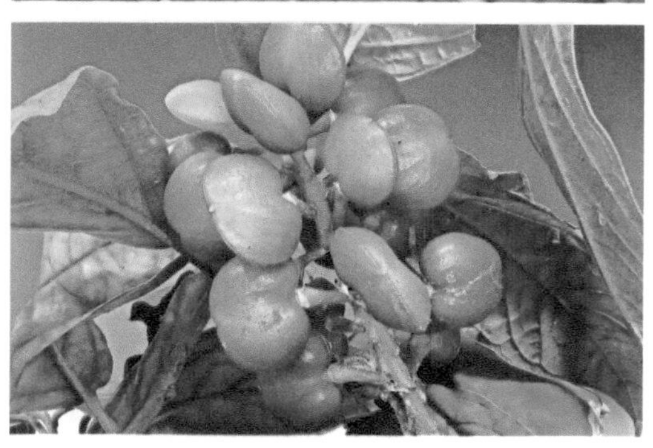

黄花倒水莲植物

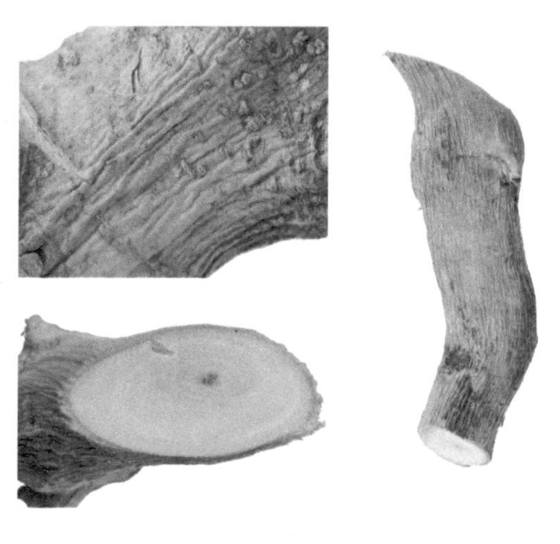

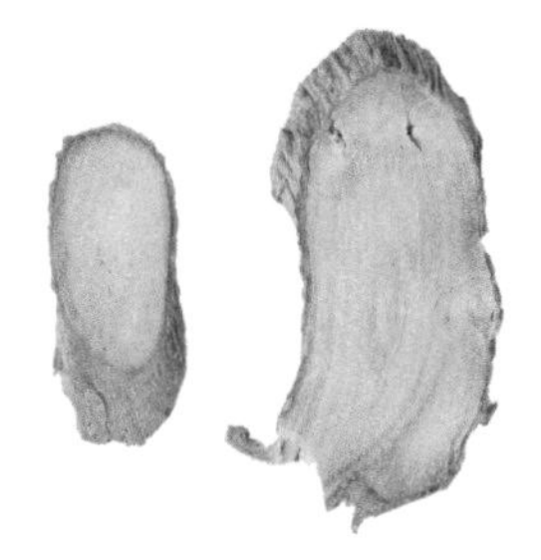

黄花倒水莲药材

黄鳝藤

【瑶文名】Wiangh mbungv buerng

【拉丁名】BERCHEMIAE FLORIBUNDAE HERBA

【药材别名】勾儿茶。

【基原】本品为鼠李科（Rhamnaceae）植物多花勾儿茶*Berchemia floribunda*（Wall.）Brongn.的干燥全株。

【采收加工】全年均可采收，除去杂质，洗净，晒干。

【形态特征】藤状或直立灌木。幼枝黄绿色，光滑无毛。叶纸质，上部叶较小，顶端锐尖，下部叶较大，顶端钝或圆形，稀短渐尖；托叶狭披针形，宿存。花多数，通常数个簇生排成顶生宽聚伞圆锥花序，或下部兼腋生聚伞总状花序；花瓣倒卵形，雄蕊与花瓣等长。核果圆柱状椭圆形，有时顶端稍宽，基部有盘状的宿存花盘。花期7～10月，果期翌年4～7月。

【分布】分布于山西、陕西、浙江、广东、广西等。

【生境】生于山坡、沟谷、林缘、林下或灌丛中，海拔2600米以下。

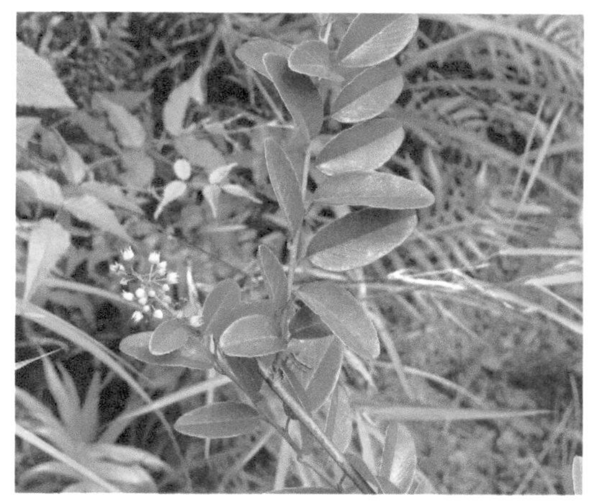

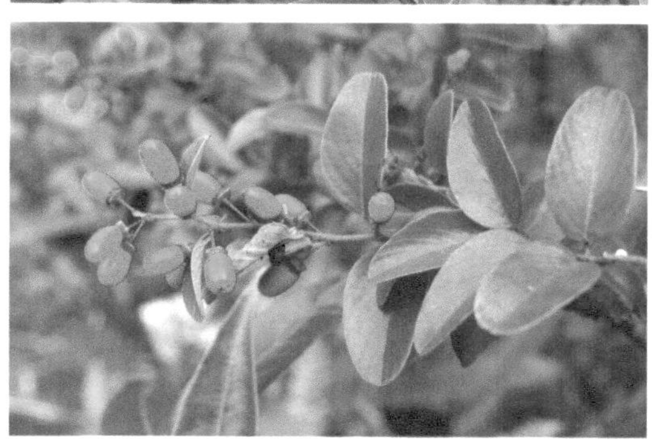

多花勾儿茶植物

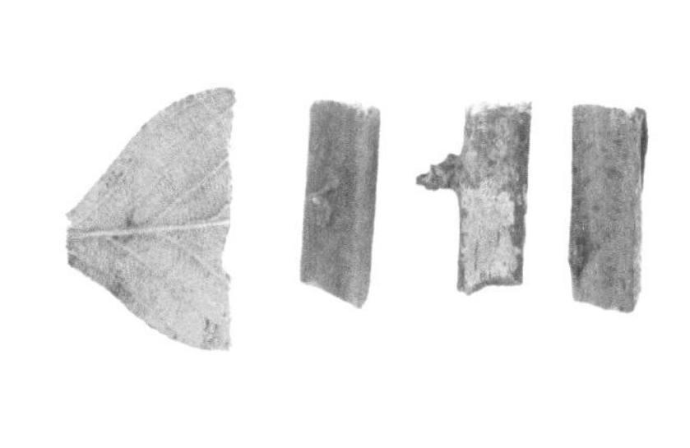

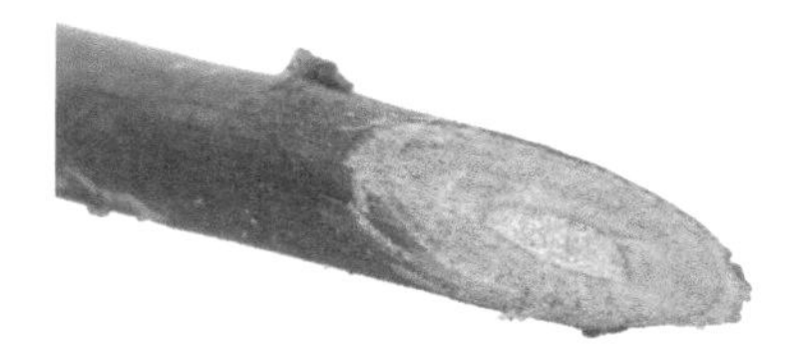

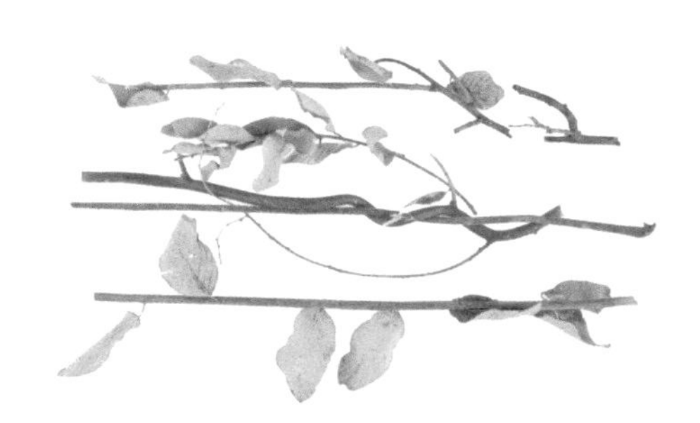

黄鳝藤药材

萝芙木

【壮文名】Meizleluxbaeg
【拉丁名】HERBA RAUVOLFIAE

【药材别名】万药归家、三叉虎、地郎伞、假辣椒、矮青木。

【基原】本品为夹竹桃科（Apocynaceae）植物萝芙木*Rauvolfia verticillata*（Lour.）Baill.的干燥全株。

【采收加工】全年均可采收，除去泥沙，干燥。

【形态特征】灌木。多枝，树皮灰白色；幼枝绿色，被稀疏的皮孔。叶膜质，3～4片叶轮生。伞形式聚伞花序，生于上部小枝的腋间；花小，白色；花萼5裂；花冠高脚碟状；子房由2个离生心皮组成。核果卵圆形或椭圆球形，由绿色变暗红色，然后变成紫黑色。种子具皱纹；胚小，子叶叶状，胚根在上。花期2～10月，果期4月至翌年春季。

【分布】分布于我国西南和华南地区，以及台湾。

【生境】生于林边、丘陵地带的林中或溪边较潮湿的灌木丛。

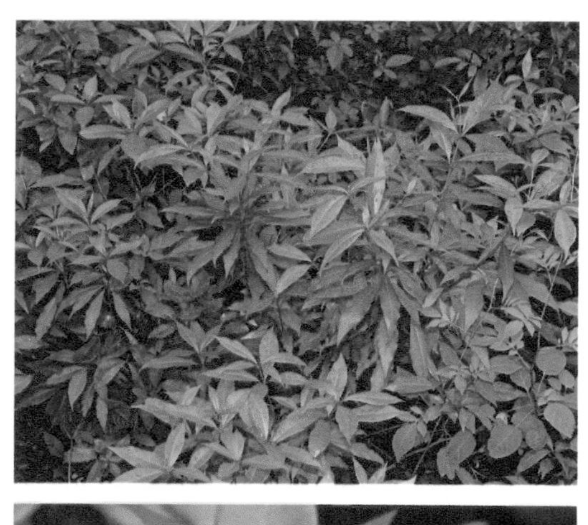

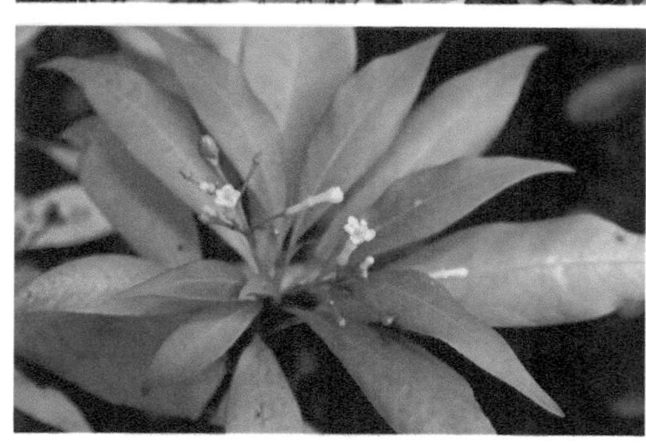

萝芙木植物

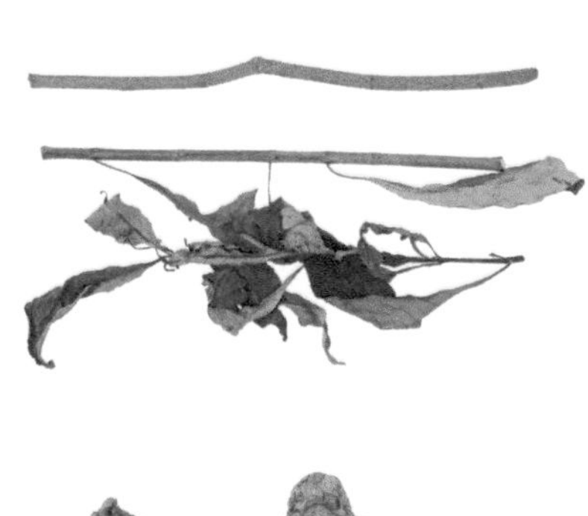

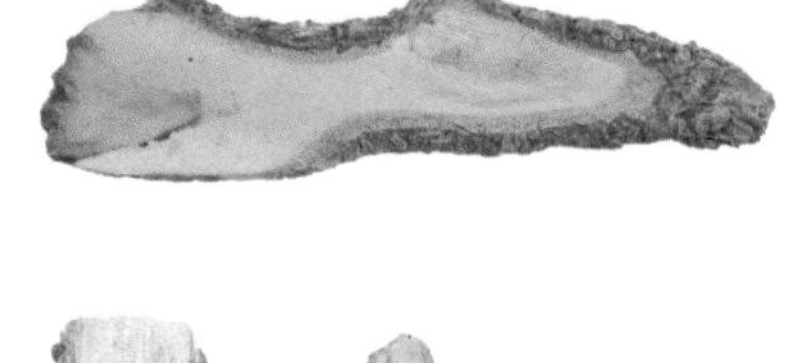

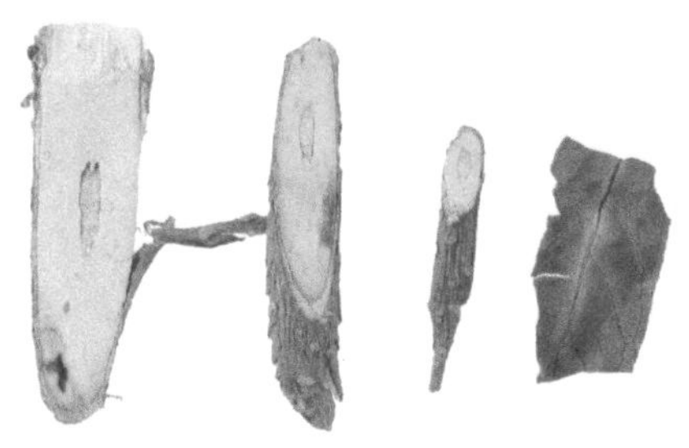

萝芙木药材

救必应

【壮文名】Maexndeihmeij
【瑶文名】Linh zaixn diangh
【拉丁名】ILICIS ROTUNDAE CORTEX

【药材别名】白银树皮、九层皮、白兰香、熊胆木。

【基原】本品为冬青科（Aquifoliaceae）植物铁冬青*Ilex rotunda* Thunb.的干燥树皮。

【采收加工】夏、秋季剥取，晒干。

【形态特征】常绿灌木或乔木。树皮灰色至灰黑色。小枝圆柱形，挺直。叶仅见于当年生枝上，叶片薄革质或纸质，全缘，稍反卷。聚伞花序或伞状花序具（2～）4～6（～13）朵花，单生于当年生枝的叶腋内。果近球形或稀椭圆形，直径4～6毫米，成熟时红色；宿存花萼平展，浅裂片三角形，无缘毛；宿存柱头厚盘状，凸起，5～6浅裂。花期4月，果期8～12月。

【分布】分布于江苏、广东、广西、云南等。

【生境】生于山坡常绿阔叶林中和林缘，海拔400～1100米。

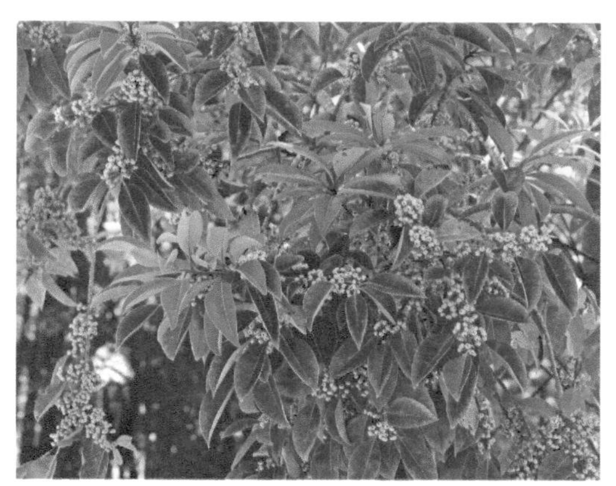

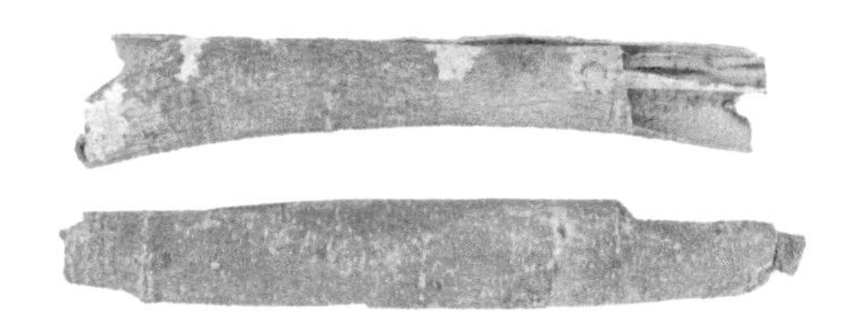

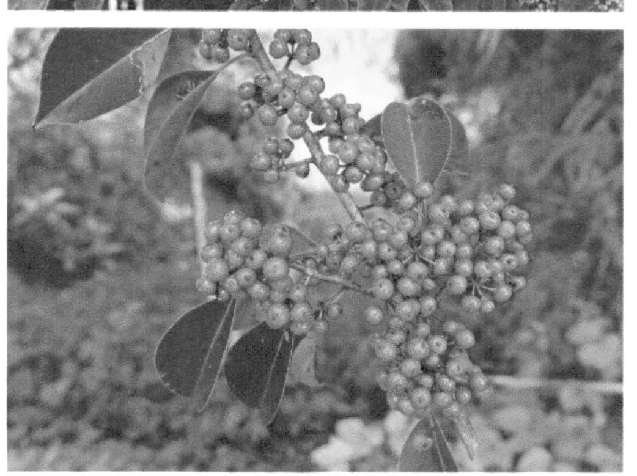

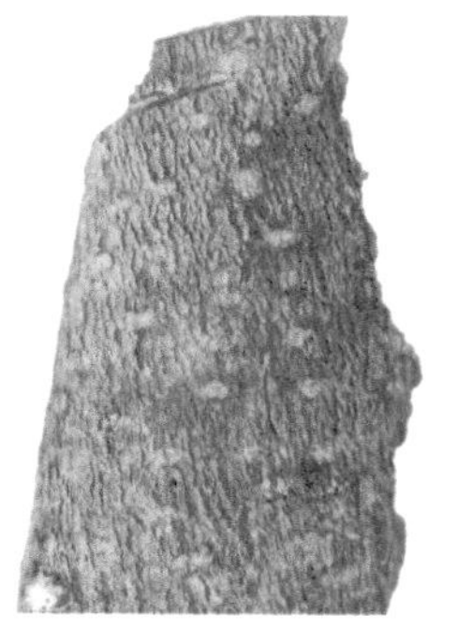

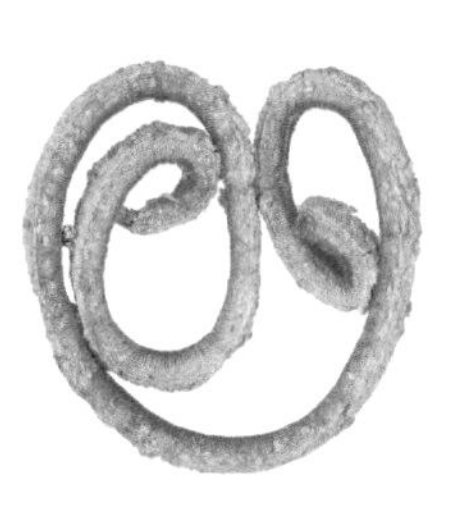

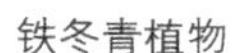

铁冬青植物

救必应药材

常山 【瑶文名】Bieqc mbungv buerng 【拉丁名】DICHROAE RADIX

【药材别名】黄常山、鸡骨常山、鸡骨风、风骨木、白常山。

【基原】本品为虎耳草科（Saxifragaceae）植物常山*Dichroa febrifuga* Lour.的干燥根。

【采收加工】秋季采挖，除去须根，洗净，晒干。

【形态特征】灌木。小枝圆柱状或稍具四棱，常呈紫红色。叶形状大小变异大，边缘具锯齿或粗齿。伞房状圆锥花序顶生，花蓝色或白色；花萼倒圆锥形，4～6裂；裂片阔三角形，急尖，无毛或被毛；花瓣长圆状椭圆形，稍肉质，花后反折；雄蕊10～20枚。浆果直径3～7毫米，蓝色，干时黑色。种子长约1毫米，具网纹。花期2～4月，果期5～8月。

【分布】分布于陕西、江西、福建、湖北、广东、广西等。

【生境】生于阴湿林中，海拔200～2000米。

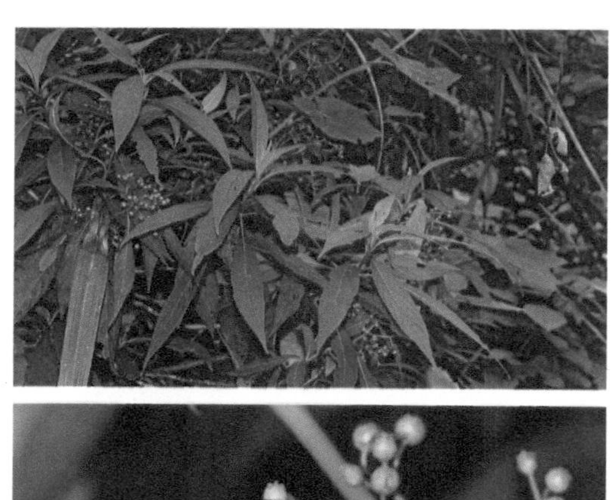

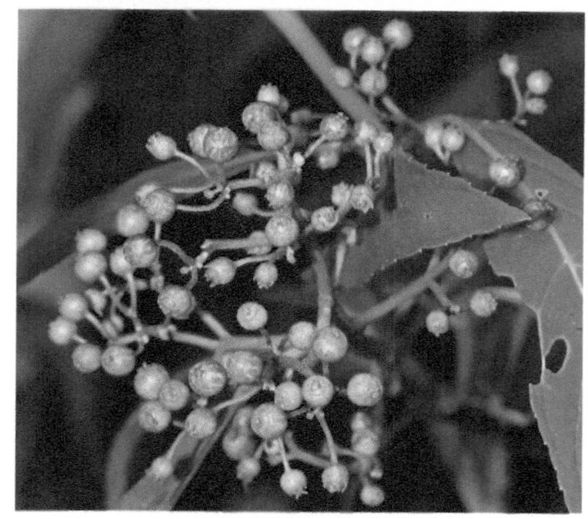

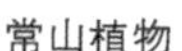

常山植物

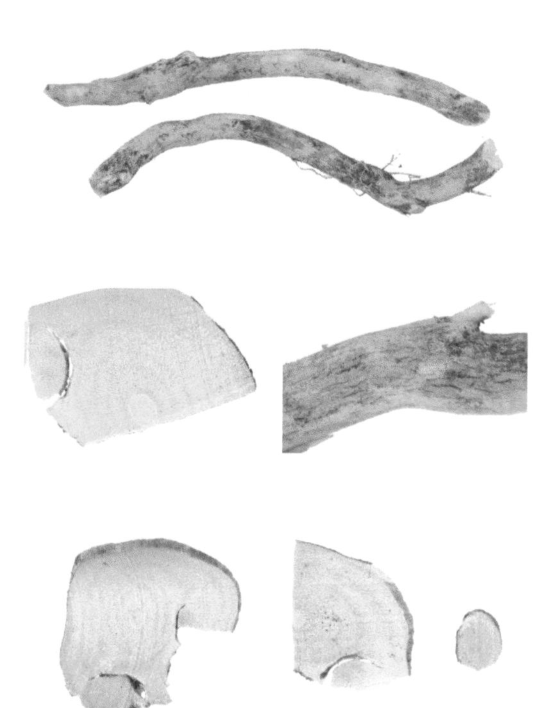

常山药材

野菊花 【壮文名】Vagutndoeng 【拉丁名】CHRYSANTHEMI INDICI FLOS

【药材别名】野黄菊、苦薏、鬼仔菊。

【基原】本品为菊科（Compositae）植物野菊*Chrysanthemum indicum* L. 的干燥头状花序。

【采收加工】秋、冬季花初开放时采摘，晒干，或蒸后晒干。

【形态特征】多年生草本。有地下长或短匍匐茎。茎直立或铺散，分枝或仅在茎顶有伞房状花序分枝。中部茎叶卵形、长卵形或椭圆状卵形，羽状半裂、浅裂或分裂不明显而边缘有浅锯齿。头状花序；总苞片约5层；舌状花黄色，顶端全缘或具2～3齿。瘦果。花期6～11月。

【分布】分布于我国东北、华北、华中、华南和西南地区。

【生境】生于山坡草地、灌丛、河边湿地，海拔100～2900米。

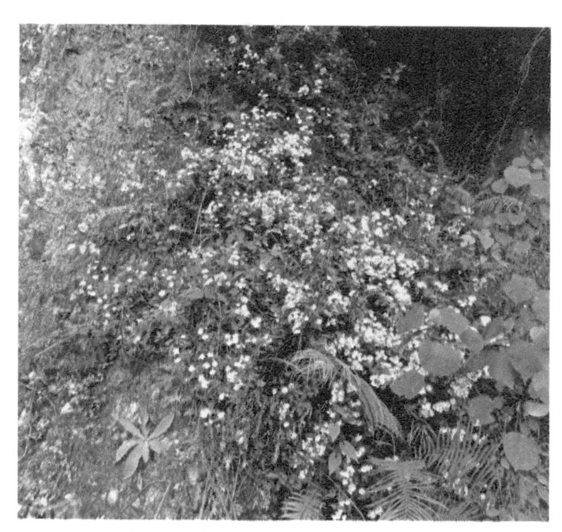

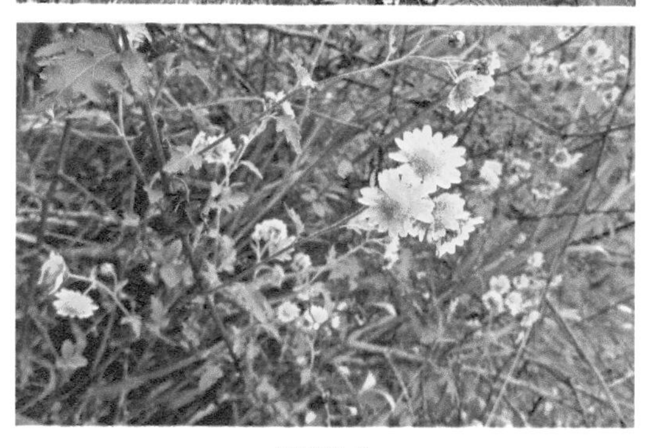

野菊植物

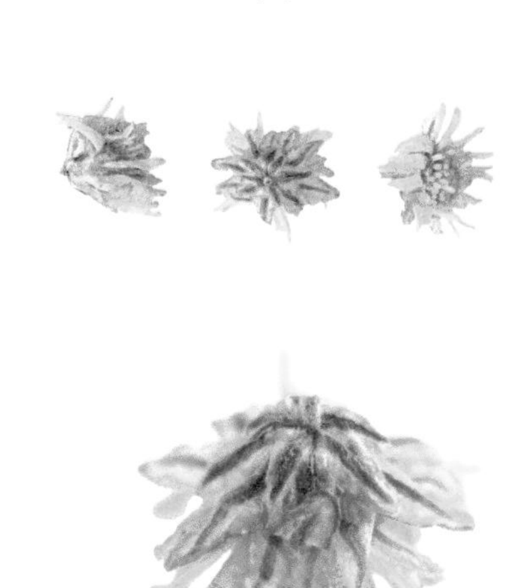

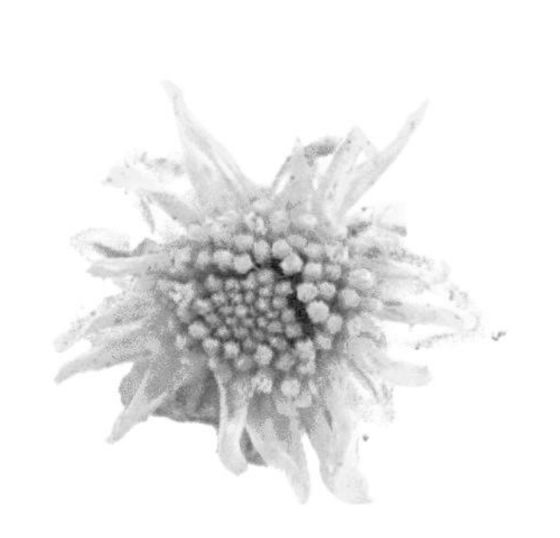

野菊花药材

曼陀罗叶

【壮文名】Mbawmwnhdaxlaz
【拉丁名】DATURAE FOLIUM

【药材别名】醉葡萄、醉仙桃、洋金花。

【基原】本品为茄科（Solanaceae）植物曼陀罗*Datura stramonium* L.的干燥叶。

【采收加工】7～8月采摘，晒干或烘干。

【形态特征】草本或半灌木状。茎粗壮，圆柱状，下部木质化。叶广卵形，边缘有不规则波状浅裂。花单生于枝杈间或叶腋，直立，有短梗；花萼筒状，筒部具5条棱；花冠漏斗状，下半部带绿色，上部白色或淡紫色，檐部浅裂，裂片有短尖头。蒴果卵状，成熟后淡黄色，4瓣裂。种子卵圆形，稍扁，黑色。花期6～10月，果期7～11月。

【分布】分布于全国各地。

【生境】生于住宅旁、路边或草地，也有做药用或观赏用而栽培。

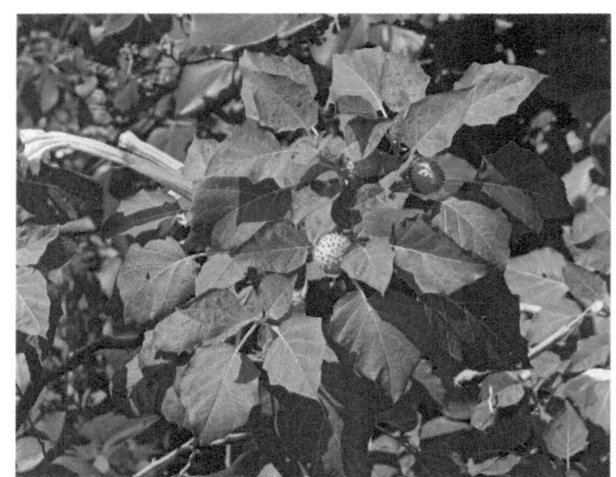

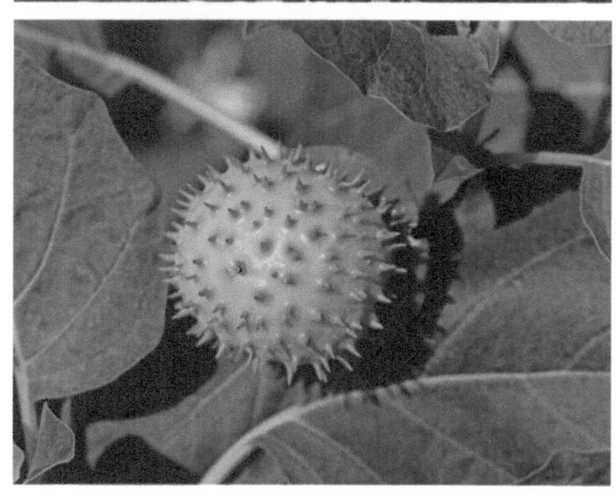

曼陀罗植物

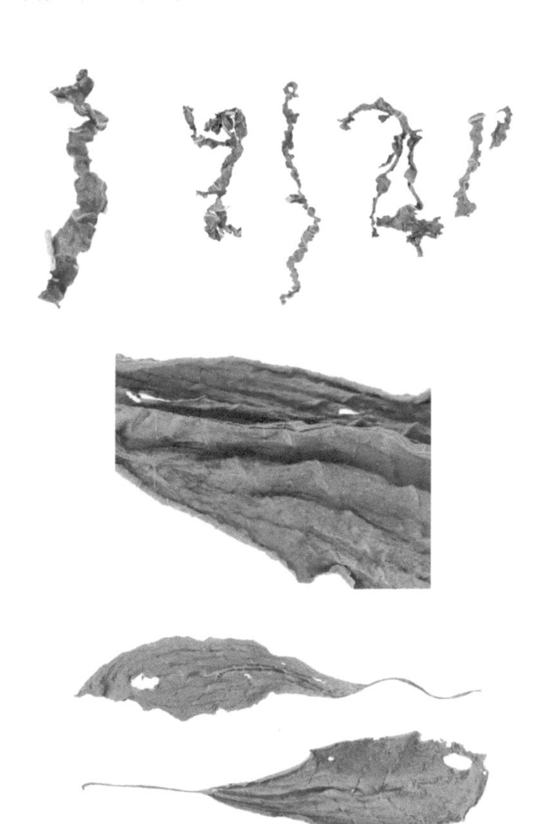

曼陀罗叶药材

铜锤玉带草

【壮文名】Hazdoengzcuiz
【拉丁名】LOBELIAE ANGULATAE HERBA

【药材别名】地钮子、地茄子、地浮萍。

【基原】本品为桔梗科（Campanulaceae）植物铜锤玉带草*Lobelia angulata* Forst.的干燥全草。

【采收加工】全年均可采收，除去杂质，洗净，干燥。

【形态特征】草本。茎平卧，无毛，节上生根。叶互生，边缘有细圆齿和散生的缘毛，近无柄。花单生于叶腋；花萼筒窄陀螺状，先端钝，边缘具睫毛；花冠长约7.5毫米，上唇裂片匙状长矩圆形，先端钝，下唇3裂，裂片长矩圆形，长约4.5毫米，先端稍钝；花药管长约1.8毫米，前端具短的刚毛。花期7月。

【分布】分布于我国西南、华南和华东地区。

【生境】生于田边、路旁以及丘陵、低山草坡或疏林中的潮湿地。

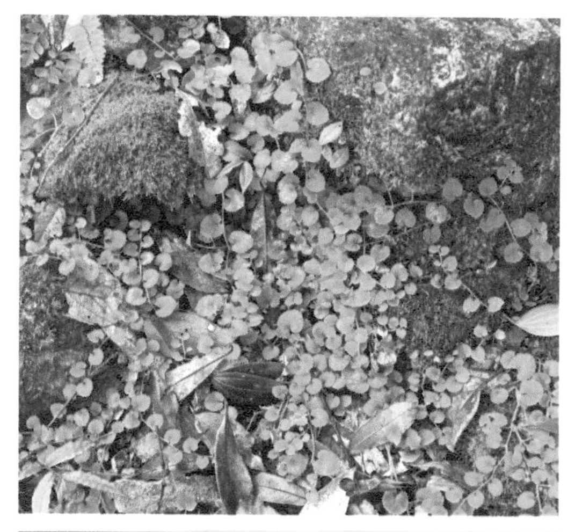

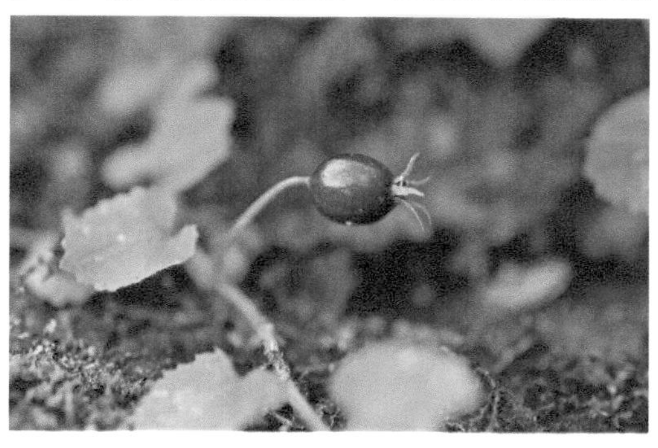

铜锤玉带草植物

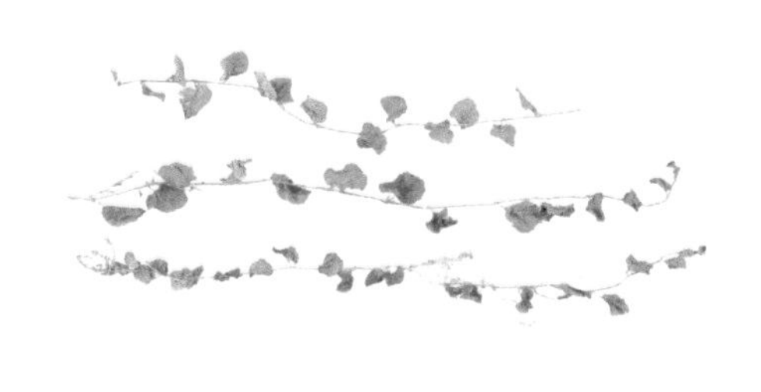

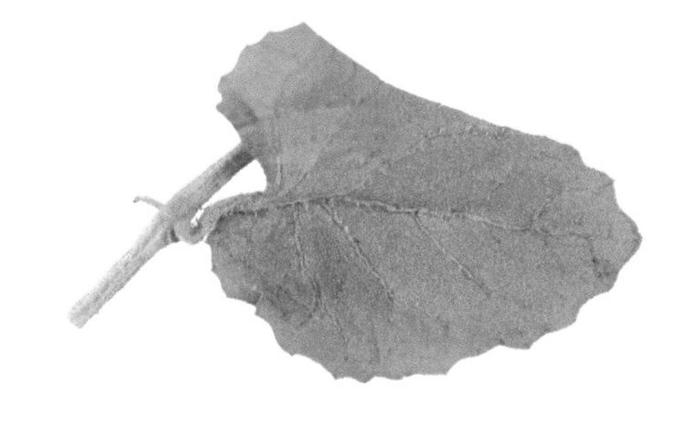

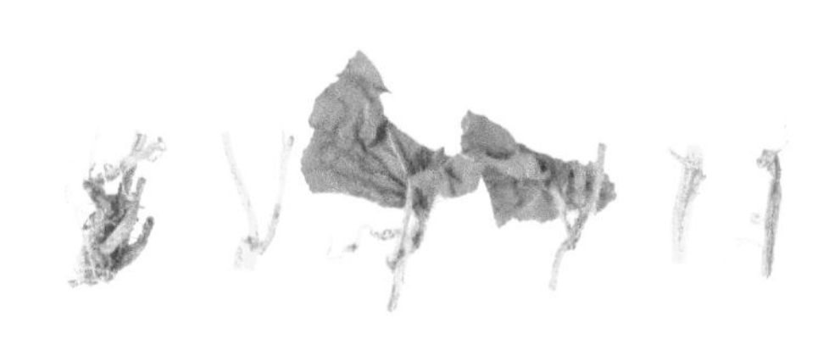

铜锤玉带草药材

银杏叶

【壮文名】Mbawyinzhing

【拉丁名】GINKGO FOLIUM

【药材别名】飞蛾叶、鸭脚子。

【基原】本品为银杏科（Ginkgoaceae）植物银杏*Ginkgo biloba* L.的干燥叶。

【采收加工】秋季叶尚绿时采收，及时干燥。

【形态特征】乔木。幼树树皮浅纵裂；枝近轮生。叶扇形，有长柄，在短枝上常具波状缺刻，在长枝上常2裂，在短枝上3～8片叶呈簇生状，秋季落叶前变为黄色。种子具长梗，下垂，外种皮肉质，成熟时黄色或橙黄色，外被白粉，有臭味；中种皮白色，骨质，具2～3条纵脊；内种皮膜质，淡红褐色；胚乳肉质，味甘略苦；子叶2枚，稀3枚，发芽时不出土。花期3～4月，种子9～10月成熟。

【分布】仅浙江天目山有野生状态的树木，全国海拔40～1000米地带均有栽培。

【生境】生于排水良好地带的天然林中。

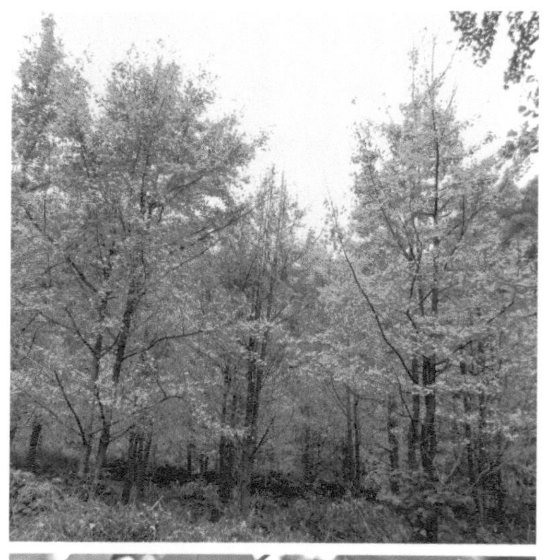

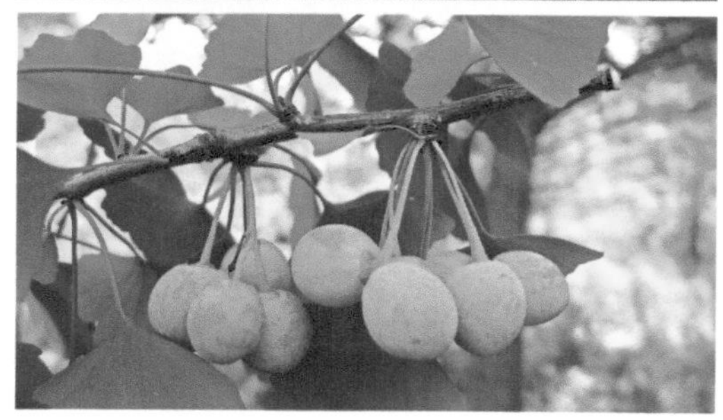

银杏植物

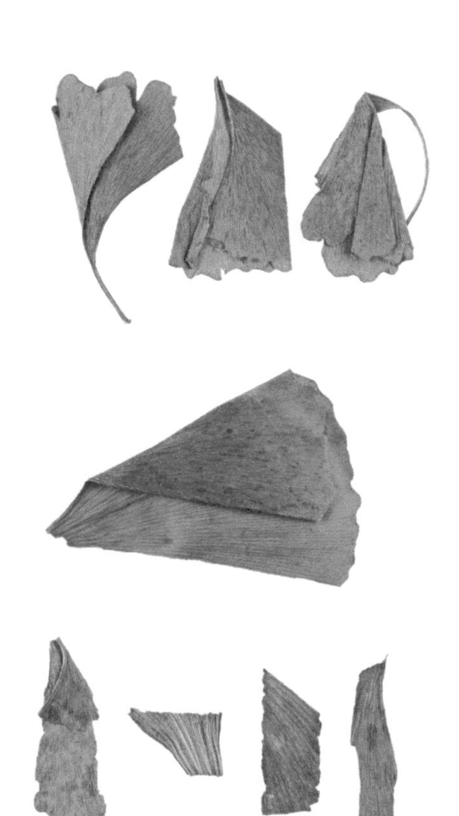

银杏叶药材

甜叶冷水花

【壮文名】Mbawndaijraemx
【拉丁名】PLEAE SINOFASCIATAE HERBA

【药材别名】扇花冷水花、走马胎。

【基原】本品为荨麻科（Urticaceae）植物粗齿冷水花*Pilea sinofasciata* C. J. Chen的干燥全草。

【采收加工】夏、秋季采收，干燥。

【形态特征】草本。茎肉质，几乎不分枝。叶同对近等大，边缘在基部以上有粗大的牙齿或牙齿状锯齿；托叶小，膜质，三角形，宿存。花雌雄异株或同株；花序聚伞圆锥状，具短梗，长不过叶柄；雄蕊4枚；雌花小；花被片3枚，近等大；宿存花被片在下部合生，边缘膜质；退化雄蕊长圆形。瘦果圆卵形，顶端歪斜，熟时外面常有细疣点。花期6～7月，果期8～10月。

【分布】分布于浙江、安徽、江西、广东、广西等。

【生境】生于山坡林下阴湿处，海拔700～2500米。

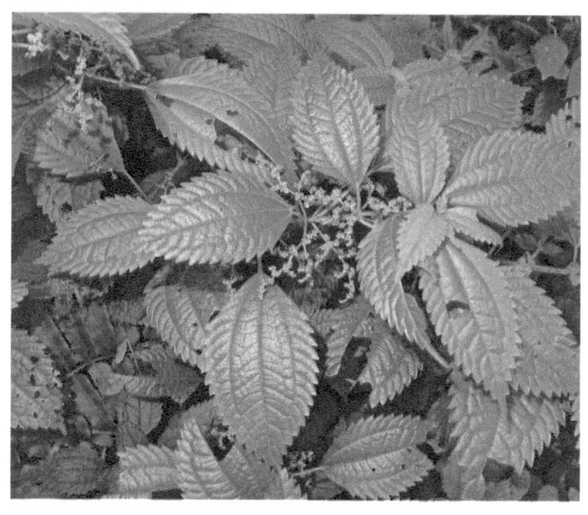

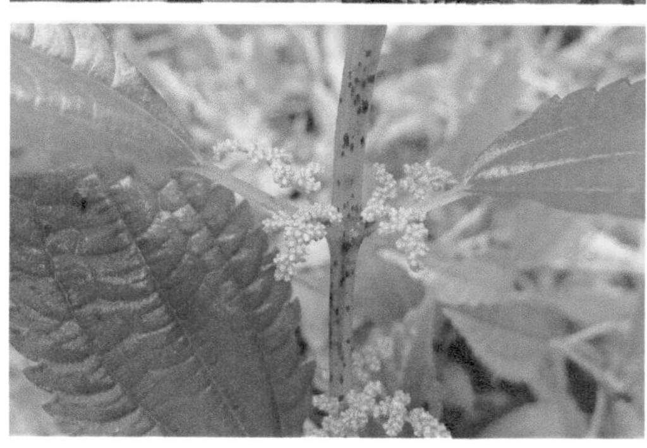

粗齿冷水花植物

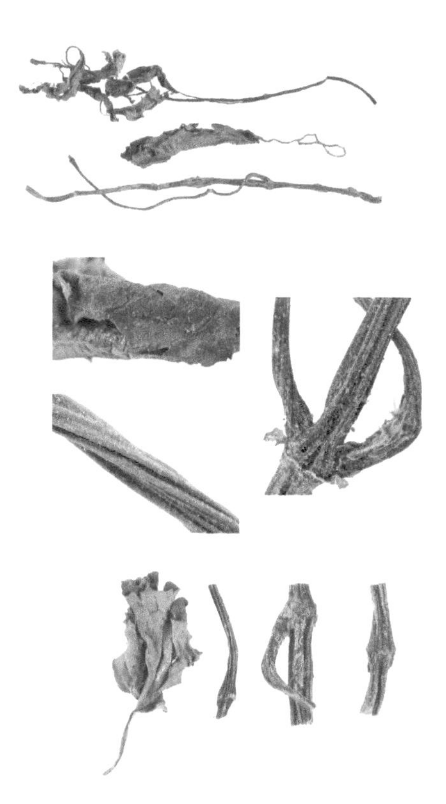

甜叶冷水花药材

甜茶

【壮文名】Cazvan

【瑶文名】Gaamh zah

【拉丁名】RUBI SUAVISSIMI FOLIUM

【药材别名】广西甜茶、野生茶、甘茶、茶完。

【基原】本品为蔷薇科（Rosaceae）植物甜茶*Rubus chingii* var. *suavissimus*（S. Lee）L. T. Lu的干燥叶。

【采收加工】4～11月采收，晒干，或炒后干燥。

【形态特征】藤状灌木。枝细，具皮刺，无毛。单叶，近圆形，基部心形，边缘掌状，深裂，稀3裂或7裂，具重锯齿，有掌状脉5条。单花腋生；萼筒毛较稀或近无毛；萼片卵形或卵状长圆形；花瓣椭圆形或卵状长圆形，白色，顶端圆钝。果实近球形，红色，直径1.5～2.0厘米，密被灰白色柔毛；核有皱纹。花期3～4月，果期5～6月。

【分布】分布于江苏、安徽、浙江、江西、福建、广西等。

【生境】生于山坡、路边阳处或阴处灌木丛，海拔500～1000米。

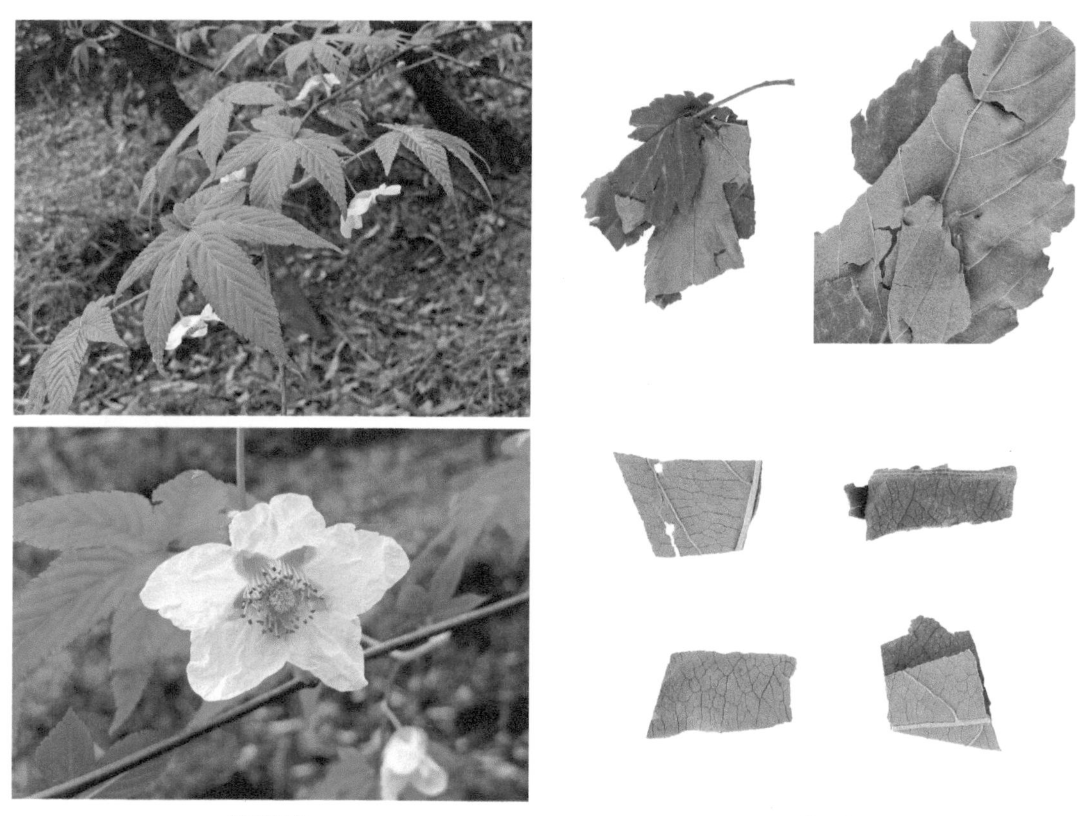

甜茶植物　　甜茶药材

甜茶藤 【壮文名】Cazvan 【拉丁名】HERBA AMPELOPSIS GROSSEDENTATAE

【药材别名】田婆茶、红五爪金龙、乌蔹。

【基原】本品为葡萄科（Vitaceae）植物大齿牛果藤*Nekemias grossedentata*（Hand.-Mazz.）J. Wen & Z. L. Nie的干燥地上部分。

【采收加工】夏、秋季采收，除去杂质，干燥。

【形态特征】木质藤本。小枝圆柱形，有显著纵棱纹，无毛。卷须二叉分枝，相隔2节间断与叶对生。叶为一至二回羽状复叶，二回羽状复叶者基部一对为3片小叶，边缘每侧有2～5个锯齿。花序为伞房状多歧聚伞花序，与叶对生；花瓣5枚，卵椭圆形。果近球形。花期5～8月，果期8～12月。

【分布】分布于江西、湖南、广东、广西等。

【生境】生于沟谷林中或山坡灌丛，海拔200～1500米。

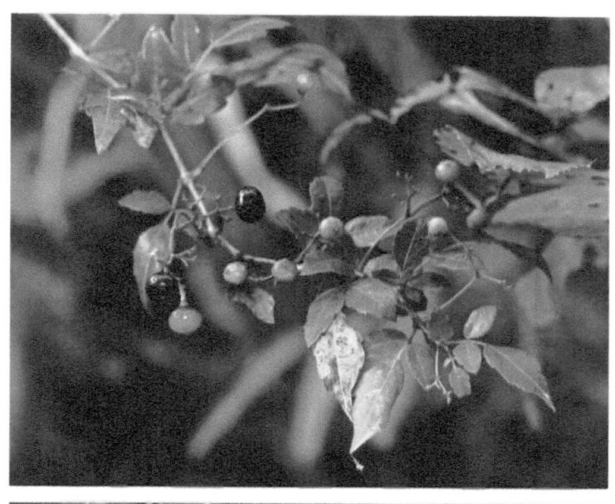

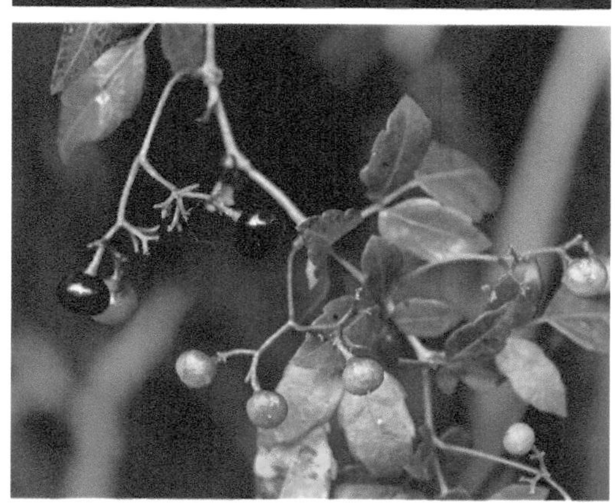

大齿牛果藤植物

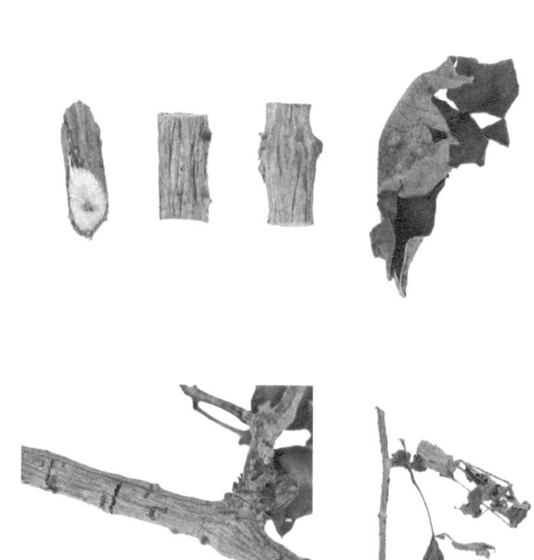

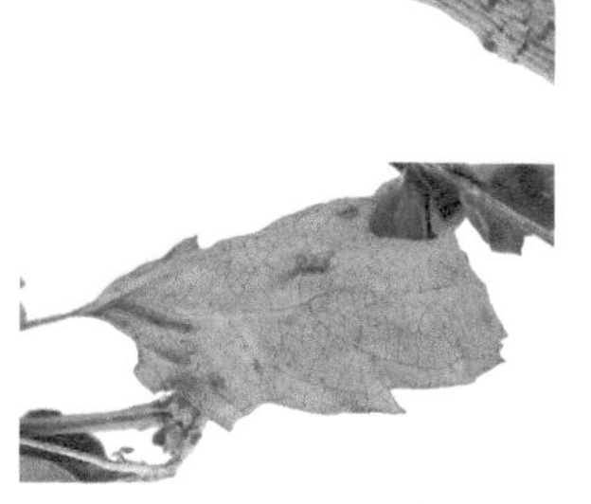

甜茶藤药材

假烟叶

【壮文名】Maexdunghhwj
【拉丁名】SOLANI ERIANTHI HERBA

【药材别名】大王叶、大黄叶、土烟叶、石烟、臭烟、野烟叶。

【基原】本品为茄科（Solanaceae）植物假烟叶树*Solanum erianthum* D. Don的干燥全株。

【采收加工】全年均可采收，除去杂质，洗净，切段，干燥。

【形态特征】小乔木。小枝密被白色具柄头状簇茸毛。叶大而厚，卵状长圆形，上面绿色，被具短柄的3～6不等长分枝的簇茸毛，下面灰绿色，被具柄的10～20不等长分枝的簇茸毛。聚伞花序多花，形成近顶生圆锥状平顶花序；花白色；花萼钟形，直径约1厘米，外面密被与花梗相似的毛被，内面被疏柔毛及少数簇茸毛，5半裂；花冠筒隐于萼内，冠檐深5裂；雄蕊5枚。浆果球状，具宿存萼，直径约1.2厘米，黄褐色，初被星状簇茸毛，后渐脱落。花期、果期几乎全年。

【分布】分布于四川、贵州、云南、广西、广东、福建、台湾等。

【生境】生于荒山荒地灌丛，海拔300～2100米。

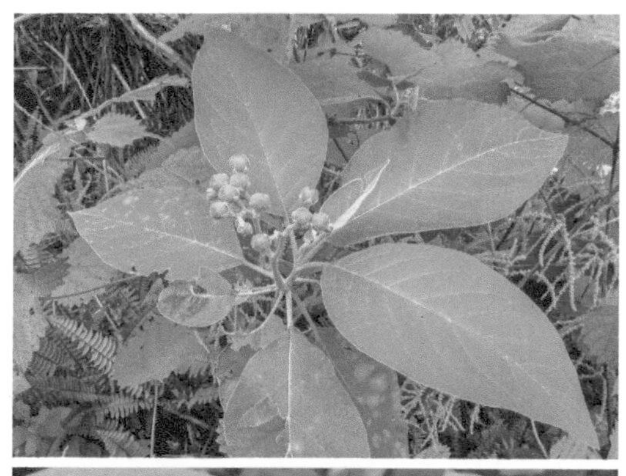

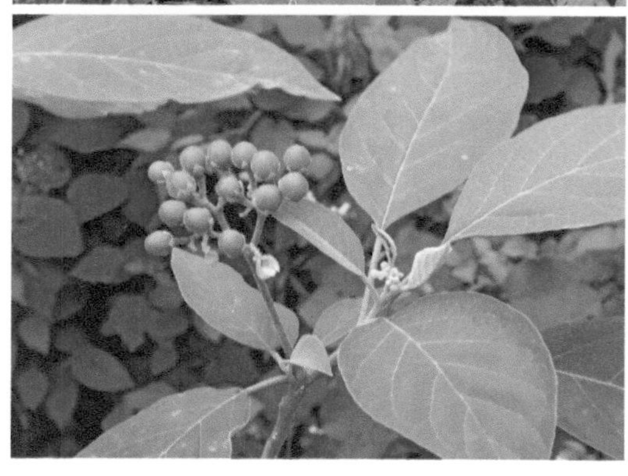

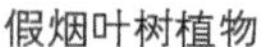

假烟叶树植物

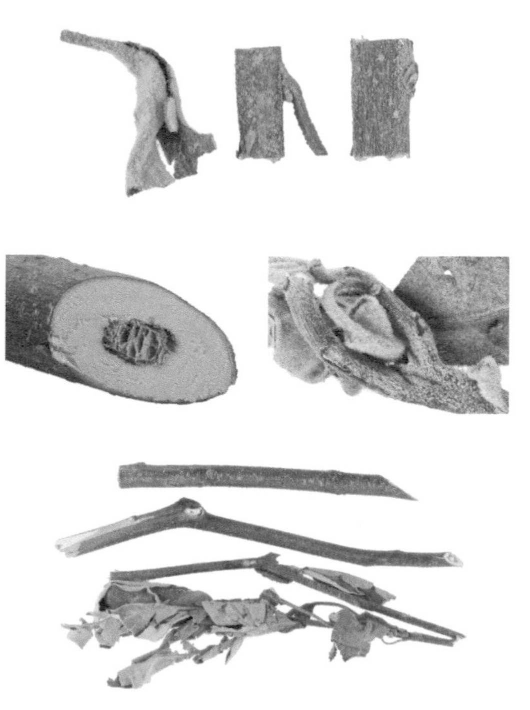

假烟叶药材

假蒟 【壮文名】Byaekbat 【拉丁名】PIPERIS SARMENTOSI HERBA

【药材别名】蛤药、封口好、毕拨子。

【基原】本品为胡椒科（Piperaceae）植物假蒟*Piper sarmentosum* Roxb.的地上部分。

【采收加工】全年均可采收，阴干或鲜用。

【形态特征】多年生、匍匐、逐节生根草本。小枝近直立。叶近膜质，有细腺点；叶脉7条，最上一对离基1～2厘米从中脉发出，弯拱上升至叶片顶部与中脉会合；叶鞘长约为叶柄的1/2。花单性，雌雄异株，聚集成与叶对生的穗状花序。浆果近球形，具4条棱，无毛，基部嵌生于花序轴中并与其合生。花期4～11月。

【分布】分布于福建、广东、海南、广西、云南、贵州、西藏等。

【生境】生于林下或村旁湿地，海拔50～1000米。

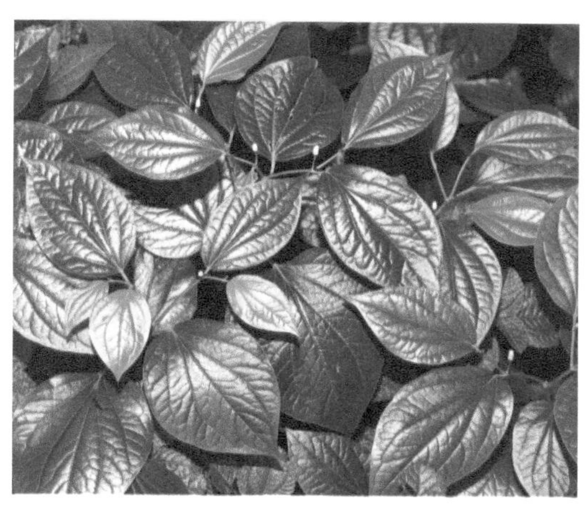

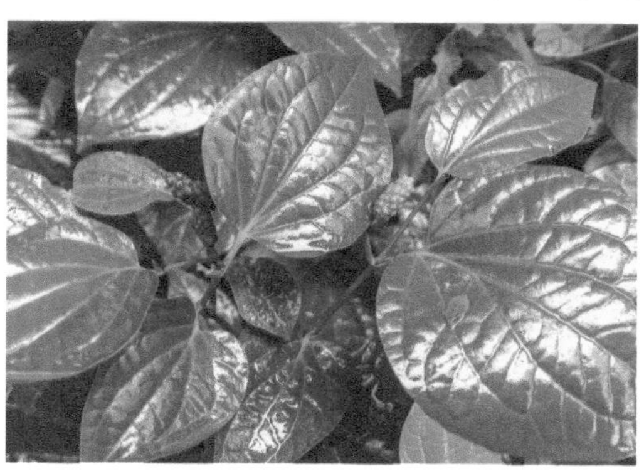

假蒟植物

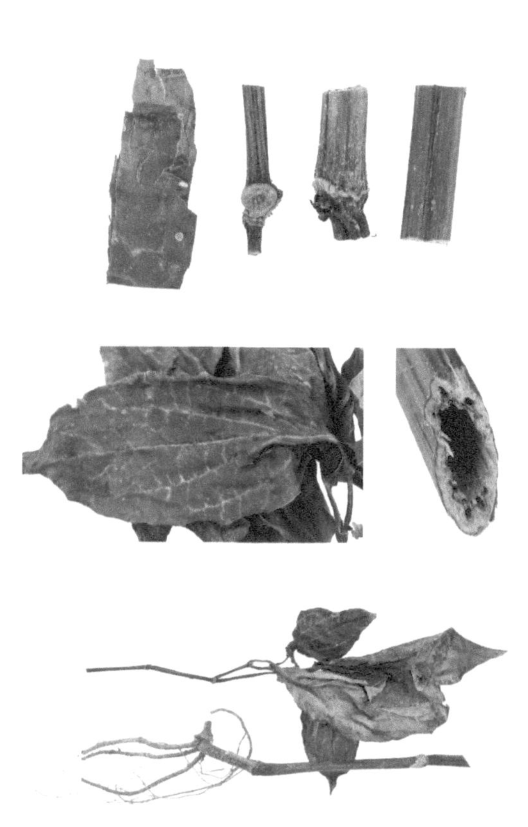

假蒟药材

假鹰爪

【壮文名】Golaeujndo

【瑶文名】Jaih ngiuv buerng

【拉丁名】DESMODIS CHINENSIS FOLIUM

【药材别名】爪芋。

【基原】本品为番荔枝科（Annonaceae）植物假鹰爪*Desmos chinensis* Lour.的干燥叶。

【采收加工】夏、秋季采收，晒干。

【形态特征】直立或攀缘灌木。有时上枝蔓延，除花外，全株无毛。枝皮粗糙，有纵条纹，有灰白色凸起的皮孔。叶薄纸质或膜质，上面有光泽，下面粉绿色。花黄白色，单朵与叶对生或互生；萼片卵圆形；外轮花瓣比内轮花瓣大，长圆形或长圆状披针形，内轮花瓣长圆状披针形。果有柄，念珠状。花期夏季至冬季，果期6月至翌年春季。

【分布】分布于福建、广西、广东、海南、贵州、云南等。

【生境】生于山地、山谷林缘灌丛或旷地，海拔150～1500米。

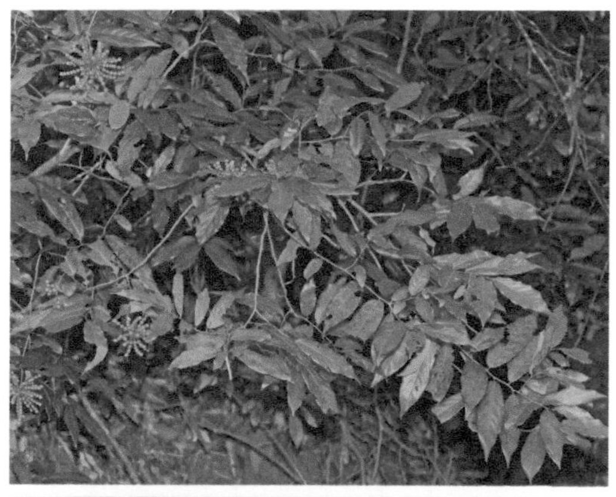

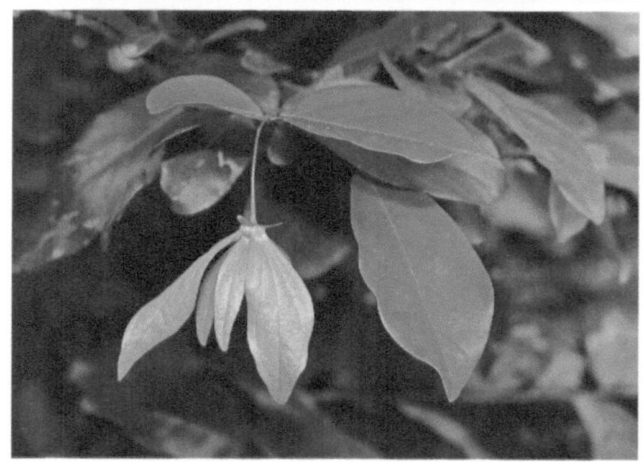

假鹰爪植物

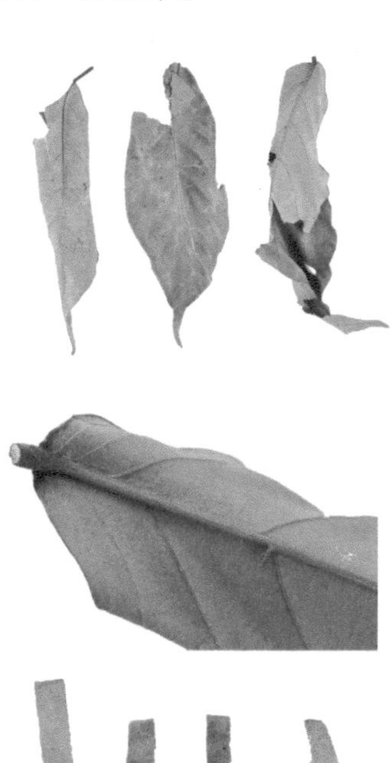

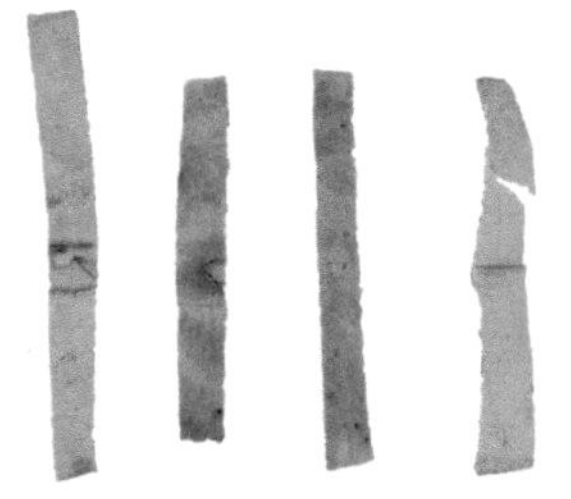

假鹰爪药材

猫豆 【壮文名】Duhmeuz 【拉丁名】MUCUNAE PRURIENIS SEMEN

【药材别名】狗踭豆、白黎豆、龙爪豆。

【基原】本品为豆科（Leguminosae）植物黧豆*Mucuna pruriens* var. *utilis*（Wall. ex Wight）Baker ex Burck的成熟干燥种子。

【采收加工】秋季果实成熟时采收，取种子，晒干。

【形态特征】一年生缠绕藤本。羽状复叶具3片小叶；小叶两面均薄被白色疏毛；小托叶线状。总状花序下垂；花萼阔钟状；花冠深紫色或带白色。荚果，嫩果膨胀，绿色，密被灰色或浅褐色短毛，成熟时稍扁，黑色。花期10月，果期11月。

【分布】分布于云南、贵州、海南、广西等。

【生境】生于疏林、混交林、灌丛及河边、路旁，海拔1700米以下。

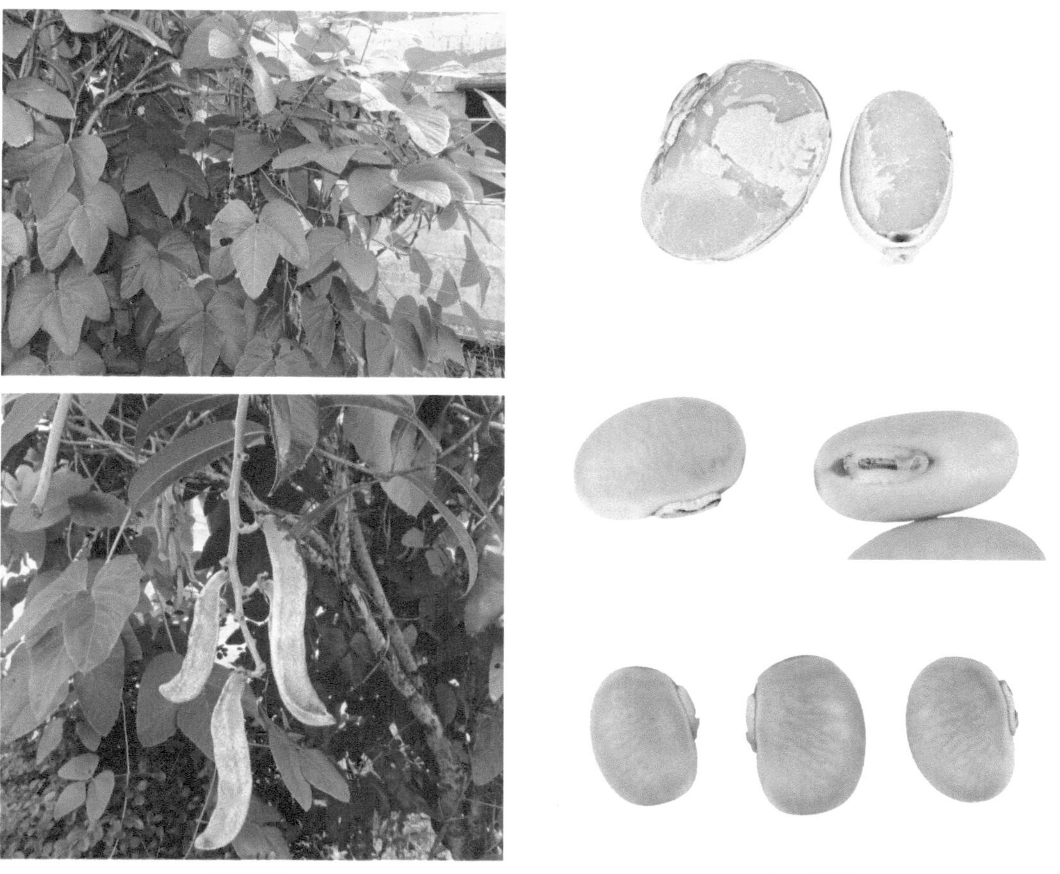

黧豆植物　　猫豆药材

粗糠柴根

【壮文名】Raggo'gyauz
【拉丁名】RADIX MALLOTI PHILIPPENSIS

【药材别名】香桂树、香檀、痢灵树、吕宋楸荚粉。

【基原】本品为大戟科（Euphorbiaceae）植物粗糠柴*Mallotus philippensis*（Lam.）Muell. Arg.的干燥根。

【采收加工】全年均可采挖，洗净，除去须根，干燥。

【形态特征】小乔木或灌木。小枝、嫩叶和花序均密被黄褐色短星状柔毛。叶互生或有时小枝顶部的对生，近革质，边近全缘，上面无毛，下面被灰黄色星状短茸毛，叶脉上具长柔毛，散生红色颗粒状腺体；基出脉3条，侧脉4～6对；近基部有褐色斑状腺体2～4个；叶柄两端稍增粗，被星状毛。花雌雄异株，花序总状，顶生或腋生，单生或数个簇生。蒴果扁球形，直径6～8毫米，具2（～3）个分果爿，密被红色颗粒状腺体和粉末状毛。种子卵形或球形，黑色，具光泽。花期4～5月，果期5～8月。

【分布】分布于四川、云南、安徽、福建、广东、广西等。

【生境】生于山地林中或林缘，海拔300～1600米。

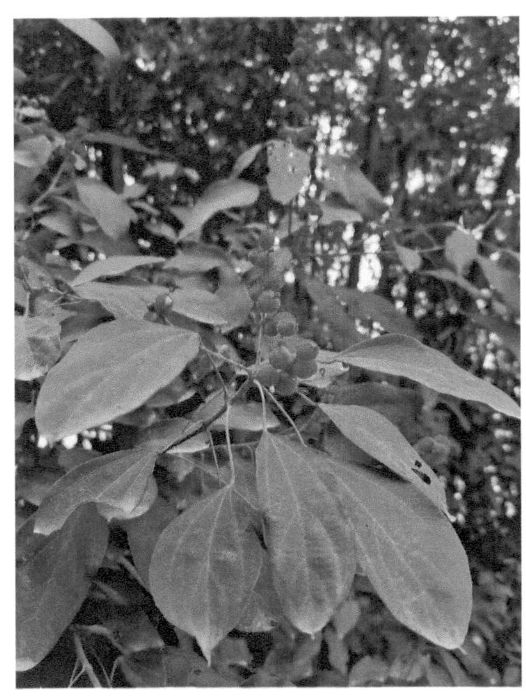
粗糠柴植物

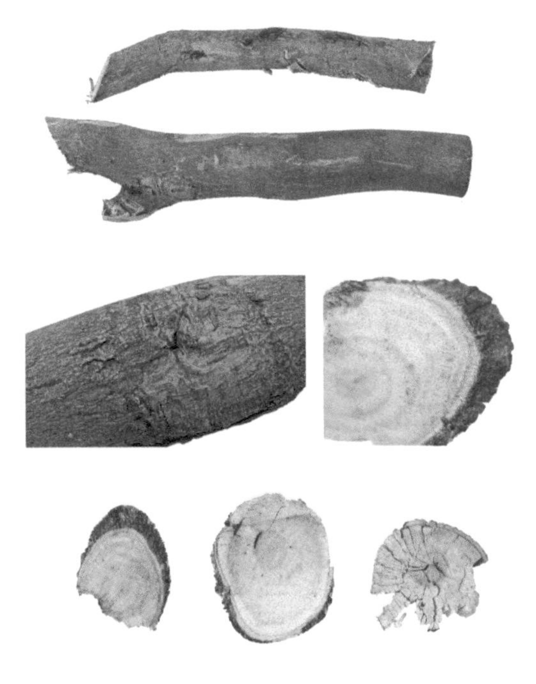
粗糠柴根药材

淡竹叶

【壮文名】Gogaekboux

【拉丁名】LOPHATHERI HERBA

【药材别名】碎骨子、山鸡米、金鸡米、迷身草。

【基原】本品为禾本科（Gramineae）植物淡竹叶*Lophatherum gracile* Brongn.的干燥茎叶。

【采收加工】夏季未抽花穗前采割，晒干。

【形态特征】草本。须根中部膨大呈纺锤形小块根。秆直立，疏丛生，具5～6节。叶鞘平滑或外侧边缘具纤毛；叶舌质硬，褐色，背有糙毛；叶片披针形，具横脉，有时被柔毛或疣基小刺毛，基部收窄成柄状。圆锥花序；小穗线状披针形，具极短柄；颖顶端钝，具5条脉，边缘膜质。颖果长椭圆形。花期、果期均为6～10月。

【分布】分布于江苏、台湾、湖南、广东、广西等。

【生境】生于山坡、林地或林缘、道旁荫蔽处。

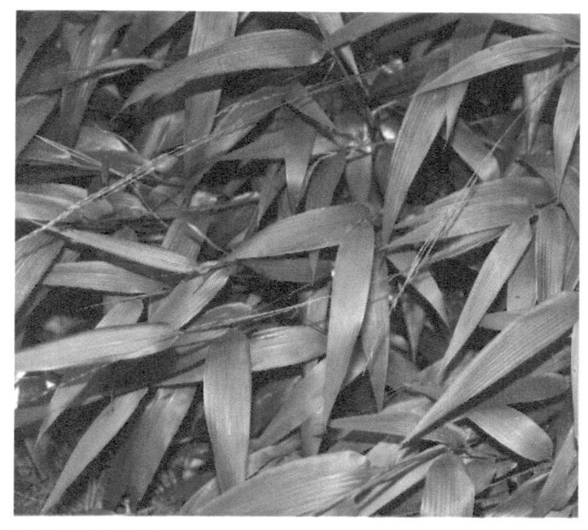

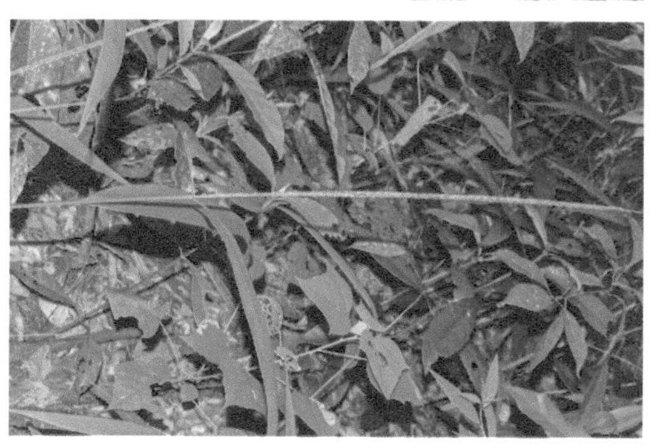

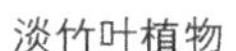

淡竹叶植物

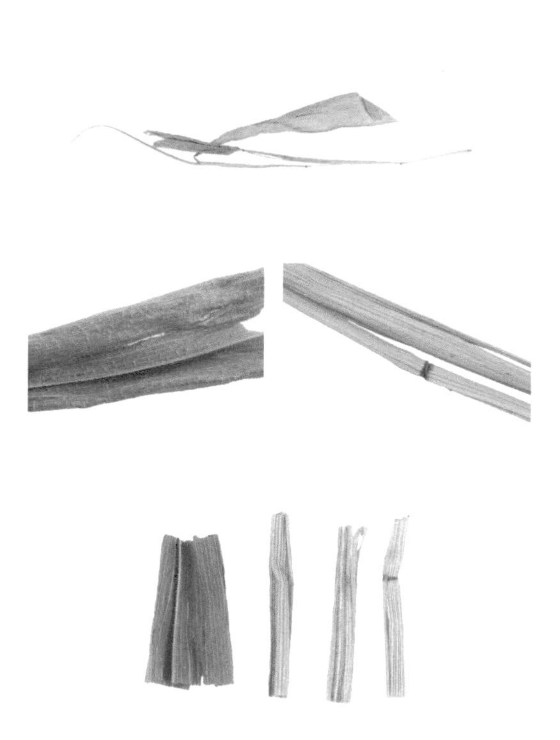

淡竹叶药材

密蒙花 【壮文名】Vamai 【拉丁名】BUDDLEJAE FLOS

【药材别名】蒙花、蒙花珠、老蒙花、羊耳朵朵尖、水锦花、黄花醉鱼草。

【基原】本品为马钱科（Loganiaceae）植物密蒙花*Buddleja officinalis* Maxim.的干燥花蕾和花序。

【采收加工】春季花未开放时采收，除去杂质，干燥。

【形态特征】灌木。小枝略呈四棱形，灰褐色；小枝、叶下面、叶柄和花序均密被灰白色星状短茸毛。叶上面被星状毛。花多而密集，组成顶生聚伞圆锥花序；小苞片披针形，被短茸毛；花萼钟状；花冠紫堇色，后变白色或淡黄白色，喉部橘黄色，花冠管圆筒形。蒴果椭圆状，2瓣裂，外果皮被星状毛，基部有宿存花被。花期3～4月，果期5～8月。

【分布】分布于黄河以南地区。

【生境】生于向阳山坡、河边、村旁的灌木丛中或林缘，海拔200～2800米。

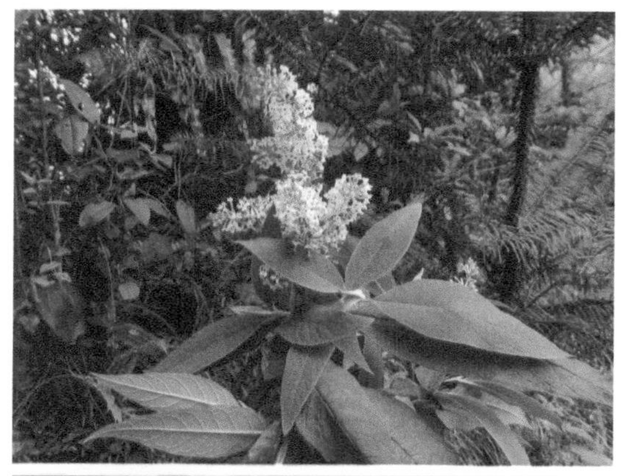

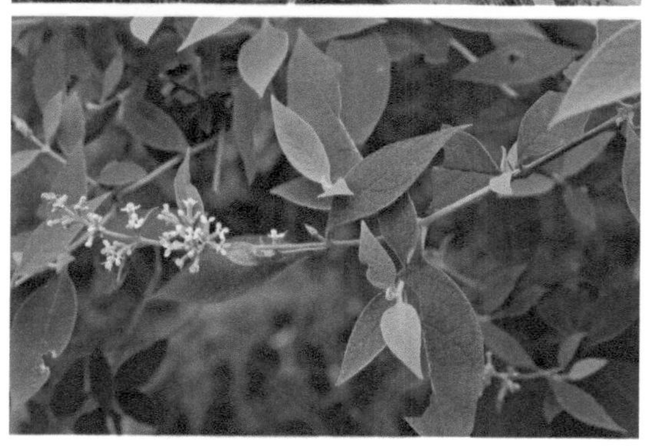

密蒙花植物

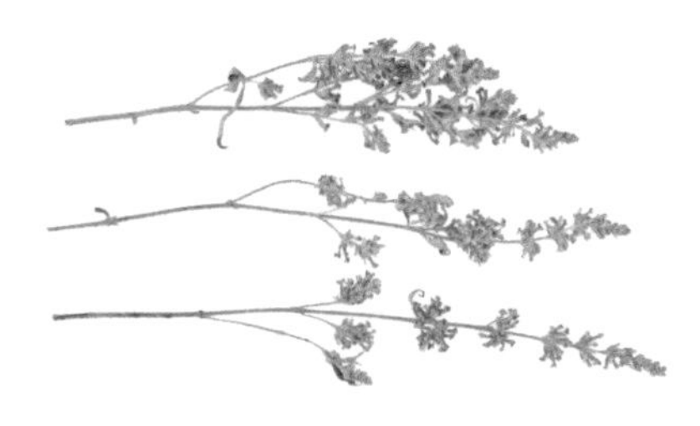

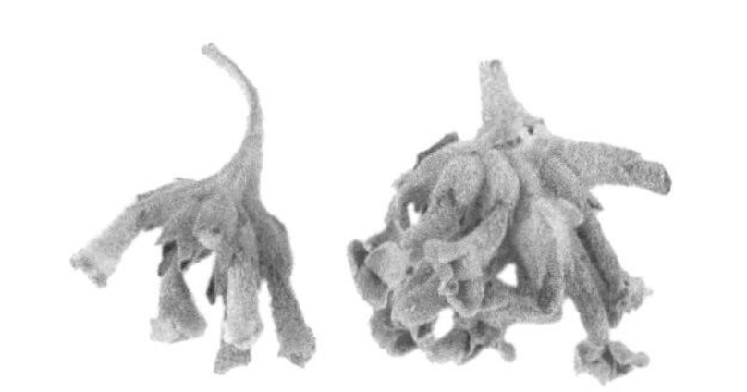

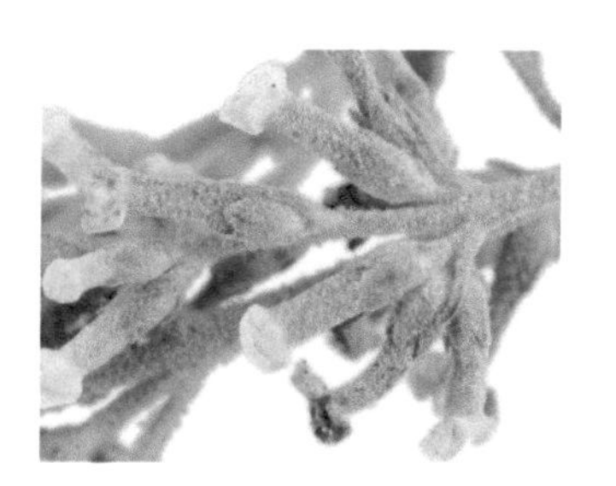

密蒙花药材

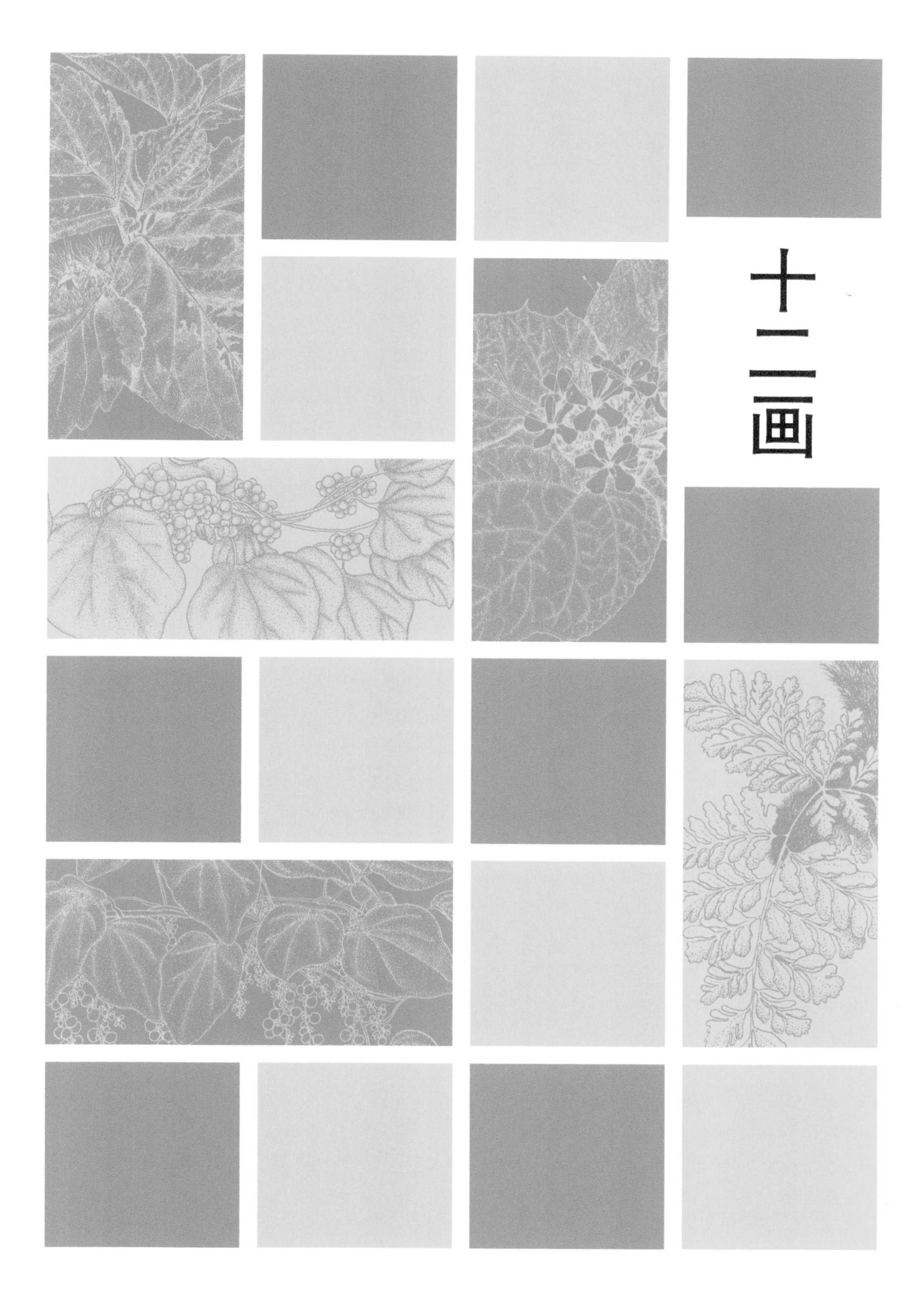

十二画

博落回

【瑶文名】Hux douh ndongh
【拉丁名】MACLEAYAE CORDATAE HERBA

【药材别名】勃逻回、勃勒回、菠萝筒、大叶莲、三钱三。

【基原】本品为罂粟科（Papaveraceae）植物博落回*Macleaya cordata*（Willd.）R. Br.的干燥全草。

【采收加工】夏、秋季采收，除去杂质，干燥。

【形态特征】直立草本。基部木质化。茎光滑，多被白粉。叶片宽卵形或近圆形，通常7或9深裂（或浅裂），上面绿色、无毛，下面多被白粉、易脱落的细茸毛，基出脉通常5条。大型圆锥花序多花，顶生和腋生；花芽棒状，近白色；萼片倒卵状长圆形、舟状，黄白色；花瓣无；雄蕊24～30枚，花丝丝状。蒴果狭倒卵形或倒披针形。花期、果期均为6～11月。

【分布】分布于长江以南、南岭以北的大部分地区。

【生境】生于丘陵或低山林、灌丛或草丛，海拔150～830米。

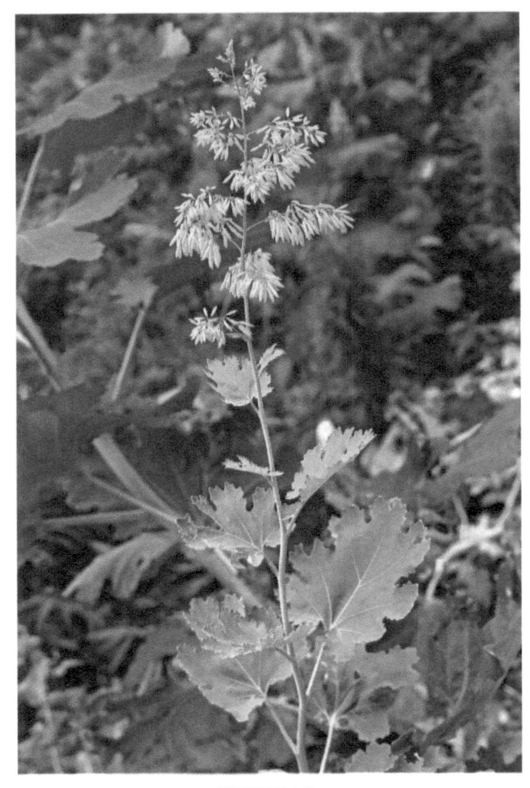
博落回植物

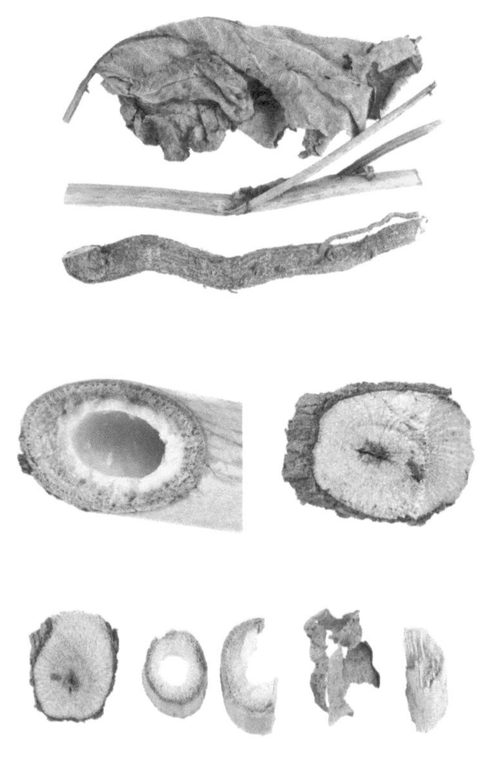
博落回药材

喜树果

【壮文名】Makmelzraek
【瑶文名】Siv suxgorv
【拉丁名】CAMPTOTHECAE FRUCTUS

【药材别名】千丈树、水栗子、天梓树。

【基原】本品为蓝果树科（Nyssaceae）植物喜树*Camptotheca acuminata* Decne.的干燥成熟果实。

【采收加工】秋季果实成熟尚未脱落时采收，干燥。

【形态特征】落叶乔木。树皮纵裂成浅沟状。小枝圆柱形，无毛，有很稀疏的圆形或卵形皮孔。叶互生，纸质，全缘。头状花序近球形，常由2～9个头状花序组成圆锥花序，顶生或腋生；花萼杯状，5浅裂；花瓣5枚，淡绿色。翅果矩圆形，顶端具宿存的花盘，两侧具窄翅，幼时绿色，干燥后黄褐色，着生成近球形的头状果序。花期5～7月，果期9月。

【分布】分布于浙江、福建、江西、湖北、湖南、四川、贵州、广东、广西、云南等。

【生境】生于林边或溪边，海拔1000米以下。

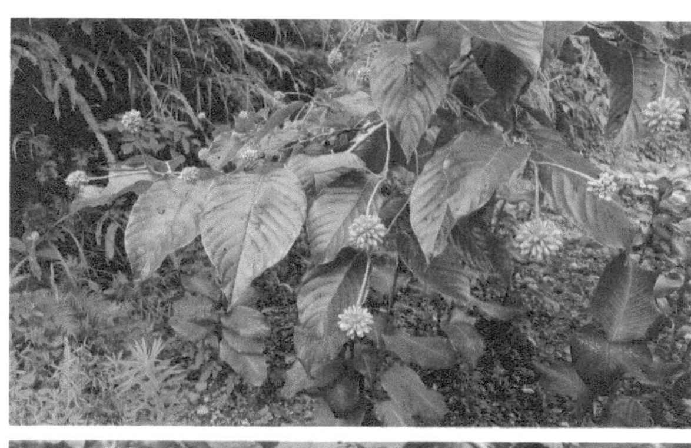

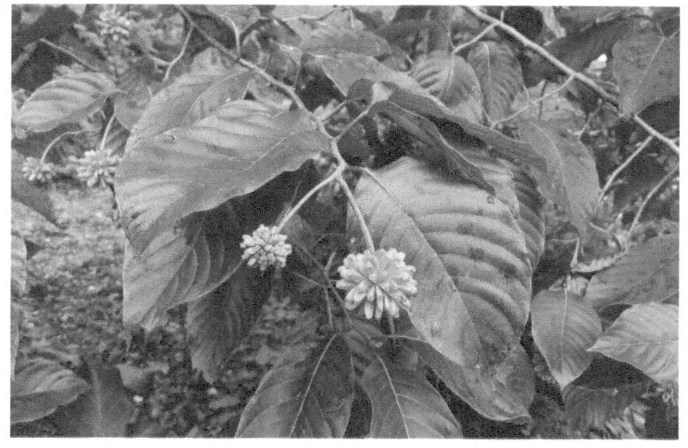

喜树植物

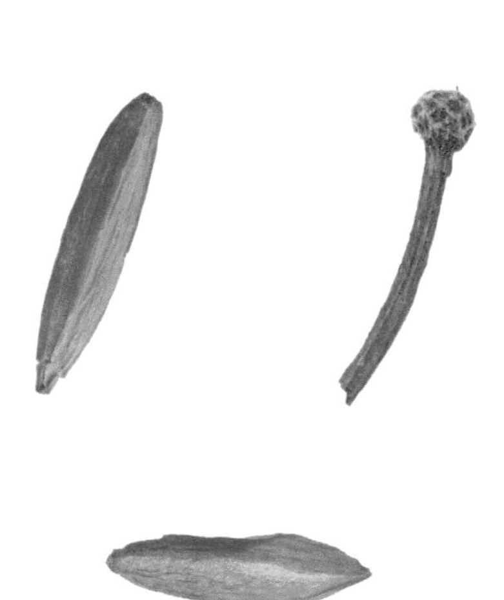

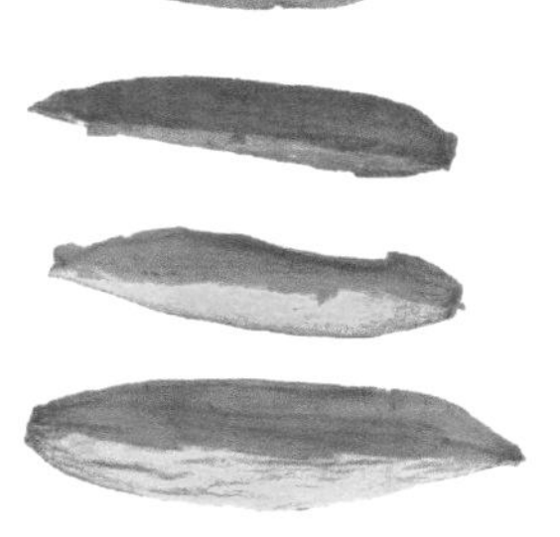

喜树果药材

葫芦茶

【壮文名】Cazbou

【拉丁名】HERBA DESMODII TRIQUETRI

【药材别名】剃刀柄、虫草、金剑草、咸鱼草、百劳舌、鲮鲤舌。

【基原】本品为豆科（Leguminosae）植物葫芦茶*Tadehagi triquetrum*（L.）H. Ohashi的干燥全株。

【采收加工】夏、秋季采挖，直接干燥，或趁鲜切段后干燥。

【形态特征】灌木或亚灌木。幼枝三棱形，棱上被疏短硬毛，老时渐变无。叶仅具单小叶；托叶披针形；叶柄两侧有宽翅；小叶纸质。总状花序顶生和腋生，花2～3朵簇生于每节上；苞片钻形或狭三角形；花萼宽钟形；花冠淡紫色或蓝紫色。荚果密被黄色或白色糙伏毛，有荚节5～8个。花期6～10月，果期10～12月。

【分布】分布于福建、江西、广东、海南、广西、贵州、云南等。

【生境】生于荒地或山地林缘、路旁，海拔1400米以下。

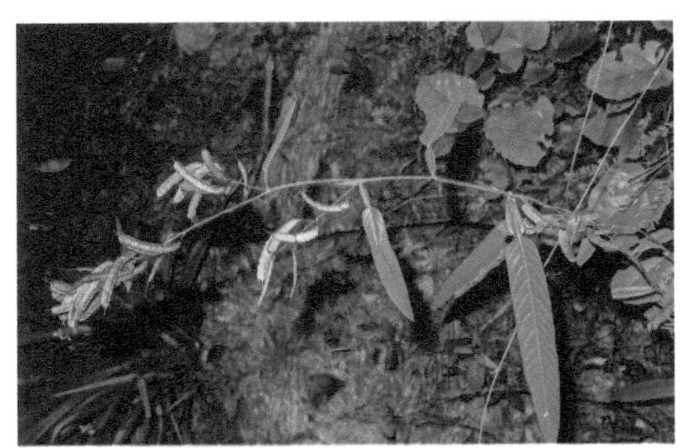

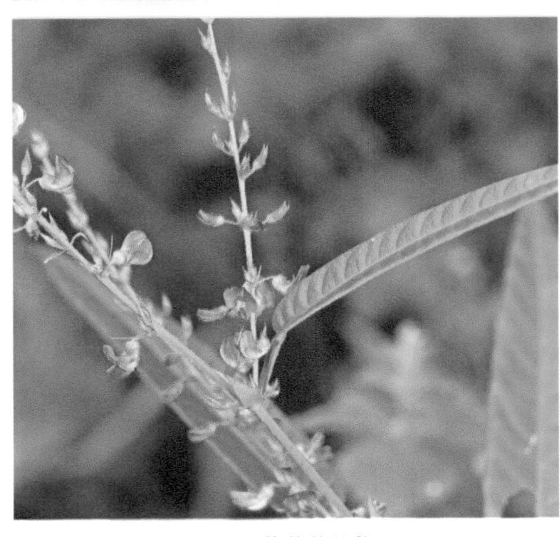

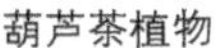

葫芦茶植物

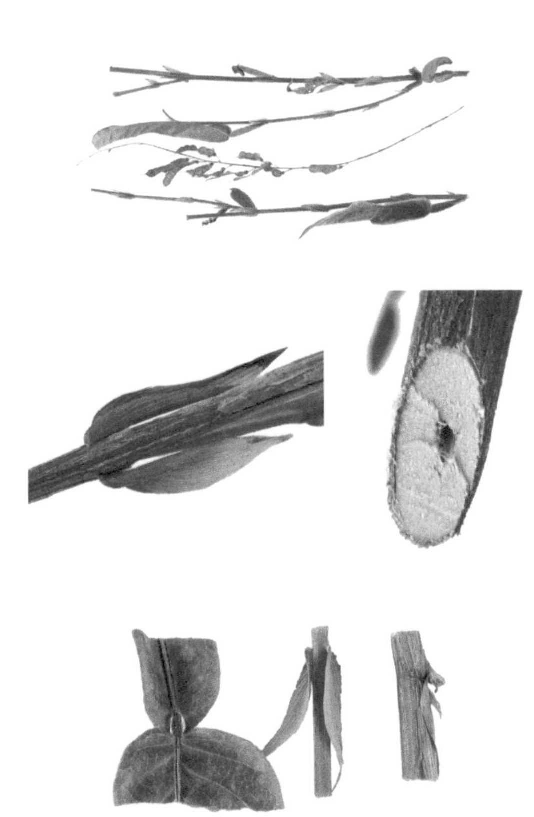

葫芦茶药材

葛 【瑶文名】Ba nzangh buerng 【拉丁名】PUERARIAE LOBATAE RADIX

【药材别名】葛藤、粉葛、干葛、葛麻藤。

【基原】本品为豆科（Leguminosae）植物山葛*Pueraria montana*（Loureiro）Merrill的干燥根。

【采收加工】秋、冬季采挖，趁鲜切成厚片或小块，干燥。

【形态特征】粗壮藤本。全株被黄色长硬毛，茎基部木质，有粗厚的块状根。羽状复叶具3片小叶；托叶背着，具线条；小托叶线状披针形，与小叶柄等长或较长。总状花序；花萼钟形；花冠紫色，旗瓣倒卵形，基部有2耳及一黄色硬痂状附属体，翼瓣镰状，龙骨瓣镰状长圆形。荚果长椭圆形，扁平，被褐色长硬毛。

【分布】除新疆、青海和西藏外，全国各地均有分布。

【生境】生于山地疏或密林中。

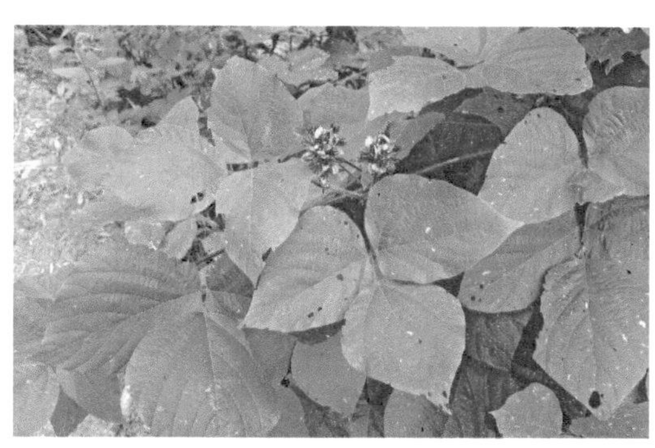

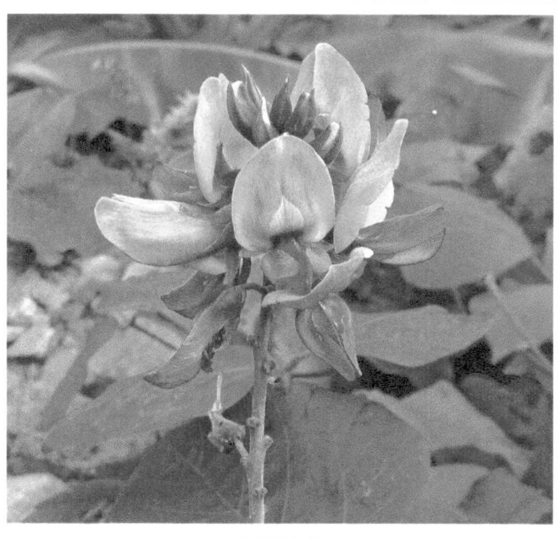

山葛植物

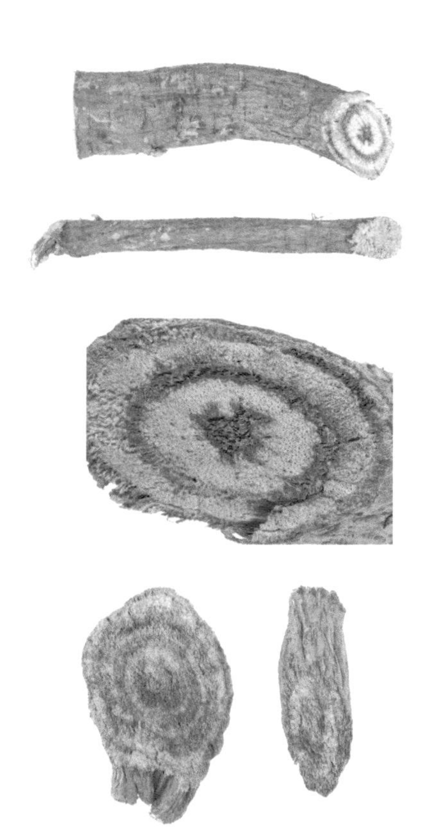

葛药材

棒柄花叶

【壮文名】Mbawcazloek

【拉丁名】FOLIUM CLEIDIONIS

【药材别名】三台树。

【基原】本品为大戟科（Euphorbiaceae）植物棒柄花*Cleidion brevipetiolatum* Pax et K. Hoffm.的干燥叶。

【采收加工】夏季采收，干燥。

【形态特征】小乔木。小枝无毛。叶薄革质，互生或近对生，常有3～5片密生于小枝顶部，基部钝，具斑状腺体数个，叶下面的侧脉腋具髯毛，上半部边缘具疏锯齿。蒴果扁球形，具3个分果爿，果皮具疏毛。花期、果期均为3～10月。

【分布】分布于广东、海南、广西、贵州、云南等。

【生境】生于山地湿润常绿林，海拔200～1500米。

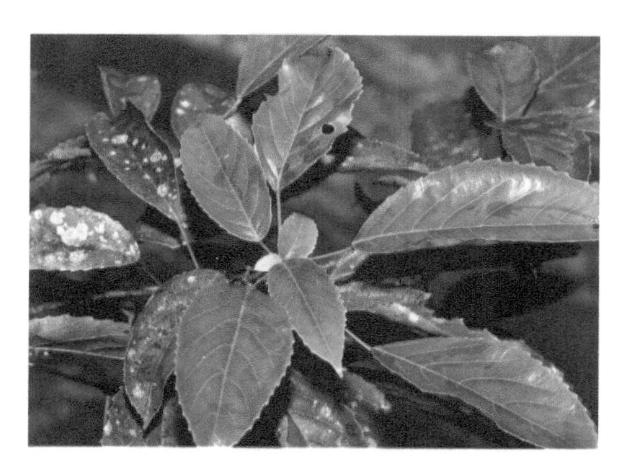

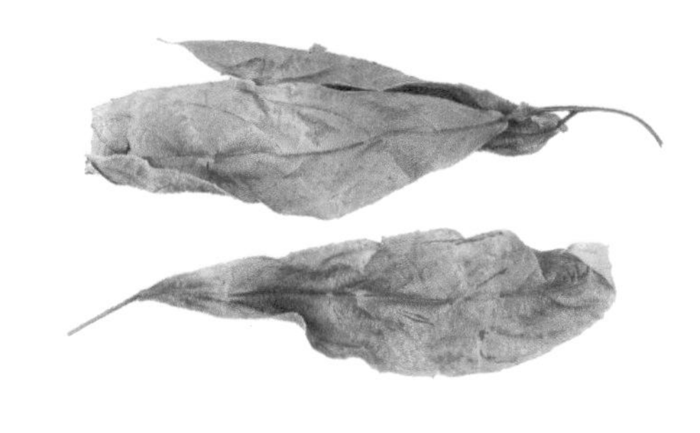

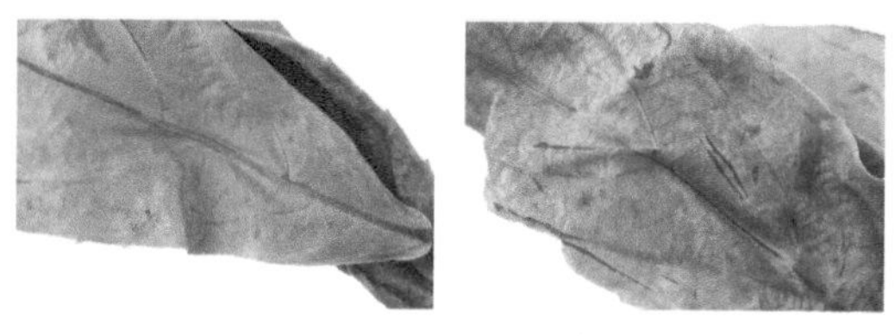

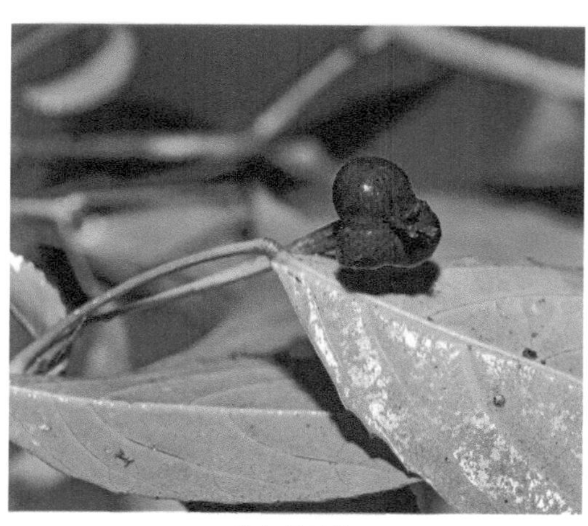

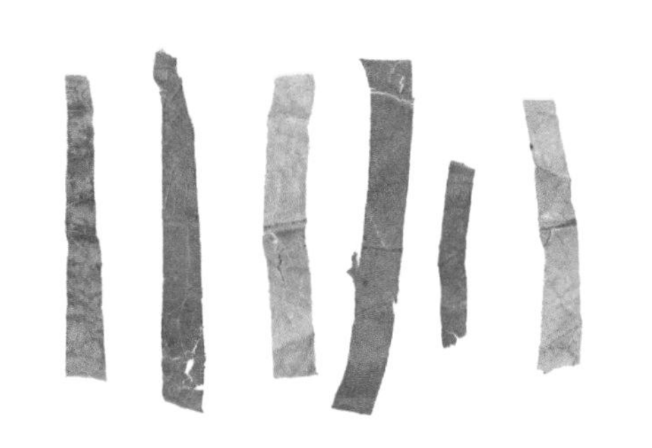

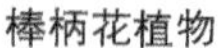

棒柄花植物

棒柄花叶药材

酢浆草 【壮文名】Gosoemjmeiq 【拉丁名】OXALIDIS CORNICULATAE HERBA

【药材别名】酸浆草、酸酸草、斑鸠酸、三叶酸。

【基原】本品为酢浆草科（Oxalidaceae）植物酢浆草*Oxalis corniculata* L.的全草。

【采收加工】全年均可采收，洗净，切段，晒干或鲜用。

【形态特征】草本。全株被柔毛。根茎稍肥厚。茎细弱，多分枝，直立或匍匐，匍匐茎节上生根。叶基生或茎上互生，叶柄基部具关节；小叶3片，无柄，倒心形，先端凹入。花单生或数朵集为伞形花序状，腋生，总花梗淡红色；花瓣5枚，黄色。蒴果长圆柱形，具5条棱。花期、果期均为2～9月。

【分布】分布于全国各地。

【生境】生于路边、田边、荒地或林下阴湿处等，海拔可达3400米。

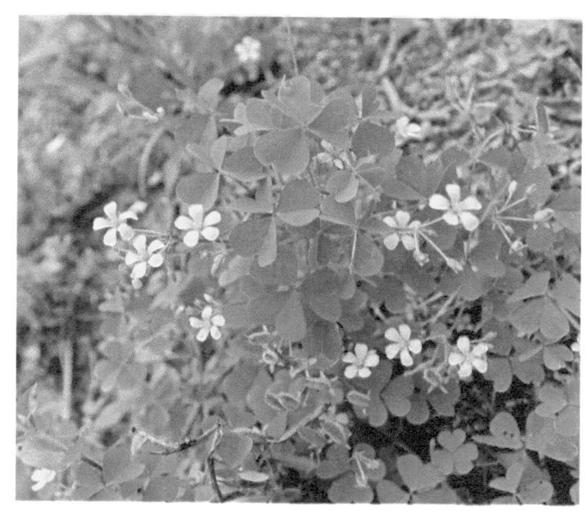

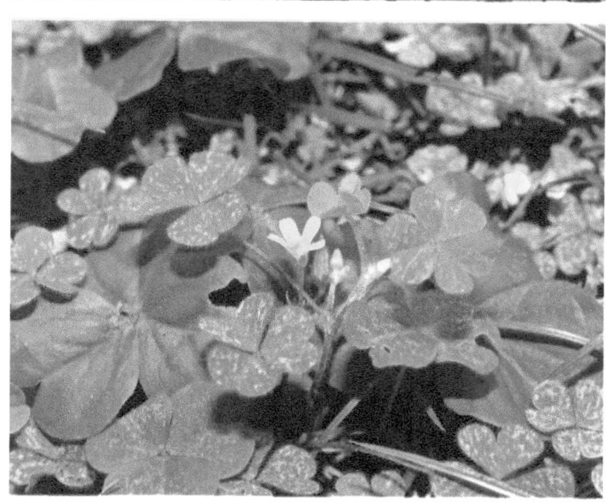

酢浆草植物

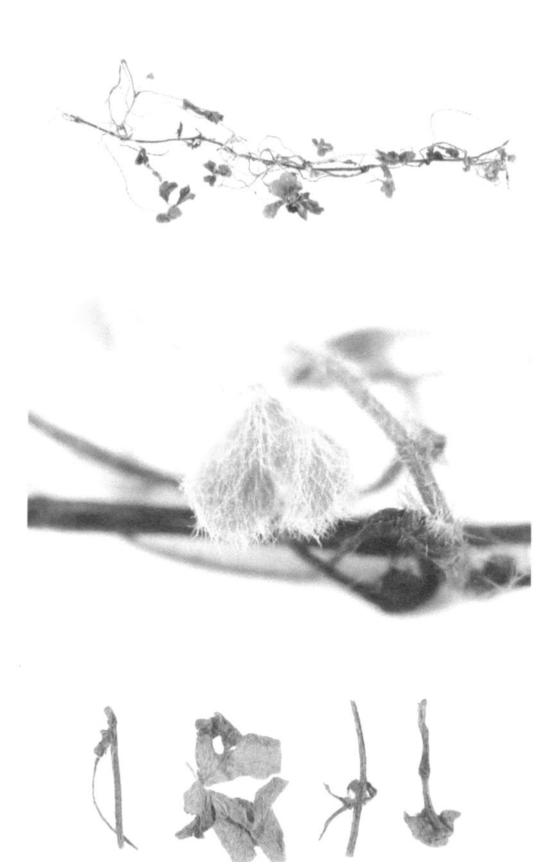

酢浆草药材

黑老虎

【瑶文名】Domh nzunx

【拉丁名】KADSURAE COCCINEAE RADIX

【药材别名】冷饭团、臭饭团、酒饭团、过山龙藤、大钻、万丈红。

【基原】本品为五味子科（Schisandraceae）植物黑老虎*Kadsura coccinea*（Lem.）A. C. Sm.的干燥根。

【采收加工】全年均可采挖，洗净，干燥。

【形态特征】藤本。全株无毛。叶革质，长圆形至卵状披针形，全缘。花单生于叶腋，稀成对；雌雄异株；雄花花被片红色，10～16片，中轮最大1片椭圆形，最内轮3片明显增厚，肉质；雌花花被片与雄花相似，花柱短钻状，顶端无盾状柱头冠。聚合果近球形，红色或暗紫色，直径6～10厘米或更大；小浆果倒卵形，外果皮革质，不显出种子。花期4～7月，果期7～11月。

【分布】分布于长江以南地区。

【生境】生于林中，海拔1500～2000米。

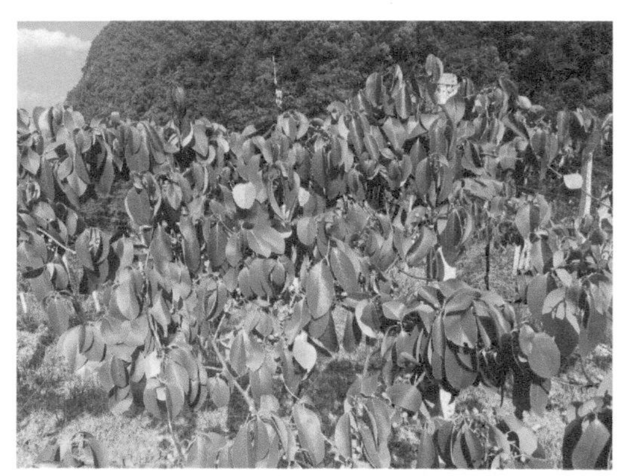

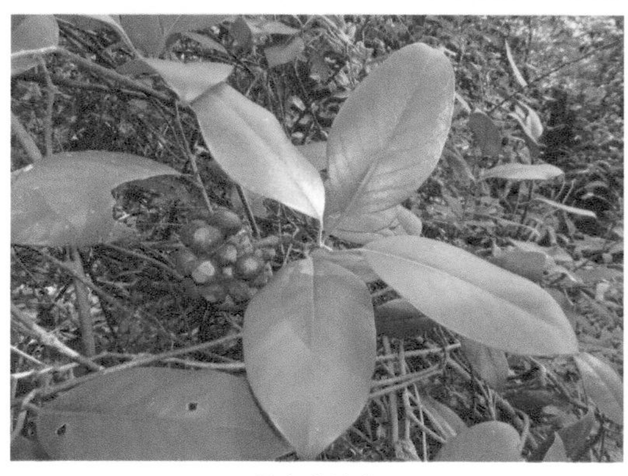

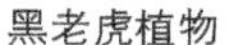

黑老虎植物

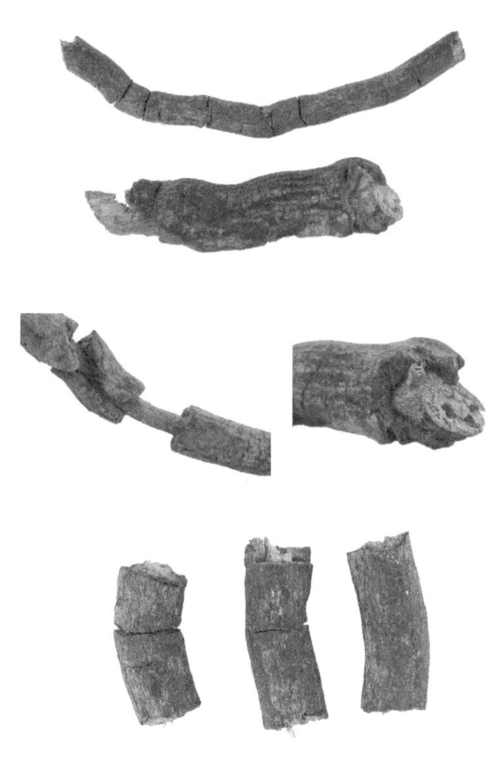

黑老虎药材

鹅不食草　【壮文名】Nyagajgoep　【拉丁名】CENTIPEDAE HERBA

【药材别名】球子草、石胡荽、地胡椒、三牙戟。

【基原】本品为菊科（Compositae）植物石胡荽*Centipeda minima*（L.）A. Br. et Aschers.的干燥全草。

【采收加工】夏、秋季花开时采收，洗去泥沙，晒干。

【形态特征】一年生小草本。茎多分枝，匍匐状，微被蛛丝状毛或无毛。叶互生，楔状倒披针形，顶端钝，基部楔形，边缘有少数锯齿，无毛或下面微被蛛丝状毛。头状花序小，扁球形，单生于叶腋，无花序梗或极短；总苞半球形；总苞片2层，椭圆状披针形，绿色，边缘透明膜质，外层较大。瘦果椭圆球形。花期、果期均为6～10月。

【分布】分布于我国东北、华北、华中、华东、华南和西南地区。

【生境】生于路旁、荒野阴湿地，海拔1500米以下。

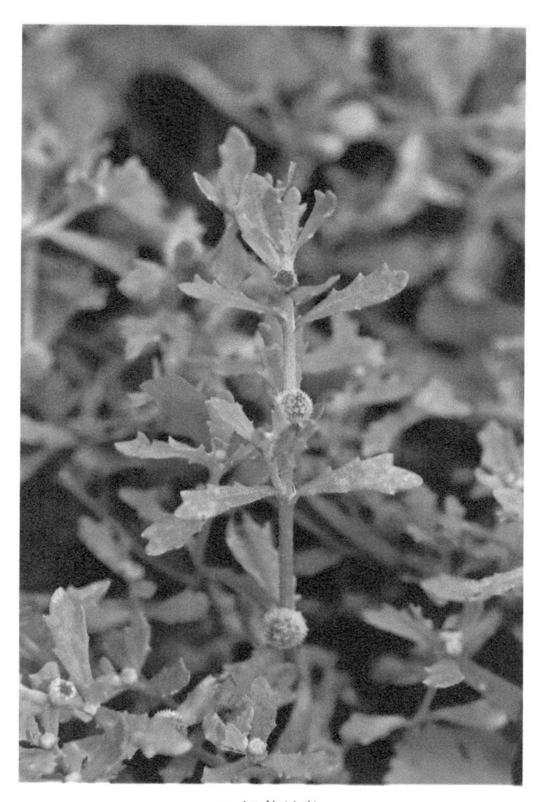

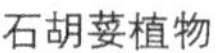
石胡荽植物

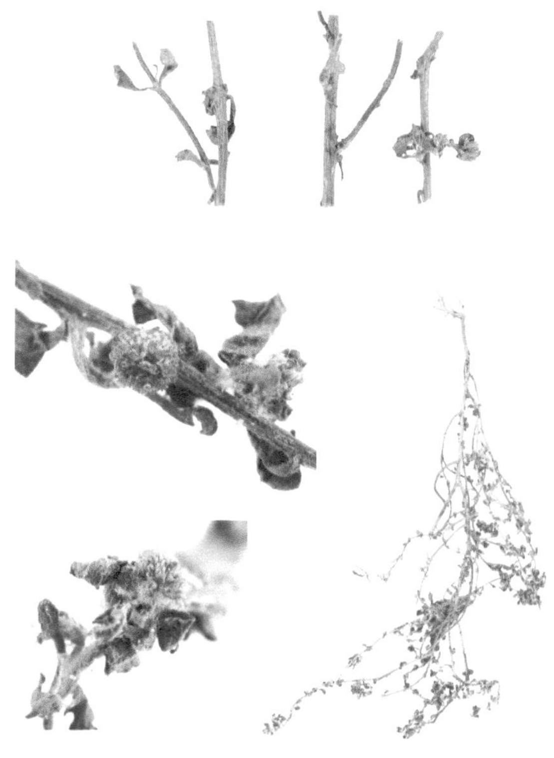

鹅不食草药材

番石榴根

【壮文名】**Ragnimhung**

【拉丁名】**RADIX PSIDII**

【药材别名】那拔根。

【基原】本品为桃金娘科（Myrtaceae）植物番石榴*Psidium guajava* L.的干燥根。

【采收加工】全年均可采挖，除去泥沙，切片，干燥。

【形态特征】乔木。树皮平滑，灰色，片状剥落；嫩枝有棱，被毛。叶片革质。花单生或2～3朵排成聚伞花序；萼管钟形，萼帽近圆形，不规则裂开；花瓣白色；子房下位，与萼合生。浆果球形、卵圆形或梨形，顶端有宿存萼片，胎座肥大，肉质，淡红色。

【分布】栽培于我国华南地区，常见有逸为野生种。

【生境】生于荒地或低丘陵。

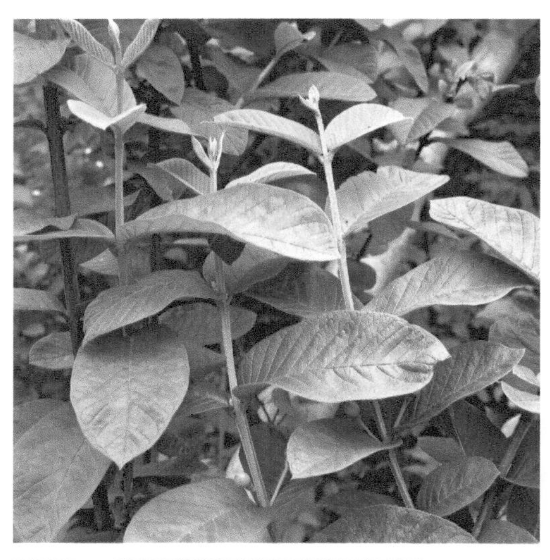

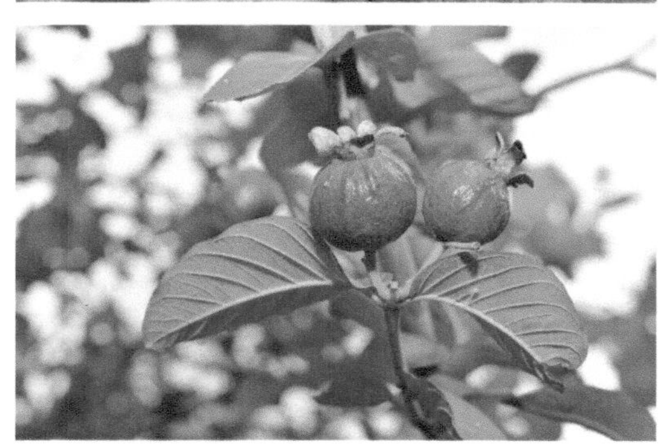

番石榴植物

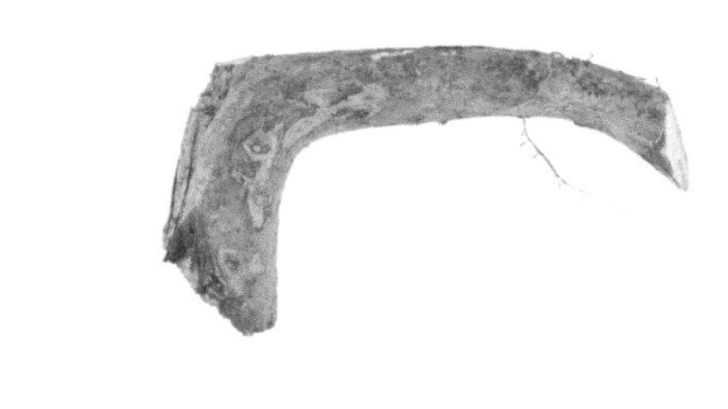

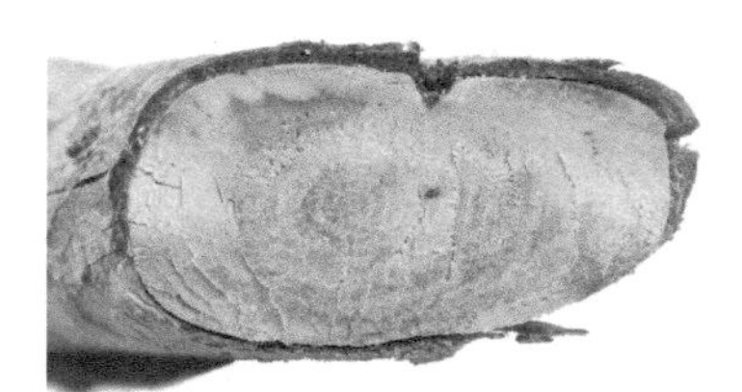

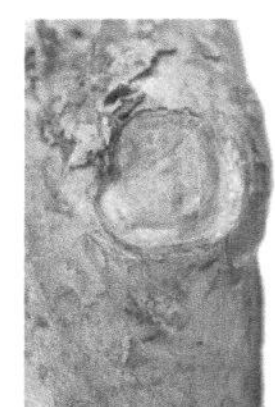

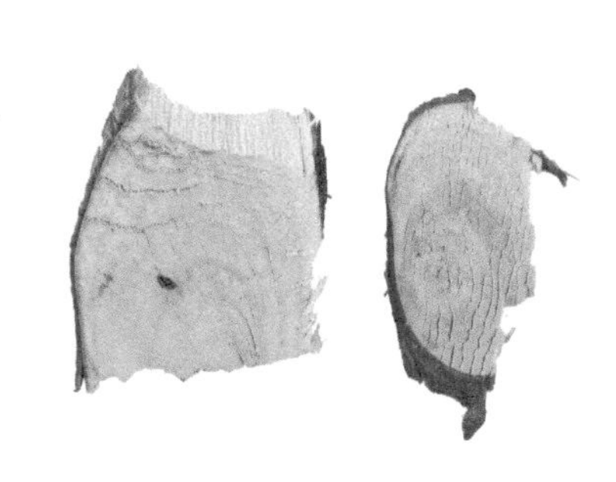

番石榴根药材

粪箕笃

【壮文名】Gaeuvad

【拉丁名】STEPHANIAE LONGAE HERBA

【药材别名】犁壁藤、千金藤、田鸡草、铁板膏药草。

【基原】本品为防己科（Menispermaceae）植物粪箕笃*Stephania longa* Lour.的茎叶。

【采收加工】夏、秋季采收，晒干或鲜用。

【形态特征】草质藤本。除花序外全株无毛；枝纤细，有条纹。叶纸质，三角状卵形，顶端钝，有小凸尖；掌状脉10～11条；叶柄基部常扭曲。复伞形聚伞花序腋生；雄花萼片8枚，偶有6枚，排成2轮，花瓣4枚或有时3枚，绿黄色；雌花萼片和花瓣均4枚，很少3枚。核果红色，长5～6毫米。花期春末夏初，果期秋季。

【分布】分布于云南、广西、广东、海南、福建、台湾等。

【生境】生于灌丛或林缘。

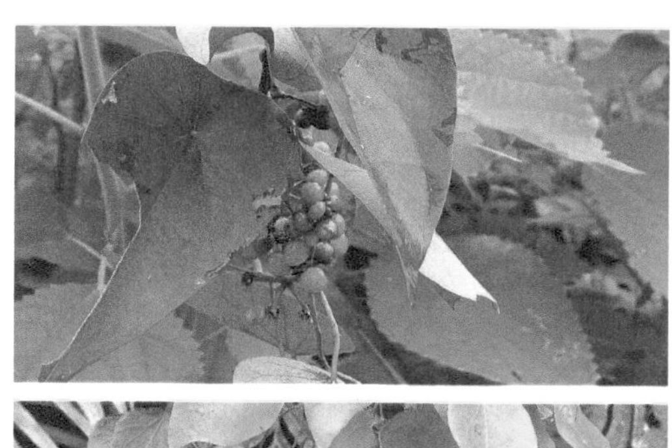

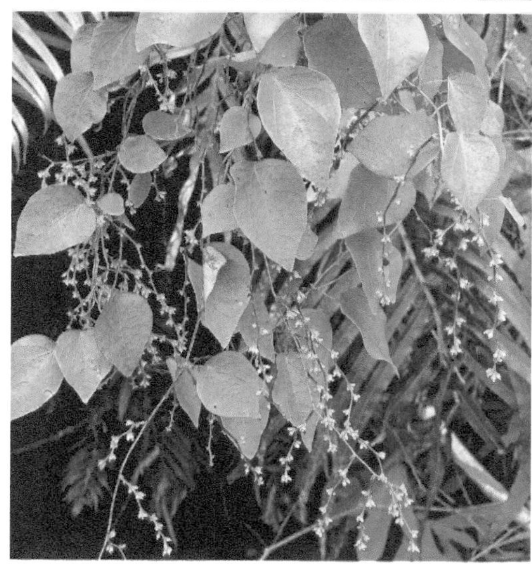

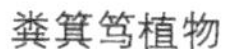

粪箕笃植物

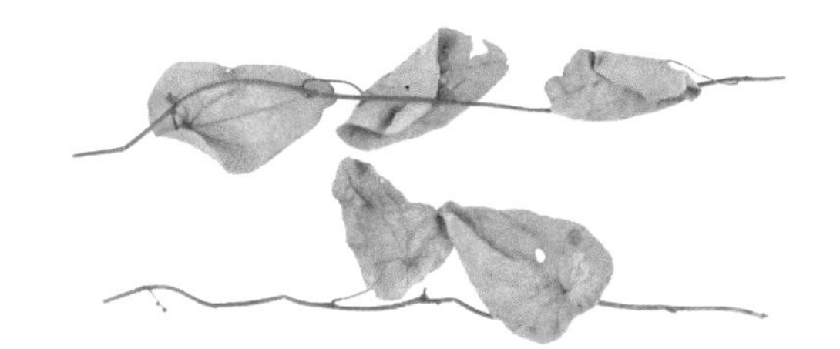

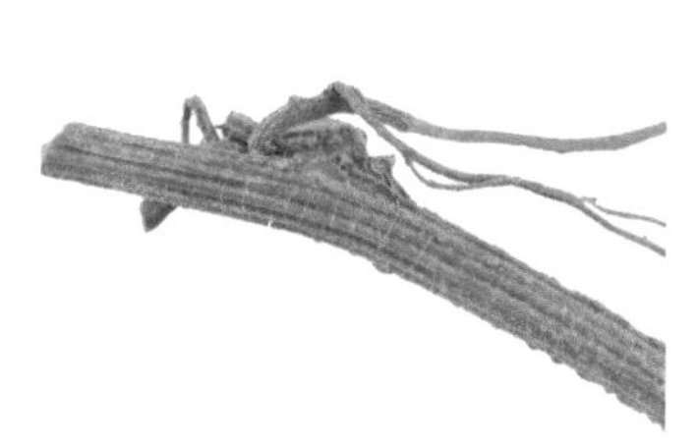

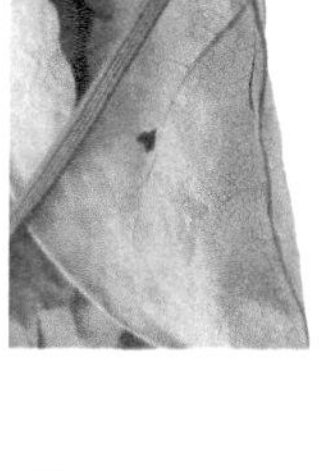

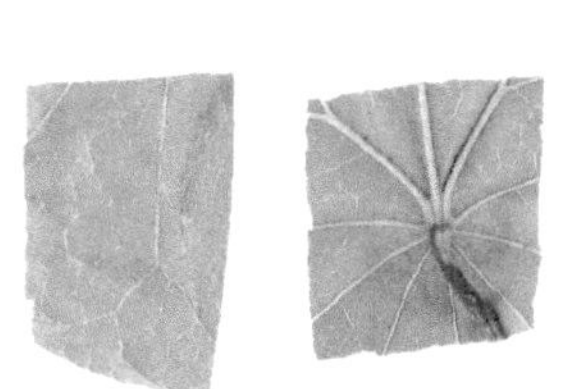

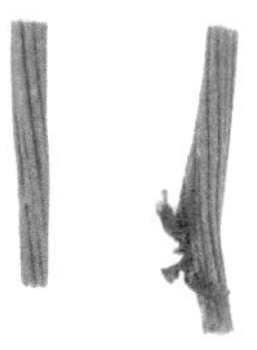

粪箕笃药材

SHISAN HUA

十三画

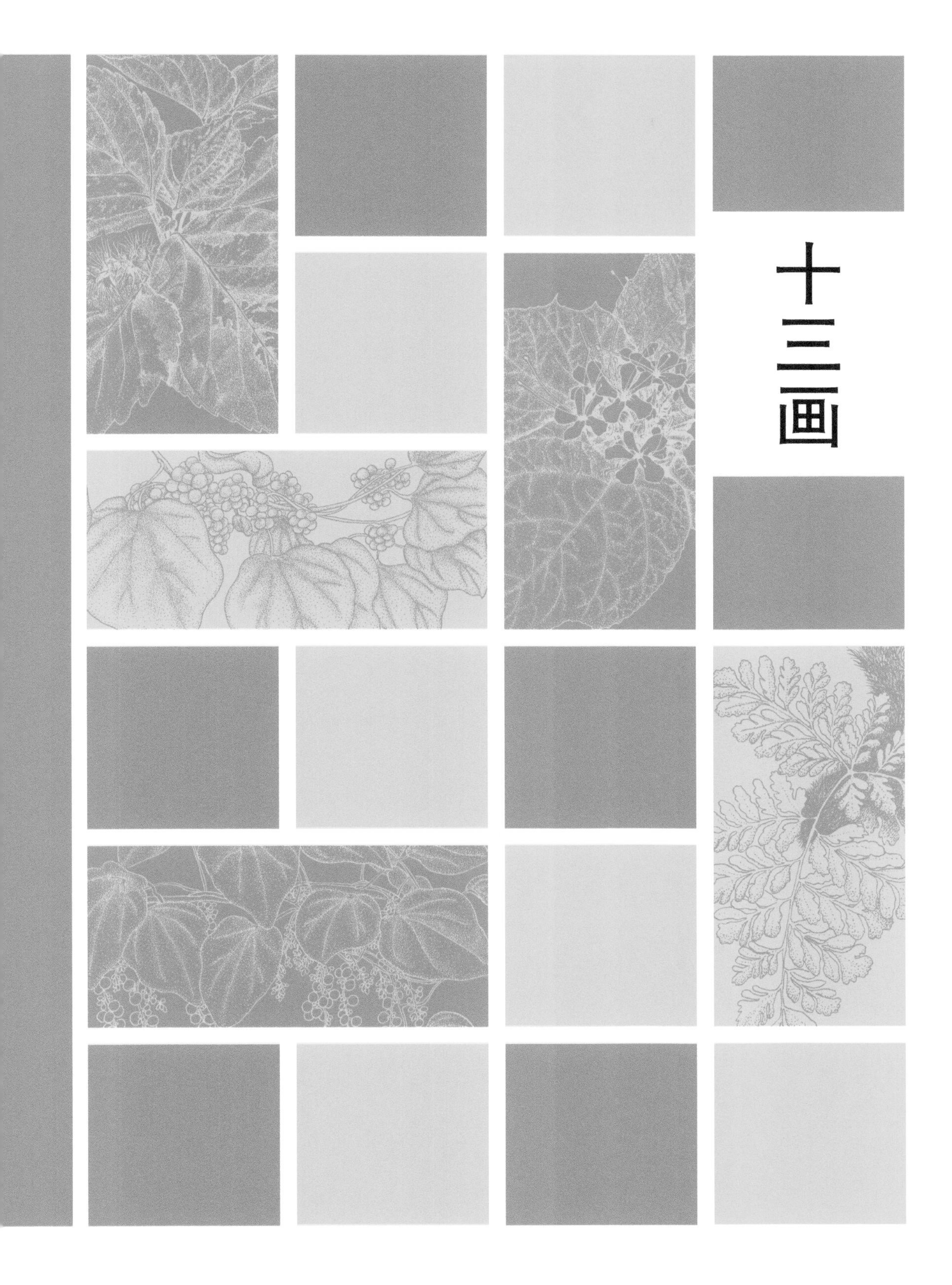

赪桐

【壮文名】Godoengzhoengz
【瑶文名】Hongh ningv buerng
【拉丁名】CLERODENDRI JAPONICI HERBA

【药材别名】朱桐、红顶风、红菱、雌雄树、大丹。

【基原】本品为马鞭草科（Verbenaceae）植物赪桐*Clerodendrum japonicum*（Thunb.）Sweet的地上部分。

【采收加工】全年均可采收，干燥或鲜用。

【形态特征】灌木。小枝四棱形。叶片圆心形，基部心形，边缘有疏短尖齿。二歧聚伞花序组成顶生大而开展的圆锥花序；花萼红色，外面疏被短柔毛，散生盾形腺体，深5裂；花冠红色，稀白色，花冠管顶端5裂。果实椭圆状球形，绿色或蓝黑色，宿萼增大，初包被果实，后向外反折呈星状。花期、果期均为5～11月。

【分布】分布于长江以南地区。

【生境】生于平原、山谷、溪边或疏林，或栽培于庭院中，海拔100～1200米。

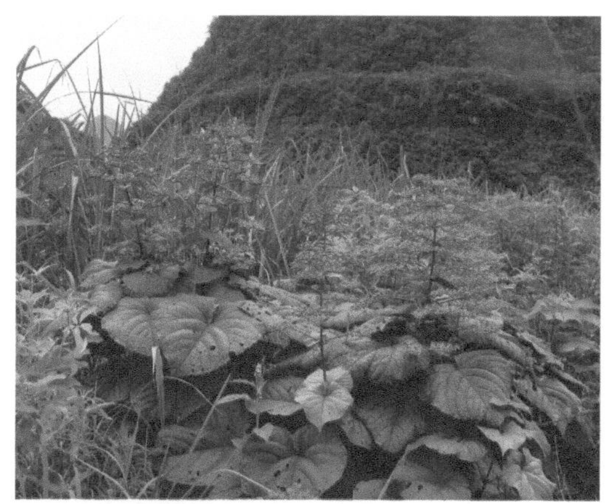

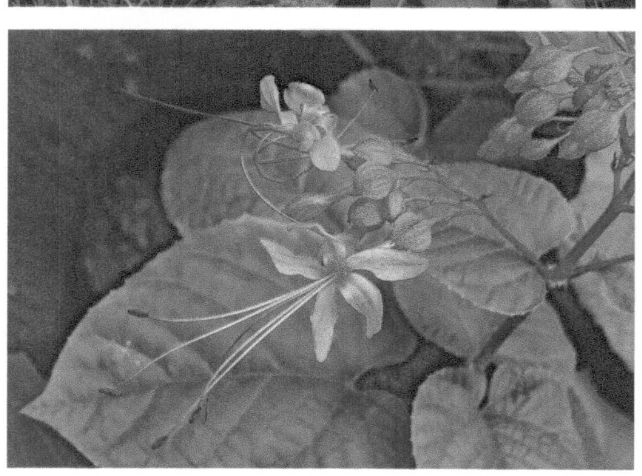

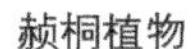

赪桐植物

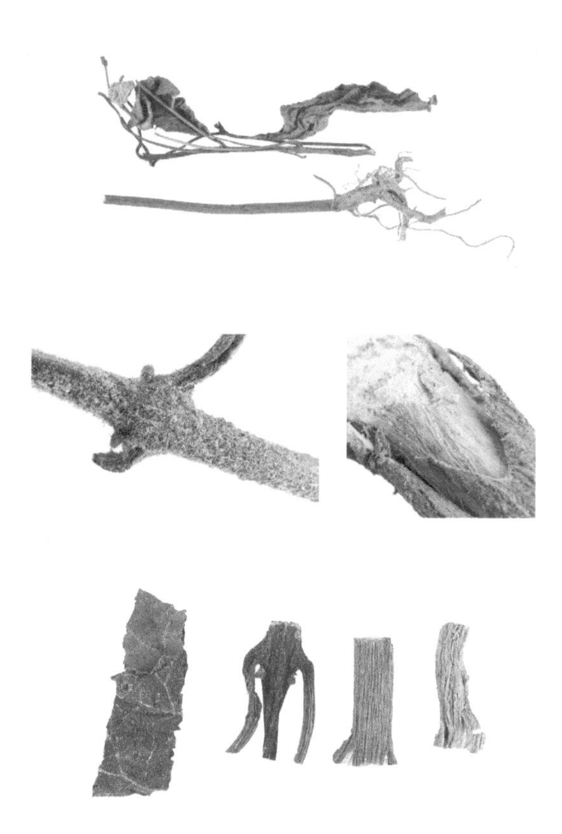

赪桐药材

路边青 【壮文名】Godaihcing 【拉丁名】CLERODENDRI CYRTOPHYLLI HERBA

【药材别名】大青叶、臭大青。

【基原】本品为马鞭草科（Verbenaceae）植物大青*Clerodendrum cyrtophyllum* Turcz.的干燥全株。

【采收加工】夏、秋季采收，洗净，晒干。

【形态特征】小乔木或灌木。幼枝被柔毛。叶椭圆形或长圆状披针形，先端渐尖或尖，基部近圆形，全缘或具圆齿，两面无毛或沿脉疏被柔毛，下面常被腺点。伞房状聚伞花序；苞片线形；花萼杯状，被黄褐色细茸毛及腺点；花冠白色，疏被微柔毛及腺点，冠筒长约1厘米，裂片卵形。核果球形或倒卵圆形，蓝紫色，为红色宿萼所包。花期、果期均为6月至翌年2月。

【分布】分布于我国华东、华中、华南和西南（除四川外）地区。

【生境】生于平原、丘陵、山地林或溪谷旁，海拔1700米以下。

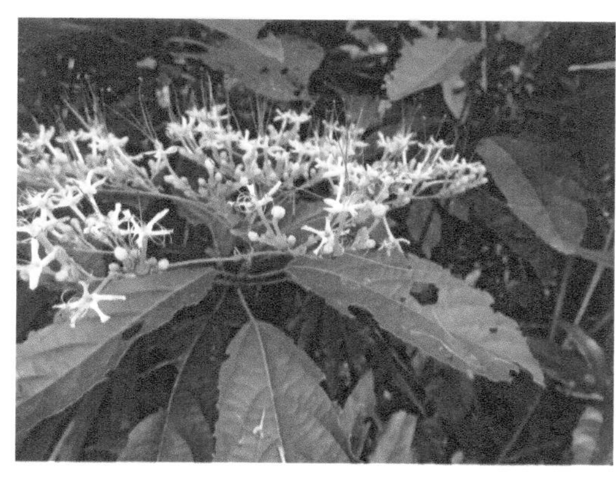

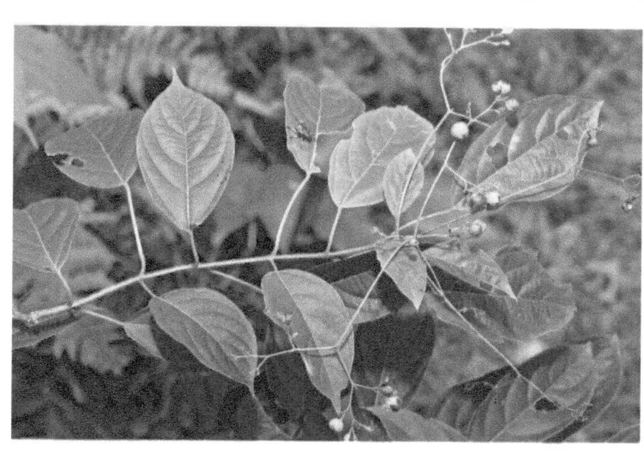

大青植物

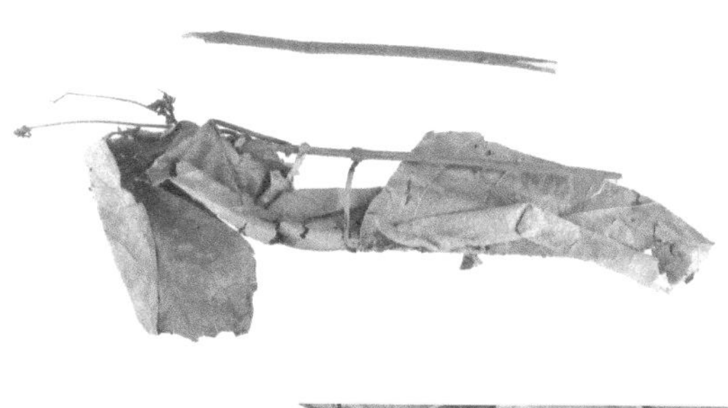

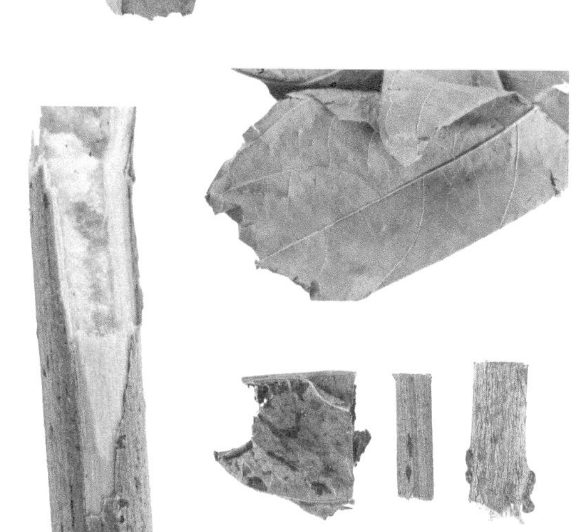

路边青药材

路边菊

【壮文名】Govaihag
【拉丁名】KALIMERIS INDICAE HERBA

【药材别名】鱼鳅串、泥鳅串、鸡儿肠、田边菊。

【基原】本品为菊科（Compositae）植物马兰*Aster indicus* L.的全草。

【采收加工】夏、秋季采收，洗净，晒干或鲜用。

【形态特征】多年生草本。根茎有匍枝；茎上部分枝。基生叶花期枯萎，茎生叶倒披针形或倒卵状长圆形，基部渐窄成具翅长柄，上部叶全缘，基部骤窄无柄。总苞半球形，2～3层，花托圆锥形，舌状花1层，舌片浅紫色，管状花管部被密毛。瘦果倒卵状长圆形，极扁，成熟时褐色，冠毛易脱落。花期5～9月，果期8～10月。

【分布】广泛分布于全国各地。

【生境】生于林缘、草丛、溪岸、路旁。

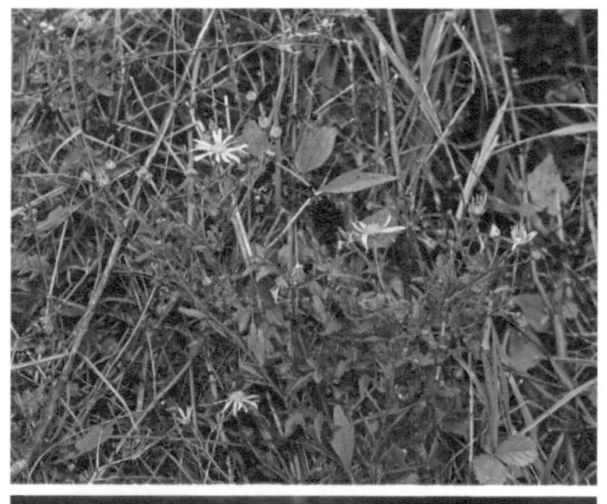
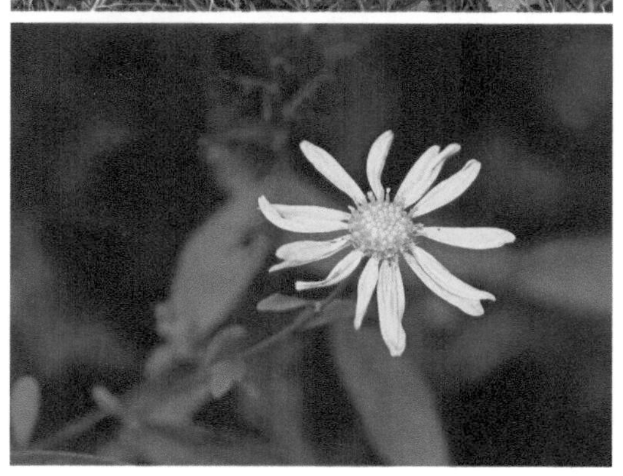
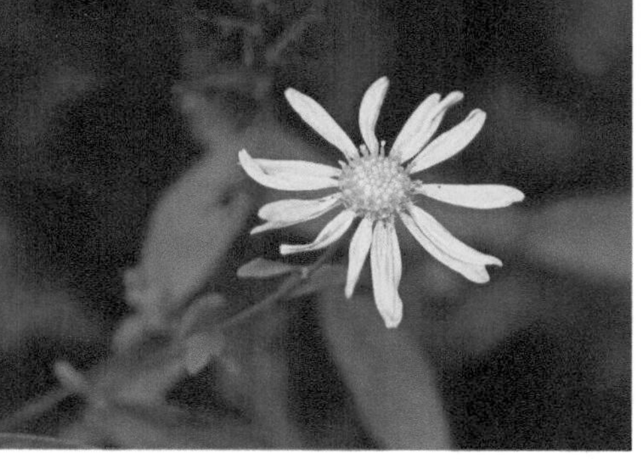

马兰植物

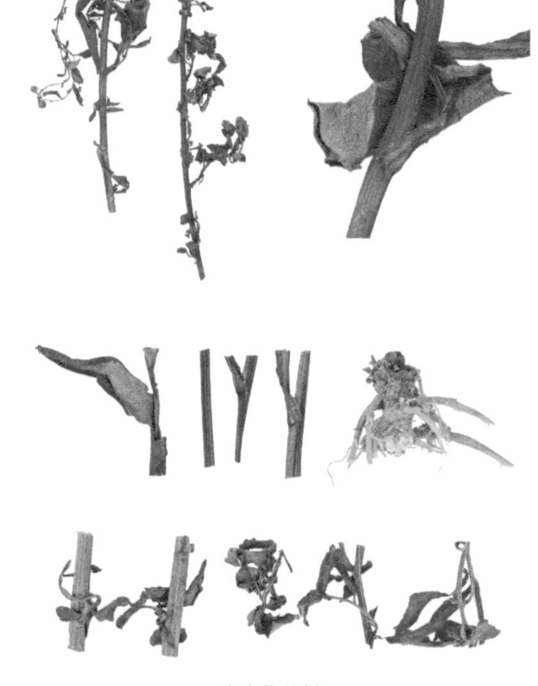

路边菊药材

路路通

【壮文名】Makraeu
【拉丁名】LIQUIDAMBARIS FRUCTUS

【药材别名】九孔子。

【基原】本品为金缕梅科（Hamamelidaceae）植物枫香树*Liquidambar formosana* Hance的干燥成熟果序。

【采收加工】冬季果实成熟后采收，除去杂质，干燥。

【形态特征】乔木。叶阔卵形，掌状3裂，基部心形，掌状脉3～5条，边缘有锯齿，齿尖有腺状突。雄性短穗状花序，多个排成总状；雌性头状花序。头状果序圆球形，木质。种子褐色，多角形或有窄翅。

【分布】分布于秦岭-淮河以南地区。

【生境】生于平地、村落附近及低山的次生林。

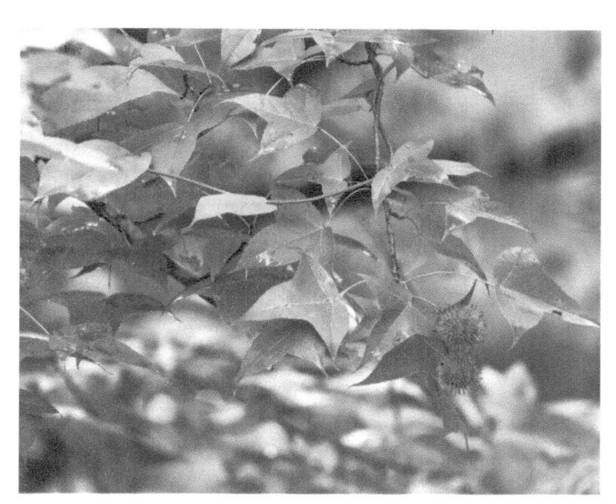

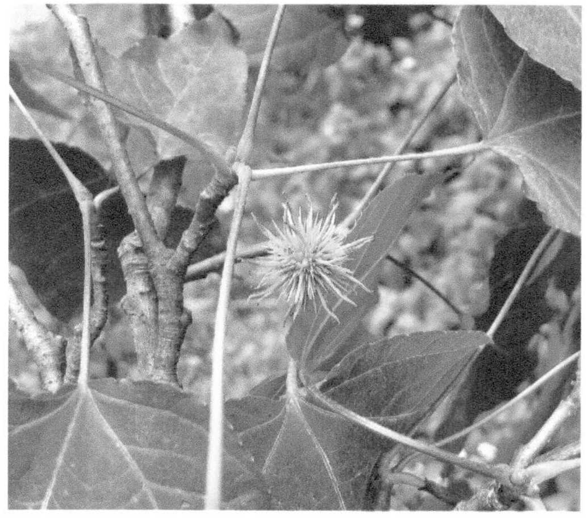

枫香树植物

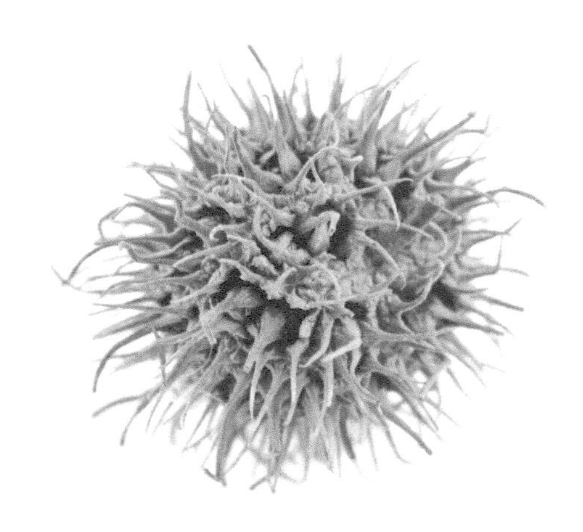

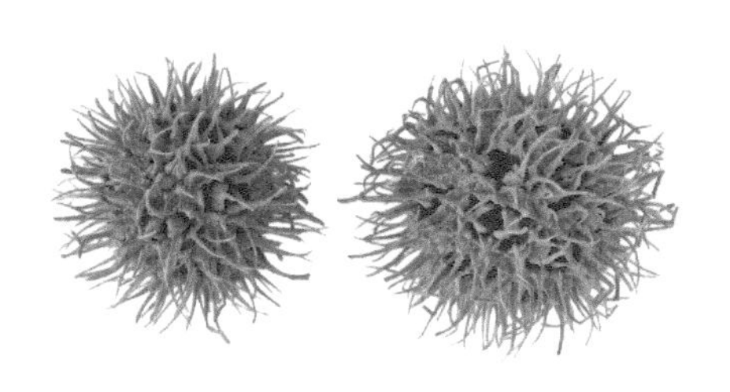

路路通药材

锡叶藤

【壮文名】Gaeunyap

【拉丁名】TETRACERAE SARMENTOSAE RADIX

【药材别名】涩叶藤、糙米藤、水车藤。

【基原】本品为五桠果科（Dilleniaceae）植物锡叶藤*Tetracera sarmentosa* Vahl的地上部分。

【采收加工】全年均可采收，干燥或鲜用。

【形态特征】常绿木质藤本。多分枝，枝条粗糙。叶革质，极粗糙，矩圆形。圆锥花序顶生或生于侧枝顶；苞片1枚，线状披针形；小苞片线形；花多数；萼片5枚，离生，宿存；花瓣通常3枚，白色，卵圆形。果实成熟时黄红色，有残存花柱。种子1粒，黑色，基部有黄色流苏状的假种皮。花期4～5月。

【分布】分布于广东、广西、海南、云南等。

【生境】生于疏林、灌丛、荒山。

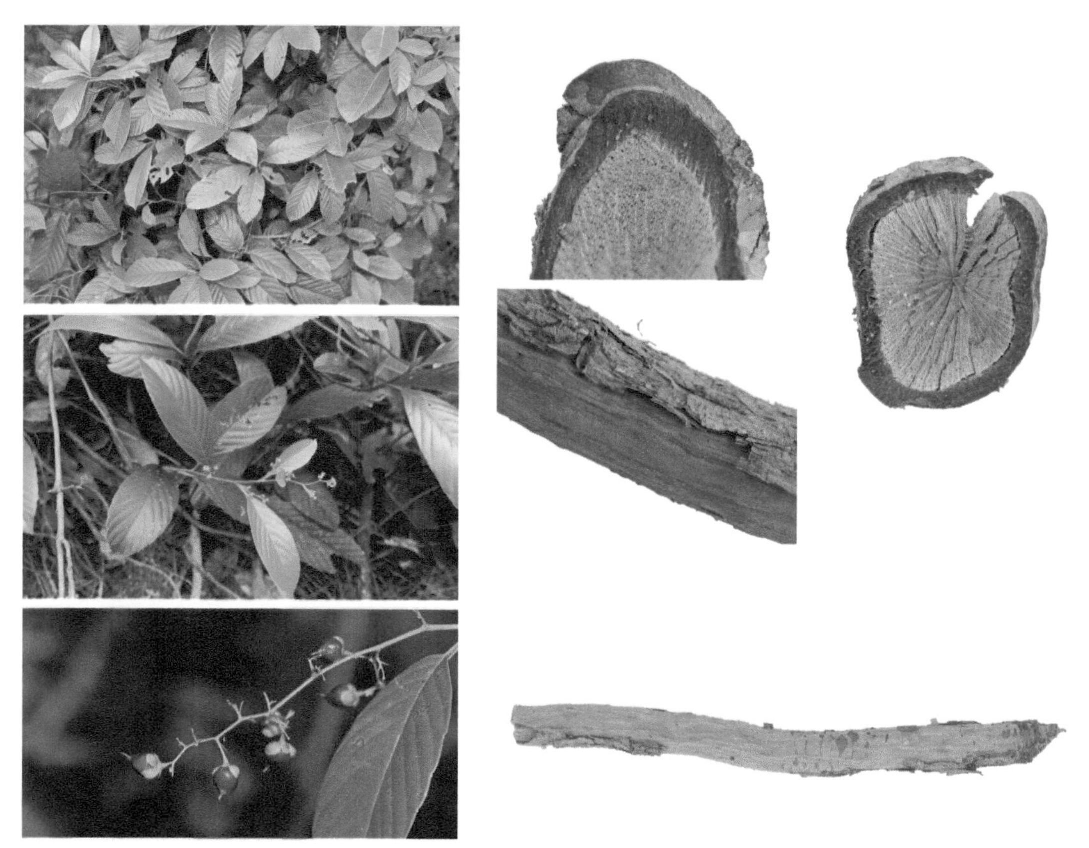

锡叶藤植物　　锡叶藤药材

矮地茶

【壮文名】Cazdeih
【瑶文名】Hah ndoihjiemh
【拉丁名】ARDISIAE JAPONICAE HERBA

【药材别名】平地木、老勿大、不出林、叶底珠。

【基原】本品为紫金牛科（Myrsinaceae）植物紫金牛*Ardisia japonica*（Thunberg）Blume的干燥全草。

【采收加工】夏、秋季茎叶茂盛时采挖，除去泥沙，干燥。

【形态特征】小灌木或亚灌木。近蔓生，具匍匐生根的根茎。叶对生或近轮生，叶片坚纸质或近革质，边缘具细锯齿，多少具腺点。亚伞形花序，腋生或生于近茎顶端的叶腋，有花3～5朵；花梗常下弯；花萼基部连合，萼片卵形；花瓣粉红色或白色，广卵形，具密腺点。果球形，直径5～6毫米，鲜红色转黑色，多少具腺点。花期5～6月，果期11～12月。

【分布】分布于陕西及长江以南地区（海南岛未发现）。

【生境】生于山间林或竹林、阴湿的地方，海拔1200米以下。

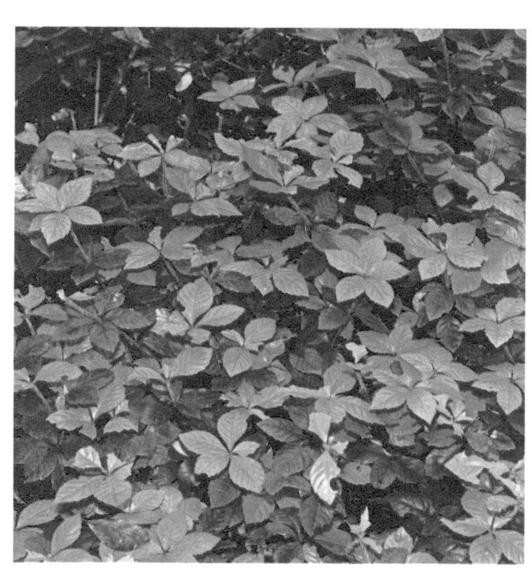

紫金牛植物

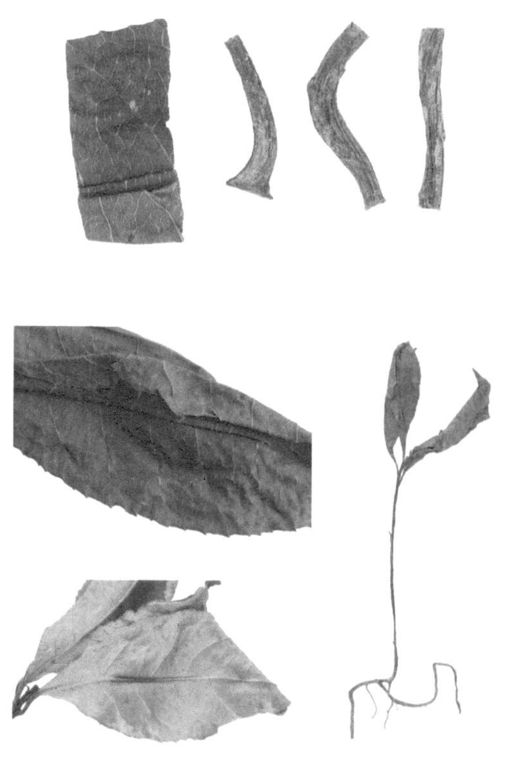

矮地茶药材

痰火草

【壮文名】Gyamjmbawraez
【瑶文名】Tanh horv cau
【拉丁名】MURDANNIAE BRACTEATAE HERBA

【药材别名】癌草、围夹草、狮子草。

【基原】本品为鸭跖草科（Commelinaceae）植物大苞水竹叶*Murdannia bracteata*（C，B. Clarke）J. K. Morton ex Hong的干燥全草。

【采收加工】全年均可采收，干燥。

【形态特征】多年生草本。根须状而极多。主茎不育，极短，可育茎通常2支，长而匍匐，节上生根，被细柔毛或仅一侧被毛。主茎上的叶密集成莲座状，下部边缘有细长睫毛；可育茎上的叶卵状披针形至披针形，叶鞘被细长柔毛或仅沿口部一侧有刚毛。蝎尾状聚伞花序通常2～3个，少单个；总苞片叶状；聚伞花序因花极为密集而呈头状，具梗。蒴果宽椭圆状三棱形，长约4毫米。种子黄棕色，具由胚盖发出的辐射条纹，并有白色细网纹，无孔。

【分布】分布于广东、海南、广西、云南等。

【生境】生于山谷水边或溪边沙地上。

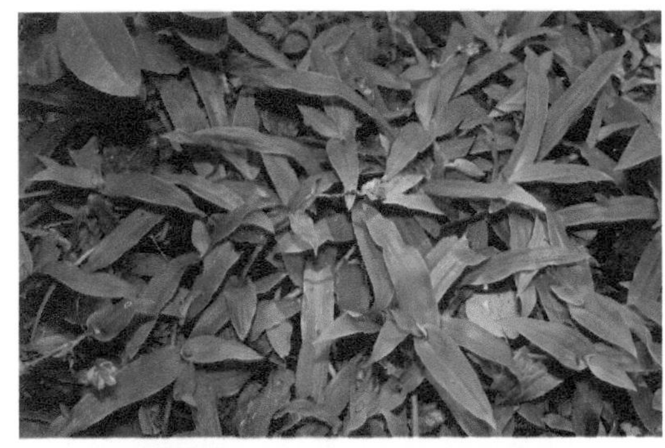

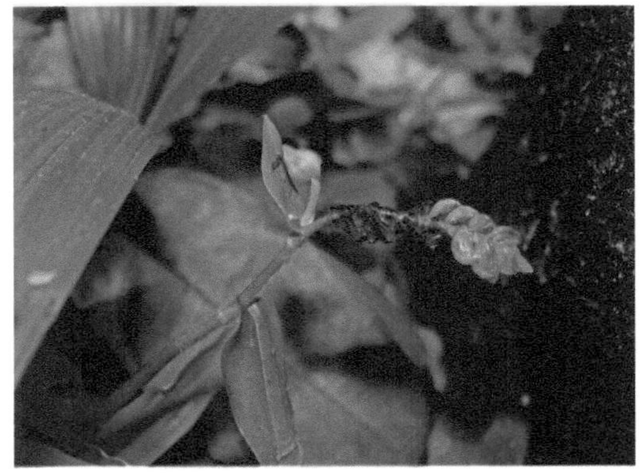

大苞水竹叶植物

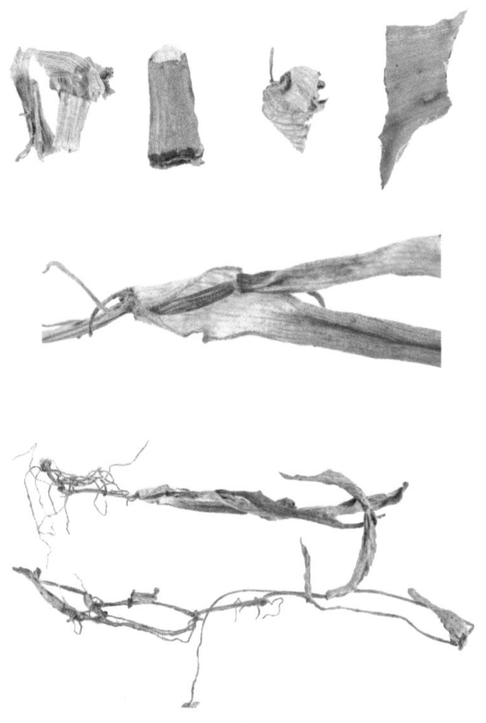

痰火草药材

满山红 【壮文名】Go'gyangngoenz 【拉丁名】VIBURNI FORDIAE RADIX

【药材别名】火柴树、火斋、苍伴木。

【基原】本品为忍冬科（Caprifoliaceae）植物南方荚蒾*Viburnum fordiae* Hance的干燥根。

【采收加工】全年均可采收，洗净，切片，晒干。

【形态特征】灌木或小乔木。幼枝、芽、叶柄、花序、萼和花冠外面均被由暗黄色或黄褐色簇状毛组成的茸毛。叶纸质至厚纸质，宽卵形或菱状卵形，边缘基部除外常有小尖齿。复伞形式聚伞花序顶生或生于具1对叶的侧生小枝之顶；花冠白色，辐状，裂片卵形，比筒长；雄蕊与花冠等长或略超出，花药小，近圆形；花柱高出萼齿，柱头头状。果实红色，卵圆状球形。

【分布】分布于安徽、浙江、福建、湖南、广东、广西、贵州、云南等。

【生境】生于山谷溪涧旁疏林、山坡灌丛或平原旷野，海拔数十米至1300米。

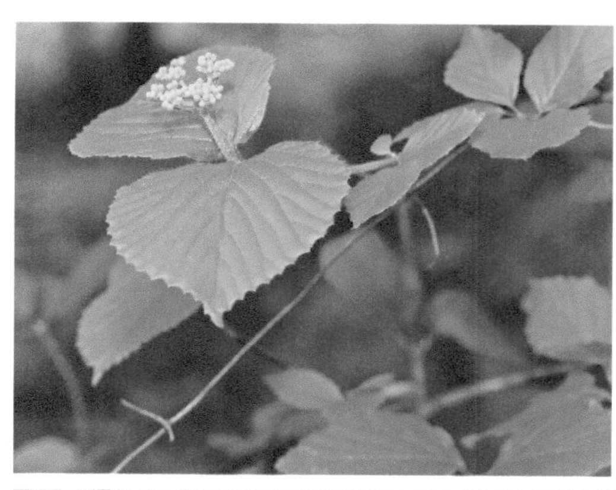

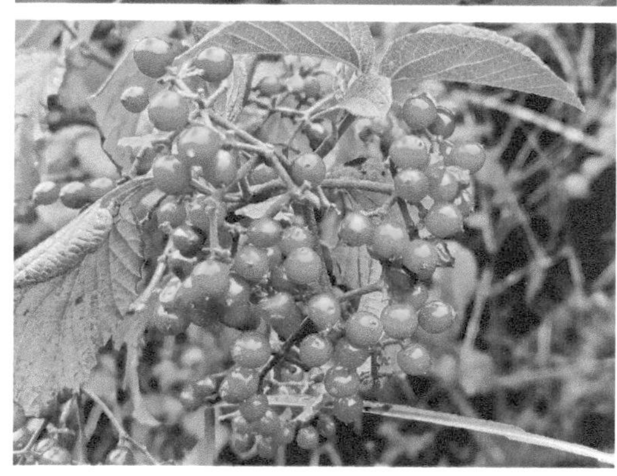

南方荚蒾植物

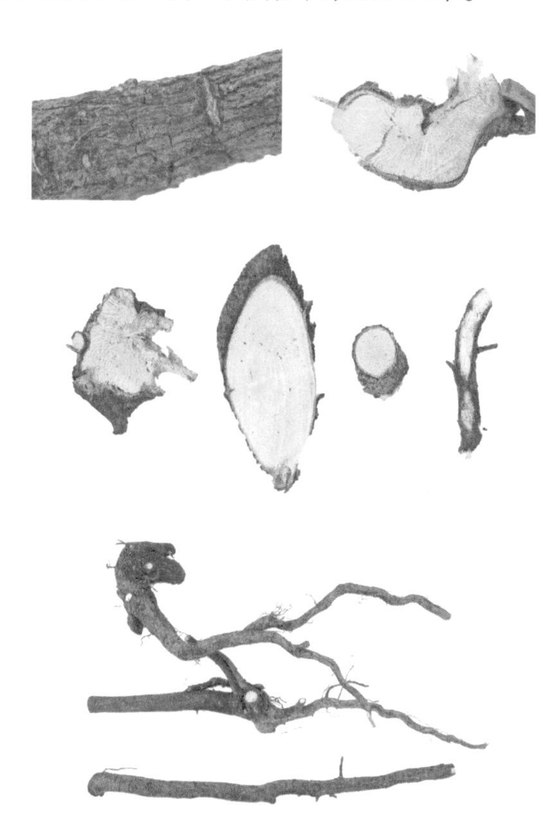

满山红药材

满山香

【壮文名】Gohombo
【瑶文名】Njiecgemh ndomh maauh
【拉丁名】CAULTHERIAE LEUCOCARPAE HERBA

【药材别名】金钗、硬毛滇白珠、黑油果、透骨草、下山虎、下山黄。

【基原】本品为杜鹃花科（Ericaceae）植物滇白珠*Gaultheria leucocarpa* Blume var. *yunnanensis*（Franch.）T. Z. Hsu et R. C. Fang的干燥地上部分。

【采收加工】全年均可采收，除去杂质，切碎，晒干。

【形态特征】常绿灌木。叶卵状长圆形，革质，有香味，先端尾状渐尖，尖尾长达2厘米，基部钝圆或心形，边缘具锯齿，两面无毛，背面密被褐色斑点。总状花序腋生，具花10～15朵，疏生；花萼5裂片，卵状三角形，钝头，具缘毛；花冠白绿色，钟形，口部5裂。浆果状蒴果球形，黑色，5裂。

【分布】分布于长江以南地区。

【生境】生于森林、灌丛、山坡，海拔500～3300米。

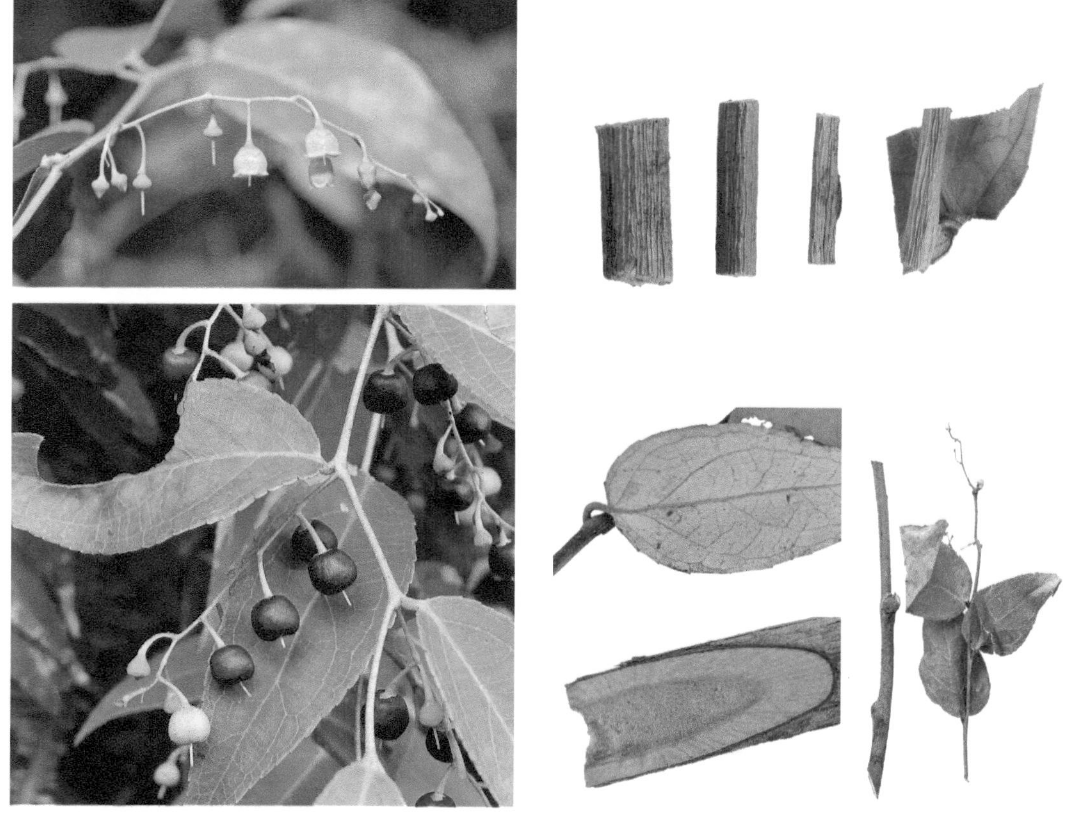

滇白珠植物

满山香药材

溪黄草

【壮文名】Goloedcaemj
【瑶文名】Jiepv daamv miev
【拉丁名】ISODONIS LOPHANTHOIDIS HERBA

【药材别名】土黄连、溪黄草、熊胆草、山熊胆、风血草。

【基原】本品为唇形科（Lamiaceae）植物线纹香茶菜*Isodon lophanthoides*（Buchanan-Hamilton ex D. Don）H. Hara的干燥地上部分。

【采收加工】夏、秋季采收，除去杂质，干燥。

【形态特征】多年生柔弱草本。基部匍匐生根，并具小球形块根。茎被短柔毛至几被长疏柔毛。茎叶边缘具圆齿，密被具节微硬毛，满布褐色腺点。圆锥花序顶生及侧生，由聚伞花序组成，具梗；花萼钟形，具节长柔毛，满布红褐色腺点，萼齿卵三角形，二唇形；花冠白色或粉红色，具紫色斑点，冠檐外面被稀疏小黄色腺点；雄蕊及花柱长长地伸出，或在雄蕊退化的花中仅花柱长长地伸出。花期、果期均为8～9月。

【分布】分布于西藏、云南、四川、广西、广东、湖北、浙江等。

【生境】生于沼泽地或林下潮湿处，海拔500～2700米。

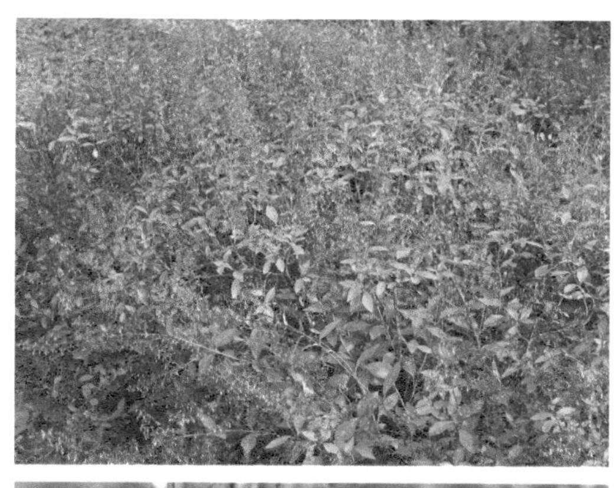

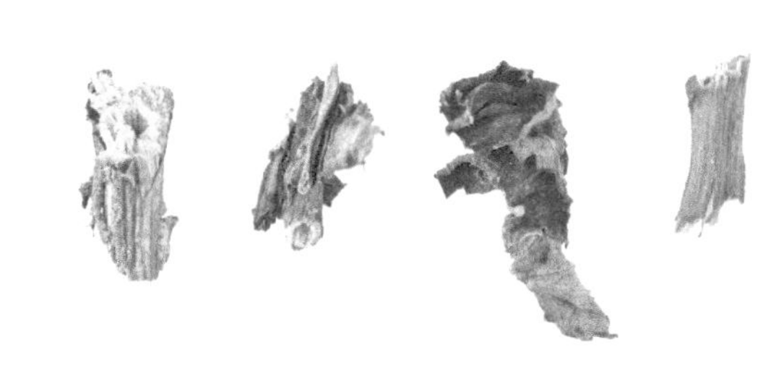

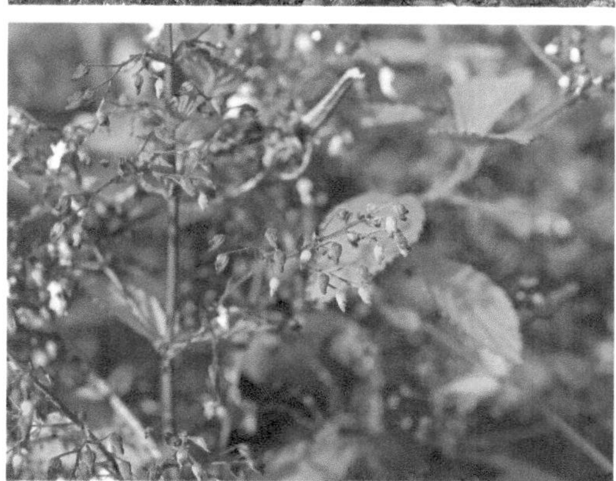

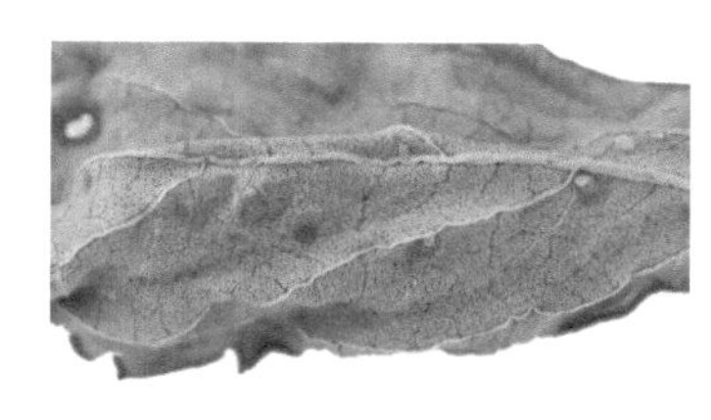

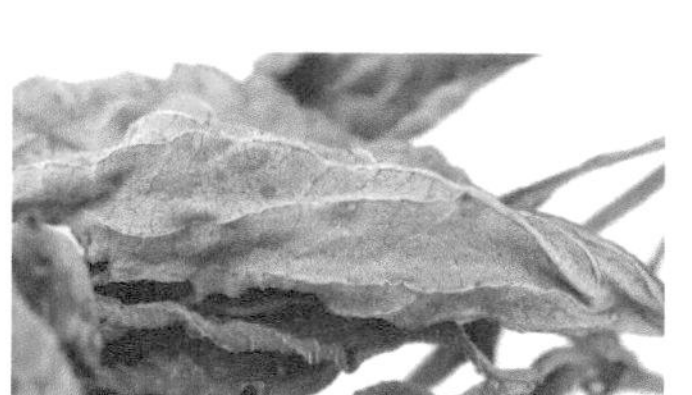

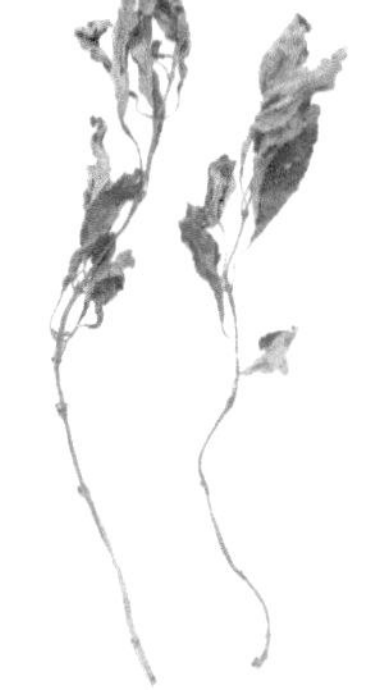

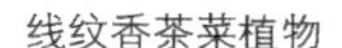

线纹香茶菜植物

溪黄草药材

SHISI HUA

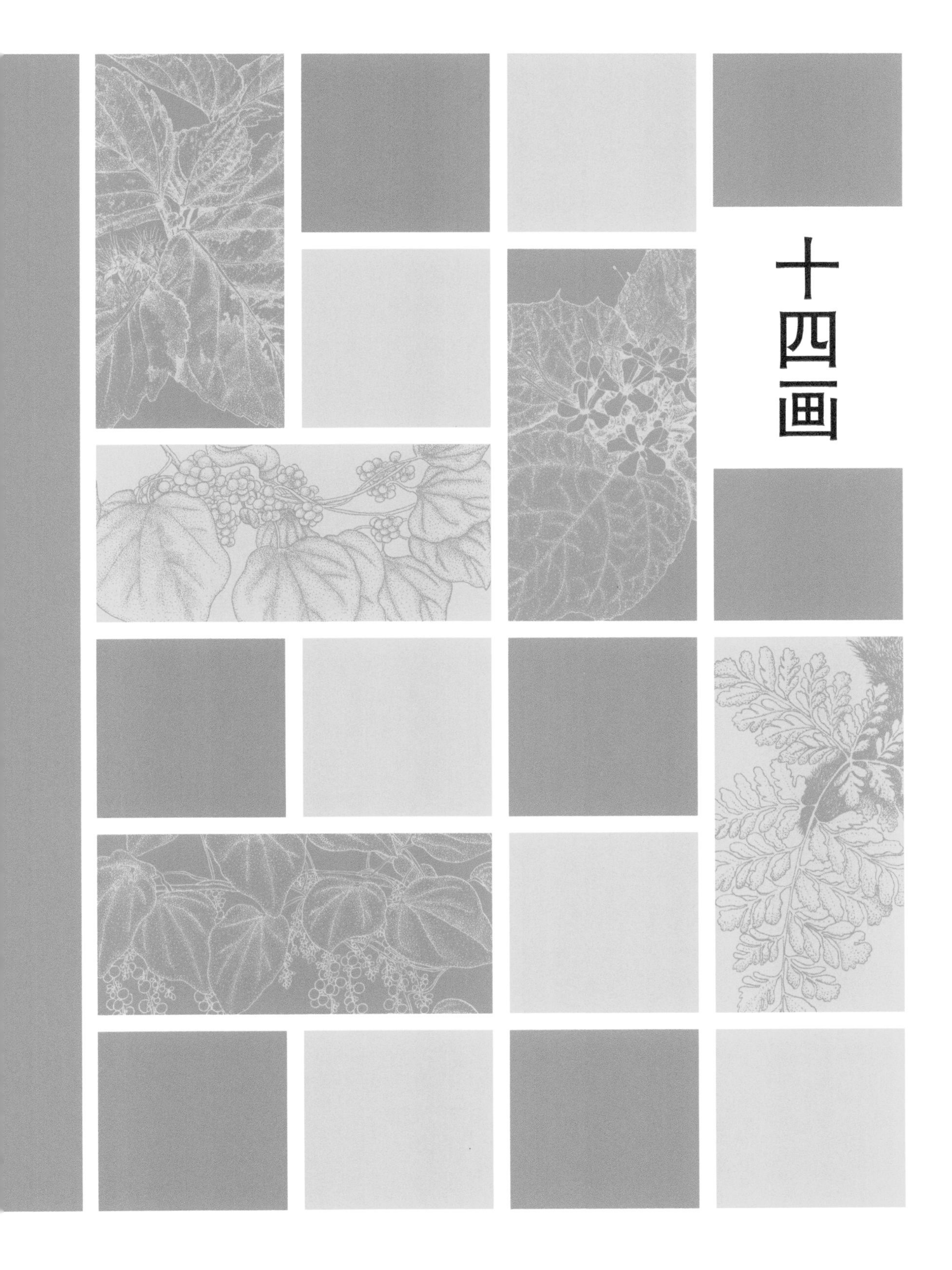

十四画

榕树须

【壮文名】Mumhgoreiz

【拉丁名】FICI AERIAE RADIX

【药材别名】细叶榕、成树、榕树须。

【基原】本品为桑科（Moraceae）植物榕树*Ficus microcarpa* L. f.的干燥气根。

【采收加工】全年均可采收，除去杂质，干燥。

【形态特征】大乔木。冠幅广展；老树常有锈褐色气根。树皮深灰色。叶薄革质，狭椭圆形；托叶小，披针形。榕果成对腋生或生于已落叶枝叶腋，成熟时黄色或微红色，扁球形。瘦果卵圆球形。花期5～6月。

【分布】分布于长江以南地区。

【生境】生于山区及平原，海拔1900米以下。

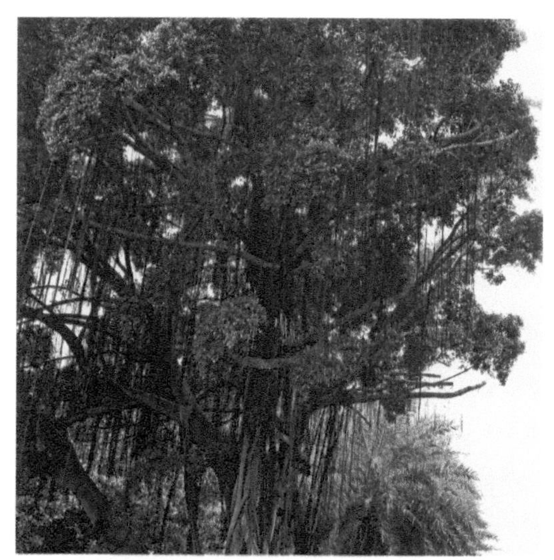

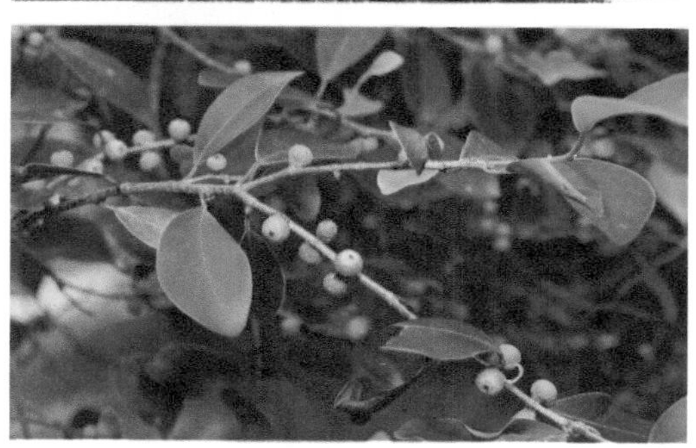

榕树植物

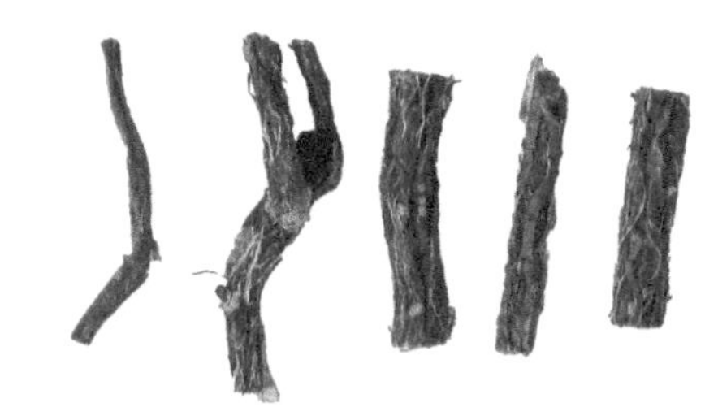

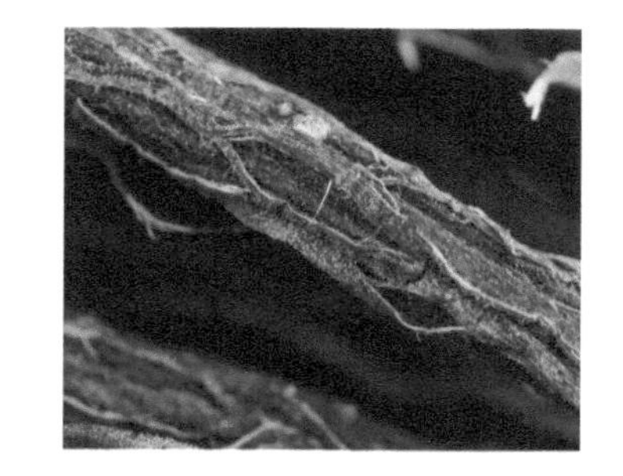

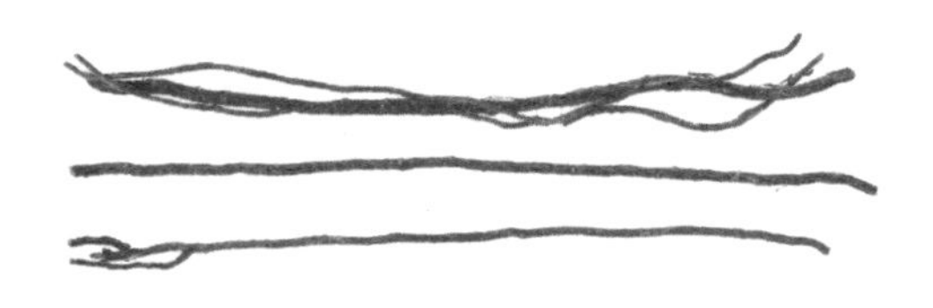

榕树须药材

酸藤子

【瑶文名】Biouv sui buerng

【拉丁名】EMBELIAE LAETAE RADIX

【药材别名】酸藤果、山盐酸鸡、酸醋藤、入地龙、信筒子。

【基原】本品为紫金牛科（Myrsinaceae）植物酸藤子*Embelia laeta*（L.）Mez的干燥根。

【采收加工】全年均可采收，晒干。

【形态特征】攀缘灌木或藤本。幼枝无毛。叶倒卵形或长圆状倒卵形，先端圆钝或微凹，下面常被白粉。总状花序，腋生或侧生，生于前年无叶枝上。花4基数，花萼基部连合1/2或1/3，萼片卵形或长圆形；花瓣白色或带黄色。果直径约5毫米，腺点不明显。花期12月至翌年3月，果期翌年4～6月。

【分布】分布于台湾、广东、香港、海南、广西、云南等。

【生境】生于山坡林、林缘或开阔的草坡、灌木丛，海拔100～1850米。

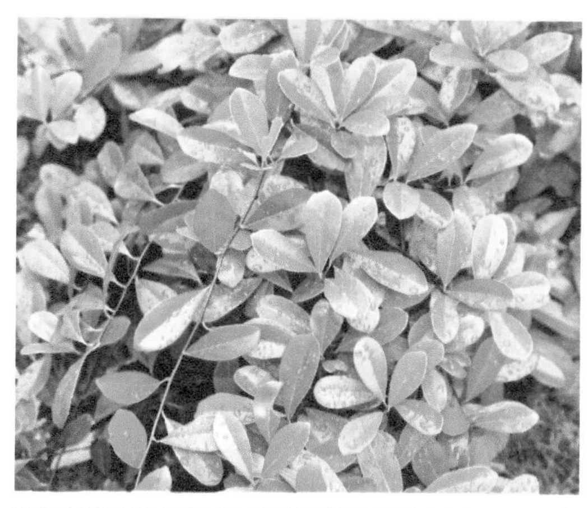
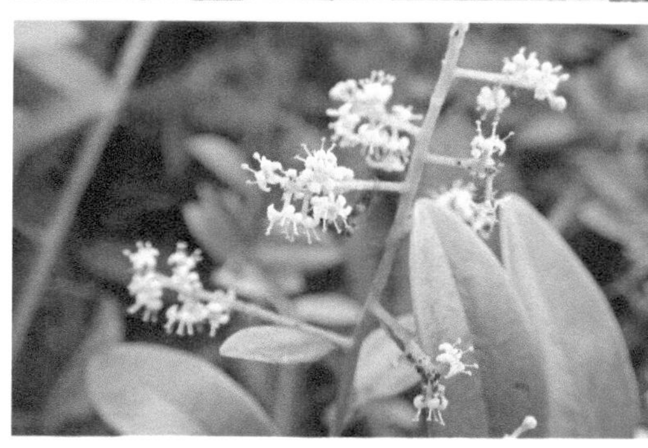

酸藤子植物

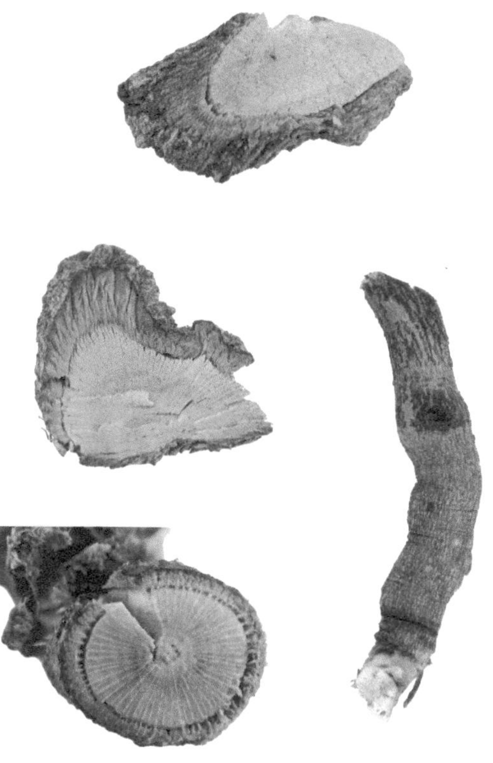

酸藤子药材

漆大姑

【壮文名】Aenmoedgunj

【拉丁名】HERBA GLOCHIDIONI ERIOCARPI

【药材别名】漆大伯、毛漆、生毛漆、痒树根、毛七公。

【基原】本品为大戟科（Euphorbiaceae）植物毛果算盘子*Glochidion eriocarpum* Champ. ex Benth.的干燥地上部分。

【采收加工】全年均可采收，除去杂质，干燥。

【形态特征】灌木。小枝密被淡黄色、扩展的长柔毛。叶片纸质，两面均被长柔毛，下面毛被较密；托叶钻状。花单生或2～4朵簇生于叶腋内；雌花生于小枝上部，雄花则生于小枝下部；雄花萼片6枚，长倒卵形，顶端急尖，外面被疏柔毛；雄蕊3枚；雌花萼片6枚，长圆形，其中3枚较狭，两面均被长柔毛。蒴果扁球状，具4～5条纵沟，密被长柔毛，顶端具圆柱状稍伸长的宿存花柱。花期、果期几乎全年。

【分布】分布于江苏、湖南、广东、广西等。

【生境】生于山坡、山谷灌木丛或林缘，海拔130～1600米。

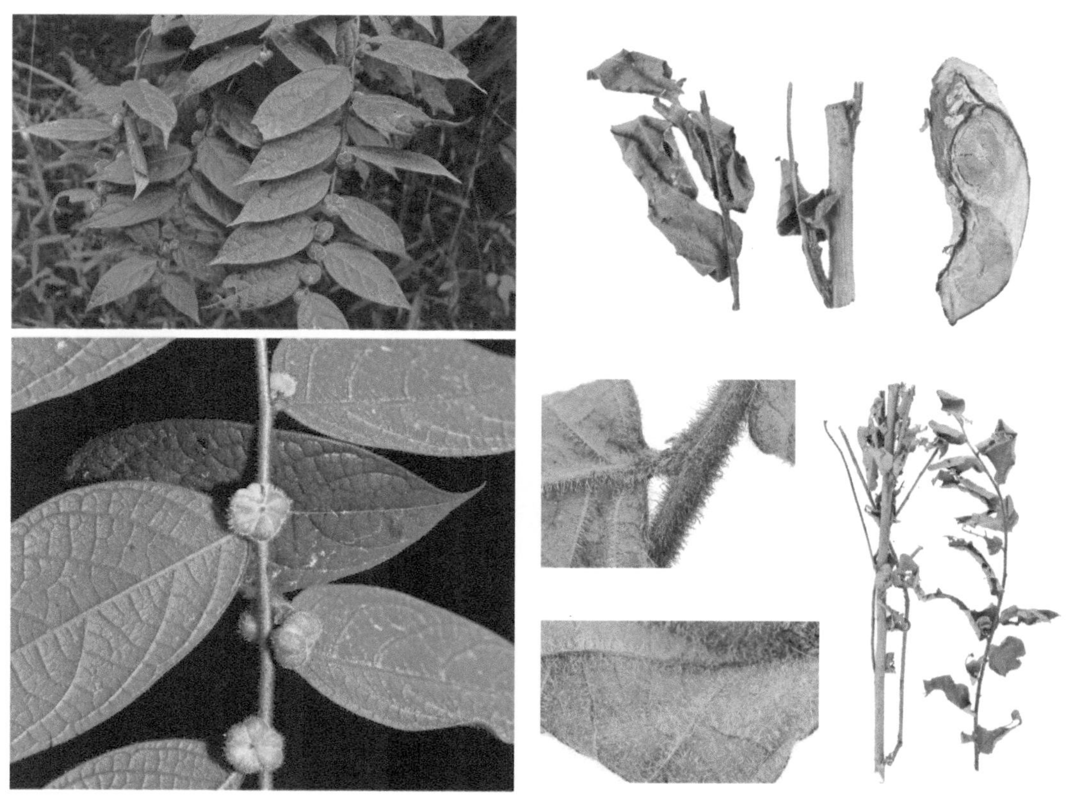

毛果算盘子植物　　漆大姑药材

翠云草

【壮文名】Go'gveihgih
【拉丁名】HERBA SELAGIMELLAE UNCINATAE

【药材别名】剑柏、蓝地柏、地柏叶、伸脚草、绿绒草、烂皮蛇。

【基原】本品为卷柏科（Selaginellaceae）植物翠云草*Selaginella uncinata*（Desv.）Spring的干燥全草。

【采收加工】全年均可采收，洗净，干燥。

【形态特征】多年生草本。根托只生于主茎的下部或沿主茎断续着生。主茎自近基部羽状分枝，无关节，侧枝5～8对，二回羽状分枝。叶全部交互排列，二型，草质，表面光滑，具虹彩，边缘全缘，明显具白边，主茎上的叶排列较疏，较分枝上的大，二型，绿色。大孢子叶分布于孢子叶穗下部的下侧或中部的下侧或上部的下侧。大孢子灰白色或暗褐色；小孢子淡黄色。

【分布】分布于浙江、福建、台湾、广东、广西、贵州、云南、四川、湖南等。

【生境】生于林下湿石上或石洞内，海拔40～1000米。

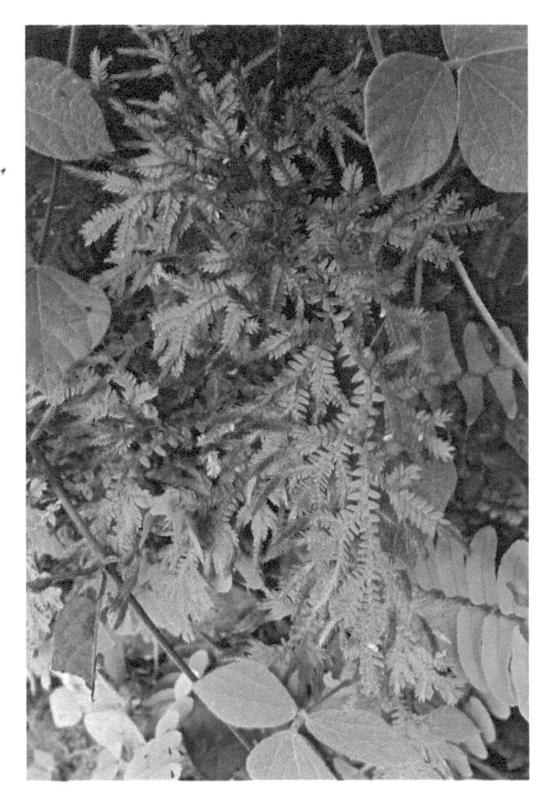

翠云草植物

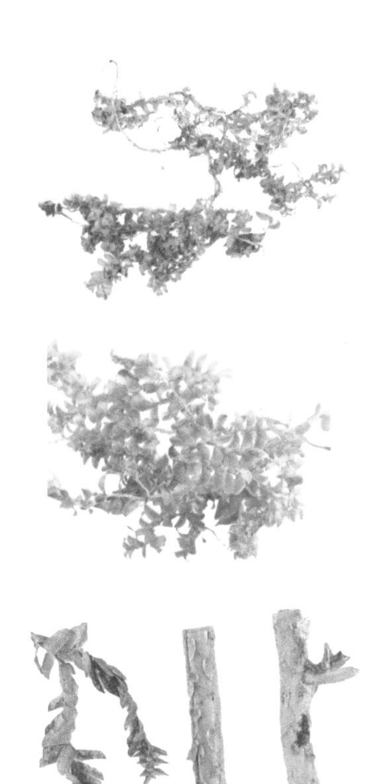

翠云草药材

SHIWU HUA JI YISHANG

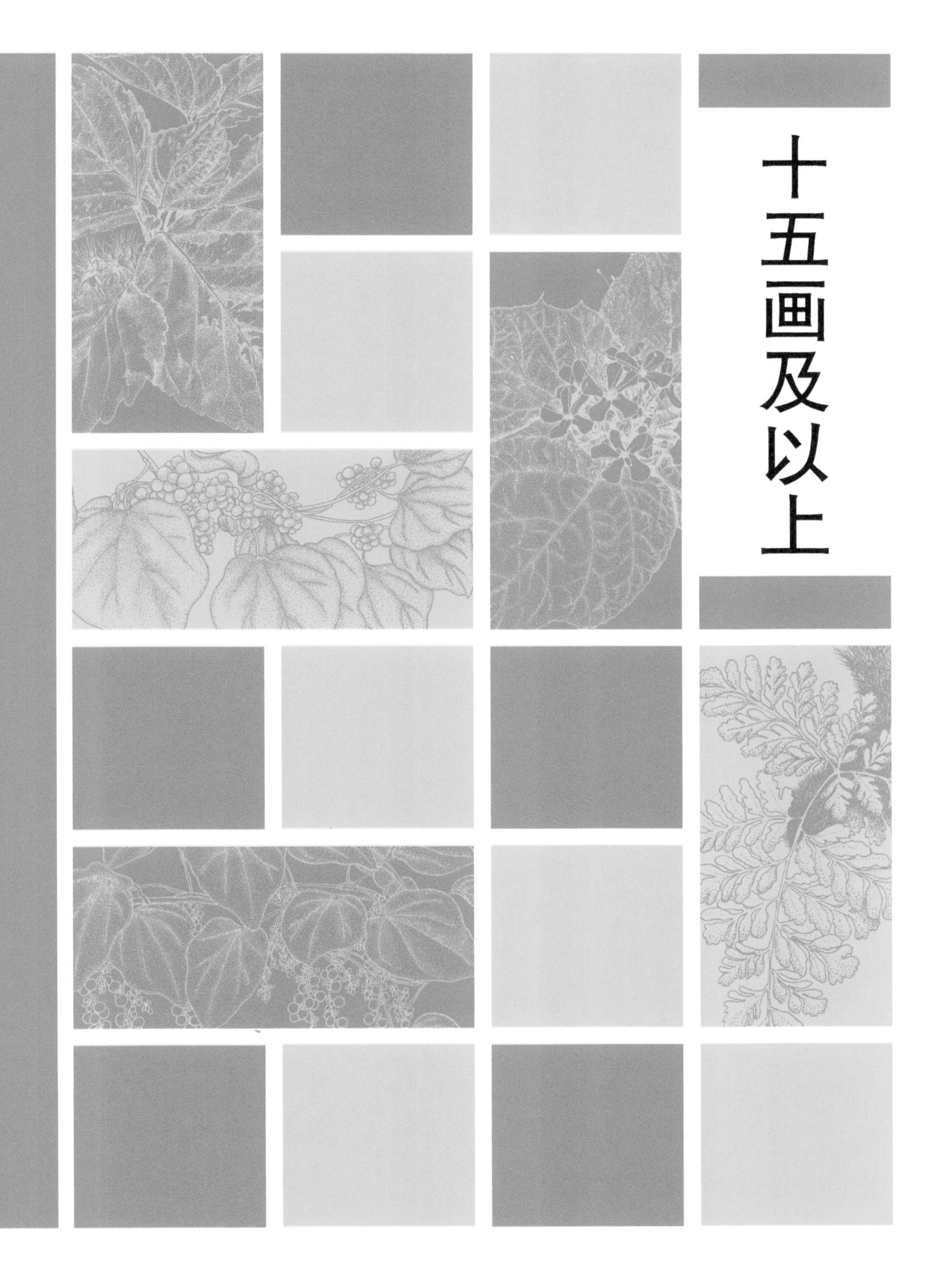

十五画及以上

墨旱莲

【壮文名】Hackmaegcauj

【拉丁名】ECLIPTAE HERBA

【药材别名】莲子草、旱莲草、墨烟草、墨头草、猢狲、猪牙草。

【基原】本品为菊科（Compositae）植物鳢肠*Eclipta prostrata* Linn.的干燥地上部分。

【采收加工】花开时采割，晒干。

【形态特征】一年生草本。茎通常自基部分枝，被贴生糙毛。叶长圆状披针形或披针形，边缘有细锯齿或有时仅波状，两面被密硬糙毛。头状花序；总苞球状钟形，总苞片绿色，草质，5～6个排成2层；外围的雌花2层，舌状，舌片短，顶端2浅裂或全缘；中央的两性花多数；花冠管状，白色，顶端4齿裂。瘦果暗褐色，雌花的瘦果三棱形，两性花的瘦果扁四棱形，顶端截形，具1～3个细齿。

【分布】分布于全国各地。

【生境】生于河边、田边或路旁等。

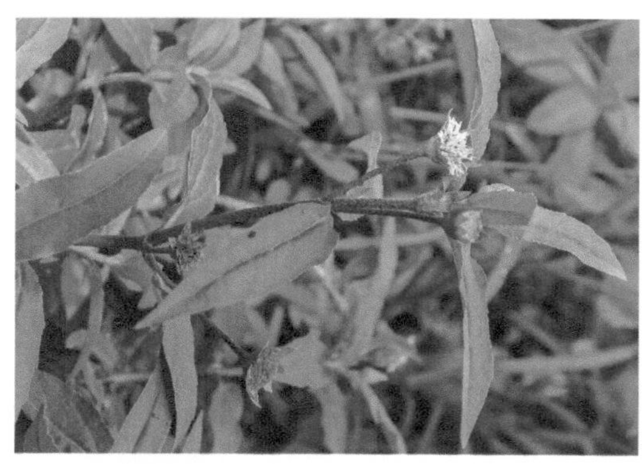

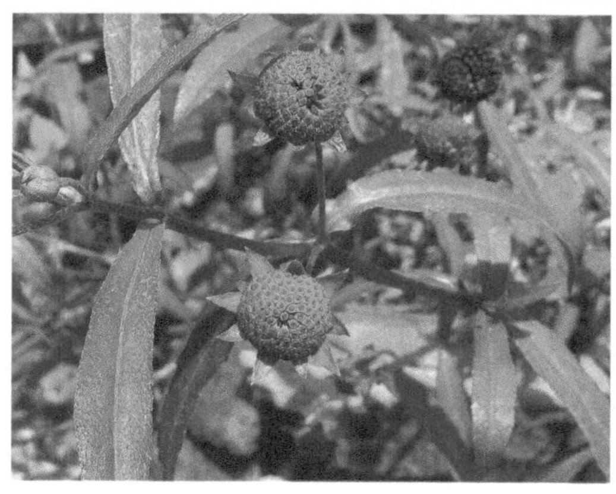

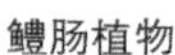

鳢肠植物

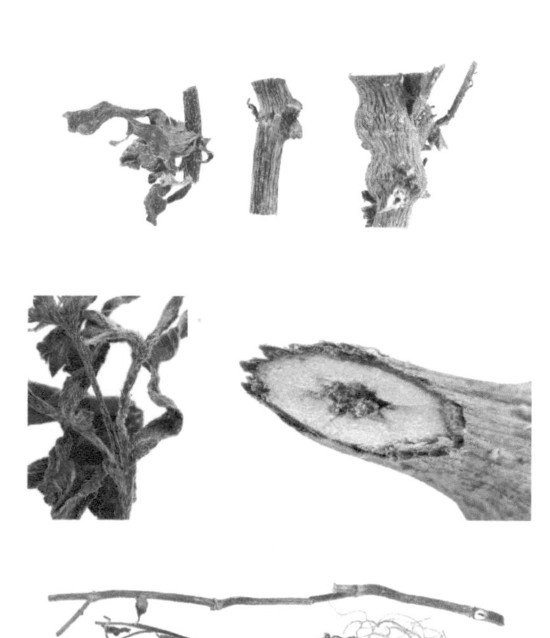

墨旱莲药材

薄荷 【壮文名】Gonozhoz 【拉丁名】MENTHAE CANADENSIS HERBA

【药材别名】菝活、蕃荷菜、吴菝活、南薄荷、金钱薄荷。

【基原】本品为唇形科（Lamiaceae）植物薄荷*Mentha canadensis* L.的干燥地上部分。

【采收加工】夏、秋季茎叶茂盛或花开至三轮时，选晴天分次采割，晒干或阴干。

【形态特征】多年生草本。茎直立，下部数节具纤细的须根及水平匍匐根状茎，四棱形，具4个槽。叶片长圆状披针形，边缘在基部以上疏生粗大的牙齿状锯齿。轮伞花序腋生，轮廓球形；花萼管状钟形；花冠淡紫色，冠檐4裂，上裂片先端2裂，较大，其余3裂片近等大，长圆形，先端钝。小坚果卵珠形，黄褐色，具小腺窝。

【分布】分布于我国南北各地。

【生境】生于水旁潮湿地，海拔3500米以下。

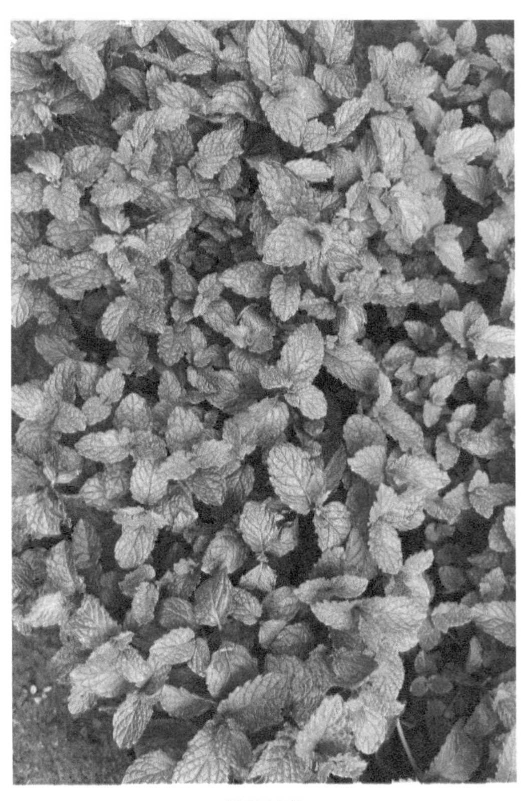

薄荷植物

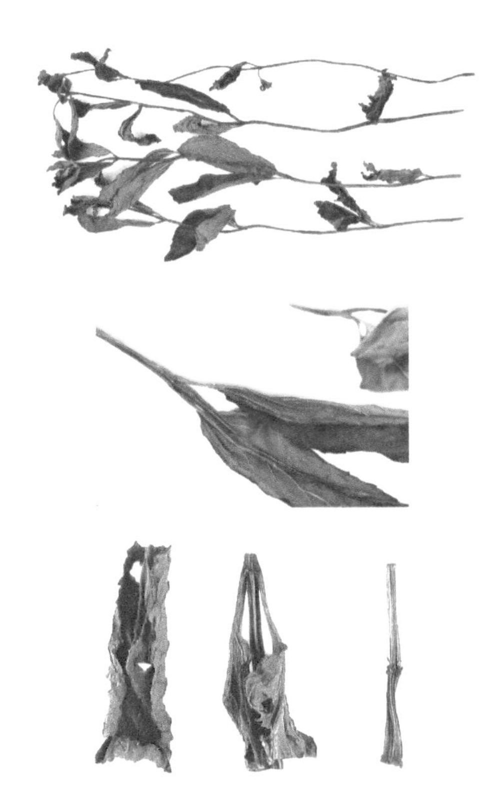

薄荷药材

薜荔

【壮文名】**Makbup**

【拉丁名】**RECEPTACULUM FICI PUMILAE**

【药材别名】王不留行、凉粉果、爬墙虎、木馒头。

【基原】本品为桑科（Moraceae）植物薜荔*Ficus pumila* L.的干燥花序托。

【采收加工】秋季花序托变淡黄色时采摘，投入沸水中约1分钟取出，纵剖成2～4片，除净花序托内的瘦果，干燥。

【形态特征】攀缘或匍匐灌木。叶二型，不结果枝节上生不定根，叶卵状心形；结果枝上无不定根，叶革质，卵状椭圆形；托叶2片，披针形，被黄褐色丝状毛。榕果单生叶腋，瘿花果梨形，雌花果近球形，顶部截平，略具短钝头或为脐状凸起。瘦果近球形，有黏液。花期、果期均为5～8月。

【分布】分布于江苏、台湾、广东、广西、云南、陕西等。

【生境】生于丘陵地区。

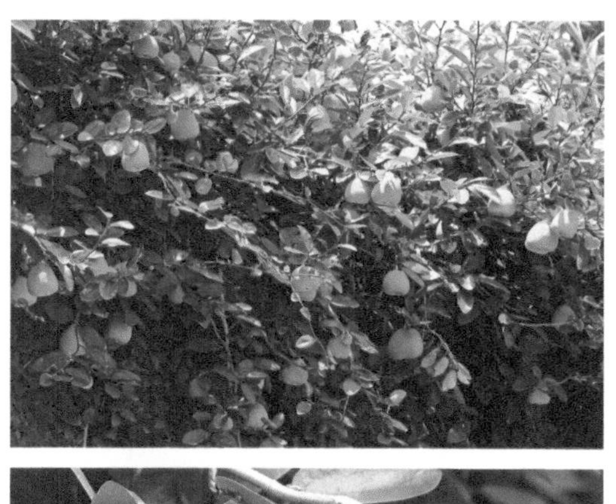

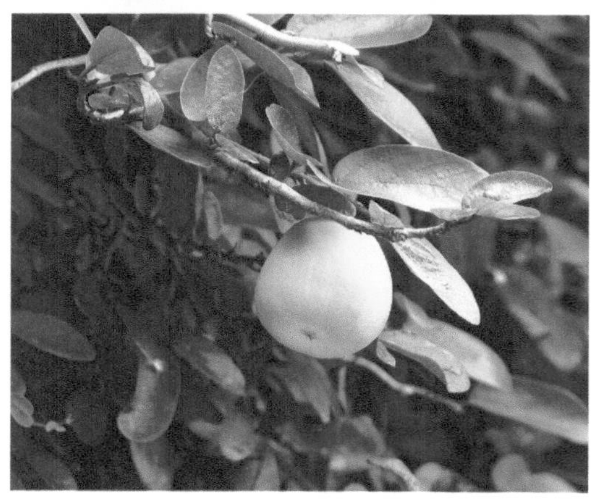

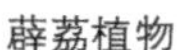

薜荔植物

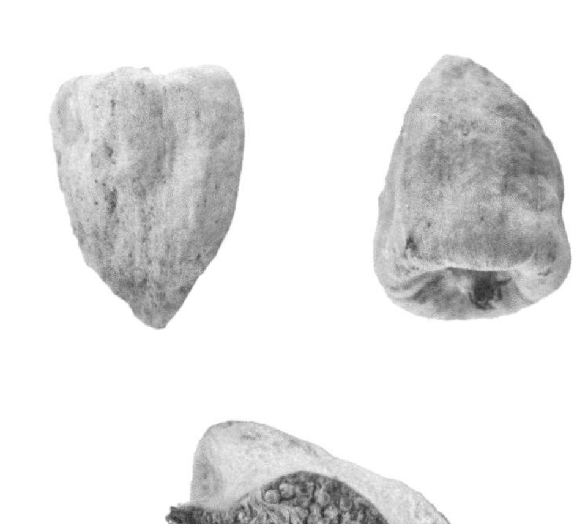

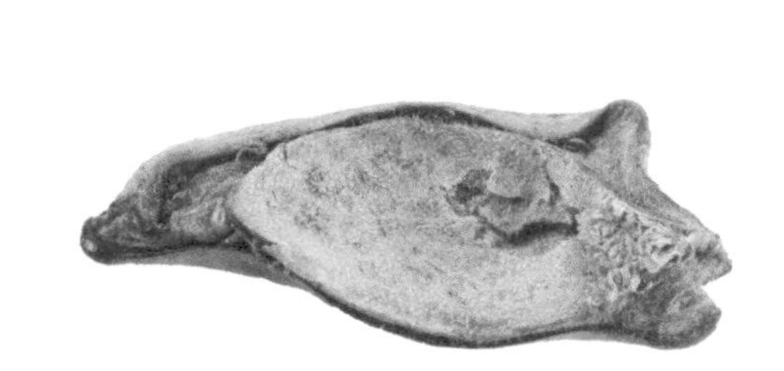

薜荔药材

磨盘草

【壮文名】Gomakmuh
【拉丁名】ABUTILI INDICI HERBA

【药材别名】耳响草、白麻、土砻盾、石磨仔、磨仔草、磨档草。

【基原】本品为锦葵科（Malvaceae）植物磨盘草*Abutilon indicum*（L.）Sweet的干燥地上部分。

【采收加工】夏、秋季采收，除去杂质，晒干。

【形态特征】一年生或多年生直立的亚灌木状草本。分枝多，全株均被灰色短柔毛。叶卵圆形或近圆形，两面均密被灰色星状柔毛；托叶钻形，外弯。花单生于叶腋；花萼盘状，绿色，5裂片；花黄色，花瓣5枚。果磨盘状倒圆形，直径约1.5厘米，黑色，分果爿15～20枚，先端截形，具短芒，被星状长硬毛。花期7～10月。

【分布】分布于台湾、广东、广西、贵州、云南等。

【生境】生于海边、旷野、山坡、河谷及路旁，海拔800米以下。

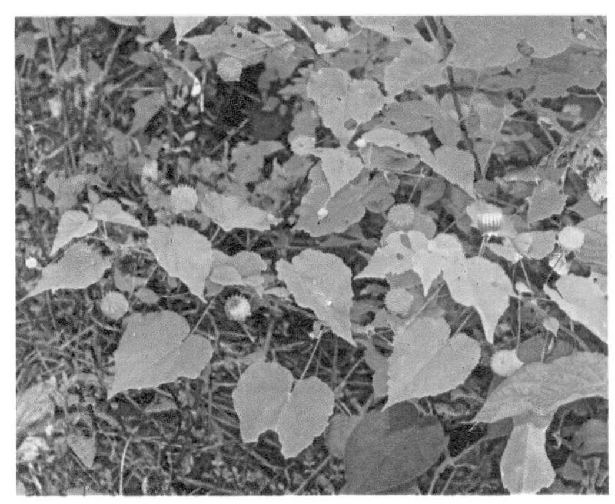

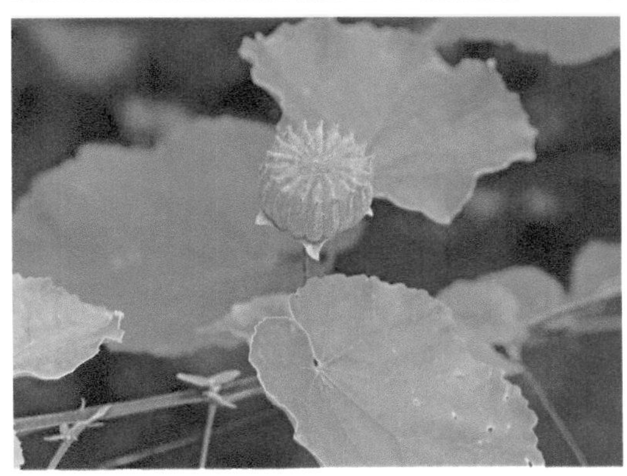

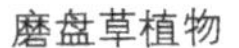
磨盘草植物

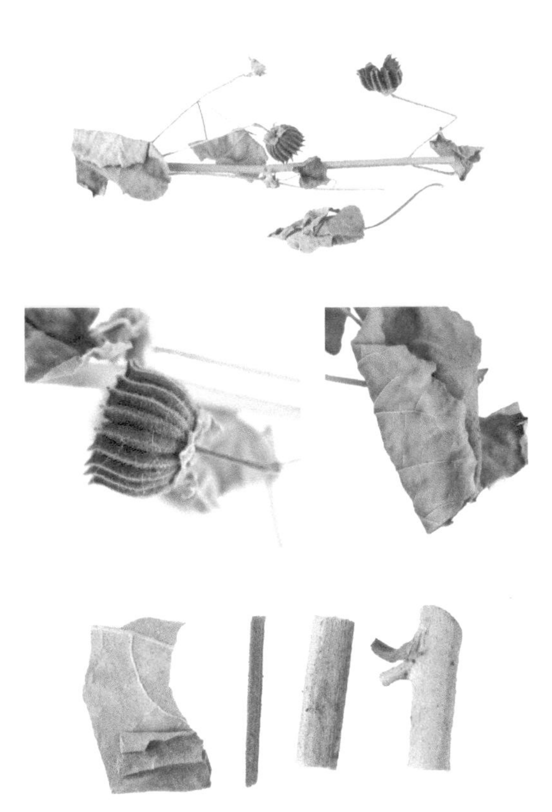

磨盘草药材

藤蛇总管

【瑶文名】Dongh nzunx

【拉丁名】MAPPIANTHI IODOIDIS CAULIS

【药材别名】黄马胎、黄九牛、铜钻、甜果茶。

【基原】本品为茶茱萸科（Icacinaceae） 植物定心藤*Mappianthus iodoides* Hand.-Mazz.的干燥藤茎。

【采收加工】全年均可采收，割下藤茎，除去枝叶，切片或段，晒干。

【形态特征】木质藤本。幼枝、叶柄、花序梗、花萼外面、花瓣、子房及果均被黄褐色糙伏毛。小枝具皮孔；卷须粗壮，与叶轮生。雄花花萼杯状，花冠5裂；雌花花萼浅杯状，裂片钝三角形，花瓣长圆形，先端内弯。核果椭圆球形，成熟时橙黄色或橙红色，基部具宿存、微增大的萼片。花期4～8月，果期6～12月。

【分布】分布于湖南、福建、广东、广西、贵州、云南等。

【生境】生于疏林、灌丛及沟谷林，海拔800～1800米。

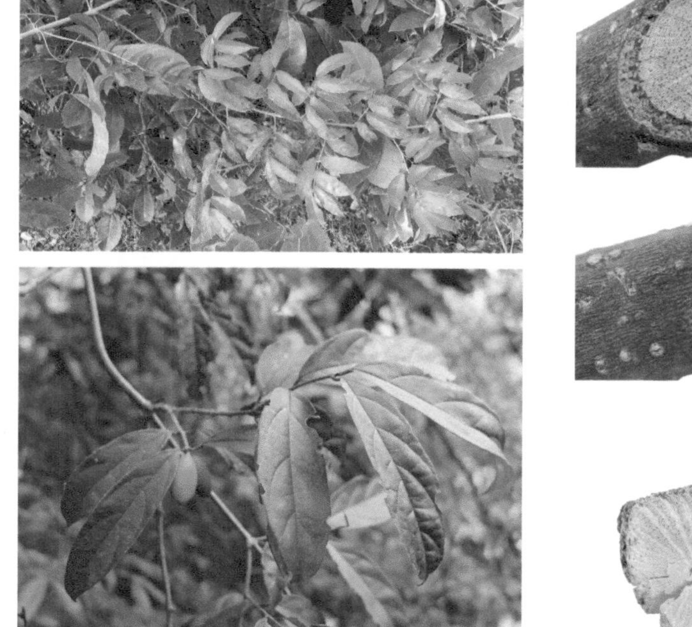

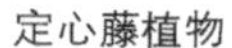

定心藤植物

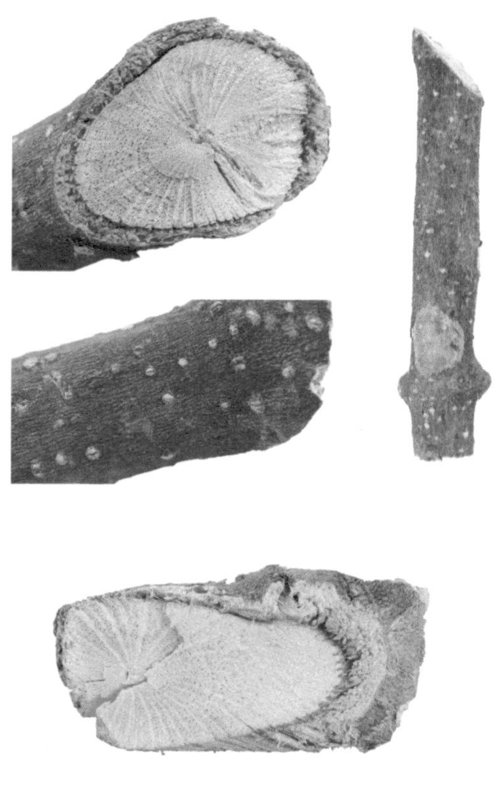

藤蛇总管药材